Techno:Phil – Aktuelle Herausforderungen der Technikphilosophie

Band 5

Reihe herausgegeben von

Birgit Beck, Technische Universität Berlin, Berlin, Deutschland

Bruno Gransche, Karlsruher Institut für Technologie, Karlsruhe, Deutschland

Jan-Hendrik Heinrichs, Forschungszentrum Jülich GmbH, Jülich, Deutschland

Janina Loh, Stiftung Liebenau, Meckenbeuren, Deutschland

Diese Reihe befasst sich mit der philosophischen Analyse und Evaluation von Technik und von Formen der Technikbegeisterung oder -ablehnung. Sie nimmt einerseits konzeptionelle und ethische Herausforderungen in den Blick, die an die Technikphilosophie herangetragen werden. Andererseits werden kritische Impulse aus der Technikphilosophie an die Technologie- und Ingenieurswissenschaften sowie an die lebensweltliche Praxis zurückgegeben. So leistet diese Reihe einen substantiellen Beitrag zur inner- und außerakademischen Diskussion über zunehmend technisierte Gesellschafts- und Lebensformen.
Die Bände der Reihe erscheinen in deutscher oder englischer Sprache.

This book series focuses on the philosophical analysis and evaluation of technology and on forms of enthusiasm for or rejection of technology. On the one hand, it examines conceptual and ethical challenges that philosophy of technology has to face. On the other hand, critical impulses from philosophy of technology are returned to the technology and engineering sciences as well as to everyday practice. Thus, this book series makes a substantial contribution to the academic and transdisciplinary discussion about increasingly technologized forms of society and life.
The volumes of the book series are published in German and English.

Janina Loh · Thomas Grote
(Hrsg.)

Medizin – Technik – Ethik

Spannungsfelder zwischen Theorie und
Praxis

J.B. METZLER

Hrsg.
Janina Loh
Stabsstelle Ethik, Stiftung Liebenau
(Germany)
Meckenbeuren, Deutschland

Thomas Grote
AG Ethik und Philosophie, Universität
Tübingen
Tübingen, Deutschland

ISSN 2524-5902   ISSN 2524-5910   (electronic)
Techno:Phil – Aktuelle Herausforderungen der Technikphilosophie
ISBN 978-3-662-65867-3   ISBN 978-3-662-65868-0   (eBook)
https://doi.org/10.1007/978-3-662-65868-0

Planung/Lektorat: Franziska Remeika
J.B. Metzler ist ein Imprint der eingetragenen Gesellschaft Springer-Verlag GmbH, DE und ist ein Teil
von Springer Nature.
Die Anschrift der Gesellschaft ist: Heidelberger Platz 3, 14197 Berlin, Germany

Inhaltsverzeichnis

Herausgeber- und Autorenverzeichnis

Über die Herausgeber

Dr. Janina Loh (geb. Sombetzki) ist Ethiker*in auf einer Stabsstelle Ethik bei der Stiftung Liebenau in Meckenbeuren am Bodensee. Nach der Dissertation Verantwortung als Begriff, Fähigkeit, Aufgabe. Eine Drei-Ebenen-Analyse (2014, Springer VS) erschien 2018 von Loh die erste deutschsprachige Einführung in den Trans- und Posthumanismus (Junius, 3. Auflage 2020). Loh publizierte 2019 eine Einführung in die Roboterethik (Suhrkamp). Zu Janina Lohs engeren Forschungsinteressen zählen neben der Verantwortung, dem Trans- und Posthumanismus und der Roboterethik auch Hannah Arendt, feministische Technikphilosophie, Theorien der Urteilskraft, Polyamorie sowie Ethik in den Wissenschaften.

Thomas Grote ist Postdoktorand am Exzellenzcluster „Maschinelles Lernen für die Wissenschaft" an der Universität Tübingen. Er arbeitet als Philosoph an der Schnittstelle von Ethik und Epistemologie vornehmlich über den Einsatz des Maschinellen Lernens (ML) in der Medizin und in den Sozialwissenschaften. Im Zentrum stehen hierbei Fragen nach der Interpretierbarkeit, der epistemischen Relevanz von prädiktiven Modellen sowie das Zusammenspiel von Ärzt*innen und ML Modellen.

Autorenverzeichnis

Prof. Dr. Kirsten Brukamp ist Professorin für Gesundheitswissenschaften an der Evangelischen Hochschule Ludwigsburg. In der Forschungsgruppe Gesundheit – Technik – Ethik forscht sie zu normativen Implikationen innovativer Gesundheitstechnologien. Sie erwarb Studienabschlüsse in Humanmedizin, Philosophie mit dem Schwerpunkt Ethik und Kognitionswissenschaft. Brukamp war im Rahmen interdisziplinärer und multiprofessioneller Verbünde Projektleitung für die BMBF-geförderten Forschungs- und Entwicklungsprojekte ROBINA und ArNe. Ihre Forschungsschwerpunkte umfassen Mensch-Technik-Interaktion sowie ethische und soziale Aspekte bei Gesundheitstechnologien.

Martin Engelbrecht leitet seit 2020 die Zentrale IT der Stiftung Liebenau in Meckenbeuren am Bodensee. Nach dem Studium der Betriebswirtschaftslehre an der Universität Mannheim folgten verschiedene Leitungstätigkeiten bei der Stiftung Liebenau mit Schwerpunkten im Krankenhaus, im Gruppen-Controlling sowie in der Unterstützung verschiedener Tochtergesellschaften. Von 2008 bis 2020 war Engelbrecht in der SAP-Beratung mit Schwerpunkt Financials und Kundenprojekten aus dem Bereich Sozialwirtschaft, öffentlicher Dienst sowie Finanzwirtschaft tätig.

Orsolya Friedrich ist Professorin für Medizinethik am Institut für Philosophie an der FernUniversität in Hagen, wo sie eine Emmy Noether-Forschungsgruppe leitet, die Besonderheiten sowie Folgen neuartiger Interaktionen zwischen Menschen und Maschinen aus philosophischer Perspektive untersucht. Sie promovierte in Medizin und Philosophie und forscht insbesondere zu Fragen aus dem Bereich der Technikphilosophie, der Medizinethik sowie Ethik der Neurowissenschaften.

Dr. Florian Funer ist Arzt und Medizinethiker und arbeitet aktuell am Institut für Ethik, Geschichte und Philosophie der Medizin an der Medizinischen Hochschule Hannover. Hier ist er Teil des BMBF-geförderten Forschungsprojekts „DESIREE – DEcision Support In Routine and Emergency HEalth Care: Ethical and Social Implications" (01GP1911C). Zu Florian Funers Forschungsschwerpunkten gehören neben wissenschaftstheoretischen und ethischen Fragen der Digitalisierung im Gesundheitsbereich vor allem der Umgang mit dem Patient:innenwille, die Beziehung und Kommunikation zwischen Patient:innen und Therapeut:innen sowie die Ethik in der Psychiatrie.

Prof. Dr. Armin Grunwald ist Professor für Technikphilosophie und Technikethik am Karlsruher Institut für Technologie (KIT). Dort leitet er das Institut für Technikfolgenabschätzung und Systemanalyse (ITAS) sowie in Berlin das Büro für Technikfolgenabschätzung beim Deutschen Bundestag TAB). Armin Grunwald ist Ko-Vorsitzender des Nationalen Begleitgremiums Endlagersuche und Mitglied des Deutschen Ethikrates. Er verfasste Einführungen in die Technikfolgenabschätzung (NOMOS 2022, 3. Aufl.) und gemeinsam mit Jürgen Kopfmüller in die Nachhaltigkeit (Campus 2021, 3. Aufl.) und hat das Buch Wer bist du, Mensch? Transformationen menschlicher Selbstverständnisse im wissenschaftlich-technischen Wandel herausgegeben. Zu Armin Grunwald engeren Forschungsinteressen zählen die Theorie der Technikfolgenabschätzung, Nachhaltigkeitsforschung und die Philosophie der Digitalisierung.

Dr. Hilkje C. Hänel ist wissenschaftliche Mitarbeiterin an der Universität Potsdam sowie von 2022 bis 2023 Helene-Lange Gastprofessorin für Philosophie an der Universität Oldenburg. Hänel ist zudem Leiterin eines DFG-Forschungsnetzwerks zum Thema Epistemische Ungerechtigkeit und Anerkennungstheorie und Vorstandsmitglied von SWIP Germany. Hänel hat zahlreiche Artikel und Bücher zu Themen der Feministischen Philosophie, der Sozialphilosophie und Politischen Philosophie sowie der Moralphilosophie veröffentlicht; ihre Forschungsinteressen liegen im Bereich epistemische Ungerechtigkeit, Gender und Sexualität, Migration, nicht-ideale

Theorie, Ideologiekritik, Standpunkt-Theorie und Philosophy of Disability. Hänel ist außerdem Mit-Herausgeberin der Reihe Transforming Political Philosophy bei de Gruyter.

Dr. Bert Heinrichs ist Professor für Ethik und Angewandte Ethik am Institut für Wissenschaft und Ethik (IWE) der Universität Bonn und Leiter der Arbeitsgruppe „Neuroethik und Ethik der KI" im Institut für Neurowissenschaften und Medizin: Gehirn und Verhalten (INM-7) des Forschungszentrums Jülich. Neben zahlreichen Beiträgen zu ethischen Themen in nationalen und internationalen Fachzeitschriften hat er u. a. das Handbuch Bioethik herausgegeben (zusammen mit D. Sturma; Metzler, 2015) sowie den Sammelband Metaethik. Klassische Texte (zusammen mit J.-H. Heinrichs; Suhrkamp, 2015). Zuletzt sind von ihm die Bände G.E. Moore zur Einführung (Junius 2019) sowie Künstliche Intelligenz (zusammen mit J.-H. Heinrichs und M. Rüther; De Gruyter, 2022) erschienen.

Lisa-Alexandra Henke ist seit 2017 wissenschaftliche Mitarbeiterin am Arbeits-bereich Wissens- und Bildungssoziologie, Qualitative Methoden am Institut für Soziologie der Johannes Gutenberg-Universität Mainz. Ihre Dissertation befasst sich mit einer theoretischen Reformulierung der Spezifik menschlicher Sorge, ihrer Dimensionen und Grundlagen. Lisa-Alexandra Henkes Arbeitsschwerpunkte sind die Philosophische Anthropologie, (Leib-)Phänomenologie, Posthumane Theorien sowie wissens- und bildungssoziologische Forschungen.

Julian Krüger ist seit dem 01.01.2018 der Einrichtungs- und Pflegedienstleiter des Haus der Pflege Magdalena in 71139 Ehningen bei der Stiftung Liebenau.Die Einrichtung hat 49 Pflegeplätze. Sein Hobby und die Leidenschaft ist das Hand-ballspielen bei der HSG Schönbuch und sich tatkräftig im Verein zu engagieren.Die Mottos „geht nicht gibt es nicht und nur gemeinsam sind wir stark" begleiten Ihn Tag für Tag.

Dr. Claudia Müller-Eising ist Gründerin und Geschäftsführerin des neurologischen Rehabilitationszentrums neuroneum in Bad Homburg. Sie studierte Jura in Würzburg und Bonn. Aktuell beschäftigt sich Müller-Eising mit der Frage, wie Versorgungs-strukturen in der Neurorehabilitation gestaltet sein müssen, welche Rolle hierbei robotische Systeme spielen und wer die Kosten der Behandlung tragen muss.

Alexandra Retschitzegger ist examinierte Gesundheits- und Krankenpflegerin. Von 2014–2019 studierte sie Pflege an der FH Ravensburg-Weingarten (jetzt RWU). In ihrer Bachelorarbeit beschäftigte sie sich mit der Einführung eines Early-Warning-Systems im akut klinischen Bereich. Seit dem interessiert sich Retschitzegger vor allem für das Thema der technischen Weiterentwicklung in der Pflege.

Benjamin Roth M.mel. ist wissenschaftlicher Mitarbeiter am Zentrum für Gesundheitsethik der Ev. Akademie Loccum in Hannover sowie Promotionsstudent im Graduiertenkolleg „Menschenrechte und Ethik in der Medizin für Ältere". Sein besonderes Forschungsinteresse gilt ethischen Fragen zur gerechten Arzneimittel-versorgung – vornehmlich aus Public- und Global-Health-ethischer Perspektive.

In seiner Promotion setzt er sich kritisch mit dem Problem der Polypharmazie bei älteren Patient*innen in Deutschland auseinander.

Univ.-Prof. Dr. phil. habil. Giovanni Rubeis ist Leiter des Fachbereichs Biomedizinische Ethik und Ethik des Gesundheitswesens an der Karl-Landsteiner Privatuniversität für Gesundheitswissenschaften in Krems (Österreich). Sein Forschungsschwerpunkt liegt auf den ethischen Aspekten der digitalisierten Gesundheitsversorgung mit besonderem Fokus auf KI-Technologien. Neben seiner Forschungstätigkeit ist Prof. Rubeis Mitglied in der Ethikkommission der Karl Landsteiner Privatuniversität sowie der Donau-Universität für Weiterbildung Krems. Zudem leitet er Ethik-Fortbildungen für das Österreichische Parlament und die Österreichische Ärztekammer.

Dr. Sebastian Schleidgen ist Philosoph und wissenschaftlicher Mitarbeiter an der Juniorprofessur für Medizinethik der FernUniversität in Hagen. Sebastian Schleidgens Forschungsschwerpunkte liegen in den Bereichen der angewandten Ethik, insbesondere der Medizinethik, der Technikphilosophie und der Metaethik.

Gottfried Schweiger arbeitet am Zentrum für Ethik und Armutsforschung der Universität Salzburg. Er forscht und lehrt im Bereich der praktischen Philosophie und Armutsforschung, seine Schwerpunkte sind hier Fragen der sozialen und globalen Gerechtigkeit, Kindheit und Jugend, Migration, soziale Ausgrenzung sowie Liebe und Sexualität. Zu seinen Büchern zählt die Monographie „#Kinderarmut. Ein philosophischer Essay" (Büchner Verlag 2022) sowie die Herausgabe beiden Handbücher „Philosophie der Kindheit" (J.B. Metzler 2019, gemeinsam mit Johannes Drerup) und „Philosophie und Armut" (J.B. Metzler 2021, gemeinsam mit Clemens Sedmak). Schweiger ist seit mehreren Jahren auch Ko-Herausgeber der open access erscheinenden „Zeitschrift für Praktische Philosophie" und des populären Philosophieblogs „praefaktisch.de".

Johanna Seifert studierte Philosophie und Deutsche Literatur an der Humboldt Universität zu Berlin, der Freien Universität Berlin und der Università degli Studi di Palermo. Von 2015 bis 2019 war sie Promotionsstipendiatin am „Kompetenzzentrum Medienanthropologie" der Bauhaus-Universität Weimar. Seit 2019 ist sie wissenschaftliche Mitarbeiterin in der Emmy Noether-Forschungsgruppe „Das Phänomen der Interaktion in der Mensch-Maschine-Interaktion" am Institut für Philosophie der FernUniversität in Hagen. Zu ihren Forschungsschwerpunkten gehören: Technikphilosophie, Medientheorie, Theorien der Mensch-Maschine-Relation sowie Theorie und Geschichte des Körpers.

Ulrich Steckmann, M.A., ist Philosoph und wissenschaftlicher Mitarbeiter der Arbeitsgruppe „Neuroethik und Ethik der KI" im Institut für Neurowissenschaften und Medizin: Gehirn und Verhalten (INM-7) des Forschungszentrums Jülich. Schwerpunkte seiner Arbeit liegen in den Bereichen der philosophischen Anthropologie sowie der Ethik und angewandten Ethik. Thematisch konzentriert sich sein ethisches Interesse unter anderem auf die Paternalismusproblematik sowie auf die Bewertung unterschiedlicher Formen des Human Enhancement.

M.A. Marc Strotmann ist wissenschaftlicher Mitarbeiter und Doktorand am Department Science, Technology & Society, TU München. Er promoviert zu einer sowohl von der Wissenschaftssoziologie als auch den Science & Technology Studies (STS) inspirierten Untersuchung neuer technologischer Möglichkeiten in den Neurowissenschaften. Zu Marc Strotmanns engeren Forschungsinteressen zählen neben den Neurowissenschaften als Wissenskultur, Wissenschaftssoziologie und STS, vor allem Mensch-Technik-Relationen, Affekttheorien, Erzähltheorien und Ethnographie.

Dr. Felix Tirschmann ist Sozialwissenschaftler in der Forschungsgruppe Gesundheit – Technik – Ethik an der Evangelischen Hochschule Ludwigsburg. In seiner Dissertation Der Alltag des Todes. Perspektiven einer wissenssoziologischen Thanatologie (2019, Springer VS) befasste sich Tirschmann mit dem Bedeutungswandel von Sterben und Tod. Danach publizierte er Fachartikel zu gesundheitsbezogenen Themen. Publikationen (Auswahl): Forschung an Neurotechnologien für erworbene Hirnschädigungen. Empirische Belege für die sozialen und ethischen Implikationen in der Pflegesituation. In Pflege & Gesellschaft 2019(3): 218–236 (gemeinsam mit Kirsten Brukamp). Kommunikation mit Kommunikationslosen. In Grenzen der Kommunikation – Kommunikation an den Grenzen, Hrsg. Jo Reichertz, 255–270. Weilerswist: Velbrück Wissenschaft 2020. Aktuelle Forschungsschwerpunkte: Ethik und Soziologie von Gesundheitstechnologien.

Stefanie Weigold ist wissenschaftliche Mitarbeiterin am Arbeitsbereich Medizinethik am Institut für Experimentelle Medizin an der Christian-Albrechts-Universität zu Kiel und forscht zur Zeit im Rahmen einer Promotion zu ethischen und biopolitischen Fragen von Reproduktionstechnologien wie der Uterustransplantation und der Ektogenese. Sie studierte Kulturanthropologie, Soziologie und Philosophie in Mainz und Potsdam. Während ihres Studiums war sie in der Interkulturellen Migrations- und Versorgungsforschung an der Klinik für Psychiatrie und Psychotherapie der Charité-Universitätsmedizin Berlin tätig. Im Anschluss arbeitete sie als wissenschaftliche Mitarbeiterin in der Arbeitsgruppe Translationale Bioethik, am QUEST Center for Responsible Research des Berliner Instituts für Gesundheitsforschung an der Charité. Zu ihren Forschungsinteressen zählen feministische Theorie, politische und ökonomische Dimensionen von Biotechnologien und politische Philosophie.

Einleitung: Medizin – Technik – Ethik. Spannungsfelder zwischen Theorie und Praxis

Janina Loh und Thomas Grote

1 Technik in der Medizin

Vermutlich sind sich Technik[1] und Mensch nirgendwo so nahe, sind auf intime und verbindliche Weise miteinander verschränkt, wie in den Bereichen von Medizin, Therapie und Pflege. *Intim* sind unsere Verstrickungen mit der Technik hier deshalb, weil sie im wahrsten Sinne des Wortes und oftmals sehr spürbar zu einem Teil von uns wird: etwa in Form von Implantaten und Prothesen, die mit unserem Körper zu einer neuen Einheit verwachsen, als Medikamente, die wir einnehmen, die also in uns eingehen, oder in der Gestalt von Unterstützungstechnologien, wie Exoskeletten oder Gehhilfen, die Alltagspraktiken, grundlegende Körperfunktionen und damit unser Leben vereinfachen. Die Beziehungen zwischen uns und der Technik sind aber auch *verbindlich,* da wir in Medizin, Therapie und Pflege zuweilen von ihr abhängig sind. Sie sichert entweder unser Überleben ganz direkt oder ermöglicht uns auch im fortgeschrittenen Alter und im

---

[1] Dieser Sammelband nutzt ein weites Technikverständnis, das u. a. Artefakte (Technologien, Sachtechnik), standardisierte, eingespielte Methoden, Verfahren und Praktiken (Techniken, Prozesstechnik), Zeichen (Intellektualtechnik), Werkstoffe (Realtechnik), Attribute (etwa technikaffin) und Vollzüge (Sozialtechnik) umfasst (Hubig 2013, 1995; Kranz et al. 1971–2007).

J. Loh (✉)
Stabsstelle Ethik, Stiftung Liebenau, Meckenbeuren, Deutschland
E-Mail: mail@janinaloh.de

T. Grote
AG Ethik und Philosophie, Universität Tübingen, Tübingen, Deutschland
E-Mail: thomas.grote@uni-tuebingen.de

J. Loh und T. Grote (Hrsg.), *Medizin – Technik – Ethik,* Techno:Phil –
Aktuelle Herausforderungen der Technikphilosophie 5,
https://doi.org/10.1007/978-3-662-65868-0_1

Krankheitsfall ein menschenwürdiges und idealiter ein nach unseren individuellen Vorstellungen gutes Leben.

Der Einsatz von Technik im Gesundheitswesen geschieht bereits in der Gegenwart in vielfältiger Weise – und hat nicht nur auf die Klient*innen nur schwer zu überschätzende Auswirkungen. Sofort kommen uns auch die Assistenzsysteme in den Sinn, durch die die im Gesundheitswesen tätigen Menschen in ihrer oftmals körperlich und geistig überaus fordernden Arbeit Hilfe und Erleichterung erfahren sollen. Mit Blick auf das medizinische, therapeutische und Pflegefachpersonal sind etwa Transport- und Hebesysteme zu nennen, Algorithmen, die in Diagnoseverfahren assistieren (Anderson et al. 2006a, b), artifizielle Systeme in der Chirurgie wie das *DaVinci*-Operationssystem, das etwa bei der Durchführung minimalinvasiver urologischer und gynäkologischer Operationen bereits an mehreren deutschen Universitätskliniken zum Einsatz kommt, Kommunikationstechnologien im Gesundheitswesen (siehe hierzu auch den Praxisbeitrag von Martin Engelbrecht in diesem Band), verschiedene bildgebende Verfahren (etwa Ultraschall- oder Röntgenuntersuchungen; vgl. Burri 2020), die Erstellung digitaler Phänotypen und KI-gestützter digitaler Zwillinge (siehe auch die Beiträge von Gottfried Schweiger und Giovanni Rubeis in diesem Band) und schließlich KI-Systeme und Therapieroboter (in anthropomorpher oder zoomorpher Gestalt) etwa in der Therapie von Kindern mit Autismus (Richardson et al. 2018; kritisch Elder 2017) oder allgemein zur Förderung einer Kommunikation mit den Patient*innen wie zum Beispiel *Care-O-bot, Pepper* sowie die Roboterrobbe *Paro* (vgl. Bonnen 2022; siehe auch den Praxisbeitrag von Julian Krüger sowie die wissenschaftlichen Beiträge von Orsolya Friedrich, Sebastian Schleidgen und Johanna Seifert, von Felix Tirschmann und Kirsten Brukamp sowie von Claudia Müller-Eising in diesem Band). In mittelbarer Zukunft gesellen sich höchstwahrscheinlich Algorithmen hinzu, welche Ärzt*innen nicht nur in der Diagnostik unterstützen, sondern womöglich individualisierte Therapievorschläge unterbreiten. Zum gegenwärtigen Zeitpunkt unterstützen KI-Systeme[2] diese bereits etwa in der

[2]Unter Künstlicher Intelligenz (KI) verstehen wir in erster Linie ein Forschungsfeld mit unterschiedlichen Anwendungsansätzen (vgl. Heil 2021; Mainzer 2020). Zudem differenzieren wir klassisch zwischen starker und schwacher KI nach Stuart Russell und Peter Norvig (2003, S. 947): „[T]he assertion that machines could possibly act intelligently (or, perhaps better, act *as if* they were intelligent) is called the weak AI hypothesis by philosophers, and the assertion that machines that do so are *actually* thinking (as opposed to *simulating* thinking) is called the strong AI hypothesis." Wir erweitern diese tradierte, aber dichotome und damit allzu schematische Unterscheidung um die „artificial general intelligence (AGI)", die Nick Dyer-Witheford, Atle Mikkola Kjøsen und James Steinhoff zufolge zwischen der „narrow AI" auf der einen und der „artificial superintelligence (ASI)" auf der anderen Seite zu verorten ist (2003, S. 10–11): Narrow AI: „Actually-existing AI is narrow: ‚the vast majority of current AI approaches […]'. These systems have none or very little ability to do anything beyond their particular domain of functionality." Artificial general intelligence (AGI): „AGI refers to an AI with the capacity to engage and behave intelligently in a wide variety of contexts and to apply knowledge learned in one context to novel situations […]." Artificial superintelligence (ASI): „[I]t specifically refers to an AI ‚that greatly outperform[s] the best current human minds across many very general cognitive domains'".

Interpretation von Röntgenbildern sowie in der Diagnose und der Suche nach Impfstoffen (siehe bspw. Decker 2015; Ichbiah 2005, S. 350–389; Khetrapal 2019; Klein et al. 2018; Löll 2021; Topol 2019; Weidner et al. 2015 für einen Überblick).

Das breite Spektrum an Technologien, das für eine Vielzahl unterschiedlichster Aufgaben in Krankenhäusern, Praxen, Therapie- und Pflegeeinrichtungen gedacht ist, betrifft über die Krankenkassen (bspw. die digitale Patient*innenakte) schließlich auch die Menschen in dieser Gesellschaft in ihrem individuellen Alltag. Durch das sogenannte *Self-Tracking* etwa, was Methoden der Aufzeichnung und Messung insbesondere personenbezogener Daten für die primär persönliche Analyse, Auswertung und Kontrolle zum Zweck des Erkenntnisgewinns über das eigene geistige und körperliche Wohlbefinden meint, werden Personen zunehmend Manager*innen ihrer eigenen Gesundheit (Sharon 2017). Eine zusätzliche ethische Dimension bekommt das *Self-Tracking* dadurch, dass die fraglichen Tracking Technologien und ihr Einsatz durch spezifische Unternehmen sowie durch Communities wie die Bewegung des *Quantified Self* (https://quantifiedself.com/) zur Verfügung gestellt und begleitet werden. Gegenwärtige Entwicklungen weitergedacht eröffnet die Schnittstelle Medizin und Technik den Diskussionsraum über das Human Enhancement, also über Methoden einer genetischen, medizinischen, neuro- und eben ganz allgemein technischen Optimierung der Menschen (Duttweiler 2016; Karsch und Roche 2016; Lupton 2016; Selke 2016; Florian Schumacher 2016a, b; Tamar und Zanderbergen 2016). Das Human Enhancement ist insbesondere in transhumanistischen Kreisen ein zentrales Element zur technologischen Transformation der Menschen in sogenannte posthumane Wesen, die über radikal gesteigerte beziehungsweise sogar über neue Fähigkeiten verfügen sollen (Loh 2018; Möck und Loh 2022).

2   Eine ethische Evaluation von Medizintechnologien

Natürlich existieren zahlreiche Studien, die sich dezidiert den ethischen Herausforderungen in Medizin, Therapie und Pflege widmen (vgl. etwa Biller-Andorno et al. 2021; Fölsch 2021; Maio 2017; Monteverde 2020; Piepzna-Samarasinha 2018; Schöne-Seifert 2007; Thomas Schumacher 2016a, b; Sturma und Heinrichs 2015). Ebenso zahlreich sind daneben die technikethischen Untersuchungen (wie exemplarisch z. B. Grunwald 2020; Grunwald und Hillerbrand 2021; Nordmann 2015; Rosengrün 2021). Jedoch existieren gar nicht einmal so viele Auseinandersetzungen mit den ethischen Fragen, die sich mit Blick auf Technik in der Medizin befassen – abgesehen von einigen Denker*innen, die eine ausgewiesene Expertise hinsichtlich spezifischer Technologien in diesem Feld aufweisen. Zu nennen wären da etwa Oliver Bendel, der sich insbesondere den ethischen Fragen mit Blick auf die Pflegerobotik widmet und die umfassende feministische Debatte über die Ethik von Reproduktionstechnologien, die in der Tat seit Mitte des 20. Jahrhunderts geführt wird – hier exemplarisch vertreten durch die in ihrer Dichte beeindruckende Studie *Reproduktive Freiheit* (2022) von Antje Schrupp.

Dabei werden am Nexus von Medizin und Technik, das sollte durch die obigen einführenden Worte deutlich geworden sein, ohne Zweifel ein buntes Paradigma klassischer Fragen der philosophischen Anthropologie (siehe hierzu auch den Beitrag von Ulrich Steckmann und Bert Heinrichs in diesem Band), der Medizin- und Sozialethik neu artikuliert (zur Public-Health-Ethik siehe auch den Beitrag von Benjamin Roth in diesem Band). Berühmt und seit Ende des 20. Jahrhunderts von nach wie vor ungetrübter Aktualität ist dabei etwa die ethische Diskussion einer Unterscheidung zwischen Therapie und Enhancement (Ach 2021; Dickel 2020; Juengst 2007; Schöne-Seifert und Stroop 2015) – mittlerweile insbesondere anhand aktueller technologischer Strategien zur Veränderung und Steigerung menschlicher Fähigkeiten und Kompetenzen (siehe hierzu auch den Beitrag von Armin Grunwald in diesem Band).

Allgemein lassen sich die ethischen Fragen, die sich mit Blick auf (Medizin-) Technologien stellen, in vier Kategorien unterteilen: Herstellung und Design, Autonomie und Aufgabenbereich, Daten und Sicherheit sowie Kontext und Einsatzbereich (Loh 2020). Diese vier Kategorien können auch als Alternative beziehungsweise als Ergänzung zu klassischen Evaluationsansätzen betrachtet werden wie etwa das MEESTAR-Modell (Manzeschke et al. 2013; Weber 2015) oder das vier-Prinzipien-Modell von Tom L. Beauchamp und James F. Childress (2009), die in der Bio- und Medizinethik (und mit Blick auf letztere insb. in der Ethikberatung sowie in der Durchführung ethischer Fallbesprechungen im Gesundheitswesen; vgl. Ose und Preusche 2022) bereits eine gewisse Tradition haben.

2.1   Herstellung und Design

Erstens ergeben sich ethische Fragen, die die Herstellung und das Design einer fraglichen Technologie thematisieren. In diese Kategorie fallen also zum einen Fragen, die darauf zielen, unter welchen Herstellungsbedingungen eine Technologie entstanden ist – wie etwa die Arbeitsbedingungen, Umweltbedingungen und andere. Hierzu gehören auch Fragen, die die Bedingungen für die involvierten Lebewesen in den Blick nehmen – der Menschen, Tiere und Pflanzen. Zum anderen zählen dazu Fragen, die sich auf das Design, also auf die äußere und innere Gestaltung, einer Technologie konzentrieren – welche Werte etwa in Form von Stereotypen in diese (bewusst oder unbewusst) eingegangen sind (siehe hierzu auch die Beiträge von Stefanie Weigold und Lisa Henke sowie von Hilkje Hänel und von Florian Funer in diesem Band).

Betrachten wir zu einem näheren Verständnis dieser ersten Kategorie ethischer Fragen, die sich mit Blick auf Technologien stellen, exemplarisch den am Fraunhofer-Institut für Produktionstechnik und Automatisierung entwickelten Roboter *Care-O-Bot* (https://www.care-o-bot.de/de/care-o-bot-4.html), das humanoide Entwicklungsmodell eines mobilen Roboterassistenten. *Care-O-Bot* ist ultimativ zur Unterstützung in Privathaushalten und Pflegeeinrichtungen gedacht: Er soll in Zukunft unter anderem beim Kochen assistieren (oder gar selbst kochen), Essen bringen, an Rezeption oder im Zimmerservice von Hotels aushelfen, als Unterhaltungsplattform dienen und beim Be- und Entladen von Maschinen unterstützen.

Ethische Fragen mit Blick auf *Care-O-Bots* Herstellung und Design thematisieren etwa die Weise, in der Menschen (und ggf. Nichtmenschen wie Tiere und Pflanzen) in die Entwicklung von *Care-O-Bot* involviert waren. Kam es in seiner Herstellung zu Ausbeutung, Unterdrückung und Diskriminierung (Stichwort „Menschenrechte")? Darüber hinaus ist zu bestimmen, welche Menschen in die Entwicklung von *Care-O-Bot* involviert waren und ob also Diversität gewährleistet war (Stichwort „Chancengleichheit"). Auch stellt sich hier die Frage, ob der Roboter nachhaltig hergestellt wird. Darüber hinaus soll *Care-O-Bot* nicht nach irgendwelchen Geschlechterkriterien entworfen sein. Doch ist der Roboter wirklich frei von jeglichen Geschlechtszuschreibungen? Werbeclips zeigen einen eindeutig männlich gegenderten Roboter, der sich in tradierten Umgangsformen und vor der klassischen Folie der Zweigeschlechtlichkeit ausdrückt (etwa FraunhoferIPA 2015). Schließlich ist darauf hinzuweisen, dass *Care-O-Bot* durch seine runden Formen, seine helle Farbgebung und andere Designaspekte Vertrauen erwecken soll. Doch ist Vertrauen tatsächlich angebracht? Sollte nicht durch ein anderes Design den Nutzer*innen eine gewisse emotionale Distanz erleichtert werden? Denn eventuell führt die Bildung von emotionalen Beziehungen mit *Care-O-Bot* dazu, dass ihm Kompetenzen zugeschrieben werden, über die er gar nicht verfügt, wodurch sich die Nutzer*innen potenziell in Gefahr bringen – wenn sie sich genau dann auf den Roboter verlassen, wenn er den Erwartungen gerade nicht gerecht zu werden in der Lage ist.

Diese Fragen nach potenzieller Ausbeutung, Diversität, Nachhaltigkeit und impliziten Geschlechterstereotypen stellen sich in vergleichbarer Weise auch bei nicht verkörperten Technologien, wie etwa Apps oder allgemein den Ambient Assisted Living (AAL) Technologien, auf die weiter unten noch einzugehen sein wird.

2.2 Autonomie und Aufgabenbereich

Zweitens stellen sich ethische Fragen hinsichtlich der Autonomie und des Aufgabenbereichs einer Technologie. Hier werden also entsprechend ethische Fragen aufgeworfen, die die autonome Wirkungsweise einer Technologie betreffen, die sich also darauf richten, was eine Technologie quasi allein machen kann. Außerdem sind im Rahmen dieser Kategorie ethische Fragen zu nennen, die darauf abzielen, was die konkrete Aufgabe, der Wirkungsbereich, der Sinne und Zweck einer jeweiligen Technologie ist, wo und wie diese also selbstständig und damit ohne die direkte Einwirkung einer externen (etwa menschlichen) Kraft agieren kann.

Mit Blick auf *Care-O-Bot* heißt das unter anderem, sich zu fragen, was dieser Roboter wirklich allein machen können dürfen soll. Sprich, wie weit sollte seine Autonomie reichen? Darüber hinaus gilt es zu fragen, was es genau bedeutet, etwas ‚alleine' zu machen? Ist damit gemeint, dass Nutzer*innen in das Tun des Roboters gar nicht mehr eingreifen können, dass sie quasi *out of the loop* sind? Oder besteht immer noch die Möglichkeit, den Roboter auszuschalten oder sein Verhalten gar zu korrigieren? Was passiert (wer wird etwa involviert bzw. sollte informiert werden), wenn es zu einem Unfall oder zu Fehlverhalten kommt? Und schließlich: Wie soll in ethisch bedenklichen Situationen entschieden werden, wenn etwa ein*e Klient*in die Medikamentenaufnahme verweigert? Sollte *Care-O-Bot* nicht vielleicht sogar von der Ausübung bestimmter Tätigkeiten per se ausgeschlossen werden? Und wenn ja, wem kommt es zu, festzulegen, um welche Tätigkeiten es sich hierbei handelt?

Etwas anders gelagerte ethische Fragen hinsichtlich der Autonomie und des Aufgabenbereichs stellen sich dann, wenn eine Technologie nicht im engeren Sinne verkörpert ist (wie ein Roboter) – etwa bei einer App. Exemplarisch wollen wir an dieser Stelle die App *PainChek® Universal* betrachten. Dabei handelt es sich um eine App zur KI-gestützten Schmerzerfassung mittels Gesichtsanalyse über die Mimik (siehe auch den Beitrag von Marc Strotmann in diesem Band, der sich mit einem ähnlichen Thema befasst). Sie ist primär für die Arbeit mit demenziellen Menschen gedacht, wobei bereits zum jetzigen Zeitpunkt eine Ausweitung auf Kleinkinder überlegt wird. Die App soll die Arbeit von Pflegekräften und Angehörigen nicht ersetzen (das könnte sie gar nicht), sondern sie ist für die Assistenz in der Schmerzerfassung des medizinischen und pflegerischen Fachpersonals gedacht. *PainChek® Universal* hat die behördliche Freigabe in Australien, England, der EU, Kanada, Singapur und Neuseeland und ist zum gegenwärtigen Zeitpunkt in über 1500 Pflegeeinrichtungen lizensiert (vgl. https://www.painchek.com/).

Mit Blick auf diese App zur Schmerzerfassung stellen sich in der Kategorie *Autonomie und Aufgabenbereich* etwas anders gelagerte Fragen als hinsichtlich des Roboters *Care-O-Bot*. Schmerzen sind etwas sehr Subjektives und Individuelles. Ist die App nicht tatsächlich paternalistisch, indem sie darüber urteilt, ob und wenn ja in welchem Ausmaß ein Mensch Schmerzen empfindet? Denn insbesondere für Situationen, in denen sich die fragliche Person nicht selbstständig äußern kann, ist *PainChek® Universal* schließlich entwickelt worden. Nimmt die App den Menschen nicht ihren privilegierten Zugang zu ihrem ganz persönlichen Schmerzempfinden? Darüber hinaus ist zu fragen, ob *PainChek® Universal* dazu einlädt oder regelrecht dazu verführt, sich auf die ihr zugeschriebene Kompetenz in der angemessenen Analyse und Feststellung des Schmerzstatus' einer Person zu verlassen, wodurch es letztlich zu einer tendenziell illegitimen Erweiterung des Ermessensspielraums der App kommt. Schließlich bleibt auch darauf hinzuweisen, dass manche Menschen in bestimmten Situationen durchaus gerne Schmerzen empfinden oder doch zumindest das Haben spezifischer Schmerzen nicht als so unangenehm wahrnehmen, dass hier eingegriffen oder entgegengewirkt werden müsste. Schmerzen können auch einen sehr individuellen Bezug zur Welt ermöglichen. Kann die App zwischen gewollten, tolerierten und ungewollten Schmerzen differenzieren?

Und schließlich sollen an einem letzten Beispiel noch einmal anders gelagerte ethische Fragen hinsichtlich der Kategorie *Autonomie und Aufgabenbereich* angesprochen werden. Es geht um die sehr umfangreichen *Ambient Assisted Living* Technologien, die auch unter dem Begriff des *ServiceWohnens* gefasst sind: „‚Ambient Assisted Living' (AAL) steht für Konzepte, Produkte und Dienstleistungen, die neue Technologien in den Alltag einführen, um die Lebensqualität für Menschen in allen Lebensphasen, vor allem im Alter, zu erhöhen. Ins Deutsche übersetzt steht AAL für Altersgerechte Assistenzsysteme für ein gesundes und unabhängiges Leben" (www.aal-deutschland.de). Hierunter sind etwa Sensoren zu verstehen, die in den Wohnbereichen angebracht und Bewegungsmeldern vergleichbar sind. Unterstützt mit KI können die Sensoren untereinander kommunizieren, um etwa einen Alarm auszulösen, wenn ein*e Klient*in nicht vom WC zurückkehrt. Sie stellen beispielsweise eine Alternative für den klassischen ‚Notrufknopf', den eine Person noch selbstständig bedienen muss, dar und versprechen eine Erleichterung und Unterstützung der Arbeit von Pflegefachkräften (siehe hierzu auch den Praxisbeitrag von Alexandra Retschitzegger in diesem Band).

Hinsichtlich der AAL Technologien stellt sich unter der Perspektive der Kategorie *Autonomie und Aufgabenbereich* etwa die Frage, ob die Gefahr der Dauerüberwachung der Klient*innen besteht. Darüber hinaus und in ähnlicher Weise wie bereits bei der oben besprochenen *PainChek® Universal* App wecken AAL Technologien nachvollziehbare Bedenken hinsichtlich eines möglichen Paternalismus. Ist *ServiceWohnen* als paternalistisch einzustufen, wenn die AAL Technologien für die Bewohner*innen entscheidet, wann etwa Herdplatten aus- und Lichter eingeschaltet werden sollten? Wann ist die Grenze zwischen legitimem und illegitimem Paternalismus erreicht (Düber et al. 2015)? Zudem bleibt zu fragen, ob tatsächlich überall Sensoren angebracht werden – und das gegebenenfalls auch gegen den Willen der Klient*innen (mit dem Argument, dass es ihrer eigenen Sicherheit dient)? Sollten nicht die Bewohner*innen auch immer die Möglichkeit haben, eigenständig das AAL System auszuschalten?

2.3 Daten und Sicherheit

Es gibt eine dritte Kategorie, in der sich ethische Frage mit Blick auf Technologien stellen, nämlich bezüglich Daten und Sicherheit einer Technologie. Hier geht es zum einen um jene ethischen Fragen hinsichtlich der im Einsatz einer Technologie erhobenen Daten. Zum anderen aber spielen hier auch jene ethischen Fragen eine Rolle, die die Sicherheit im Einsatz einer Technologie betreffen – mit Blick auf die Daten aber auch auf die sonstige Soft- und auch Hardware einer jeweiligen Technologie.

Hinsichtlich der drei hier besprochenen Beispiele – der Roboter *Care-O-Bot,* die Gesundheitsapp *PainChek® Universal* sowie AAL Technologien im *ServiceWohnen* – stellt sich im Rahmen dieser Kategorie etwa die Frage der Datenerhebung und der Sicherheit ihres Einsatzes. Denn ohne Zweifel erheben auch Roboter Daten – *Care-O-Bot* beispielsweise sehr sensible Daten über die Patient*innen und allgemein die Nutzer*innen. Aber auch *PainChek® Universal* erhebt ebenfalls sehr intime Daten über die subjektiven Schmerzempfindungen von Menschen, AAL Technologien beim Kartographieren und Mappen ihres privaten Einsatzbereiches beziehungsweise allgemein im Einsatz in privaten Wohneinheiten. Es geht also darum, transparent zu gestalten, wer von den erhobenen Daten profitiert und wer überhaupt darauf zugreifen kann. Zudem hat eine Einschätzung der Sicherheit der Hardware der jeweiligen Technologien zu erfolgen – umso mehr, da es sich um solche handelt, die im intimen Nahbereich von Menschen agieren, Menschen also ganz direkt zu Schaden kommen können, wenn etwa die Hardware eines Roboters fehlerhaft ist.

2.4   Kontext und Einsatzbereich

Schließlich treten viertens ethische Fragen mit Blick auf eine Technologie auf, die ihren Kontext und Einsatzbereich betreffen. Es handelt sich hierbei also um Fragen, die die im Einsatzbereich einer Technologie tätigen Menschen und Tiere – etwa ihre Lebensumstände und Arbeit – betreffen. Ganz allgemein lässt sich zwar feststellen, dass Roboter unsere Arbeit verändern. Welche gesellschaftlichen Auswirkungen aber könnte die Herstellung und serienmäßige Produktion ganz spezifischer Roboter – wie etwa des Pflegeassistenzsystems *Care-O-Bot* – haben? Wie verändern Apps im Gesundheitswesen wie *PainChek® Universal* und wie verändern AAL Technologien im *ServiceWohnen* unser Zusammenleben und die Arbeit von Pflegekräften sowie des medizinischen und therapeutischen Fachpersonals? Nur auf den ersten, groben und unangemessen flüchtigen Blick erscheinen digitale Technologien im Gesundheitswesen und in der Sozialen Arbeit als reine Erleichterung für die von ihnen betroffenen Menschen.

Die vier Fragenkomplexe – *Herstellung und Design, Autonomie und Aufgabenbereich, Daten und Sicherheit* sowie *Kontext und Einsatzbereich* – sind für alle Technologien relevant und nicht nur für jene im Gesundheitswesen. Darüber hinaus sind sie miteinander verzahnt. Allerdings lassen sich individuelle Gewichtungen mit Blick auf konkrete Technologien feststellen. Handelt es sich etwa um einen humanoiden Roboter, der in der privaten Pflege eingesetzt werden soll wie etwa der hier exemplarisch besprochene *Care-O-Bot*, werden die ethischen Fragen, die das Design nach spezifischen Geschlechterstereotypen betreffen, vermutlich ein größeres Gewicht haben, als bei einem digitalen medizinischen Expert*innensystem, das weder über einen Körper im engen Sinn verfügt, noch eine Stimme hat oder sonstige menschliche Züge trägt. Bei einem traditionellen Kugelschreiber und Klemmbrett (denn auch das ist eine Kombination aus zwei Technologien, plus der Technik des Schreibens), das von Ärzt*innen bei der täglichen Visite zum Festhalten von Notizen genutzt wird, stellen sich Fragen der Datensicherheit in anderer Weise als bei einem digitalen medizinischen Expert*innensystem, auf das von Unbefugten vielleicht nicht allzu leicht zugegriffen werden kann. Die individuellen Gewichtungen der vier

Fragenkomplexe im Umgang mit einer jeweiligen Technologie erfordern Sensibilität und ein gesteigertes ethisches Bewusstsein.

Neben den ethischen Fragen, die in diesem Sammelband primär in den Blick genommen werden, stehen wir bei der Einführung von Technologien in Medizin, Therapie und Pflege vor weiteren Herausforderungen, die wir an dieser Stelle lediglich knapp skizzieren können. So gewinnen durch den Einzug von neuen Technologien im Gesundheitswesen auch normative erkenntnistheoretische Aspekte verstärkt an Bedeutung. Exemplarisch lässt sich hier an Fragen der Deutungs- und Entscheidungshoheit für Ärzt*innen und Patient*innen bei algorithmisch unterstützten Therapievorschlägen denken – deren interne Logik für Menschen nicht oder nur unzureichend nachvollziehbar ist (Grote und Berens 2020; Bjerring und Busch 2021). Eng damit verknüpft ist die Frage, welcher Garantien es bedarf, um KI-Systeme sinnvoll in den klinischen Alltag zu implementieren.

3   Die Architektur dieses Sammelbands im Spannungsfeld zwischen Theorie und Praxis

Mit dem Vorhaben dieses Sammelbands verfolgen wir ein zweifaches Anliegen. *Zum einen* war es uns wichtig, das Zusammenwirken von Medizin, Technik und Ethik möglichst breit sowie aus unterschiedlichen disziplinären Perspektiven zu beleuchten und zu diskutieren. Ausgehend von einem Schwerpunkt in der Philosophie und Ethik hatten wir uns das Ziel gesetzt, alle akademischen Disziplinen anzusprechen. Gewünscht war lediglich, sofern es sich um Beiträge aus nichtphilosophischen Fächern handelte, dass die Autor*innen ein Bewusstsein insbesondere für die philosophischen und ethischen Dimensionen ihres Beitrags erkennen lassen. *Zum anderen* wollten wir aber nicht einfach nur einen weiteren akademischen Theorieband über eine Praxis, nämlich die Praxis im Gesundheitswesen, erstellen. Wir hatten den dezidierten Anspruch, Menschen für unser Projekt zu gewinnen, die gerade nicht in der Theorie zu Hause sind. Wir haben also nach Menschen aus der Praxis gesucht, um über sie einen Einblick in die Erfahrungsräume der Medizin, Therapie und Pflege und einen dort stattfindenden konkreten Umgang mit Technik zu erhalten.

Leider war das Mittel zur Realisierung dieses zweifachen Zweckes selbst wiederum ein akademisches Instrument, mit dem für gewöhnlich nur jene umzugehen und zu arbeiten gelernt haben, die vorrangig in den Wissenschaften tätig sind. Hinzu kam, dass das Verfassen eines schriftlichen Beitrags – in unserem Fall war das die schriftliche Beantwortung von fünf Fragen, die wir den Praktiker*innen gestellt haben – Zeit und einer gewissen Muße oder doch zumindest körperlicher und geistiger Ressourcen in hinreichendem Ausmaß bedarf. Von beidem haben gerade die im Gesundheitswesen und in der Sozialen Arbeit tätigen Menschen (es sei hier exemplarisch lediglich das eine Stichwort „Schichtdienst" in den Raum gestellt) eher zu wenig als zu viel, wenn überhaupt... Es war also alles andere als einfach, Menschen aus der Praxis zu gewinnen – kurz vor der Einreichung des Manuskripts musste sich tatsächlich jemand genau mit dem Argument des Pflegefachkräftemangels und damit zu wenig Zeit für die Fertigstellung des eigenen Beitrags aus dem Sammelbandprojekt zurückziehen.

Umso glücklicher sind wir über die Beiträge dreier ausgewiesener Expert*innen, die ihre knapp bemessene Zeit der Auseinandersetzung mit den ethischen Fragen im Umgang mit einer Technologie, die in ihrer jeweiligen Einrichtung zum Einsatz kommt, geschenkt haben. Ihnen sind wir daher an erster Stelle zu großem Dank verpflichtet, denn ohne sie hätten wir dem zweifachen Anspruch unseres Projekts nicht genügen können:

Alexandra Retschitzegger stellt eine AAL Technologie des *ServiceWohnens* vor, die im Dr. Albert Moll Haus in Tettnang genutzt wird. Julian Krüger befasst sich mit dem Serviceroboter *Pepper* im Haus der Pflege Magdalena in Ehningen. Beide Praxisbeiträge haben wir aus offensichtlichen Gründen dem dritten Teil unseres Sammelbands – *Therapie, Assistenz, Pflege* – zugeordnet. Komplettiert wird dieser Teil durch zwei weitere Texte, die zwar als wissenschaftliche Beiträge, dabei jedoch mit einer expliziten Ausrichtung auf die Praxis verfasst worden sind. Claudia Müller-Eising, Geschäftsführung von *neuroneum* in Bad Homburg, gibt einen ethisch fundierten Überblick über den Einsatz robotischer Systeme in der Neurorehabilitation. Felix Tirschmann und Kirsten Brukamp analysieren die ethischen, rechtlichen und sozialen Implikationen (ELSI) der Mensch-Roboter-Interaktion hinsichtlich ihrer Unterstützungs-, Entlastungs- und Gefährdungspotenziale in Pflegekontexten.

Der dritte Praxisbeitrag stammt von Martin Engelbrecht, der mit der *Mein Liebenau* App, die unlängst in der Stiftung Liebenau in Meckenbeuren entwickelt wurde, die ethischen Besonderheiten einer Kommunikationstechnologie im Gesundheitswesen in den Blick nimmt. Damit rundet er den zweiten Teil unseres Sammelbands – *Prävention, Intervention, Kommunikation* – ab. Die wissenschaftlichen Texte in diesem zweiten Teil sind sicherlich theorielastiger als die Beiträge im oben vorgestellten dritten Teil. Jedoch diskutieren auch sie jeweils konkrete Technologien in der Medizin, Therapie und Pflege und die ethischen Herausforderungen, die sich mit diesen stellen. Benjamin Roth behandelt in seinem Beitrag die Frage, wie Risiken der medizinischen Innovation aus Sicht der Technikfolgenabschätzung evaluiert werden. Gottfried Schweiger befasst sich mit den ethischen Fallstricken bei der Erstellung von digitalen Phänotypen von Jugendlichen für die Prognose und Behandlung von psychischen Problemen. Hierzu gehören unter anderem Fragen der informierten Einwilligung, des Schutzes der Privatsphäre sowie eines gleichberechtigten Zugangs zu den Technologien für marginalisierte soziale Gruppen. Entlang eines technikfeministischen Ansatzes sowie eines philosophisch-anthropologischen Konzepts von natürlicher Künstlichkeit diskutieren Stefanie Weigold und Lisa Henke, ob und inwieweit die Pille für den Mann als eine feministische Technologie zu betrachten ist, welche potenziell zu einer gleichberechtigten Verhütungspraxis beiträgt. Giovanni Rubeis untersucht anhand von Jean Baudrillards Simulakrum-Theorie die epistemischen Limitationen von digitalen Zwillingen in der datengetriebenen medizinischen

Praxis. Und schließlich geben Orsolya Friedrich, Sebastian Schleidgen und Johanna Seifert einen Überblick über die ethischen Probleme, die sich mit dem Einsatz von KI-Systemen in der Psychiatrie und Psychotherapie stellen.

Im ersten Teil unseres Sammelbands – *Definitionen, Theorien, Grundlagen* – sind jene wissenschaftlichen Beiträge versammelt, die sich vielleicht als theoretisches Fundament für die praktische Auseinandersetzung verstehen lassen. Sie leiten die Brückenschläge in die Praxis ein und eröffnen den Diskurs mit der Praxis, der im zweiten und dritten Teil dieses Bandes, wie oben beschrieben, verstärkt erfolgt. Ulrich Steckmann und Bert Heinrichs diskutieren in ihrem Beitrag unter Rückgriff auf eine anthropologische Perspektive die Spannungen, die sich durch die Implementierung von KI-Systemen für das menschliche Maß in der klinischen Praxis ergeben. Hierunter fallen beispielsweise Schwierigkeiten der diskursiven Einbettung besagter Systeme, bedingt durch deren Opazität. Marc Strotmann befasst sich mit einem phänomenologischen Fokus mit der Frage, in welcher Weise neue medizintechnologische Möglichkeiten unsere Vorstellungen von Konzepten wie *Körper, Leben* und *Selbst* transformieren. Florian Funers Beitrag beleuchtet, unter welchen normativen Voraussetzungen durch KI-Systeme Ungleichbehandlungen hervorgerufen werden können und unter welchen Bedingungen diese als Diskriminierung disqualifiziert zu werden haben. Hilkje Hänel wiederum untersucht, wie durch neuere Technologien (insb. KI-Systeme) für Patient*innen Formen testimonialer und hermeneutischer Ungerechtigkeit im Gesundheitswesen besonders zum Tragen kommen. Armin Grunwald schließlich diskutiert, inwiefern durch Neuro-Enhancement in der Medizin eine Verschiebung vom Heilen hin zum Verbessern stattfindet.

Die Beiträge dieses Sammelbands nehmen in seinem dreiteiligen Aufbau die ethischen Spannungsverhältnisse zwischen Medizin und Technik für ein ausnehmend breites Repertoire an Technologien in den Blick. Gerade bei philosophisch gelagerten Betrachtungen von Technik in der Medizin besteht ein gewisser Hang zur Theorielastigkeit und Abstraktion beziehungsweise das Potenzial einer ‚Fehlstellung‘ zwischen abstrakten Theoriegebilden auf der einen Seite, die dann unvermittelt und losgelöst von einer medizinischen Praxis auf der anderen Seite dieser dann gegenübergestellt wird. Insbesondere die Debatten zu KI in der Medizin, zur sozialen Robotik oder zum Transhumanismus sind von vorausschauenden und daher unweigerlich ein Stück weit spekulativen Überlegungen geprägt: Lassen sich Ärzt*innen irgendwann einmal gänzlich durch KI-Systeme ersetzen? Welche Art der emotionalen Beziehung zu intelligenten Robotern in Pflegekontexten ist moralisch zulässig (vgl. Loh und Loh 2023)? Bedeuten neuere Formen des Neuro-Enhancements ultimativ die Überwindung des Menschen? Um eine hinreichende empirische Fundierung sicherzustellen, ist es uns ein wichtiges Anliegen, auch Meinungen und Befürchtungen verschiedener Repräsentant*innen aus der pflegerischen Praxis einzubeziehen. Die Architektur dieses Sammelbands, die Zusammenstellung und Ordnung der Beiträge und die bewusste Auseinandersetzung mit den, ja, das Aushalten der Spannungsverhältnisse zwischen Theorie und Praxis, zwischen Wissenschaft und Gesundheitswesen trägt, so unsere Hoffnung, unserer Überzeugung Rechnung, dass es zu einer unangemessenen Simplifizierung der Wirklichkeit kommt, wenn wir bei der exklusiven Betrachtung einer der beiden Seiten stehenbleiben.

Literatur

Ach, Johann S. 2021. Human Enhancement. In *Handbuch Technikethik*, 2. aktualisierte und erweiterte Aufl. Hrsg. Armin Grunwald und Rafaela Hillerbrand, 344–348. Stuttgart: Metzler.

Anderson, Michael, Susan Leigh Anderson, und Chris Armen. 2006a. MedEthEx. A prototype medical ethics advisor. *Proceedings of the eighteenth conference on innovative applications of artificial intelligence*, 1759–1765. Boston.

Anderson, Michael, Susan Leigh Anderson, und Chris Armen. 2006b. An approach to computing ethics. *Intelligent Systems IEEE* 4:2–9.

Beauchamp, Tom L., und James F. Childress. 2009. *Principles of biomedical ethics*, 6. Aufl. Oxford: Oxford University Press.

Biller-Andorno, Nikola, Settimio Monteverde, Tanja Krones, und Tobias Eichinger, Hrsg. 2021. *Medizinethik*. Wiesbaden: Springer VS.

Bonnen, Christopher. 2022. Sensoren für die Seele. Unsere Psyche ist der wohl intimste Bereich unseres Lebens. Ausgerechnet in sie soll Künstliche Intelligenz vordringen – Um zu helfen, wenn es keine andere Hilfe gibt. *GEOkompakt Die Geburt der Maschinen* 71(2022):41–45.

Burri, Regula Valérie. 2020. Bildgebende Verfahren in der Medizin. In *Technikanthropologie. Handbuch für Wissenschaft und Studium*, Hrsg. Martina Heßler und Kevin Liggieri, 448–452. Baden-Baden: Nomos.

Bjerring, Jens C., und Jacob Busch. 2021. Artificial intelligence and patient-centered decision-making. *Philosophy & Technology* 34(2):349–371.

Decker, Michael. 2015. Robotik. In *Handbuch Bioethik*, Hrsg. Dieter Sturma und Bert Heinrichs, 373–378. Stuttgart: Metzler.

Dickel, Sascha. 2020. Enhancement. In *Technikanthropologie. Handbuch für Wissenschaft und Studium*, Hrsg. Martina Heßler und Kevin Liggieri, 397–402. Baden-Baden: Nomos.

Düber, Dominik, Thomas Gutmann, und Michael Quante. 2015. Paternalismus. In *Handbuch Bioethik*, Hrsg. Dieter Sturma und Bert Heinrichs, 122–128. Stuttgart: Metzler.

Duttweiler, Stefanie. 2016. Nicht neu, aber bestmöglich. Alltägliche (Selbst)-Optimierung in neoliberalen Gesellschaften. *Aus Politik und Zeitgeschichte (APuZ), Der Neue Mensch* 66(37–38):27–32.

Dyer-Witheford, Nick, Atle Mikkola Kjøsen, und James Steinhoff. 2019. *Inhuman power. Artificial intelligence and the future of capitalism*. London: Pluto Press.

Elder, Alexis. 2017. Robot friends for autistic children. Monopoly money. In *Robot ethics 2.0. From autonomous cars to artificial intelligence*, Hrsg. Patrick Lin, Ryan Jenkins, und Keith Abney, 113–126. New York: Oxford University Press.

Fölsch, Doris. 2021. *Ethik in der Pflegepraxis. Anwendung moralischer Prinzipien auf den Pflegealltag*, 4. überarbeitete Aufl. Wien: facultas.

FraunhoferIPA. 13. Januar 2015. Care-O-bot 4®: The new modular service robot generation from Fraunhofer IPA. https://www.youtube.com/watch?v=3n42WbbYGZI.

Grote, Thomas, Philipp Berens, und P. Berens. 2020. On the ethics of algorithmic decision-making in healthcare. *Journal of medical ethics* 46(3):205–211.

Grunwald, Armin. 2020. Ethik und Technik. In *Technikanthropologie. Handbuch für Wissenschaft und Studium*, Hrsg. Martina Heßler und Kevin Liggieri, 69–82. Baden-Baden: Nomos.

Grunwald, Armin, und Rafaela Hillerbrand, Hrsg. 2021. *Handbuch Technikethik*, 2. aktualisierte und erweiterte Aufl. Stuttgart: Metzler.

Heil, Reinhard. 2021. Künstliche Intelligenz/Maschinelles Lernen. In *Handbuch Technikethik*, 2. aktualisierte und erweiterte Aufl. Hrsg. Armin Grunwald und Rafaela Hillerbrand, 424–428. Stuttgart: Metzler.

Hubig, Christoph. 1995. *Technik- und Wissenschaftsethik. Ein Leitfaden*, 2. Aufl. Berlin: Springer.

Hubig, Christoph. 2013. Historische Wurzeln der Technikphilosophie. In *Nachdenken über Technik. Die Klassiker der Technikphilosophie und neuere Entwicklungen*, 3. Aufl. Hrsg. Christoph Hubig, Alois Huning, und Günter Ropohl, 19–40. Berlin: Edition sigma.

Ichbiah, Daniel. 2005. *Roboter. Geschichte – Technik – Entwicklung*. München: Knesebeck.

Juengst, Eric T. 2007. What does enhancement mean? In *Enhancing human traits. Ethical and social implications*, Hrsg. Erik Parens, 29–47. Washington: Georgetown University Press.

Karsch, Fabian, und Matthias Roche. 2016. Die Vermessung des Selbst. Digitale Vermessung zwischen Empowerment, Medikalisierung und neuer Technosozialität. In *Roboter, Computer und Hybride. Was ereignet sich zwischen Menschen und Maschinen?* Hrsg. Manzschke, Arne, und Karsch, Fabian, 145–160. Baden-Baden: Nomos.

Khetrapal, Neha. 2019. Roboter für Behinderte. In *Künstliche Intelligenz & Robotik in 30 Sekunden. Visionen, Herausforderungen & Risiken*, Hrsg. Luis de Miranda, 84. Kerkdriel: Librero.

Klein, Barbara, Birgit Graf, Inga Franziska Schlömer, Holger Roßberg, Karin Röhricht, und Simon Baumgarten. 2018. *Robotik in der Gesundheitswirtschaft. Einsatzfelder und Potenziale*. Heidelberg: Medhochzwei.

Kranz, Margarita, Astrid von der Lühe, und Helmut Hühn. 1971–2007. Technik. In *Historisches Wörterbuch der Philosophie*, Bd. 10: St–T, Hrsg. Joachim Ritter, 940–952. Basel: Schwabe.

Kronschläger, Thomas. 2020. Entgendern nach Phettberg im Überblick. https://www.researchgate.net/publication/343974830_Entgendern_nach_Phettberg_im_Uberblick.

Loh, Janina. 2020. Der Staubsaugerroboter und die Spinne. Welche Werte stecken in meiner Technologie? *FAMA – Feministisch politisch theologisch* 36:10–11.

Loh, Janina. 2018. *Trans- und Posthumanismus. Zur Einführung*. Hamburg: Junius.

Loh, Janina, und Wulf Loh, Hrsg. 2023. *Social robotics and the good life. The normative side of forming emotional bonds with robots*. Bielefeld: Transcript.

Löll, Christiane. 2021. Doktor Algorithmus. Können Maschinen die Heilkunst wieder menschlicher machen? In *Die größten Erfolge der Medizin. Wie wir lernen, immer mehr Krankheiten zu heilen*. GEOkompakt Nr. 68, 126–132.

Lupton, Deborah. 2016. The diverse domains of quantified selves: Self-tracking-modes and dataveillance. *Economy and Society* 45(1):101–122.

Mainzer, Klaus. 2020. Künstliche Intelligenz. In *Technikanthropologie. Handbuch für Wissenschaft und Studium*, Hrsg. Martina Heßler und Kevin Liggieri, 332–340. Baden-Baden: Nomos.

Maio, Giovanni. 2017. *Mittelpunkt. Mensch. Lehrbuch der Ethik in der Medizin. Mit einer Einführung in die Ethik der Pflege*, 2. überarbeitete und erweiterte Aufl. Stuttgart: Schattauer.

Manzeschke, Arne, Karsten Weber, Elisabeth Rother, und Heiner Fangerau. 2013. *Ergebnisse der Studie "Ethische Fragen im Bereich Altersgerechter Assistenzsysteme"*. VDI/VDE Innovation + Technik GmbH.

Möck, Leonie, und Janina Loh. 2022. Optimierte Körperbilder – Die Bedeutung von Human Enhancement im Transhumanismus und im technologischen Posthumanismus. In *Handbuch Menschenbilder*, Hrsg. Michael Zichy (Online First Publication). Wiesbaden: Springer VS.

Monteverde, Settimio, Hrsg. 2020. *Handbuch Pflegeethik. Ethisch denken und handeln in den Praxisfeldern der Pflege*, 2. erweiterte und überarbeitete Aufl. Stuttgart: Kohlhammer.

Nordmann, Alfred. 2015. *Technikphilosophie zur Einführung*, 2. korrigierte und erweiterte Aufl. Hamburg: Junius.

Ose, Irina, und Bernhard Preusche. 2022. *Moderationsmaterial Ethische Fallbesprechungen. Eine Arbeitshilfe*. Freiburg im Breisgau: Lambertus.

Piepzna-Samarasinha, Leah Lakshmi. 2018. *Care work. Dreaming disability justice*. Vancouver: Arsenal Pulp Press.

Richardson, Kathleen, Mark Coeckelbergh, Kutoma Wakunuma, Erik Billing, Tom Ziemke, Pablo Gómez, Bram Vanderborght, und Tony Belpaeme. 2018. Robot enhanced therapy for children with autism (DREAM). A social model of autism. *IEEE Technology and Society Magazine* 37:30–39.

Rosengrün, Sebastian. 2021. *Künstliche Intelligenz zur Einführung*. Hamburg: Junius.

Russell, Stuart, und Peter Norvig. 2003. *Artificial intelligence. A modern approach*, 2. Aufl. New Jersey: Global Edition.

Schöne-Seifert, Bettina. 2007. *Grundlagen der Medizinethik*. Stuttgart: Kröner.

Schöne-Seifert, Bettina, und Barbara Stroop. 2015. Enhancement. In *Handbuch Bioethik*, Hrsg. Dieter Sturma und Bert Heinrichs, 249–254. Stuttgart: Metzler.

Science Slam. 19. November 2020. Wie schaffen wir eine geschlechtsneutrale Sprache? – Thomas Kronschläger – Science Slam. https://www.youtube.com/watch?v=E7Vn_pS2G-Y.

Schrupp, Antje. 2022. *Reproduktive Freiheit. Eine feministische Ethik der Fortpflanzung*. Münster: Unrast.

Schumacher, Florian. 2016a. Von Quantified Self zur Gesundheit der Zukunft. In *eHealth. Wie Smartphones, Apps und Wearables die Gesundheitsversorgung verändern werden*, Hrsg. Volker Andelfinger und Till Hänisch, 39–51. Wiesbaden: Springer Vieweg.

Schumacher, Thomas. 2016b. Ethik für die Soziale Arbeit – Notwendigkeit oder Hindernis für den Beruf? In *Zur Zukunft der Bereichsethiken – Herausforderungen durch die Ökonomisierung der Welt*, Hrsg. Matthias Maring, 421–442. Karlsruhe: KIT Scientific Publishing.

Selke, Stefan. 2016. Rationale Diskriminierung durch Life-Logging – Die Optimierung des Individuums auf Kosten des Solidargefüges. In *eHealth. Wie Smartphones, Apps und Wearables die Gesundheitsversorgung verändern werden*, Hrsg. Volker Andelfinger und Till Hänisch, 53–71. Wiesbaden: Springer Vieweg.

Sharon, Tamar. 2017. Self-tracking for health and the quantified self: Re-articulating autonomy, solidarity, and authenticity in an age of personalized healthcare. *Philosophy & Technology* 30(1):93–121.

Sturma, Dieter, und Bert Heinrichs, Hrsg. 2015. *Handbuch Bioethik*. Stuttgart: Metzler.

Tamar, Sharon, und Dorien Zandbergen. 2016. From data fetishism to quantifying selves: Self-tracking practices and other values of data. *New Media & Society* 6:1–15.

Topol, Eric. 2019. *Deep medicine. How artificial intelligence can make healthcare human again*. New York: Basic Books.

Weber, Karsten. 2015. MEESTAR: Ein Modell zur ethischen Evaluierung sozio-technischer Arrangements in der Pflege- und Gesundheitsversorgung. In *Technisierung des Alltags – Beitrag für ein gutes Leben?* Hrsg. Karsten Weber, Debora Frommeld, Arne Manzeschke, und Heiner Fangerau, Franz, 247–262. Stuttgart: Steiner.

Weidner, Robert, Tobias Redlich, und Jens P. Wulfsberg, Hrsg. 2015. *Technische Unterstützungssysteme*. Berlin: Springer Vieweg.

Definitionen, Theorien, Grundlagen

Künstliche Intelligenz und menschliches Maß

Ulrich Steckmann und Bert Heinrichs

1 KI als potentes Werkzeug und als anthropologische Herausforderung

Verfahren der künstlichen Intelligenz (KI) haben binnen weniger Jahre enorm an Bedeutung gewonnen und kommen heute in vielen Lebensbereichen zur Anwendung.[1] In einem Beitrag für das Magazin *Forbes* listet Bernard Marr zehn Beispiele dafür, dass KI bereits integraler Bestandteil des Alltags vieler Menschen ist. Dazu zählen Handys, Social-Media-Plattformen, E-Mail-Dienste, Internetsuchmaschinen, Smart Home Devices, Bankdienstleistungen und natürlich Empfehlungsalgorithmen, wie beispielsweise Amazon und Netflix sie verwenden (siehe Marr 2019). Auch in der Medizin kommt KI mittlerweile vermehrt zum Einsatz. Vor allem solche Teilbereiche, die mit bildgebenden Verfahren zu diagnostischen Zwecken arbeiten, bieten sich für den Einsatz von KI

---

[1] Der Begriff ‚künstliche Intelligenz' ist ein Oberbegriff, der eine Vielzahl von Methoden und Verfahren unter sich vereint und an seinen Rändern zunehmend unscharf wird. Zur geschichtlichen Entwicklung sowie zu einigen Binnendifferenzierungen vgl. Heinrichs et al. (2022, Kap. 1). Einen tiefergehenden, philosophisch geprägten Überblick geben Bringsjord und Govindarajulu (2020).

U. Steckmann (✉) · B. Heinrichs
Institut für Neurowissenschaften und Medizin: Gehirn und Verhalten (INM-7),
Forschungszentrum Jülich, Jülich, Deutschland
E-Mail: u.steckmann@fz-juelich.de

B. Heinrichs
E-Mail: b.heinrichs@fz-juelich.de

J. Loh und T. Grote (Hrsg.), *Medizin – Technik – Ethik*, Techno:Phil –
Aktuelle Herausforderungen der Technikphilosophie 5,
https://doi.org/10.1007/978-3-662-65868-0_2

an. Sogenannte Convolutional Neural Networks (CNN) haben in den vergangenen
Jahren enorme Erfolge in der Verarbeitung von Bilddaten erzielen können (siehe
grundlegend hierzu Krizhevsky et al. 2012). Daneben gibt es aber auch andere
KI-Methoden und Einsatzbereiche im medizinischen Bereich. So wird etwa
Reinforcement Learning (RL) genutzt, um Diagnoseempfehlungen anhand von
großen Datenmengen zu optimieren.

Die Verwendung von KI wirft eine ganze Reihe schwerwiegender Probleme
auf. Eines der zentralen Probleme betrifft die epistemische Intransparenz einiger
KI-Methoden, zu denen auch CNN und RL zählen. Ansätze unter dem Stichwort ,Explainable AI' versuchen, diesem Einwand zu begegnen und KI in
epistemischer Hinsicht transparent zu machen (siehe Samek et al. 2019). Dies ist
vor allem wichtig, um seltene, aber schwer nachvollziehbare Fehler von KI besser
zu verstehen und zu vermeiden (siehe Heaven 2019). Jenseits dieses Problem-
komplexes stellt sich die Frage, ob der Einsatz von KI speziell in der Medizin
nicht eine noch grundlegendere anthropologische Herausforderung darstellt. Dies
soll einleitend an zwei Beispielen illustriert werden.

Esteva publizierte im Jahr 2017 mit Kolleginnen und Kollegen eine Studie,
in der sie eine KI zur Klassifizierung von Hautveränderungen vorstellen (siehe
Esteva et al. 2017). Die Gruppe von KI-Spezialisten und Dermatologinnen und
Dermatologen der Stanford University berichtete, dass sie ein CNN mit einem
Datensatz von 129.450 klinischen Bildern trainierte. Die Wissenschaftlerinnen und
Wissenschaftler verglichen anschließend an biopsiegeprüften klinischen Bildern
die Leistung ihres CNN mit den Diagnosen von 21 anerkannten Dermatologinnen
und Dermatologen. Die Aufgabe bestand zum einen darin, bösartige Karzinome
von gutartigen Geschwüren (seborrhoische Keratosen) zu unterscheiden; zum
anderen mussten maligne Melanome von gutartigen Hautfehlbildung (Nävi) unterschieden werden. Im ersten Fall ging es um die Identifizierung der häufigsten
Krebsarten, im zweiten Fall um die Identifizierung des tödlichsten Hautkrebses.
Laut dem Bericht erreichte das CNN ebenso gute Ergebnisse wie die Dermatologinnen und Dermatologen. Die Autorinnen und Autoren der Studie folgerten,
dass durch die Ausrüstung von Smartphones mit einem derartig trainierten CNN
möglicherweise die dermatologische Vorsorge außerhalb von Kliniken deutlich
erhöht werden könne. Gehe man davon aus, dass bis zum Jahr 2021 voraussichtlich 6,3 Mrd. Smartphones weltweit im Umlauf seien, dann könne durch diese
Technologie ein kostengünstiger Zugang zu lebenswichtiger diagnostischer Versorgung angeboten werden. Dieses Beispiel zeigt eindrücklich das Potenzial, das
KI-Systeme in der medizinischen Diagnostik haben. Solche Systeme können eine ·
qualitativ hochwertige und gleichzeitig leicht verfügbare medizinische Diagnostik
ermöglichen und auf diese Weise die medizinische Versorgung für sehr viele
Menschen erheblich verbessern.[2]

---

[2]Das Beispiel ist aber auch geeignet, die Herausforderungen zu beleuchten, die mit dem Einsatz von KI in der medizinischen Diagnostik verbunden sind. Bei einer kritischen Überprüfung
stellte sich heraus, dass das System Bilder von Hautveränderungen, auf denen Markierungen zur

In einer Studie aus dem Jahr 2018 berichteten Komorowski und Kollegen über eine KI zur Unterstützung von Therapieentscheidungen bei Sepsis (siehe Komorowski et al. 2018). Anders als bei dem zuvor beschriebenen diagnostischen System kam hier die Methode des verstärkten Lernens (RL) zum Einsatz. Die Belohnung, mit der verstärktes Lernen stets operiert, war in diesem Fall an das Überleben der Patientinnen und Patienten 90 Tage nach Einweisung auf die Intensivstation geknüpft. In der Studie wurde berichtet, dass die Behandlung mithilfe des *AI Clinicians* durchschnittlich besser war als ohne. Dies führte das Autorenteam darauf zurück, dass das System implizites Wissen aus einer großen Menge von Patientendaten extrahiert habe, die die Lebenserfahrung menschlicher Klinikerinnen und Kliniker um ein Vielfaches übersteige, und optimale Behandlungsstrategien durch die Analyse einer Vielzahl von meist suboptimalen Behandlungsentscheidungen lernen konnte. Stellt man in Rechnung, dass Sepsis eine der Haupttodesursachen in Krankenhäusern ist und nach wie vor kein gesichertes Wissen über optimale Behandlungsstrategien vorliegt, ist die Entwicklung eines solchen Systems sicher ein großer Gewinn.

Auf den ersten Blick handelt es sich bei den beiden beschriebenen Systemen um Werkzeuge, die die medizinische Praxis verbessern können, indem sie präzisere Diagnosen und effektivere Therapieempfehlungen bieten können, als es bislang möglich war. Dies ist ohne Zweifel eine positive Entwicklung. Gleichzeitig steigern die beschriebenen Systeme aber auch den ohnehin schon hohen Grad der Technisierung in der Medizin, der von vielen bereits heute als problematisch angesehen wird. Während ein undifferenzierter Technikpessimismus sicher haltlos ist, könnte das Unbehagen angesichts einer schnell voranschreitenden Technisierung der Medizin dann begründet sein, wenn dieser Prozess die Medizin als menschliche Praxis zu unterminieren droht. Diesem Gedanken liegt natürlich ein spezielles Verständnis von menschlicher Praxis zugrunde. In erster Näherung kann man sagen, dass sich eine menschliche Praxis dadurch auszeichnet, dass sie durch bestimmte Interaktionsformen konstituiert wird, die ihrerseits auf anthropologische Grundeigenschaften verweisen. Fraglich ist dann, ob die Art der Technisierung der Medizin, die durch den Einsatz von KI eingesetzt hat, mit solchen anthropologischen Grundeigenschaften in Konflikt stehen könnte. Oder, um es etwas pointierter zu formulieren: Könnte es sein, dass KI in der Medizin ein menschliches Maß fehlt?

Bestimmung der Größe mit abgebildet waren, übermäßig häufiger als bösartig einstufte als Bilder ohne ein entsprechendes Skalierungshilfsmittel. Es zeigt sich, dass in den Trainingsdaten Bilder mit Markierungen signifikant häufiger bösartige Hautveränderungen zeigten, was zur Folge hatte, dass das System lernte, die Abbildung von Markierungen als maligne Hautveränderungen zu deuten; vgl. Narla et al. (2018).

2   Das menschliche Maß als ethisches Kriterium

Das Ansinnen, im Zuge einer ethischen Evaluation auf ein menschliches Maß oder
ein Maß des Menschlichen zu rekurrieren, ist keine Selbstverständlichkeit und entsprechend erläuterungs- und rechtfertigungsbedürftig. In außerphilosophischen
Diskussionskontexten trifft man nicht selten – und bevorzugt bei der moralischen
Bewertung technischer Innovationen – auf Warnungen vor einem ‚Verlust des
menschlichen Maßes‘ oder auf Mahnungen, ‚das Maß des Menschlichen nicht zu
überschreiten‘. Doch in den meisten Fällen erweisen sich derartige Bezugnahmen
als unpräzise oder sogar als dubios. Moralphilosophische Rekonstruktionen
solcher Diskurspositionen bestehen daher in der Regel darin, diejenigen zugrunde
liegenden moralischen Intuitionen, die als rechtfertigungsfähig gelten können, in
den geläufigen Terminologien konsequentialistischer oder deontologischer Ethiken
einzufangen, ohne dabei auf ein Konzept des menschlichen Maßes zurückzugreifen. Daneben zielt die ethische Analyse in diesen Fällen auch darauf offen-
zulegen, inwieweit sich im Bezug auf ein angeblich allgemein Menschliches
lediglich partikulare Wertüberzeugungen verklausuliert finden.

Soll nun ein menschliches Maß als ethisches Kriterium in Anspruch genommen
werden, stellen sich zwei grundlegende Aufgaben: Zum einen wäre zu zeigen,
inwiefern eine solche Inanspruchnahme für die ethische Evaluation einen Gewinn
darstellen kann. Zum anderen muss plausibel gemacht werden, dass der ethische
Rückgriff auf anthropologische Argumente auf die skeptischen Einwände
reagieren kann, die einem solchen Vorhaben traditionell entgegengebracht werden.

Bevor jedoch zu erläutern sein wird, wie die Einbeziehung anthropologischer
Argumente zu einem Mehrwert für die ethische Evaluation bestimmter technologischer Innovationen beitragen kann, ist zu klären, in welcher Weise hier die
notorisch schillernden Ausdrücke „Anthropologie" und „anthropologisch" verwendet werden. Bekanntlich ist die Anthropologie keine einheitliche wissenschaftliche Disziplin – eine Wissenschaft vom Menschen existiert vielmehr nur
im Plural. In den empirischen Wissenschaften bezeichnet ‚Anthropologie‘ zum
Teil ein spezifisches Forschungsfeld im Rahmen etablierter Disziplinen (bspw.
die biologische Anthropologie als ein Teilgebiet der Zoologie), zum Teil widmen
sich eigenständige Disziplinen bestimmten Aspekten des Menschseins (bspw.
die Kulturanthropologie). Innerhalb der Philosophie stößt man zwar auf den
Begriff der philosophischen Anthropologie, doch bezieht er sich nicht auf eine
etablierte Disziplin der Philosophie, sondern wiederum auf ein Forschungsfeld
mit unscharfer Umgrenzung. Die Frage, „inwiefern ‚Was ist der Mensch?‘ überhaupt noch eine philosophische Frage ist" (Schnädelbach 1992a, b, S. 117), wird
mithin skeptisch beantwortet. Diese disziplinäre Konstellation ist die Folge einer
Entwicklung der neuzeitlichen Philosophie, im Zuge derer eine „Abkehr vom
Anthropozentrismus" (Schnädelbach 1992a, b, S. 125) zu beobachten ist. Das
Wesen des Menschen in den Mittelpunkt philosophischer Reflexion zu rücken,

war ein zentrales Projekt der Aufklärungsphilosophie[3] und sollte nicht zuletzt auch einen praktischen Humanismus begründen. Ein Echo findet dieser Ansatz noch bei Kant, wenn dieser in seiner *Logik* davon spricht, dass sich die Grundfragen der Philosophie – „1) Was kann ich wissen? 2) Was soll ich thun? 3) Was darf ich hoffen?" – auf eine weitere Frage, nämlich „Was ist der Mensch?", bezögen (Kant, Logik, 25). Doch dieser Bezug ist bei Kant schon nicht mehr so zu begreifen, dass von der Anthropologie eine Grundlegung der gesamten Philosophie oder auch nur ihres praktischen Teils zu erwarten wäre.[4] In der nachkantischen Philosophie wird dieses Abrücken von einem philosophischen Anthropozentrismus weitestgehend beibehalten. Die empirischen Wissenschaften hingegen betrachten den Menschen lediglich als ein spezifisches Anwendungsgebiet ihrer jeweiligen disziplinären Forschungsperspektive. Insofern sie dies tun, zählen sie für Kant zur „Anthropologie in physiologischer Hinsicht"[5] – wobei neben die naturwissenschaftliche Naturalisierung des Menschen in der nachkantischen Zeit noch seine geisteswissenschaftliche Historisierung getreten ist. Infolge dieser Verschiebung der wissenschaftlichen Beschäftigung mit dem Menschen hin zu den Realwissenschaften verändert sich auch der Charakter der Thematisierung: Es wird nicht länger der Anspruch erhoben, Wesensbestimmungen des Menschen zu generieren, und schon gar nicht solche, die auch normativ gehaltvoll wären. Damit aber findet so etwas wie eine Entanthropologisierung der wissenschaftlichen Beschäftigung mit dem Menschen statt, insofern nämlich die anthropologische Frage „Was ist der Mensch?" – und das auch noch in der von Kant in der *Logik* gegebenen Bestimmung – auf eine umfassende Verständigung des Menschen über sich selbst abzielte.[6] Die philosophisch-anthropologische Grundfrage „Wer sind wir (als Menschen)?" spielt für die empirischen Wissenschaften, die Menschen zu ihren Forschungsgegenständen zählen, keine Rolle.

Dass die anthropologische Frage in der Philosophie trotz der gerade grob skizzierten Entwicklung virulent geblieben ist, zeigen unterschiedliche Rehabilitationsbemühungen, die bisweilen auch als „Wiederkehr anthropologischen Denkens" (Barkhaus et al. 1996) annonciert werden. Zu denken ist zunächst an ein Spezifikum in der historischen Entwicklung der deutschen Philosophie: die Philosophische Anthropologie als Theorieströmung in der ersten Hälfte des 20. Jahrhunderts. Sie ist in erster Linie mit den Namen von Max

---

[3] Siehe Schnädelbach (1992a, S. 119): „Das Wesen des wirklichen Menschen in den Mittelpunkt der Philosophie zu stellen und es zur Richtschnur des Erkennens und zum Maßstab des Handelns zu machen war einmal das Programm der *Aufklärung* gewesen".

[4] Siehe dazu unten, Abschn. 3.

[5] Vgl. Kant, 399: „Eine Lehre von der Kenntnis des Menschen, systematisch abgefaßt (Anthropologie), kann es entweder in *physiologischer* oder in *pragmatischer* Hinsicht sein. – Die physiologische Menschenkenntnis geht auf die Erforschung dessen, was die *Natur* aus dem Menschen macht […]."

[6] Herbert Schnädelbach charakterisiert die „anthropologische Aufgabe der Philosophie" deshalb auch als eine „*Interpretations*aufgabe" (Schnädelbach 1992a, 135).

Scheler, Helmuth Plessner und Arnold Gehlen verbunden, deren theoretische Programme allerdings heterogener ausfallen, als es die vereinheitlichende Rede von der Philosophischen Anthropologie eventuell vermuten lässt (siehe Krüger 2006, S. 23–29).[7] So zielt etwa Schelers Ansatz auf eine „Metaphysik des Menschen" (Hartung 2018, S. 61; vgl. Habermas 1973, S. 96) ab, der wieder die Rolle einer *prima philosophia* zufallen soll, während Gehlens Verständnis von Philosophischer Anthropologie eher auf eine Integration der Forschungserträge empirischer Wissenschaften hin angelegt ist.

Der zunächst naheliegende Gedanke, für die anthropologischen Argumente, die in die ethische Bewertung der zu Beginn des Beitrags angesprochenen Problemstellungen einbezogen werden sollen, auf die deutsche Philosophische Anthropologie zurückzugreifen, verliert bei näherem Hinsehen an Attraktivität. Abgesehen davon, dass die anthropologischen Überlegungen teilweise in einen Rahmen metaphysischer Spekulationen eingespannt sind (Scheler) oder auf Forschungsergebnisse empirischer Wissenschaften zurückgreifen, die überwiegend als überholt anzusehen sind (Gehlen), gilt für die unterschiedlichen Ansätze der Philosophischen Anthropologie, dass sie methodisch auf einem Niveau operieren, das den durch die analytische Philosophie etablierten allgemeinen Standards nicht genügt.[8] Das schließt allerdings die Möglichkeit nicht aus, einzelne Bestimmungen oder Theorieelemente jener Anthropologien nach Maßgabe der gegenwärtigen methodischen Standards gewinnbringend zu rekonstruieren. Insbesondere Plessners phänomenologische Analysen der menschlichen Lebensform könnten sich in diesem Sinne als ähnlich anschlussfähig erweisen, wie es etwa mit den phänomenologischen Ansätzen Martin Heideggers und Maurice Merleau-Pontys in der Philosophie des Geistes bereits geschieht.

Ausdrücklich auf Plessners Werk bezieht sich beispielsweise Herbert Schnädelbach, wenn er für die Philosophie die Aufgabe einer „Anthropologie der Vernunft" (Schnädelbach 1992b, S. 36) formuliert, die jedoch von Vornherein als interdisziplinäres Projekt anzulegen sei. Schnädelbachs Vorschlag richtet sich darauf, das menschliche Selbstverständnis als *animal rationale* philosophisch zu explizieren, um radikal vernunftkritischen und eliminativistischen Positionen erfolgreich entgegentreten zu können. Von ähnlichen Intentionen ist auch Charles Taylors Bestimmung des Menschen als „self-interpreting animal" motiviert,

---

[7] Scheler, Plessner und Gehlen gelten philosophiehistorisch als „Kerngruppe" (Fischer 2006, S. 63) der Philosophischen Anthropologie. Zur Frage, inwieweit von einem „Identitätskern" der unterschiedlichen Entwürfe dieser Vertreter der Philosophischen Anthropologie gesprochen werden kann, siehe Fischer (2006).

[8] Es besteht kein Konsens darüber, was genau die analytische Philosophie als distinkte Strömung innerhalb der neueren und neusten Philosophie ausmacht und von anderen Strömungen abgrenzt (siehe Beaney 2013; Basile 2014, S. 184–186; Glock 2008, Kap. 8; Newen 2007, S. 11–19). Die Bemühung um begriffliche Präzision, insbesondere im Hinblick auf die Formulierung von Problemstellungen, sowie die konsequente Vermeidung eines tradierten Fachjargons sind aber wohl Merkmale, die für das Selbstverständnis der analytischen Philosophie zentral waren und nach wie vor sind.

deren theoretische Entfaltung er ausdrücklich der „philosophical anthropology" (Taylor 1985, S. 1) zuschlägt.[9] Taylors Zugriff trägt neoaristotelische Züge, was ihn wiederum mit neueren Ansätzen wie etwa demjenigen von Michael Thompson verbindet, für den der Aristotelismus den Vorzug besitzt, „daß er dem Begriff des *Menschen* einen besonderen Status in der praktischen Philosophie gibt" (Thompson 2011, S. 14–15).[10]

Die ethische Anknüpfung an die anthropologische Frage, was der Mensch sei bzw. was die menschliche Lebensform ausmache, ist maßgeblich motiviert von der Einsicht, dass moralische Subjekte bzw. Personen sich nicht allein über ein schmales Set rationaler Kompetenzen charakterisieren lassen. Auch wenn es für manche Anwendungsbereiche der Ethik angemessen sein kann, mit der Voraussetzung eines einfachen Selbstbestimmungskonzepts zu operieren, verfehlen derartige Reduktionen in anderen Fällen vom Ansatz her das Ziel, Normen für die moralische Rücksicht auf die Integrität personaler Existenz zu rechtfertigen. Konstitutiv für ein personales Leben ist das komplexe Zusammenspiel unterschiedlicher Eigenschaften und Fähigkeiten, die mit Gewissheit bislang nur den Angehörigen der menschlichen Lebensform zugeschrieben werden können. Höherstufige kognitive Kompetenzen bilden den Kernbereich jener Fähigkeiten, die allgemein als wesentlich für eine Zuweisung des vollen moralischen Status an Angehörige der betreffenden Lebensform angesehen werden (vgl. dazu den Überblick in Jaworska und Tannenbaum 2021). In dieser Form fungiert die traditionelle Bestimmung des Menschen als *animal rationale* in den Hauptströmungen der Ethik als Bezugspunkt der Zuschreibung sowohl eines Status als moralisches Subjekt als auch als eines Gegenstandes mit herausgehobenem Wert und besonderer Schutzwürdigkeit. Kant hat bekanntlich die Selbstzweckformel und das daraus folgende Instrumentalisierungsverbot auf die „vernünftige Natur" bezogen (siehe Kant, GMS, S. 429).[11] Ebenso weist beispielsweise der gegenwärtige Präferenzutilitarismus eines Peter Singer den Besitzern höherstufiger kognitiver Fähigkeiten – in diesem Fall der Fähigkeit, eine „Präferenz hinsichtlich [der] eigenen zukünftigen Existenz" (Singer 2013, S. 158) auszubilden – gewichtigere Interessen und damit einen höheren moralischen Status zu, auch wenn die daraus folgende Schutzwürdigkeit einen von der kantianischen Ethiktradition stark abweichenden Zuschnitt hat.[12]

Die kognitiven Kompetenzen, die die menschliche Selbstbestimmung konstituieren, sind keine Fähigkeiten, die abgetrennt von sämtlichen weiteren

---

[9] Allerdings gesteht Taylor umgehend zu, der Terminus sei geeignet „to make English-speaking philosophers uneasy". Zur anthropologischen Bestimmung der *self-interpreting animals* siehe Taylor (1985, S. 45–76).

[10] Siehe dazu ausführlicher Abschn. 3.

[11] Jedoch ist darauf hinzuweisen, dass Kant mit der Bestimmung „vernünftige Natur" keine Beschränkung auf die menschliche Gattung vornimmt.

[12] Zudem weist Singer eine starre Verknüpfung solcher Kompetenzen mit der biologischen Spezies Mensch als Speziesismus zurück; vgl. Singer (2013, S. 98–107).

Eigenschaften und Fähigkeiten des Menschen bestünden und gleichsam von außen
auf diese einwirkten. Bereits Johann Gottfried Herder hat in seiner Anthropologie betont, dass „die Vernunft keine abgeteilte, einzelwirkende Kraft" sei,
sondern eine der menschlichen Gattung eigene „Richtung aller Kräfte" (Herder
1997, S. 29). Seine Überlegungen zielten nicht zuletzt auf eine nicht-dualistische
Anthropologie. In der gegenwärtigen Theorielandschaft vor allem der Philosophie des Geistes wird an Herders Vernunftkonzeption insofern angeknüpft,
als vielfach – in einer dezidiert anti-cartesianischen Wendung – von der Situiertheit des Geistes im Allgemeinen und der Rationalität im Speziellen ausgegangen wird. Die körperliche oder soziale Situierung kognitiver Fähigkeiten
und Prozesse wird in dem zwischen Kognitionswissenschaften und Philosophie
des Geistes aufgespannten interdisziplinären Raum als *embodied cognition,* als
situated cognition bzw. als *embedded mind* angesprochen (siehe etwa Haugeland
1998; Robbins und Aydede 2010; Shapiro und Spaulding 2021). Diese Begriffe
beziehen sich unter anderem darauf, wie kognitive Vorgänge in der menschlichen
Lebensform situiert sind, womit traditionell anthropologische Fragestellungen
berührt sind. Insbesondere den oben genannten phänomenologischen Ansätzen
wird eine bedeutsame Rolle als theoretische Vorläufer zuerkannt (siehe bspw.
Anderson 2003, S. 103–104; Fingerhut et al. 2013, S. 29–32, 50; Gallagher 2010).
Inwieweit Konzepte wie Leiblichkeit (Merleau-Ponty) und In-der-Welt-Sein
(Heidegger) oder die Idee der Verschränkung von Außenwelt, Innenwelt und Mit-
welt (Plessner) anschlussfähig sind für die empirische Forschung der Kognitionswissenschaften, ist Gegenstand interdisziplinärer Verständigungsprozesse. Die
entsprechenden Forschungserträge von Kognitionswissenschaften und Philosophie
des Geistes lassen jedenfalls erwarten, dass die philosophisch-anthropologische
Auffassung vom *animal rationale* beträchtliche Weiterungen und Präzisierungen
erfahren kann, die sich auch ethisch niederschlagen. Denn ein revidiertes Verständnis des *animal rationale* zieht mindestens der Möglichkeit nach auch ein
anderes Bild der menschlichen Vulnerabilität nach sich, was in ethischer Hinsicht
eine Neujustierung der Normen moralischer Rücksichtnahme erforderlich machen
kann oder der ethischen Evaluation neue Anwendungsfelder eröffnet.

Neben der phänomenologischen Denktradition wird auch dem Pragmatis-
mus eine Vorläuferrolle für die gegenwärtige Situated-Cognition-Forschung
zugesprochen (siehe Fingerhut et al. 2013, S. 32–43). Aktuelle Vertreterinnen
und Vertreter der pragmatistischen Tradition tragen aber noch in anderer Hinsicht zu einer ‚Anthropologie der Vernunft' bei. Der sich selbst als Neopragmatist
begreifende Robert Brandom scheint zwar keine anthropologischen Ambitionen zu
besitzen, doch sein Ansatz erlaubt nichtsdestoweniger ein erweitertes Verständnis
des Menschen als *animal rationale.* Brandom rekonstruiert die menschliche
Vernunft als Fähigkeit, sich im sogenannten Raum der Gründe zu orientieren.[13]

---

[13] Den Begriff des logischen Raums der Gründe übernimmt Brandom von Wilfrid Sellars, siehe
Sellars (1997, § 36).

Dazu gehört es auch, die Frage danach, wer „wir" sind, stets aufs Neue zu stellen (siehe Brandom 1994, S. 4–5).

3 Einwände gegen die Verwendung von anthropologischen Argumenten in ethischer Absicht

Wer vorhat, anthropologische Argumente in ethischer Absicht einzusetzen, hat in Rechnung zu stellen, dass er eine ganze Reihe von philosophischen Einwänden abwehren muss. Zunächst einmal begegnet einem von metaethischer Seite der Vorwurf, der Versuch, anthropologische Bestimmungen und ethische Bewertungen zusammenzubringen, führe zu einem naturalistischen Fehlschluss (siehe etwa Bohlken 2009, 421–422). Aus einer noch so treffenden deskriptiven Erfassung der menschlichen Lebensform seien aus logischen Gründen grundsätzlich keine normativen Orientierungen ableitbar. Ein zweiter Typus von Einwänden bestreitet der philosophischen Anthropologie ihren zentralen Gegenstand. Bei der Beantwortung der Frage, was der Mensch sei bzw. die menschliche Lebensform ausmache, gelange man nicht über historisch kontingente Ausformungen menschlichen Lebens hinaus, die im schlechten Fall für Wesensbestimmungen ausgegeben werden. Der Einwand setzt also dem Vorhaben, anthropologische Bestimmungen zu gewinnen, die Überzeugung von der grundsätzlichen Unbestimmbarkeit des Menschlichen entgegen. Je nach theoretischer Voraussetzung wird dabei entweder argumentiert, die – in einem teleologischen Sinne verstandene – Bestimmung des Menschen sei noch nicht erreicht und auch vom gegenwärtigen Standpunkt aus epistemisch unzugänglich, oder aber die menschliche Lebensform sei grundsätzlich entwicklungsoffen, so dass man statt auf ein allgemein Menschliches stets nur auf historisch und kulturell variante Erscheinungsformen ohne kontextübergreifende Gemeinsamkeiten stoße. Drittens ist in jüngerer Zeit von Vertreterinnen und Vertretern trans- und posthumanistischer Positionen ein ethischer Einwand hinzugekommen: Zwar wird nicht grundsätzlich in Abrede gestellt, dass die menschliche Lebensform über bestimmbare Grenzen verfügt, doch aus trans- bzw. posthumanistischer Perspektive wird, wie die Selbstbezeichnungen „Trans-" und „Posthumanismus" bereits erkennen lassen, kein ethisches Problem darin gesehen, diese Grenzen zu überschreiten, wobei die Vertreter des Transhumanismus vor allem technische Erweiterungen und Ersetzungen im Auge haben.[14] Bisweilen wird sogar eine

---

[14] Siehe unten zu den mit diesen Theorieströmungen verbundenen Intentionen. Wenn hier verallgemeinernd von Trans- und Posthumanismus die Rede ist, geschieht das im Wissen um die Unterschiede zwischen beiden Strömungen sowie um deren jeweilige interne Heterogenität. Einen hilfreichen knappen Überblick über die betreffende Theorielandschaft bietet Loh (2020, S. 10–16). Im vorliegenden Beitrag geht es nicht um eine Zurückweisung von Trans- und Posthumanismus *in toto,* sondern lediglich um die kritische Diskussion von Positionen, die von einigen Vertreterinnen und Vertretern dieser Theorieströmungen verfochten werden.

moralische Pflicht zur Überschreitung des menschlichen Maßes – das in erster Linie als Freiheitsbeschränkung aufgefasst wird – postuliert bzw. eine Pflicht zur Verfügbarmachung der notwendigen Mittel oder zur Unterstützung entsprechender Forschungen.

Der erste Typus von Einwänden bezieht sich auf das Verhältnis von Natur und Ethik im Allgemeinen. In Frage steht dabei, inwiefern die Ethik in rechtfertigungsfähiger Weise auf Naturtatsachen Bezug nehmen kann. Dabei wird insbesondere die Ableitung von normativen oder evaluativen Aussagen aus Tatsachenbehauptungen als Schlussfehler zurückgewiesen. Der betreffende Fehler firmiert üblicherweise als naturalistischer Fehlschluss. Die Lehre vom naturalistischen Fehlschluss geht bekanntlich auf G. E. Moore zurück und bildet eines der prominentesten Theoriestücke der Metaethik des 20. Jahrhunderts. Mittlerweile hat sich allerdings der Vorwurf, es liege ein naturalistischer Fehlschluss vor, vielfach vom ursprünglichen Einführungskontext abgelöst und erfährt oftmals eine undifferenzierte Verwendung. Moore bezog sich mit „naturalistischer Fehlschluss" auf einen Definitionsfehler, der darin besteht, die evaluative, mithin moralische Eigenschaft „gut" durch eine natürliche Eigenschaft zu definieren (siehe Moore 1993, S. 62, vgl.; Heinrichs 2019, S. 98–116). Die Aufdeckung dieses Fehlers sollte bereits bei Moore dazu dienen, eine Naturalisierung der Ethik zu vereiteln, die eben auch vorläge, wenn man versuchte, aus Tatsachenbehauptungen über die menschliche Natur ethische Normen abzuleiten.

Auch wenn sich der Vorwurf des naturalistischen Fehlschlusses immer noch beträchtlicher Beliebtheit erfreut, gilt Moores Argumentation doch inzwischen als wenig überzeugend (siehe Heinrichs 2022, S. 174–175). Nichtsdestoweniger scheint Moore mit seiner Lehre einen bedeutsamen Punkt berührt zu haben: die Autonomie der Ethik. Die These von der Autonomie der Ethik hat mit Blick auf das Verhältnis von Ethik und Natur in erster Linie einen negativen Zuschnitt, indem sie nämlich die Unabhängigkeit der Ethik von Naturbestimmungen behauptet. Die Autonomie-These ist in der analytischen Ethik des 20. Jahrhunderts ausführlich diskutiert worden, doch sie führt philosophiegeschichtlich weit zurück. Eine maßgebliche Verteidigung der These stammt von Kant, der gleich in der Vorrede zu seiner *Grundlegung zur Metaphysik der Sitten* unmissverständlich klar macht, dass „der Grund der Verbindlichkeit" moralischer Normen „nicht in der Natur des Menschen oder den Umständen der Welt, darin er gesetzt ist, gesucht werden müsse" (Kant, GMS, 389). Die Begründung des moralischen Gesetzes muss Kant zufolge gänzlich frei gehalten werden von empirischen Bestimmungen. Sie sei stattdessen „*a priori* lediglich in Begriffen der reinen Vernunft" (Kant, GMS, 389) zu suchen. Für das Verhältnis von (menschlicher) Natur und Ethik bedeutet das, dass beide in Kants Verständnis voneinander „sorgfältig gesäubert" (Kant, GMS, 388) seien. Insofern scheinen sich in der Ethik positive Bezugnahmen auf die menschliche Natur grundsätzlich zu verbieten. Ebendas soll unter anderem auch die Lehre vom naturalistischen Fehlschluss nahelegen.

Doch daraus, dass Kants radikalisiertes Begründungsprogramm einen Graben zwischen Natur und Ethik aufreißt, entsteht ein Anschlussproblem, dessen sich Kant auch bewusst war. Denn die zunächst ohne Inanspruchnahme von

Tatsachenbehauptungen über die Natur gerechtfertigten ethischen Prinzipien müssen auf die empirische Welt bezogen – und das heißt: in materiale Bestimmungen übersetzt – werden, wenn sie in irgendeiner Form handlungsleitend werden sollen. Es stellt sich das „Anwendungsproblem der Ethik" (Heinrichs 2022, S. 178). Dadurch gelangt die für die Begründungsfrage ausgeschlossene Natur der moralischen Subjekte zurück in die ethische Reflexion: „[E]ine Metaphysik der Sitten kann nicht auf Anthropologie gegründet, aber doch auf sie angewandt werden" (Kant, MdS, 217). Allerdings hat Kant diesen Schritt zur Anwendung selbst nur um den Preis vollzogen, damit den Bereich des Wissenschaftlichen zu verlassen. Eine angewandte Ethik war für Kant aufgrund der Vielzahl und der Heterogenität der zu berücksichtigenden Gesichtspunkte nicht als integraler Bestandteil des von ihm konzipierten rationalistischen Systems der Ethik denkbar, sondern lediglich als dessen nichtwissenschaftlicher Anhang (siehe Kant, MdS, 468–469). Die restriktive kantische Auffassung von Wissenschaftlichkeit kann jedoch für die gegenwärtige Moralphilosophie wohl keine Verbindlichkeit mehr beanspruchen, so dass darin kein Hindernis mehr besteht für eine methodisch gesicherte Einbeziehung anthropologischer Argumente in die angewandte Ethik.

Mit Blick auf das Verhältnis von Natur und Ethik ist aber noch ein alternativer Argumentationsweg zugunsten der ethischen Bezugnahme auf die menschliche Natur zu erwägen. Verfechterinnen und Verfechter der oben bereits angesprochenen neoaristotelischen Ansätze halten Kants ‚sorgfältige Säuberung' der Begründung ethischer Normen von Naturbestimmungen und folglich auch das sich anschließende ethische Anwendungsproblem für einen Irrweg. Für einen Aristoteliker wie Michael Thompson sollen praktische Ziele und Normen vielmehr durch einen Begriff den Menschen bzw. der menschlichen Lebensform fundiert werden, wobei dieser aristotelisch geprägte Begriff im Unterschied zum kantischen Verständnis nicht als ein empirischer Begriff aufgefasst werde (siehe Thompson 2011, S. 16). In dieser Herangehensweise folgt ihm Philippa Foot, die zusammen mit Thompson zu den Hauptvertreterinnen und Hauptvertretern des aristotelischen Naturalismus zählt (siehe Foot 2004).[15] Beide sind davon überzeugt, die Begriffe „Leben" bzw. „Lebensform" erlangten ihren Gehalt nicht durch eine direkte oder indirekte Verbindung mit der Erfahrung, sondern umgekehrt seien es diese Begriffe, mit deren Hilfe wir bestimmte Erfahrungen strukturieren und ihnen ihren spezifischen Sinn verleihen. Entscheidend dabei sei, dass dem Begriff der Lebensform eine inhärente Normativität eigne (siehe Thompson 2011,

---

[15] Vgl. Foot (2004). Zu nennen ist zudem noch Rosalind Hursthouse (1999). Als fraglich zu bewerten ist, inwieweit der von Martha Nussbaum verfochtene *Capabilities Approach* ebenfalls diesen Leitlinien folgt. Nussbaums frühere Arbeiten zum *Capabilities Approach* weisen noch eine starke neoaristotelische Prägung auf (siehe Nussbaum 1992), während sie in jüngerer Zeit weitestgehend dem Neokantianismus Rawls'scher Prägung folgt und für ihren Ansatz einen fundierenden Bezug auf eine *human nature* ausdrücklich zurückweist (siehe Nusshaum 2011, S. 28).

S. 96–99). Sogenannte naturhistorische Urteile (siehe Thompson 2011, S. 83–88) liefern einen Standard zur Beurteilung einzelner Individuen einer Lebensform und damit gleichzeitig auch die „Kategorie des ‚natürlichen Defekts‘" (Thompson 2011, S. 104). Die humane Lebensform zeichne sich speziell dadurch aus, dass sie über die „Fähigkeit, Handlungsgründe anzuerkennen und entsprechend zu handeln" (Foot 2004, S. 43) verfügt. Menschen, die die moralische Dimension der menschlichen Lebensform nicht anerkennen und umsetzen, sind demnach als defiziente Exemplare ihrer Spezies anzusehen. Gegen Foots Argumentation hat John McDowell allerdings den schwerwiegenden Einwand formuliert, dass mit dem Auftreten der Rationalität jede inhaltliche Festlegung auf normative Standards hinfällig werde (siehe McDowell 1996; vgl. dazu Heinrichs 2017). Es zeichne die rationale Lebensform gerade aus, dass der Verweis auf externe Standards, die der ‚ersten Natur‘ entstammen, nicht mehr als Begründung hinreichen. Stattdessen müssen rationale Wesen eine ‚zweite Natur‘ ausbilden, die allerdings in die erste Natur eingebettet bleibt. Die rationale Lebensform ist eben nicht mehr auf die normativen Standards der Lebensform festgelegt. Sie muss sich ihre normativen Standards vielmehr selbst geben. Diesen Gedanken hat Kant mit dem Begriff der Autonomie zum Ausdruck gebracht (siehe Kant, GMS, 433).

Die Zurückweisung des Einwands, dass der ethische Rekurs auf anthropologische Bestimmungen grundsätzlich invalide sei, weil er auf einen Argumentationsfehler hinauslaufe, ist jedoch nur ein erster Schritt. Der zweite Typus von Einwänden richtet sich gegen die Möglichkeit anthropologischen Wissens. Eine ethische Bezugnahme auf anthropologische Bestimmungen kann schließlich auch daran scheitern, dass es so etwas wie *die* Natur des Menschen oder *den* Menschen gar nicht gibt und folglich auch keine anthropologischen Tatsachenbehauptungen verfügbar sind. In einem schon älteren Beitrag hat Jürgen Habermas diese Kritik am anthropologischen Wissen auf den Punkt gebracht: „‚[D]en‘ Menschen gibt es sowenig wie ‚die‘ Sprache. Weil Menschen sich erst zu dem machen, was sie sind, und das, den Umständen nach, je auf eine andere Weise, gibt es sehr wohl Gesellschaften und Kulturen, über die sich […] allgemeine Aussagen machen lassen; aber nicht über ‚den‘ Menschen." (Habermas 1973, S. 105–106) Dieser Einwand besitzt auch eine kritische epistemologische Pointe, der zufolge anthropologische Bestimmungen unter einer systematischen kontextuellen Verzerrung leiden: „Wer Anthropologie treibt, […] läßt seinen Begriff vom Menschen anleiten durch die objektiven Interessen, die aus den geschichtlichen Tendenzen der gesellschaftlichen Entwicklung hervorgehen." (Habermas 1973, S. 110; vgl. Schnädelbach 1992b, S. 32) Nicht zuletzt werden derartige Argumente oftmals gegen die Formulierung von Menschenrechten ins Feld geführt[16] und haben gerade in interkulturellen Debatten nach wie vor großen Einfluss. Der Mensch wird dabei als „nicht festgestelltes Tier" (Nietzsche)

---

[16] Ein *locus classicus* für eine solche Argumentation ist die Stellungnahme der American Anthropological Association zum Entwurf der UN-Menschenrechterklärung von 1948, siehe Executive Board, American Anthropological Association 1947.

betrachtet, das sich in unterschiedlichste Richtungen entwickeln kann, so dass die Rede von einer singulären menschlichen Lebensform substanzlos sei und man in deskriptiver Hinsicht nicht über eine Pluralität von menschlichen Lebensformen hinausgelangen könne. Wo in normativer Absicht anthropologische Bestimmungen dennoch ins Spiel gebracht werden, stehen sie vor diesem Hintergrund unter einem in der Regel anti-essenzialistisch motivierten Ideologieverdacht.

Derartige Einwände lassen sich nicht einfach abweisen. Anthropologische Reflexionen in der Philosophie nehmen keine rein objektsprachliche Form an, sondern enthalten stets einen Selbstbezug, der interpretatorisch und somit theoretisch-praktisch angelegt ist. Die philosophisch-anthropologische Frage „Wer sind *wir*?" besitzt immer auch eine normative Dimension, woraus allerdings keine Festlegung auf eine aristotelische Anthropologie folgt, aus der ethische Prinzipien einfach ableitbar wären.

Die interpretative Struktur anthropologischer Reflexion eröffnet indes den Raum für eine relativistische Skepsis. Das „Wir" in der philosophisch-anthropologischen Frage „Wer sind *wir*?" kann sich immer auch lediglich auf eine partikulare Herkunftsgemeinschaft beziehen, worüber sich die jeweilige Sprecherin oder der jeweilige Sprecher täuschen kann. Doch die bloße Möglichkeit einer partikularistischen Verkennung schlägt anthropologische Ansätze noch nicht aus dem Feld. Es bleibt stets eine offene Frage, inwieweit sich mutmaßlich anthropologische Bestimmungen tatsächlich im Diskurs kontextübergreifend als etwas Allgemeinmenschliches erhärten lassen. Es ist allerdings nicht erkennbar, weshalb die Beweislast in dieser Frage einseitig bei den Verfechterinnen und Verfechtern anthropologischer Bestimmungen liegen sollte. Allgemeine Charakterisierungen der menschlichen Lebensform wie die, dass der Mensch ein soziales Wesen ist, dass er ein rationales und zwecksetzendes Wesen ist oder dass er psychophysisch konstituiert ist, sind jedenfalls nicht von vornherein dogmatismusverdächtig, zumal, wenn sie hinreichend formal ausbuchstabiert werden. Die Bestimmung des *animal rationale* als „Bewohnerinnen und Bewohner des Raums der Gründe" vermeidet beispielsweise eine Vielzahl inhaltlicher Engführungen dieser klassischen anthropologischen Definition.

Ein weitere Herausforderung der Anthropologie weist eine auffällige Ähnlichkeit mit der gerade zuvor diskutierten Kritik an anthropologischen Ansätzen auf. In beiden Fällen richtet sich die Kritik darauf, dass es durch anthropologische Festlegungen sowohl in theoretischer als auch in praktischer Hinsicht zu Exklusionen komme. Der anthropologische Blick lasse Entwicklungsmöglichkeiten des Menschen entweder ganz unberücksichtigt oder klassifiziere sie auf eine auch ethisch problematische Weise als defizitär. Während zuvor vor allem die synchrone Diversität menschlicher Lebensformen gegen einen mutmaßlich homogenisierenden Zugriff der Anthropologie verteidigt werden sollte, steht nun – in diachroner Perspektive – die evolutionäre Offenheit des Menschen im Fokus. Letztere Form der Anthropologiekritik wird von Vertreterinnen und Vertretern trans- und posthumanistischer Positionen verfochten, die insbesondere in den Bereichen von Bio- und Technikethik aktiv sind.

Die Diagnose, dass das anthropologische Denken einen einengenden Effekt habe, wird in transhumanistischer Perspektive auf die evolutionäre Dynamik bezogen, der auch die menschlichen Lebensform ausgesetzt ist. Gegenstand der philosophischen Anthropologie sei stets der evolutionäre Status quo der menschlichen Lebensform, der essenzialistisch gedeutet werde, so dass wünschenswerte Möglichkeiten der Weiterentwicklung der Gattung aus dem Blick gerieten, wobei Transhumanistinnen und Transhumanisten diese Weiterentwicklung als einen aktiv betriebenen Prozess technologischer Überschreitungen der aktuellen Grenzen menschlicher Lebensform betrachten.[17] Ihre Opponentinnen und Opponenten sehen Transhumanistinnen und Transhumanisten wie Bostrom in denjenigen, die die Schutzwürdigkeit der menschlichen Lebensform verteidigen. Deren Position wird als „biokonservativ" bezeichnet (siehe Bostrom 2005b). Während auf der sogenannten biokonservativen Seite die Grundzüge der menschlichen Lebensform als bewahrenswert gelten, sieht der Transhumanist in erster Linie deren einschränkenden Charakter, der eine Überwindung wünschenswert erscheinen lässt.[18]

Bei genauerer Betrachtung wirkt die transhumanistische Position allerdings weniger radikal, als es die Rhetorik mancher ihrer Vertreterinnen und Vertreter vielleicht nahelegt. Dass der Transhumanismus keine grundsätzliche Abkehr vom Humanismus anstrebt, wird bereits deutlich, wenn seine Vertreter angeben, ihre Position habe „roots in secular humanist thinking" (Bostrom 2005a, S. 4; vgl. dazu auch Loh 2020, S. 17–30). Ihre Forderung nach weitreichenden technologischen Optimierungen und Erweiterungen der menschlichen Lebensform sehen Transhumanistinnen und Transhumanisten ihrerseits anthropologisch fundiert, nämlich in einem menschlichen Streben nach Selbsttranszendierung (siehe Loh 2020, S. 33). Doch diese anthropologische Begründung offenbart eine Schwäche der transhumanistischen Position: Selbst wenn man das Streben nach Selbsttranszendenz als ein allgemeines Charakteristikum menschlichen Lebens ansieht, lässt sich doch kaum die Frage nach weiteren Charakteristika und deren Gewicht für die Fundierung des transhumanistischen Projekts abweisen. Der Verweis auf das menschliche Streben nach Selbsttranszendenz, das das technologische Optimierungsprojekt der Transhumanistinnen und Transhumanisten stützen soll, erscheint willkürlich und wenig überzeugend,[19] wenn er nicht in eine differenzierte anthropologische Reflexion eingebunden wird, die gegebenenfalls auch gegenstrebige anthropologische Merkmale einbezieht und diese nicht einfach als ‚biokonservative' Ideologie abtut.

---

[17] Siehe etwa Bostrom (2005a, S. 4): „Transhumanists view human nature as a work-in-progress, a half-baked beginning that we can learn to remold in desirable ways." Vgl. auch Loh (2020, S. 41–64).

[18] Siehe Bostrom (2005a): „There is no reason to think that the human mode of being is any more free of limitations imposed by our biological nature than are those of other animals."

[19] Loh spricht in diesem Zusammenhang sogar von einer transhumanistischen „Trivial-Anthropologie" (Loh 2020, S. 82).

Die transhumanistische Verwurzelung im Humanismus und die Inanspruchnahme anthropologischer Argumente führt manche Posthumanistinnen und Posthumanisten dazu, vom Transhumanismus Abstand zu nehmen. Bei aller Heterogenität dieser Theorieströmung scheint eine entschiedene Kritik am Humanismus – aber nicht notwendig dessen vollständige Zurückweisung – ein einigendes Band darzustellen. Die Kritik ist anti-essenzialistisch formiert, das heißt, es wird die Möglichkeit bestritten, bestimmte Lebewesen aufgrund eines oder mehrerer Wesensmerkmale als Menschen identifizieren zu können. Die Überwindung des „unreflektierten Essenzialismus" im systematischen Zentrum herkömmlichen anthropologischen Denkens führe langfristig, so die Erwartung vieler Vertreterinnen und Vertreter des Posthumanismus, zu einer „Überwindung der philosophischen Anthropologie als Disziplin" (Loh 2020, S. 149). Sicherlich kann man der vorgebrachten Essenzialismuskritik insoweit folgen, als unterschiedlichste Wesensbestimmungen des Menschen immer wieder zu ethisch nicht hinnehmbaren Exklusionen beigetragen haben. Fraglich ist jedoch, inwieweit diese Diagnose hinreichende Gründe liefert, den Wert anthropologischer Reflexionen grundsätzlich skeptisch einzuschätzen. Verwendungen von anthropologischen Argumenten in ethischen Evaluationen ließen sich mittels kritischer Begleitdiskurse durchaus sensitiv gestalten. Umgekehrt stellt sich – mindestens für die ethische Anwendung – die Frage nach gangbaren anti-essenzialistischen Alternativen. Nicht zuletzt greift die moralische Statuszuweisung traditionell auf die Bestimmung von Weseneigenschaften der möglichen Subjekte und Objekte von Normen moralischer Rücksichtnahme zurück.

Insgesamt lässt sich festhalten, dass die Einwände gegen das Vorhaben, anthropologische Argumente in ethischer Absicht zu verwenden, keine Ausschlusswirkung entfalten. Jeder der diskutierten Einwände kann auf triftige Argumente zurückgreifen, die dazu zwingen, den Einsatz anthropologischer Einsichten in ethischen Evaluationen immer wieder neu zu justieren. So ist die schlichte Ableitung von ethischen Normen aus naturalistischen anthropologischen Bestimmungen obsolet. Der Ort für die Einbeziehung der Anthropologie ist nicht die Fundierung ethischer Prinzipien, sondern deren Anwendung. Auch eine philosophisch-anthropologische Reflexion, die gegenüber eigenen schädlichen Essenzialismen blind und für empirische anthropologische Erkenntnisse taub ist, verbietet sich von selbst. Doch der bloße Umstand, dass zum Beispiel frühere Ausformulierungen des traditionellen anthropologischen Konzepts des *animal rationale* mit euro- oder androzentristischen Verzerrungen befrachtet waren, die auch schwerwiegende normative Konsequenzen nach sich zogen, beweist nicht die grundsätzliche Unbrauchbarkeit oder moralische Verwerflichkeit dieses Konzepts. Vielmehr bedarf es Reformulierungen, die die berechtigten Einwände konstruktiv aufnehmen.

4   Medizinische KI für den Menschen

Folgt man den zuvor angestellten Überlegungen, dann verfangen die Argumente gegen anthropologische Argumente lediglich teilweise. Richtig bleibt, dass ein Verweis auf *die* Natur des Menschen nicht ohne Weiteres herangezogen werden kann, um bestimmte Techniken oder Praktiken in ethischer Hinsicht zu bewerten. Dessen ungeachtet gibt es Bestimmungen des Menschen, die allen kritischen Vorbehalten standzuhalten vermögen. Dazu gehört insbesondere die Bestimmung des Menschen als sinnliches Vernunftwesen (Kant) oder eben als Wesen, das zwar bestimmte biologische Eigenschaften mit anderen Lebewesen teilt – vor allem natürlich mit den sogenannten Großen Menschenaffen –, das aber gleichzeitig als diskursives Wesen im Raum der Gründe agiert. Menschliches Handeln ist jederzeit in die diskursive Praxis des Gebens und Nehmens von Gründen eingebettet. Dies gilt auch für solche Handlungsweisen, die primär auf die Sinnlichkeit und Leiblichkeit des Menschen gerichtet sind. Stets kann man Handlungen auf ihre Gründe hin befragen und der Umstand, dass sie ein Grundbedürfnis – wie etwa das nach Nahrung oder Gesundheit – befriedigen, ist nicht unbedingt geeignet, eine solche Befragung abschließend zu beantworten. Das Spiel des Gebens und Nehmens von Gründen bleibt vom Ansatz her offen. Menschen sind Wesen, die ihr Leben im Modus dieses offenen Spiels führen.

Um ‚menschlich‘ zu sein, muss Technik sich in die diskursive Praxis einbinden lassen. Das bedeutet insbesondere, dass ihre Nutzung das Fragen nach Gründen nicht grundsätzlich ausschließen darf. Das Befragen eines göttlichen Orakels – das natürlich nur in einem sehr weiten Sinne als Technik gelten mag – kann dies versinnbildlichen: Ein Orakel gibt auf Anfragen hin Auskunft, entzieht sich aber jeglicher Rückfrage. In dieser Hinsicht hat es etwas ‚Unmenschliches‘ und mit dem menschlichen Maß Inkompatibles.

Moderne KI-Techniken können orakelhafte Züge annehmen, beispielsweise wenn sie für den Menschen verborgene Muster in sehr großen Datenmengen zutage fördern, sich die Mustererkennung selbst *ex post* aber nicht rational rekonstruieren lässt. Das oben beschriebene System zur Erkennung von Hautkrebs fällt in diese Kategorie. Welche Zuordnungen in den tieferen Schichten des CNN schließlich dazu führen, dass die im Bild präsentierte Hautveränderung als bösartig charakterisiert wird, bleibt – vollständig oder zumindest teilweise – unzugänglich. Eine Befragung nach Gründen ist nicht möglich. Allerdings gibt es neuere Ansätze, die darauf abzielen, genau dies zu ändern, indem sie „a qualitative understanding between the input variables and the responses" liefern (Ribeiro et al. 2016, Abs. 2). Derzeit kommen solche Ansätze aber noch nicht verbreitet zum Einsatz. Die Ärztin oder der Arzt, die bzw. der ein System wie das zur Erkennung von Hautkrebs verwendet, wird seinerseits bzw. ihrerseits auf geringe Fehlerraten hinweisen und das Ergebnis des Systems auf diese Weise als verlässlich ausweisen. Es bleibt aber dabei, dass im konkreten Fall unklar ist, welche Gründe für eine Diagnose sprechen und welche dagegen. Mehr noch, es bleibt unklar, wie konfligierende Gründe, die dem Ergebnis des Systems widersprechen, zu gewichten sind. Wir können uns trotzdem entscheiden, solche Techniken einzusetzen, wenn ihr Nutzen zu überwiegen scheint. Gleichwohl kann man darauf beharren, dass ihr Einsatz dem zutiefst menschlichen Bedürfnis nach Begründung zuwiderläuft.

Die KI-Entwicklung hat bereits vor einiger Zeit auf die Kritik der Intransparenz und Opakheit von Algorithmen reagiert und begonnen, Methoden zu entwickeln, die es zumindest teilweise ermöglichen sollen, die Ergebnisse von KI-Systemen im Nachhinein verständlich zu machen (Ribeiro et al. 2016; Samek et al. 2019). Ob dies gelingt und welche Einbußen an Performanz damit einhergehen, ist bislang bestenfalls ansatzweise klar. Immerhin kann man diese Bemühungen so deuten, dass es so etwas wie ein menschliches Maß gibt, auf das bei der Bewertung von künstlicher Intelligenz zurückgegriffen werden kann. Auf eine Formel gebracht könnte man sagen: Das menschliche Maß besteht in der Möglichkeit der diskursiven Einbindung. Daran muss sich (Medizin-)Technik und insbesondere auch KI messen lassen, wenn es eine menschliche Technik sein soll.

Diese Forderung nach diskursiver Einbindung – oder besser: diskursiver Einbindbarkeit – von KI ist nicht gleichbedeutend mit der Forderung nach Lebensbedingungen, die nicht durch Technik dominiert werden und in denen zwischenmenschlicher Kontakt nicht zu kurz kommt, und sollte daher nicht mit letzterer verwechselt werden. Speziell eine „technisierte Medizin" wird immer wieder als Herausforderung gesehen (vgl. Aurenque und Friedrich 2014). Dessen ungeachtet zeichnet sich der Mensch nicht zuletzt dadurch aus, dass er Technik und Techniken entwickelt, um sein Leben zu gestalten. Zwar weiß man seit Langem, dass es sich dabei um kein Alleinstellungsmerkmal handelt – auch nicht-menschliche Tiere verwenden Werkzeuge –, aber es gibt doch Gründe, die dafür sprechen, dass der Werkzeuggebrauch des Menschen Besonderheiten aufweist (siehe Leroi-Gourhan 1988, S. 296). Es wäre vor diesem Hintergrund problematisch, die Verwendung von Technik im Allgemeinen und KI im Besonderen *per se* als mit einem menschlichen Maß unvereinbar zu charakterisieren. Richtig ist aber wohl, dass die Forderung nach diskursiver Einbindung nicht ausschließlich rationalistisch verstanden werden sollte. Erfolgreiche Kommunikation hat viele Ebenen, von denen einige die kognitiven und andere die emotiven Seiten des Menschen ansprechen. Im Pflegekontext können die emotiven Aspekte von Kommunikation besonders wichtig sein, weil sie das wechselseitige Beziehungsgefüge zwischen Personen betonen. Sally Dalton-Brown bemerkt zu Recht: „Carers are enmeshed within reciprocal, dependent interrelations." (Dalton-Brown 2019, S. 118) Entscheidend ist, dass Menschen unabhängig von ihrer jeweiligen Situation und Rolle ‚verstrickt' sind in diskursive Beziehungen mit anderen (und mit sich selbst) und sich daraus ein Maß für gute, menschliche Technik ergibt.

Die Vorbehalte gegen anthropologische Argumente in der Philosophie bleiben damit bestehen. Es bleibt dabei, dass eine abschließende Antwort auf die Frage „Was ist der Mensch?" nicht möglich ist. Alle Versuche dieser Art münden in problematischen Festlegungen, die nicht selten ideologisch motiviert sind. Hinter diesen kritischen Befund gibt es kein Zurück mehr. Dies gilt in noch stärkerem Maße für alle Versuche, aus anthropologischen Bestimmungen unmittelbar normative Folgerungen zu ziehen. Moralische Fragen lassen sich nicht unter Verweis auf *die* Natur des Menschen beantworten. Gleichzeitig bleibt die anthropologische Frage aber nach wie vor virulent. Mit Kant könnte man von einer Frage sprechen, durch die wir belästigt werden, die wir aber nicht beantworten können (vgl. Kant, KrV, A, 7). Eine – sicher nicht neue – Lehre aus den langen

Bemühungen um überzeugende Antworten kann sein, dass das Stellen der Frage selbst wichtiger ist als das Formulieren von Antworten. Auf einer höheren Stufe mag man dies dann sogar als eine Art von Antwort deuten: Der Mensch ist demnach dasjenige Wesen, das sich selbst unweigerlich fragwürdig bleibt, oder eben das Wesen, das fragt: „Wer sind wir?" Dies wiederum deutet darauf hin, dass Menschen diskursive Wesen sind, die ihr Leben im Modus des offenen Spiels des Gebens und Nehmens von Gründen führen. Diese Auskunft nimmt zwar Bezug auf die anthropologische Frage, ohne sie aber endgültig zu beantworten.

Literatur

Anderson, Michael L. 2003. Embodied cognition: A field guide. *Artificial Intelligence* 149:91–130.

Aurenque, Diana, und Orsolya Friedrich, Hrsg. 2014. *Medizinphilosophie oder philosophische Medizin? Philosophisch-ethische Beiträge zu Herausforderungen technisierter Medizin.* Stuttgart: Frommann-Holzboog.

Barkhaus, Annette, Matthias Mayer, Neil Roughley, und Donatus Thürnau. 1996. Einleitung: Zur Wiederkehr anthropologischen Denkens. In *Identität, Leiblichkeit, Normativität. Neue Horizonte anthropologischen Denkens*, Hrsg. Annette Barkhaus, Matthias Mayer, Neil Roughley und Donatus Thürnau, 11–25. Frankfurt a. M.: Suhrkamp.

Basile, Pierfrancesco. 2014. Die analytische Tradition von Frege bis Quine. In *Die Philosophie des ausgehenden 19. und des 20. Jahrhunderts 1*, Hrsg. Pierfrancesco Basile und Wolfgang Röd, 184–326. München: Beck.

Beaney, Michael. 2013. What is analytic philosophy? In *The Oxford handbook of the history of analytic philosophy*, Hrsg. Michael Beaney, 3–29. Oxford: Oxford University Press.

Bohlken, Eike. 2009. Von der Natürlichkeit zur künstlichen Künstlichkeit? In *Das technisierte Gehirn. Neurotechnologien als Herausforderungen für Ethik und Anthropologie*, Hrsg. Oliver Müller, Jens Clausen, und Giovanni Maio, 421–437. Paderborn: Mentis.

Bostrom, Nick. 2005a. Transhumanist values. In *Ethical issues for the Twenty-First Century*, Hrsg. Frederick Adams, 3–14. Charlottesville: Philosophy Documentation Center.

Bostrom, Nick. 2005b. In defense of posthuman dignity. *Bioethics* 19(3):202–214. https://doi.org/10.1111/j.1467-8519.2005.00437.x.

Brandom, Robert B. 1994. *Making it explicit: Reasoning, representing, and discursive commitment.* Cambridge: Harvard University Press.

Bringsjord, Selmer, und Naveen Sundar Govindarajulu. 2020. Artificial intelligence. *The Stanford Encyclopedia of Philosophy* (Spring 2021 Edition), Hrsg. Edward N. Zalta. https://plato.stanford.edu/archives/sum2020/entries/artificial-intelligence/. Zugegriffen: 17. Juni 2022.

Dalton-Brown, Sally. 2019. The ethics of medical AI and the physician-patient relationship. *Cambridge Quarterly of Healthcare Ethics* 29:115–121.

Esteva, Andre, Brett Kuprel, Roberto A. Novoa, Justin Ko, Susan M. Swetter, Helen M. Blau, und Sebastian Thrun. 2017. Dermatologist-level classification of skin cancer with deep neural net-works. *Nature* 542:115–118.

Executive Board, American Anthropological Association. 1947. Statement on human rights. *American Anthropologist. New Series* 49(4):539–543.

Fingerhut, Joerg, Rebekka Hufendick, und Markus Wild. 2013. Einleitung. In *Philosophie der Verkörperung. Grundlagentexte zu einer aktuellen Debatte*, Hrsg. Joerg Fingerhut, Rebekka Hufendick, und Markus Wild, 9–102. Berlin: Suhrkamp.

Fischer, Joachim. 2006. Der Identitätskern der Philosophischen Anthropologie (Scheler, Plessner, Gehlen). In *Philosophische Anthropologie im 21. Jahrhundert*, Hrsg. Hans-Peter Krüger und Gesa Lindemann, 63–82. Berlin: Akademie.

Foot, Philippa. 2004. *Die Natur des Guten*. Frankfurt a. M.: Suhrkamp.

Gallagher, Shaun. 2010. Philosophical antecedents to situated cognition. In *Cambridge handbook of situated cognition*, Hrsg. Philip Robbins und Murat Aydede, 35–52. Cambridge: Cambridge University Press.

Glock, Hans-Johann. 2008. *What is analytic philosophy?* Cambridge: Cambridge University Press.

Habermas, Jürgen. 1973. Philosophische Anthropologie (ein Lexikonartikel) – 1958. In *Kultur und Kritik. Verstreute Aufsätze*, 89–111. Frankfurt a. M.: Suhrkamp.

Hartung, Gerald. 2018. *Philosophische Anthropologie*, 2., durchgesehene und erweiterte Aufl. Stuttgart: Reclam.

Haugeland, John. 1998. Mind embodied and embedded. In *Having thought. Essays in the metaphysics of mind*, 207–237. Cambridge: Harvard University Press.

Heaven, Douglas. 2019. Why deep-learning AIs are so easy to fool. *Nature* 574:163–166. https://www.nature.com/articles/d41586-019-03013-5. Zugegriffen: 26. Mai 2022.

Heinrichs, Bert. 2017. Aristotelischer Naturalismus und der Begriff der Person. In *Aristotelischer Naturalismus*, Hrsg. Martin Hähnel, 314–330. Stuttgart: Metzler.

Heinrichs, Bert. 2019. *George Edward Moore zur Einführung*. Hamburg: Junius.

Heinrichs, Bert. 2022. Moral gestalten – Zur Bezugnahme auf natürliche Tatsachen in der Ethik. In *Natur, Ethik und Ästhetik*, Hrsg. Dieter Sturma, 173–186. Paderborn: Mentis.

Heinrichs, Bert, Jan-Hendrik Heinrichs, und Markus Rüther. 2022. *Künstliche Intelligenz*. Berlin: de Gruyter.

Herder, Johann Gottfried. 1997. *Abhandlung über den Ursprung der Sprache*, Hrsg. Hans Dietrich Irmscher. Stuttgart: Reclam.

Hursthouse, Rosalind. 1999. *On virtue ethics*. Oxford: Oxford University Press.

Jaworska, Agnieszka, und Julie Tannenbaum. 2021. The grounds of moral status. *The Stanford Encyclopedia of Philosophy* (Spring 2021 Edition), Hrsg. Edward N. Zalta. https://plato.stanford.edu/archives/spr2021/entries/grounds-moral-status/. Zugegriffen: 23. Mai 2022.

Kant, Immanuel. 1968a. Grundlegung zur Metaphysik der Sitten. In *Kant's Gesammelte Schriften*, Bd. IV (Akademieausgabe), Hrsg. Königlich Preußische Akademie der Wissenschaften. Berlin: de Gruyter. [= GMS].

Kant, Immanuel. 1968b. Kritik der reinen Vernunft (1. Aufl. 1781). In *Kant's Gesammelte Schriften*, Bd. IV (Akademieausgabe), Hrsg. Königlich Preußische Akademie der Wissenschaften. Berlin: de Gruyter. [= KrV].

Kant, Immanuel. 1968c. Die Metaphysik der Sitten. In *Kant's Gesammelte Schriften*, Bd. VI (Akademieausgabe), Hrsg. Königlich Preußische Akademie der Wissenschaften. Berlin: de Gruyter. [= MdS].

Kant, Immanuel. 1968d. Logik. In *Kant's Gesammelte Schriften*, Bd. IX (Akademieausgabe), Hrsg. Königlich Preußische Akademie der Wissenschaften. Berlin: de Gruyter. [= Logik].

Komorowski, Matthieu, Leo A. Celi, Omar Badawi, Anthony C. Gordon, und Aldo Faisal. 2018. The Artificial Intelligence Clinician learns optimal treatment strategies for sepsis in intensive care. *Nature Medicine* 24:1716–1720.

Krizhevsky, Alex, Ilya Sutskever, und Geoffrey E. H. Hinton. 2012. ImageNet classification with deep convolutional neural networks. https://proceedings.neurips.cc/paper/2012/file/c399862d3b9d6b76c8436e924a68c45b-Paper.pdf. Zugegriffen: 26. Mai 2022.

Krüger, Hans-Peter. 2006. Die Fraglichkeit menschlicher Lebewesen. Problemgeschichtliche und systematische Dimensionen. In *Philosophische Anthropologie im 21. Jahrhundert*, Hrsg. Hans-Peter Krüger und Gesa Lindemann, 15–41. Berlin: Akademie.

Leroi-Gourhan, André. 1988. *Hand und Wort. Die Evolution von Technik, Sprache und Kunst*. Frankfurt a. M.: Suhrkamp.

Loh, Janina. 2020. *Trans- und Posthumanismus zur Einführung*, 3., korrigierte Aufl. Hamburg: Junius.

Marr, Bernard. 2019. The 10 best examples of how AI is already used in our everyday life. https://www.forbes.com/sites/bernardmarr/2019/12/16/the-10-best-examples-of-how-ai-is-already-used-in-our-everyday-life. Zugegriffen: 26. Mai 2022.

McDowell, John. 1996. Two sorts of naturalism. In *Virtues and reasons. Philippa foot and moral theory*, Hrsg. Rosalind Hursthouse, Gavin Lawrence, und Warren Quinn, 149–179. Oxford: Clarendon.

Moore, George E. 1993. *Principia ethica*, Revised Edition. Cambridge: Cambridge University Press.

Narla, Akhila, Brett Kuprel, Kavita Sarin, Roberto Novoa, und Justin Ko. 2018. Automated classification of skin lesions: From pixels to practice. *Journal of Investigative Dermatology* 138:2108–2110.

Newen, Albert. 2007. *Analytische Philosophie zur Einführung*. Hamburg: Junius.

Nussbaum, Martha C. 1992. Human functioning and social justice. In defense of Aristotelian essentialism. *Political theory* 20(2):202–246.

Nussbaum, Martha C. 2011. *Creating capabilities. The human development approach*. Cambridge: Belknap Press.

Ribeiro, Marco Tulio, Sameer Singh, und Carlos Guestrin. 2016. "Why Should I Trust You?": Explaining the predictions of any classifier. *Proceedings of the 22nd ACM SIGKDD International Conference on Knowledge Discovery and Data Mining (KDD '16)*. Association for computing machinery, 1135–1144. New York. https://doi.org/10.1145/2939672.2939778.

Robbins, Philip, und Murat Aydede. 2010. A short primer on situated cognition. In *Cambridge handbook of situated cognition*, Hrsg. Philip Robbins und Murat Aydede, 3–10. Cambridge: Cambridge University Press.

Samek, Wojciech, Grégoire Montavon, Andrea Vedaldi, Lars Kai Hansen, und Klaus-Robert. Müller, Hrsg. 2019. *Explainable AI: Interpreting, Explaining and Visualizing Deep Learning*. Cham: Springer.

Schnädelbach, Herbert. 1992a. Die Philosophie und die Wissenschaften vom Menschen. In *Zur Rehabilitierung des animal rationale. Vorträge und Abhandlungen 2*, 116–136. Frankfurt a. M.: Suhrkamp.

Schnädelbach, Herbert. 1992b. Zur Rehabilitierung des *animal rationale*. In *Zur Rehabilitierung des animal rationale. Vorträge und Abhandlungen 2*, 13–37. Frankfurt a. M.: Suhrkamp.

Sellars, Wilfrid. 1997. *Empiricism and the Philosophy of Mind*. Cambridge: Harvard University Press.

Shapiro, Lawrence, und Shannon Spaulding. 2021. Embodied cognition. *The Stanford Encyclopedia of Philosophy* (Winter 2021 Edition), Hrsg. Edward N. Zalta. https://plato.stanford.edu/archives/win2021/entries/embodied-cognition/. Zugegriffen: 23. Mai 2022.

Singer, Peter. 2013. *Praktische Ethik*, 3., revidierte und erweiterte Aufl. Stuttgart: Reclam.

Taylor, Charles. 1985. *Human agency and language. Philosophical Papers 1*. Cambridge: Cambridge University Press.

Thompson, Michael. 2011. *Leben und Handeln. Grundstrukturen der Praxis und des praktischen Denkens*. Berlin: Suhrkamp.

Vulnerable Körper und Zeugnisse des Verletzbaren: Affektive Relationen im Kontext neuer medizintechnologischer Entwicklungen

Marc Strotmann

1 Einleitung

Fragen und Diskussionen danach, in welcher Weise neue technologische Möglichkeiten in der Medizin ‚unsere' Vorstellungen von Konzepten wie Körper, Leben und Selbst transformieren, haben seit einigen Jahrzehnten Konjunktur und werden wiederkehrend zu einem Gegenstand kontroverser Auseinandersetzungen. Der wissenschaftliche und institutionelle Aufstieg der Molekularbiologie, die Entwicklungen der Biotechnologie, der ubiquitäre Prozess der Biomedikalisierung in westlich-industriellen Gesellschaften[1]: Die Eingriffsmöglichkeiten und das Transformationspotential sich wandelnder technologischer Bedingungen im Kontext der modernen Medizin erweisen sich fortlaufend als äußerst effizient darin, neue Behandlungs- und Therapiealternativen herzustellen. Die Kehrseite ist eine damit einhergehende permanente Verunsicherung über die Grenzen und Abgeschlossenheit des menschlichen Körpers sowie einer mit dieser assoziierten subjektiven Integrität.

Dabei ist zu bemerken, dass die Bezugsprobleme und Kategorien, entlang derer ethische Kontroversen über den Einsatz neuerer Technologien geführt werden, historisch wandelbar sind und sich stetig anpassen müssen. Vor allem im Übergang zum neuen Jahrtausend haben historische und sozialwissenschaftliche

---

[1]Zum Aufstieg der Molekularbiologie vgl. Kay (2005); zu den Entwicklungen der Biotechnologie Landecker (2007) und Rabinow (1999) sowie zur Biomedikalisierung Clarke et al. (2010).

M. Strotmann (✉)
Department of Science, Technology & Society, TU München, München, Deutschland
E-Mail: m.strotmann@tum.de

© Der/die Autor(en), exklusiv lizenziert an Springer-Verlag GmbH, DE, ein Teil von Springer Nature 2023
J. Loh und T. Grote (Hrsg.), *Medizin – Technik – Ethik,* Techno:Phil – Aktuelle Herausforderungen der Technikphilosophie 5,
https://doi.org/10.1007/978-3-662-65868-0_3

37

Arbeiten die rasante Entwicklung der Molekulargenetik, spätestens ab der zweiten Hälfte des 20. Jahrhunderts, sowie die zunehmende Verschränkung der Bereiche der Medizin und Wissenschaft, als eine *Molekularisierung* der Biologie bezeichnet und hinsichtlich damit veränderter Vorstellungen des menschlichen Körpers sowie seiner technologischen Veränderlichkeit analysiert.[2] Der britische Soziologe Nikolas Rose hielt stellvertretend für diese Charakterisierung spätmoderner Biopolitiken fest, dass Leben offen für die Gestaltung und Umgestaltung auf der molekularen Ebene geworden sei: „durch genau berechenbare Interventionen, die verhindern, dass in zellulären Prozessen etwas stattfindet; Interventionen, die die Art verändern, in der etwas stattfindet, oder die etwas stattfinden lassen." (Rose 2014, S. 451).

Aktuell deutet sich angesichts des techno-medialen Wandels, der vor allem durch Prozesse der Digitalisierung repräsentiert wird, eine hinzutretende Bedingung an, vor dessen Hintergrund es Mensch-Technik-Verhältnisse im Kontext moderner Medizin zu reflektieren gilt: die Potenziale technologischer Modulationen von Affekten und Emotionen. Diese Entwicklungen hat beispielsweise der Medienwissenschaftler Bernd Bösel pointiert dahingehend zusammengefasst, dass eine neue Affektanschauung auf den Plan getreten sei, „nun ihrerseits den Planeten zu erobern: Ihr zufolge können menschliche Affekte durch technologische Mittel erkannt, vermessen, kontrolliert und zielgerichtet produziert werden" (Bösel 2021; vgl. auch Bösel und Angerer 2015; Stark 2018). Bezeichnet diese diagnostisch angelegte Beobachtung eine Reihe von Technologien (Affective Computing, Tracking Apps, Chatbot-Software), so drängen sich ihre ethischen Implikationen in medizinischen und therapeutischen Einsatzgebieten auf. Einen bevorzugten Fall bilden in diesem Zusammenhang Bereiche der Neurowissenschaften und Psychiatrie, in denen das Vermögen technologisch in mentale Zustände zu intervenieren, eine wiederkehrende Aktualität erfährt und dabei nicht zu trennen ist von der Etablierung datengetriebener Methoden (Kellmeyer 2018, 2019a; Rainey und Erden 2020). Es verwundert somit nicht, dass neben der diskussionswürdigen, weil porös gewordenen Grenzziehung zwischen *Natur* und *Kultur* auch das Verhältnis zwischen *Mensch* und *Technik* sowie *Selbst* und *Anderen* mit einer erneuerten Dringlichkeit thematisiert wird.

Die Verunsicherung im Zusammenhang neuer technologischer Möglichkeiten ist indes auch als eine solche der angelegten Konzepte wie *Körper, Selbst* und *Leben* einzuordnen. Die Befragung der Beschreibungskategorien ist keinesfalls ausschließlich eine bloß konzeptuelle oder gar metaphysische Übung. Sie beeinflusst ethische und normative Bewertungen hinsichtlich der Angemessenheit und der Grenzziehung neuer technologischer Möglichkeiten sowie der Bedingungen ihrer Reflexion. Eher noch an der Praxis orientiert, können überdies Fragen danach gestellt werden, in welcher Weise die Bestimmung ethisch und normativ relevanter Begriffe sich darauf auswirken, wie Prozesse gemeinsamer Reflexion

---

[2] Einen guten Überblick bieten Folkers und Lemke (2014) sowie Sharon (2014).

über die Grenzen unterschiedener Wissenskulturen hinweg strukturiert werden können. Schließlich erfordert die kritische Bewertung neuer technologischer Möglichkeiten die Begegnung von Expertisen mit verschiedenen disziplinären Hintergründen, beispielsweise der Medizin und Ethik, soll sie nicht hinter eine im Widerstreit liegende Unterscheidung von internen und externen Deutungsweisen zurückfallen.

Im Folgenden argumentiere ich für eine Interpretationsweise, die sich bei der Beschreibung neuer Technologien und der mit diesen assoziierten Erfahrungen einem Begriffsrepertoire zuwendet, welches – in Parallelisierung zu den medizinisch-technologischen Interventionsmöglichkeiten – Dimensionen des Affektiven in den Vordergrund stellt. Mein Anliegen ist es nicht, eine Erkennung, Vermessung und Kontrolle von Affekten zu imitieren und ethisch zu bewerten. Stattdessen geht es mir darum, in Anschluss an sozialwissenschaftliche und phänomenologische Verständnisse von *Affekt* deutlich zu machen, dass eine Aufmerksamkeit für affektive Dimensionen einen analytisch und ethisch sensitiven Zugang für Fragen und Problemstellungen, die sich mit neuen Technologien einstellen, ermöglicht. Exemplarisch gehe ich auf Auszüge eines qualitativ-empirisch erhobenen Forschungsmaterials ein, um zu verdeutlichen, welche Vorzüge eine Zuwendung zu affektiven Dimensionen aufweist gegenüber kategorialen Schwergewichten wie den bereits aufgerufenen *Körper*, das *Selbst* und *Leben*. Hervorzuheben ist die Thematisierung affektiver Relationen. Hierunter begreife ich im konkreten Kontext medizintechnologischer Entwicklungen ein situatives Verhältnis zwischen Patient*innen, medizinischen Expert*innen und technologischen Objekten sowie die Frage danach, wie Erfahrungen im Zusammenhang mit neuen Technologien erlebt, ausgehandelt und stabilisiert werden. Ich rekurriere dabei auf den Anwendungsbereich von Neurotechnologien, also der Herstellung einer Verbindung zwischen dem menschlichen Gehirn und technischen Systemen. Dieser erscheint mir besonders günstig, insofern sozialwissenschaftliche und ethische Perspektiven auf die Neurowissenschaften und Medizin vielfach eine kritische Haltung gegenüber aus neurowissenschaftlicher Forschung abgeleiteten Erklärungssätzen zu einem Verständnis von *Identität* und *Selbst* eingenommen haben.

2 Neurotechnologie und Neuroethik

In den vergangenen zwei Jahrzehnten hat der Einsatz von Neurotechnologien eine wiederkehrende Aufmerksamkeit in Feldern der Neurowissenschaften und der Neuromedizin erfahren.[3] Neurotechnologien definieren zunächst sämtliche technologischen Methoden, die das Gehirn mit technischen Systemen verbinden

---

[3] Für eine historische Rekonstruktion vgl. u. a. Gardner (2013) und Kübler (2020).

und es über diese Konnexion erlauben, Prozesse des Zentralen Nervensystems (ZNS) auszulesen und in diese modulierend zu intervenieren (Müller und Rotter 2017; Panuccio et al. 2018). Unter Neurotechnologien kann somit die methodische Verwendung von nicht-invasiven Instrumenten wie der Elektroenzephalographie (EEG) zählen, um die mentale Aktivität eines Individuums aufzuzeichnen, während es meditiert oder schläft. Bestimmt werden kann aber gleichermaßen die Errichtung eines Brain-Computer-Interfaces (BCI), welches die neuronale Information eines sensomotorischen Befehls bei einer bewegungseingeschränkten Person ausliest, um diese an ein unterstützendes System, zum Beispiel einem Roboterarm, weiterzuleiten, sodass die intendierte Bewegung durch technische Unterstützung realisiert wird.

Die Verwendung von Neurotechnologien in der experimentellen Forschung, vor allem aber der klinischen Behandlung neurologischer und psychiatrischer Pathologien, bieten ein aktuell viel diskutiertes Untersuchungsfeld hinsichtlich der oben benannten Aushandlung über die Vorstellung von Körper, Selbst oder Erfahrungen von Subjektivität. Diese Einschätzung erscheint unmittelbar auf der Hand zu liegen, angesichts dessen, dass eine Reihe neurotechnologischer Applikationen die gezielte technologische Einwirkung auf zuvor festgelegte mentale Zustände anvisieren und/oder eine Dekodierung von im Gehirn ablaufenden Informationsprozessen erzielen sollen. Die prominentesten Varianten – die Tiefen Hirnstimulation (THS) und BCIs – werden bisher weitestgehend genutzt, um motorische oder sensorische Dysfunktionen behandelbar zu machen (Volkmann et al. 2016). Zu ersteren gehören therapeutische Alternativen für Morbus Parkinson, zu letzteren der Einsatz eines Cochlea-Implantats bei gehörlosen Menschen. Der Einsatz von Neurotechnologien wird aber auch seit einiger Zeit im Zusammenhang mit psychiatrischen Krankheiten diskutiert, so im Fall von klinischen Depressionen (Kisely et al. 2018; Widge et al. 2018). In dieser Weise werden auch affektive und kognitive Prozesse ein Gegenstand möglicher Interventionen durch Neurotechnologien. Obgleich damit einzig therapeutische Zwecke angesprochen sind, so sollte deutlich werden, dass die Verwendung von Neurotechnologien – insbesondere als invasive Verfahren – Fragen danach aufwerfen, in welcher Weise es möglich wird, Erfahrungen eines Selbst oder der Subjektivität technologisch verändern zu können, sofern hierunter die sinnlich-körperliche Einheit eines Individuums definiert wird.

Neben dieser eher abstrakten Bestimmung erweisen sich Neurotechnologien aber ebenfalls als exemplarischer Fall für die umstrittene Interpretation neuerer Technologien. Der Verweis auf Formen der Aushandlung und ihrer Kontextualisierung ist relevant, um Fragen danach, in welcher Weise Mensch-Technik-Verhältnisse erfahren und interpretiert werden – ob sie beispielsweise durch ethische oder moralische Begründungen in Frage gestellt werden – nicht als unmittelbar gegeben anzusehen und außerhalb der sozialen Relationen zu bewerten, in denen sie praktisch eingebettet sind. Insbesondere die Verwendung der THS hat inzwischen einen Korpus an Literatur hervorgebracht, welche das technologische Vermögen von Stimulationstechniken problematisiert, in Erfahrungen der Selbstheit und Subjektivität zu intervenieren.[4] Ich verweise hier vor allem auf sozialwissenschaftliche sowie neuroethische Arbeiten, da sie zum einen vergegenwärtigen, dass neue und potenziell als grenzüberschreitend bewertete Technologien in einem erweiterten Kontext behandelt werden, als es ihre konkrete Anwendung in neurologischen, psychiatrischen und experimentellen Bereichen nahelegt. Zum anderen möchte ich verdeutlichen, dass die Reflexionen über brüchig werdende Erfahrungen eines Selbst und der Subjektivität ihre Konturen zu verlieren drohen, weswegen ich im Weiteren für eine höhere Aufmerksamkeit für Dimensionen des Affektiven argumentiere.

Ethnographische Beobachtungen zu der Etablierung der THS als einer klinischen Standardmethode vermitteln eindrücklich, wie die Berufung auf Instanzen wie ‚Selbst' und ‚Identität' zu einem Element des komplexen Prozesses der Erfahrungsbildung mit einer medizinischen Technologie werden, insbesondere, wenn diese buchstäblich *unter die Haut geht* und auf körperliche Funktionen von innen einwirkt. Der britische Soziologe John Gardner zeichnet etwa in seiner Analyse innerhalb einer pädiatrischen Klinik nach, in welcher Weise neuere Technologien wie die THS als ein modifizierter klinischer Blick bewertet werden können (Gardner 2017a, b). Hatte die historische Gründungsszene der modernen Medizin – in der Analyse Michel Foucaults – in der Freilegung des Körpers für ein professionell geschultes ärztliches Sehen innerhalb der institutionellen Bedingung der Klinik gelegen, so illustriert der exemplarische Fall invasiver neurotechnologischer Applikationen eine Extension medizinischer Repräsentationsweisen von der Bedeutungsebene des Körpers zu Beschreibungsformen subjektiver Empfindungen, Emotionen und Deutungen. Bemerkenswert ist in diesem Zusammenhang, dass Technologien wie die THS, obgleich ihrer zweifelsohne vorhandenen Effizienz auf körperliche Funktionen und mentale Zustände einzuwirken, keinen „technological fix" (Gardner und Warren 2019) bedeuten, also eine technologische Kontrolle und Bewältigung individueller körperlicher Einschränkungen und damit verbundenem subjektiven Leid. Um die THS als innovative Technologie innerhalb klinischer Abläufe zu etablieren, sind eher eine Reihe von Bewertungsverfahren, räumlichen Anordnungen und organisationalen Arrangements vorausgesetzt. Diese soziotechnische Konstellation schafft ein vielfältiges Wissen über Patienten*innen als „Person", hervorgebracht durch das Zusammenwirken unterschiedlicher Wissensformen.

Auf diesen Zusammenhang weisen gleichermaßen die ethnographischen Aufzeichnungen des französischen Anthropologen Baptiste Moutaud hin, der vier Jahre lang die klinische und wissenschaftliche Arbeit einer interdisziplinären Gruppe begleitet hat (Moutaud 2011, 2016). Er beschreibt dabei zunächst, wie unerwartete Effekte im Verhalten von Patient*innen im Anschluss an

---

[4]Vgl. hierzu die unten diskutierten Studien von Gilbert et al. (2019), Gardner (2017a, b) und Moutaud (2016). Vgl. zudem zusätzlich Gilbert (2013) und Haan et al. (2015). Für einen guten Überblick zu den hiermit einhergehenden ethischen Fragen vgl. Kellmeyer (2019b).

die Behandlung mit der THS als Gelegenheiten fungierten, diese über ihre primäre Einsatzregion zur Behandlung motorischer Krankheiten auszuweiten und sie experimentell für Untersuchungen zur Beziehung spezifischer Gehirnregionen und psychiatrisch diagnostizierten Verhaltensweisen zu untersuchen. Der Patientenkörper wird in diesem Kontext als eine Einheit repräsentiert, die für zuvor unterschiedene medizinische Betrachtungsweisen einen gemeinsamen Gegenstand abbildet. Moutaud zeichnet nach, wie die Körper von Patient*innen sich zu einem „experimentellen Körper" wandeln, dahingehend, dass sie Träger einer experimentellen Technologie werden, aber auch aufgrund dessen, dass die Grenzen zwischen Forschung und Behandlung kaum noch zu ziehen sind (vgl. Moutaud 2016, S. 7). Allerdings, und dies ist in meiner Lesart die hervorzuhebende Beobachtung in den Beschreibungen Moutauds, begreifen Patient*innen die von ihnen gemachten Erfahrungen mit Technologien nicht minder als experimentell. Sie orientieren sich in ihren Interpretationsweisen an einem gewandelten oder veränderten Selbst, welches erst im Kontext des Behandlungsprozesses als solches sichtbar gemacht wird.

Worin sich diese ethnographischen Analysen überschneiden, ist eine Problematisierung theoretisch vorgelagerter Bestimmungen eines Selbst oder Subjektivität, da diese viel eher als empirisch zu beobachtende Beschreibungsweisen einzuordnen sind. Diese werden fortlaufend interpretativ zum Gegenstand sozialer Aushandlungen. Sowohl die Interpretation von Gardner als auch Moutaud legen nahe, dass die Thematisierung von Erfahrungen eines Selbst und Subjektivität nicht unmittelbar aus der technologischen Beeinflussung jeweils anvisierter mentaler Zustände resultieren – ohne ihr Vorhandensein zu leugnen. Sie sind vielmehr das sukzessive Erzeugnis eines verflochtenen Komplexes organisationaler Strukturen, praktischer Techniken und Bewertungsmuster sowie auszuhandelnden Erwartungshaltungen, die mit dem therapeutischen Prozess assoziiert sind.

Gerade im Bereich der Neuroethik werden Fragen nach der technologischen Veränderlichkeit von Selbst und Subjektivität hingegen als eine vorgelagerte normative Angelegenheit thematisiert. Diese ist im Zusammenhang mit der Etablierung von Neurotechnologien wie der THS und den antizipierten Entwicklungen weiterer Innovationen[5] in diesem Gebiet frühzeitig zu bestimmen. So begründeten in einer erst kürzlich veröffentlichten Empfehlung eine Gruppe von Neuroethiker*innen aber auch prominenten Neurowissenschaftler*innen um die US-Amerikanerin Sara Goering die Notwendigkeit ethisch-normativer Regulationen eines Feldes, welches, viel beachtete wissenschaftliche und therapeutische Versprechen in Aussicht stellt, zugleich aber in naher Zukunft wesentliche Eigenschaften menschlichen Lebens verändern könnte (Goering et al.

---

[5] Das Innovationspotenzial von Neurotechnologien wird insbesondere hinsichtlich der Chancen so bezeichneter Closed-Loop-Technologien bewertet, somit Technologien, die es ermöglichen sollen simultan Aktivitäten im ZNS auszulesen und zu stimulieren, vgl. Panuccio et al. (2018); Silva (2018). Für eine ethische Perspektive Kellmeyer et al. (2016).

2021a).[6] Dabei verweist bereits die Biographie der THS als ein ethisches Objekt auf die Vieldeutigkeit und vorhandene konzeptuelle Ambivalenz, die Fragen nach Selbst und Subjektivität umgibt, sofern sie ausschließlich als vorgelagerte Kategorien gefasst und als Reflexionsinstanzen verwendet werden, ohne ihre situative Einbettung sowie praktische Aushandlung zu berücksichtigen. Erfahrungen von Patient*innen, die von Empfindungen der Fremdheit, des Verlusts oder der Enttäuschung in Folge der THS berichten, werden dahingehend als Abwesenheit oder Präsenz einer unverwechselbaren Identität, einer handlungsmächtigen *Agency* (Baylis 2013) oder eines authentischen Selbst (Kraemer 2013) gedeutet. Kritisch zu berücksichtigen ist, dass die Anwendung dieser Kategorien gegenüber ihrer Reproduktion populärer Diskurse über die Gleichsetzung von Erfahrungen des Selbst und der Subjektivität mit Prozessen im Gehirn und ihrer möglichen technologischen Veränderlichkeit weitestgehend unreflektiert bleiben.[7]

Indes ist die wiederkehrende Thematisierung von Fremdheitserfahrungen, insbesondere in Folge des invasiven Eingriffs der THS, und vor allem die Charakterisierung von persönlichkeitsverändernden Effekten als Identitätsverlust oder entfremdetes Selbst, innerhalb der Neuroethik scharf kritisiert worden. In einem 2018 veröffentlichten Beitrag fordern der Ethiker Frederic Gilbert und seine Ko-Autoren provokativ die Entleerung der spekulativen *Bubble*, innerhalb derer sich neuroethische Arbeiten aufhalten (Gilbert et al. 2021a, b). Im Anschluss an eine ausführliche Literaturanalyse ethischer Positionen, die auf persönlichkeits- und identitätsverändernde Effekte der THS hinweisen, problematisieren die Autoren den schwachen empirischen Gehalt, der diesen Arbeiten unterliegt. Obgleich sie durchaus anerkennen, dass eine ethische Reflexion einer theoretischen Begriffsbildung bedarf, machen sie deutlich, dass diese letztendlich einzig spekulativ ausfalle, wenn sie sich nur auf eine geringe Anzahl empirischer Studien beziehe. Der kritische Beitrag von Gilbert und Kollegen zeichnet dabei etwas wie einen – um eine leicht umgewandelte Formulierung Pierre Bourdieus aufzunehmen (Bourdieu 1992) – *Literatureffekt* nach, insofern einzelne, aber eben aufsehenerregende Studien zu einem potenziellen Selbst- und Identitätsverlust in Folge der Behandlung mit der THS einen Diskurs nach sich ziehen, der die primären Beobachtungen in Umfang und Konsequenz weit übersteigt. Die Autoren unterstreichen anschließend die Kluft zwischen empirischen Studien und Theoriebildung über das spezifische Mensch-Technik-Verhältnis, welches die THS im Besonderen und Neurotechnologien im Allgemeinen einsetzen.

---

[6]Das Autorenkollektiv zählt u. a. auf, dass der Einsatz von Neurotechnologien potenziell einen Bruch mit Erfahrungen des Selbst von Patientinnen und dessen narrativer Gestaltung herbeiführt, die Zuschreibung von eigenen Handlungsinitiativen und Emotionen irritiert und einen subjektiven Lebenszusammenhang unsicher werden lässt. Darüber hinaus liegende strukturelle Problematisierungen beziehen sich u. a. auf Formen der Privatheit, die gefährdet werden durch einen Zugang auf „mentale Daten".

[7]Vgl. hierzu mit einer kritischen Perspektive auf die Entwicklung der Neuroethik Vidal (2019).

Der Gebrauch von Konzepten wie *Selbst, Identität* und *Person* erscheint in diesem Zusammenhang in doppelter Hinsicht problematisch: zum einen, insofern an diesem der Abstand zwischen (philosophischen) Abstraktionen und den von diesen vorgeblich beschriebenen klinischen Phänomenen virulent wird. Die Darstellung von Gilbert und Kollegen weist sowohl auf ein Rezeptionsproblem hin, als auch auf eine fehlende Übersetzung zwischen unterschiedenen Wissenskulturen. Das Plädoyer dafür, Luft aus den philosophischen geprägten ‚Spekulationen' neuroethischer Perspektiven zu lassen, deutet auf eine intakte Grenzziehung zwischen einer wissenschaftlich-medizinischen Praxis und ihrem philosophisch-ethischen Kommentar hin. Zum anderen erkennen Gilbert und Kollegen aber auch ein ethisches Problem. Die normative Thematisierung eines möglichen Selbst- oder Identitätsverlusts in Folge des technologischen Eingriffs ins Gehirn könne, obgleich auf empirisch wackeligen Beinen, in die Entscheidungsprozesse von Patient*innen und ihren Angehörigen einfließen. Die Autoren benennen auf diese Weise eine mögliche Popularisierung eines unsicheren Wissens über neue Technologien, deren öffentlich-mediale Repräsentation zwischen erwartungsvoller Hoffnung und einer fortlebenden Technikskepsis liegt.

3   Affizierbare Körper: Eine Fallvignette

Der knappe Durchgang durch ausgewählte wissenschaftssoziologische und anthropologische sowie neuroethische Arbeiten zu Neurotechnologien sollte verdeutlichen, dass die Thematisierung von Erfahrungen der Selbstheit und Subjektivität im Kontext neuerer Technologien wie der THS einen unbestimmten Status einnehmen. Mit Begriffen wie ‚Selbst' und ‚Identität' wird auf Instanzen verwiesen, die in klinischen Behandlungsprozessen zu einem sozial aushandlungsbedürftigen Gegenstand werden, sowohl für betroffene Patient*innen als auch für medizinische Expert*innen. Zugleichen bilden ‚Selbst' und ‚Identität' Konzepte, die vor allem in neuroethischen Bewertungen aufgeworfen werden, um Erfahrungen mit neuen Technologien zu charakterisieren. Zugleich soll aber auch bestimmt werden, wann und wie neue technologische Möglichkeiten grenzüberschreitende Effekte zeitigen und zusätzliche Reflexionen, aber auch Regulationsmechanismen, notwendig machen. Allerdings kennzeichnen diese Begriffe einen bisher bleibenden Abstand zwischen den Wissenskulturen einer wissenschaftlich-medizinischen Praxis und einer philosophisch informierten Ethik.

Vor diesem Hintergrund argumentiere ich dafür, Fragen nach Erfahrungen der Selbstheit und Subjektivität, wie sie exemplarisch im Kontext der THS gestellt werden, um eine Perspektive auf Dimensionen des Affektiven zu erweitern. Relevant ist ein Verständnis darüber, wie Technologien Körper affizieren, aber auch, in welchen sozialen Zusammenhängen sich eine solche Affizierung ereignet und wie sie artikuliert wird. Ich werde mich im Folgenden auf eine Fallvignette aus einer früheren ethnographischen Forschung beziehen, um konkreter zu bestimmen, was ich hier mit Affizierung bezeichne.

Während eines Zeitraumes von sechs Monaten habe ich ausgehend vom Herbst 2018 bis zum Frühjahr 2019 an einer deutschen Universitätsklinik Patient*innen vor und nach ihrer Implantation mit einem THS-System interviewt und während ihres klinischen Aufenthaltes ethnographisch begleitet.[8] Meine teilnehmende Beobachtung schloss u. a. die primäre Testung der Stimulationsparameter ein, die in der Regel eine Woche nach der Operation erfolgt. Einer der von mir begleiteten Patient*innen ist Herr Raffaeli[9], der sich in Folge seiner langjährigen Parkinson-Erkrankung für eine Implantation der THS entschieden hat. Die ethnographische Aufzeichnung beschreibt die primäre Stimulation der THS nach der Operation. Die primäre Stimulation ist ein wichtiges Datum, da während dieser von den behandelnden Mediziner*innen ein Richtwert für die Elektrodeneinstellung festgelegt wird. Im Verlauf weiterer Testungen kann dieser angepasst werden, sodass eine bestmögliche Konfiguration gefunden wird. Die konkrete Zielregion ist bedingt durch die individuelle Krankheitsgeschichte sowie die Expression der Symptomatik. In der hier vorgestellten Szene sind während der Einstellung zwei Neurolog*innen anwesend. Die Einstellung findet in einem Sprechstundenzimmer statt, was erkennbar macht, dass es sich um eine routinisierte Situation handelt. Sie ist eingebettet in die Alltäglichkeit einer medizinischen Praxis.

Die Ermittlung der einzustellenden Frequenz der implantierten Elektroden ist Bestandteil einer Reihe von Praktiken, die wiederum situativ in Szene gesetzt werden. Sowohl für das medizinische Personal als auch für die Patient*innen sind die erforderlichen Tests zur Diagnostizierung der Symptomatik vertraut und ein-geübt:

> In rascher Abfolge verlangt Dr. Kuhn [Neurologe 1] von dem Patienten [Herr Raffaeli] verschiedenen Aufgaben nachzukommen. Das Tapping der Finger („Ganz groß, auf und zu"), was unterbrochen wird vom schlackernden Handgelenk und der parallel geballten Faust, das Aufzählen der Wochentage („Sagen Sie mal Montag, Dienstag…"), sowie die Kontrolle möglicher Doppelbilder (Dr. Kuhn bewegt seinen Finger vor dem Sichtfeld des Patienten hin und her, dieser soll der Bewegung folgen: „Sehen Sie einfach, zweifach?" „Einen Finger, einen Doc…".). Während dessen gibt Herr Kuhn die skalierte Bewertung über den Rigor (Muskelstarre, Steifheit; das Niveau schwankt zwischen 1 und 3, wobei 3 einen negativen Wert, aufgrund der ausgeprägten Steifheit anzeigt) sowie Anweisungen bezüglich der Höhe der Stimulation an Frieda [Neurologin 2] weiter, sie meldet ihm zurück, wenn diese höher eingestellt ist. (Feldnotizen Herbst 2018, Pos. 68)

Das praktische Ziel ist es sichtbar werden zu lassen, auf welche Weise die Stimulation durch das THS-System auf die Symptomatik der Betroffenen ein-wirkt, welche Effekte es zeitigt. Da bisher keine unmittelbaren technologischen Möglichkeiten existieren, die Effekte der neurotechnologischen Verwendung zu quantifizieren, bedarf es eines alternativen standardisierten Maßes. Die

---

[8] Diese Forschung ist Teil eines umfassenderen Dissertationsprojektes, in dem ich neurotechno-logische Forschungs- und Anwendungskontexte ethnographisch untersuche.
[9] Die Eigennamen sämtlicher hier genannten Personen wurden im Vorfeld anonymisiert.

beschriebene Szene hat demnach, phänomenologisch gesprochen, etwas Alltags-
weltliches. Allerdings wird diese Routine und praktische Selbstverständlichkeit in
der aufgezeichneten Situation durch die leibkörperliche Äußerung des Patienten
unterbrochen.

> Während der Stimulation beginnt Herr Raffaeli mehrmals vereinzelt aufzulachen.
> „Warum lachen Sie?", fragt ihn Dr. Kuhn. „Ich weiß es nicht", antwortet Herr Raffaeli.
> Nach bereits mehreren Durchläufen erhallt wieder sein Lachen. Es ist kurz, ein Auf-
> flackern, ein Kichern, das Überraschung, ein Anstoßen andeutet, berührend, intensiv, doch
> auch schockierend zugleich […]. „Ich freue mich", kommentiert es Herr Raffaeli, plötz-
> lich, ungefragt, aus dem Zusammenhang der Testbatterie herausfallend. „Ich freue mich,
> ich kriege mein Leben zurück", füllt er die Leerstellen auf. Er beginnt zu weinen, hält
> sich das Handtuch, was er dabeihat, vor das Gesicht. Es tritt eine Sekunde, ein Moment
> ein, in dem keiner der Anwesenden etwas sagt, vielleicht selbst gebannt aufgrund der
> unerwarteten Affektion Herrn Raffaelis. Es ist Dr. Kuhn, der dieses Schweigen bricht. Er
> spricht langsam, in einer hohen Tonlage, mit Fassung, Nachdruck, in einer tröstenden,
> wie forschenden Weise: „Fühlen Sie sich gerade so ergriffen von ihrem Gefühl? – Ist das
> eine positive Emotion? – War das schon immer so?" Die Fragen sind jeweils mit einem
> zeitlichen Abstand gestellt, als wäre ein Zwischenraum eingelagert. (Feldnotizen Herbst
> 2018, Pos. 69)

Das auftretende Lachen des Patienten irritiert die Anwesenden, sowohl die beiden
Neurolog*innen als auch mich als teilnehmenden Beobachter. Es erscheint
spontan, unwillentlich und ohne Intention oder erkennbaren Inhalt. Dr. Kuhn, als
der verantwortliche Mediziner in dieser Situation, reagiert zunächst, indem er den
Patienten fragt, warum dieser lachen müsse, und damit einen irritierenden körperlichen Ausdruck zeigt. Nachdem der Patient äußert, die Behandlung mit der THS
als eine Chance zu bewerten, kippt die Situation erneut: Als der Patient zu weinen
beginnt, sein leibkörperlicher Ausdruck umschlägt, verstummen alle Beteiligten
für eine nicht näher bestimmte Zeit. Letztlich ist es wieder der behandelnde
Neurologe, der versucht eine Deutung über die Situation zu gewinnen und den
Patienten hinsichtlich seiner Gestimmtheit befragt, danach, wie der Patient diese
selbst einordne (als außeralltäglich oder typisch) und wie er sie bewerte.

> „Ich kann das nicht kontrollieren…", stottert Herr Raffaeli.
> „Sie können das nicht kontrollieren? Hmm…ist es denn eine positive oder negative
> Emotion?", antwortet Dr. Kuhn.
> „Positiv, positiv…", bringt Herr Raffaeli kaum noch vernehmbar hervor. […]
> Er hält das Handtuch lang vor das Gesicht, erstickt seine Tränen, das Schweigen im
> Raum kehrt wieder. Dr. Kuhn und Frieda halten beide jeweils inne, die Einstellung ist
> quasi-unterbrochen, ausgesetzt. Nachdem weitere Sekunden vergehen, reißt sich Herr
> Raffaeli das Handtuch vom Gesicht: „Jetzt, Zack! Ich will stark sein…"
> Beide, Dr Kuhn und Frieda, imitieren kurz das „Zack", konzentrieren sich
> anschließend wieder auf die Einstellung, sie beläuft sich bei 4 mA. (Feldnotizen Herbst
> 2018, Pos. 70–73)

Der Patient äußert, dass er seinen leibkörperlichen Ausdruck nicht kontrollieren
könne. Dieser artikuliert sich ohne eine intendierte Bedeutung, ohne einen
unmittelbar zu deutenden und zu kommunizierenden Sinn. Das Lachen und

Weinen, als spontane Artikulation, wird zu einem Gegenstand der gemeinsamen Aushandlung. Von dem verantwortlichen Neurologen wird diese als Emotion gerahmt, welche durch diese Einordnung bewertet werden kann. Ist es eine positive oder negative Emotion? Der Patient bewertet diese mit eigenen Worten als positiv, doch die Geste, sein Gesicht durch ein Handtuch zu verdecken, und sein für die anwesenden Neurolog*innen und mich noch immer akustisch vernehmbares Weinen, erzeugen etwas wie eine ‚Zwischenzeit'. Denn die eigentliche Routine ist unterbrochen. Auch eine unmittelbare Antwort bleibt aus. Erst durch die wiederkehrende Initiative des Patienten wird die Einstellung wiederaufgenommen. Auch wenn diese im Anschluss hektisch abläuft und eine hinreichend identifizierte Differenzierung zwischen den Einstellungswerten nur unter Vorbehalt gelingt, kann doch eine primäre Einstellung vorgenommen werden.

Die von mir aufgezeichnete Szene erscheint womöglich unwesentlich und nur vorübergehend problematisch. Schließlich sind medizinische Professionen dadurch charakterisiert, einen Umgang mit Ungewissheiten auszubilden und unbestimmte Situationen durch ihre Integration in vorhandene Wissensbestände interpretierbar zu machen, sodass sie in routinisierte Praxisabläufe übersetzt werden können. Was bleibt und festgehalten wird, ist die Entscheidung über die einzustellenden Parameter der Stimulation, wenngleich mir eine der beiden Neurolog*innen im Anschluss bestätigte, dass diese in einigen Fällen, und ein solcher liege hier vor, schwierig „zu verobjektivieren" seien. Obgleich während der Testung der Patient äußert, seinen leibkörperlichen Ausdruck nicht kontrollieren zu können, fällt keinem der Neurolog*innen ein, danach zu fragen, ob Erfahrungen der Selbstheit und Subjektivität berührt seien. Dabei stimme ich den oben zitierten Beobachtungen von Gardner zu, dass Formen eines klinischen Blicks nicht mehr auf den Körper beschränkt sind, um zu definieren, was als normal und pathologisch gilt und behandelt werden kann, sondern gleichermaßen subjektive Ausdrucksweisen sowie emotionale Zustände einschließen. Wie hier erkennbar werden sollte, lassen sich diese als Teil eines erweiterten klinischen Blicks situativ innerhalb klinischer Bewertungskriterien verorten. So verschiebt sich während der Testung die interpretative Aufmerksamkeit der behandelnden Neurolog*innen von den Bewegungen des Patienten auf seine emotive Gestimmtheit. Sie kann anschließend aber auch wieder umschwenken („[sie] konzentrieren sich anschließend wieder auf die Einstellung"), ohne dass eine weitere Thematisierung notwendig wäre.

Allerdings würde eine solche Interpretation die situative Dynamik, die in der ethnographischen Aufzeichnung repräsentiert ist, übergehen. Der affektive Ausdruck des Patienten – hierunter fasse ich das „Lachen" und „Weinen" – ist sowohl für den Patienten selbst, die beiden Neurolog*innen als auch für mich als teilnehmenden Beobachter überraschend und unerwartet. In einer durch standardisierte und eingeübte klinische Praktiken (die Verhaltenstests zur Bestimmung der Symptomatik sowie der Effekte durch die THS) hochgradig routinisierten Situation treten temporär Schweigen und Verstummen ein. Ein genaueres Verständnis dieser Situation, erfordert eine Interpretation der affektiven Relationen, welche die Dynamik in der dargestellten Szene ausmachen. Relevant ist, dass der affektive Ausdruck, der vom Körper des Patienten ausgeht, nicht auf diesen beschränkt bleibt, sondern gleichermaßen die Reaktionen aller Beteiligten betrifft, diese gleichermaßen affiziert. Hiervon ausgehend, bezieht sich meine Reflexion auf die Thematisierung affektiver Relationen sowie den Möglichkeiten, auf diese zu antworten und sie zu repräsentieren. Ich bewerte diese abschließend als gleichermaßen empirisch geleitete, aber auch normative Fragestellungen.

4 Eine veränderte Aufmerksamkeit, eine andere Haltung: affektive Relationen

Wie können überraschende, unerwartete leibkörperliche Ausdrucksweisen im Kontext neuerer Medizintechnologien analysiert werden, ohne auf konzeptuelle Kategorien zurückgreifen zu müssen, die in Verdacht stehen, eine spekulative Abstraktion der beobachteten Empirie zu sein? Im Folgenden argumentiere ich dafür, dass die Bestimmung affektiver Relationen eine ausreichend sensitive Konzeption bereitstellt, um aktuelle Mensch-Technik-Verhältnisse interpretativ einzufassen. Eingeschlossen sind sowohl begriffliche Mittel für (qualitative) empirische Forschungszugänge – wie das hier vorgestellte ethnographische Vorgehen – als auch hieran anschließende und/oder damit verbundene normative Fragestellungen, wie sie das Handwerk ethischer Untersuchungen betreffen. Nachdem ich zunächst rekonstruiert habe, wie im Zusammenhang von Neurotechnologien – spezifisch im Fall der THS – Kategorien wie „Selbst" und „Identität" problematisch geworden sind, sollte ein Auszug aus meiner ethnographischen Forschung eine veränderte Aufmerksamkeit anzeigen und exemplarisch repräsentieren. Anstelle eine kritische Bewertung darüber zu treffen, ob und wie Technologien wie die THS, die invasiv in den menschlichen Körper intervenieren, die Integrität eines Selbst oder subjektive Erfahrungen gefährden, bezieht sich meine Reflexion darauf, wie Leibkörper im Zusammenhang mit neuen Technologien affiziert werden, dies in durchaus überraschenden bis hin zu unerwarteten Weisen. Indes beziehen sich Affizierungen niemals nur auf die Berührungen einzelner Individuen. Sie sind viel mehr Teil affektiver Relationen, die sich situativ entfalten.

Ich treffe diese Überlegungen vor dem Hintergrund und im Anschluss an ein wiederkehrendes Interesse sozialtheoretischer Konzeptionen an der analytischen Relevanz eines Affektbegriffs, welches bereits als „affective turn" bezeichnet wurde und bis zuletzt eine rege Anzahl von Veröffentlichungen hervorgebracht hat (vgl. u. a. Blackman und Venn 2010; Clough 2008; Seyfert 2019; Slaby und Scheve 2019). Die erneuerte Zuwendung zu Dimensionen des Affektiven und ihrer Bedeutung für theoretische und empirische Zugänge sozialer Beziehungen kennzeichnet eine intensivierte Beschäftigung mit dem Zusammenwirken von Körpern und Technologien sowie ihrer sozialen Kontextualisierung. Vielfach hervorgehobene Entwicklungen sind in diesem Zusammenhang das Aufkommen einer neuen techno-medialen Kondition, vor allem aktuelle Digitalisierungsprozesse, als auch die gewachsenen technologischen Einfluss- und Interventionsmöglichkeiten in den Bereichen der modernen Biomedizin und experimentellen Forschung, insbesondere ihrem technowissenschaftlichen Zuschnitt. Die Thematisierung von Neurotechnologien ist ein Beispiel, aber keinesfalls singulär. Auch in diesem Beitrag ist sie als durchgehend exemplarisch angelegt.

In sozialtheoretischen Konzeptionen bezeichnen affektive Dimensionen eine Hinwendung zu non-verbalen und nicht-bewussten Merkmalen von Erlebens- und Erfahrungsweisen, worunter Formen von Sinneseindrücken, Aufmerksamkeit, Wahrnehmung und des Gedächtnisses bedacht werden, die jeweils hinsichtlich ihrer Verkörperung und Einbettung in soziale Verhältnisse zu reflektieren sind (Blackman und Venn 2010). Generell steht der relationale Charakter von affektiven Dimensionen im Vordergrund. Leibkörper, als phänomenologische und materielle Voraussetzung jeglicher Erfahrung von Selbstheit und Subjektivität, sind stets als affizierbar und affizierend zu denken. Sie werden als prozessual, unabgeschlossen und offen für Veränderungen angesehen. Diese Betrachtung ist auch als eine kritische Perspektivierung gegenüber Verständnissen von Körpern als fixe, abgeschlossene und substantielle Einheiten sowie hieran anknüpfenden Kategorisierungen von ‚Selbst‘, ‚Identität‘ und ‚Akteurschaft‘ zu begreifen. Sie spiegelt somit eine wiederkehrende Kritik sozial- und geisteswissenschaftlicher Strömungen an als ‚essentialistisch‘, ‚reduktiv‘ und ‚verobjektivierend‘ bewerteten Theorien und Erklärungsweisen aus den Bio- und Technowissenschaften zur ‚Natur‘ menschlicher Handlungs- und Erfahrungsweisen wider (Papoulias und Callard 2010).

Eine pointierte Zusammenfassung darüber, was als affektive Relation gefasst werden kann und wie diese als eigenständiger Forschungszugang auszulegen ist, bietet meiner Lesart nach die folgende Formulierung des Soziologen Robert Seyfert, wobei eben zu berücksichtigen ist, dass die affekttheoretischen Ansätze in den Sozial- und Geisteswissenschaften überaus heterogen hinsichtlich ihres Vorgehens und ihrer Zielstellung sind:

> „Die Analyse von Affekten [...] ist ein methodischer Ansatz, der soziale Beziehungen als generalisierte Begegnungen von Körpern und deren wechselseitige Effekte, die sie ineinander auslösen, konzeptualisiert. [...] wer affiziert wen, und auf welche Weise ändert die wechselseitige Affizierung die Körper und Dinge? Was sind die Typen der Anziehung, Ablehnung und Indifferenz? Welche Beziehungen sind dabei relevant?" (Seyfert 2019, S. 123)

Eine weitere relevante terminologische Unterscheidung betrifft die im Deutschen mögliche Differenzierung zwischen *Affizierung* und *Affekt*. So hat Bösel darauf hingewiesen, dass der Begriff der Affizierung auf einen relationalen Vorgang hindeutet, „der eine gewisse Dauer aufweist und dessen Anfangs- und Endzustand sich voneinander unterscheiden lassen, der also folglich an den Relata etwas verändert" (Bösel 2021, S. 13). Affekt wiederum bezeichnet „die Entfaltung einer Affizierung in einem empfindsamen Körper" (ebd.). Affekte referieren somit bereits auf ein einsetzendes Symbolisierungsgeschehen, welches eine vorauslaufende Affizierung repräsentiert, diese benennt und mit einer Bedeutung versieht. Dieses Geschehen vollzieht sich in affektiven Relationen und kann

genauso eine verbindende, unter Umständen gar vergemeinschaftende Such-
bewegung kristallisieren, wie auch einen spannungsreichen Konfliktfall bis zu
einem trennenden Streit. Wie in der oben beschriebenen Szene werden innerhalb affektiver Relationen unterschiedene Wissensbestände, beispielsweise eine
medizinische Expertise, und soziale Positionen, etwa zwischen Patient*innen
und Mediziner*innen, wirksam. Die schließlich realisierte Bewältigung der sich
ereignenden Affizierung durch ihre Bezeichnung als „Emotion" macht deutlich,
wie innerhalb affektiver Relationen bestehende soziale Relationen reproduziert
werden können. Wie die Bestimmung von Bösel nahelegt, können Affizierungen
aber auch eine Veränderung bestehender sozialer Verhältnisse in Gang bringen, aus
dem die „Relata" – Körper, Personen, Dinge – anders hervorgehen.

Eine relevante Erweiterung der Bestimmung affektiver Relationen ist die
Betonung ihres *Widerfahrnis*charakters, wie sie in der responsiven Phänomenologie von Bernhard Waldenfels angelegt ist (Waldenfels 2002, 2015). Ungewöhn-
lich, sowohl für konventionelle sozialwissenschaftliche als auch ethische
Konzeptualisierungen menschlicher Erfahrungen, zeichnen sich Waldenfels' philosophische Untersuchungen dadurch aus, Erfahrungsdimensionen zu differenzieren,
die durch eine passivische Struktur gekennzeichnet sind. Angesprochen sind damit
Dimensionen von Erfahrungen, die Individuen passieren, die ihnen etwas antun,
als dass sie sie machen oder Ergebnisse ihrer Handlungen sind. Hieraus ergibt sich
ein weites Feld zur Bestimmung und Beschreibung von Fremdheitserfahrungen
sowie solchen, die *pathische* Dimensionen berühren, womit etwas gemeint ist,
„das uns ohne unser eigenes Zutun zustößt oder entgegenkommt" (Waldenfels
2002, S. 15). Pathische Dimensionen der Erfahrungen äußern sich „in einer leib-
haftigen Wirkung, indem es [dasjenige, was uns zustößt; MS] uns affiziert,
wörtlich: antut oder anmacht, und indem es an uns appelliert, uns anspricht"
(Waldenfels 2015, S. 21). Waldenfels hebt dabei die Bedeutsamkeit von Affekten
als Widerfahrnis hervor:

> „Das lateinische Wort *Affekt*, das wörtlich als eine Art An-tun und nicht wie vielfach als
> bloßer Zustand zu verstehen ist, hebt die Wirkung hervor, die jemand erleidet. […] Es
> handelt sich hierbei um ein leibliches Phänomen par excellence, da nur ein Selbst, das
> leiblich ausgesetzt ist, in seinem Eigensten von Fremden angerührt werden kann." (ebd.
> S. 81)

Obgleich in der phänomenologischen Interpretation Waldenfels' Affekte wieder
mit dem Getroffensein eines Selbst assoziiert sind – eine Zuschreibung, die
der zuvor genannten argumentativen Stoßrichtung, Affekte als durchgehend
relationales Phänomen zu bezeichnen, zunächst entgegen zu laufen scheint –, so
sind sie keinesfalls als einem Subjekt zugehörig zu verstehen. Es ist gerade als
einer der Vorzüge einer thematischen Annäherung an Affekte als einem *Widerfahrnis* zu sehen, dass dieses ermöglicht, die anstoßende, treffende und berührende
Wirkung von Affekten ernst zu nehmen, dabei aber in Anspruch stellt, dass eine
klassifizierende und abgegrenzte Identifikation einer Verursachung nicht möglich
ist. In dieser Annahme unterscheidet sich die responsive Phänomenologie von
jeglichem Versuch, Affekte als aufzuzeichnende Effekte zu kategorisieren und

technologisch vermittelt sichtbar zu machen. Formen der Affizierung markieren stattdessen zunächst eine unbestimmte Kontur, sie gleichen eher „impersonal zu verstehenden Vorkommnissen" (Waldenfels 2002, S. 99), deren Wirkung jeglicher kategorialen Zuordnung vorausläuft. In dieser Weise sind Affizierungen als Frage zu interpretieren, „nach dem Übergang vom Wovon des Widerfahrnisses zum Worauf des Antwortens." (ebd. S. 98).

An diese Überlegungen anschließend verweisen affektive Relationen auf einen solchen Übergang, der das Auftreten eines Affiziert-Werdens und dessen Bedeuten als einer Affektion anzeigt, was mit Waldenfels als ein *Antworten* bezeichnet werden kann. Fraglich ist keinesfalls nur die Bewältigung des Übergangs, sondern auch, ob eine Affizierung in ihrem Widerfahrnischarakter entsprechend repräsentiert werden kann. Dieser Anspruch deutet auf einen Problembezug, der in der hier dargestellten ethnographischen Szene sichtbar wird. Die Affizierung, die vom Patienten ausgeht – ihre Überraschung und ihr unerwartetes Vorkommen für den Betroffenen sowie die Anwesenden, die im Zuge des spontanen leibkörperlichen Ausdrucks ebenfalls leiblich affiziert werden – ist einzig in ihrer Wirkung situativ interpretierbar, nicht aber in ihrer finalen Verursachung. Zweifellos folgen auf das unerwartete Eintreten eines Affiziert-Werdens ihre Subsumption unter vertraute und an eine routinehafte Praxis angepasste Zuschreibungskategorien, wie sie insbesondere in professionellen und hochgradig kodifizierten Kontexten etabliert sind. Das bezeichnende Sprechen von einer „Emotion" ist in diesem Zusammenhang als praktischer Umgang zu verstehen, ein affektives Geschehen in eine bestehende Wissensordnung zu übersetzen und somit eine aufscheinende situative Unbestimmtheit wieder unter eine standardisierte Form zu bringen, wie sie die szenisch nachgezeichnete primäre Einstellung repräsentiert.

Eine Aufmerksamkeit und daraus hervorgehende Sensibilisierung für affektive Relationen erlaubt hingegen andere Fragen zu stellen, die mit neuen technologischen Möglichkeiten, auf menschliche Körper einzuwirken, unweigerlich virulent werden. Die empirische wie konzeptuelle Zuwendung zu Formen der Affizierung und affektiven Äußerungsgehalten orientiert sich an unerwartet auftretenden Artikulationen und einer in Reaktion darauf unsicher werdenden Praxis. In medizinischen Anwendungsbereichen, in denen neue Technologien zunehmend unter die Haut gehen, setzt eine solche Aufmerksamkeit damit ein, wie Patient*innen von leiblich spürbaren Eindrücken, Sensationen und Empfindungen affiziert werden und diese in klinischen Situationen zum Ausdruck bringen. Verwiesen ist damit freilich auf ein Geschehen, welches sich vorläufig in unterschwelligen, kaum vernehmbaren und dynamischen Expressionen zeigt. Hierin manifestiert sich ein Anspruch, der gleichermaßen eine empirische Aufmerksamkeit als auch eine ethische Haltung berührt. Denn insofern Affizierungsweisen ein vorläufig stetig unbestimmter Charakter inhärent ist, sind hiervon ausgehende Artikulationsformen nicht als geronnene Vermittlungseinheiten zu interpretieren, die bereits über einen symbolisch repräsentierten Bedeutungsgehalt verfügen. Die von mir vorgestellte Vignette sollte vielmehr vor Augen führen, dass eine Affizierung gleichermaßen affizierend und darin relational ausfallen kann – etwa durch eine Berührung, die sich durch ein Verstummen, ein Innehalten manifestiert – doch ebenfalls einzig als vorübergehend und letztlich ohne weiteres Antwortgeschehen verklingen kann. Dabei – und diese Hervorhebung stützt sich auf eine relationale wie einen Widerfahrnischarakter unterstreichende Auslegung – sind Affizierungsweisen als Gelegenheitsstruktur zu vernehmen, die eingespielte Deutungsweisen herausfordern und nach veränderten Konstellationen befragen. In dem von mir vorgestellten ethnographischen Fall schließt dies ein, nicht unmittelbar der Annahme zu folgen, dass technologische Interventionen subjektive Erfahrungen überformen, noch, dass die Bewertung des technologisch-therapeutischen Effekts auf körperliche Handlungsspielräume durch von diesen überlagerten Gefühlen verzerrt werden.

5   Vulnerable Körper und verletzbare Zeugnisse

Anstelle einer abschließenden Zusammenfassung beende ich diesen Beitrag mit einigen Aufforderungen an zukünftige sozialwissenschaftliche und ethische Positionen im Zusammenhang mit Mensch-Technik-Verhältnissen in medizinischen Kontexten. Diese Form ist eine nachträgliche Reaktion auf meine eigene Affizierung während meiner ethnographischen Forschungen zu Neuro-technologien, die ich hier auszugsweise und einzig exemplarisch dargestellt habe. In einer Perspektive der responsiven Phänomenologie stehen Affizierung und Aufforderung in einem engen, wohl untrennbaren Verhältnis:

> „Der Zusammenhang zwischen dem, wovon wir getroffen sind, und dem, worauf wir antworten, läßt sich am ehesten fassen, wenn wir die *Aufforderung* in Betracht ziehen, die aus dem erwächst, was uns widerfährt, jener Ap-pell, der aus dem bloßen Effekt eine Affektion macht und das Factum in ein Faciendum verwandelt." (Waldenfels 2002, S. 98; Hervorhebung von mir)

Zu welchen Reflexionsmöglichkeiten und ethischen Positionierungen fordert eine Aufmerksamkeit für affektive Relationen auf, sowohl in Bezug auf konkrete Konstellationen als auch eher hinsichtlich konzeptueller Überlegungen?

Sie fordert erstens zu einer Erweiterung der begrifflichen Voraussetzungen auf. So habe ich in diesem Beitrag gegen den Gebrauch von analytisch wie normativ tradierten Kategorien wie *Selbst* und *Identität* argumentiert, die beispielhaft in der Neuroethik noch immer einen dominanten Stellenwert besitzen und größtenteils umstandslos auf empirische Fälle übertragen werden.[10] Diese bruchlose Über-setzung ist inzwischen innerhalb neuroethischer Diskurse kritisiert worden, während sozialwissenschaftliche und anthropologische Forschungen zeigen, dass Vorstellungen eines Selbst und die Beständigkeit einer Identität durchaus in der Praxis im Zuge von situativen Aushandlungen zwischen Patient*innen und

---

[10]Vgl. für diesbezüglich beispielsweise die oben bereits zitierte Programmatik von Goering et al. (2021a, b).

medizinischen Expert*innen eine Geltung haben. Hingegen nehme ich an, dass eine Aufmerksamkeit für Dimensionen des Affektiven offener und sensitiver für subtile und in der Regel unbemerkt bleibenden Äußerungsweisen ist, ohne dass diese einer ethischen Brisanz entbehren würden. Sich artikulierende Affizierungsweisen verweisen in dem hier diskutierten Zusammenhang aktueller Mensch-Technik-Verhältnisse in der Medizin auf Berührungen, einen Anstoß und Getroffensein durch Technologien, ohne unmittelbar von einem direkten Verursachungsverhältnis auszugehen. Affizierungen kennzeichnen einen unbestimmten Status und sind weiterführend als komplexe Erfahrungen zu thematisieren, die Patient*innen, aber auch die mit ihnen in Beziehung stehenden medizinischen Expert*innen, Angehörige, Sozialforscher*innen und Ethiker*innen mit neuen Technologien machen.

Auffällig ist unter dem Blickwinkel einer solchen, für Affizierungsweisen offenen Perspektive, dass eine Erfahrung – zumindest im Zusammenhang mit Neurotechnologien – bereits vielfach diskutiert wurde: die Überwältigung, aber auch empfundene Ermächtigung durch Technologie, wie sie in Beschreibungen des *Enhancements* aufscheint. Ohne diese Dimension abzulehnen, kann es aber verwundern, dass Erfahrungen der Vulnerabilität ungleich weniger thematisiert worden sind. Erfahrungen der Vulnerabilität beziehen sich auf die affektive Betroffenheit der Angewiesenheit auf Andere[11] (Huth 2016). Dabei haben empirische Studien zum Einsatz von Neurotechnologien, aber auch unter Berücksichtigung auf weitere Medizintechnologien wie einem Herzschrittmacher oder Rückenmarkstimulation, darauf verwiesen (vgl. Goering et al. 2021b), dass zwar die jeweilige Symptomatik effizient behandelt werden kann und zu einer Linderung des persönlichen Leids Betroffener führt, aber ebenfalls mit Vulnerabilitätserfahrungen verbunden ist, die aus einem Leben *mit* einer implantierten Technologie hervorgehen. Um für diese Formen spezifisch erworbener Vulnerabilität[12] zu sensibilisieren, sind ausdifferenzierte Beschreibungen über alltagsweltliche Zusammenhänge, Praktiken und Wertzuschreibungen von Patient*innen entscheidend. Vulnerabilitätserfahrungen bezeichnen aber darüber hinausführend Momente der Exponierung wie in der oben dargestellten Szene. Äußerungen wie „ich kriege mein Leben zurück" zeugen von den hoffnungsvollen und affektiv besetzten Erwartungen, die Patient*innen an neue Therapiemöglichkeiten haben. Dass diese zum Ausdruck kommen, ist keinesfalls selbstverständlich und regelhaft, denn die Vorläufigkeit und die Risiken innovativer Medizintechnologien werden in der Praxis an ein steuerndes Erwartungsmanagement gebunden, welches Betroffene in Hinsicht auf ihre Hoffnungen und Sorgen diszipliniert.

[11] Wobei Andere sowohl andere Personen, ein Kollektiv, aber auch durchaus Dinge wie Technologien einschließen.

[12] Die zu differenzieren ist von einer allgemeinen Vulnerabilität als *conditio humana*.

Meine zweite Aufforderung zielt auf die Thematisierung der konkreten Relationen in der Praxis hinsichtlich ihrer institutionellen Verstetigung und Organisationsweisen. Welche Akteur*innen, welche Expertise, welches Wissen und welche Erfahrungen sind beteiligt, wenn wir Mensch-Technik-Verhältnisse in der Biomedizin beobachten? Kommen sozialwissenschaftlichen und ethischen Positionen eine ausschließlich kommentierende Rolle zu? Worum es mir hierbei geht, ist die Charakterisierung der sozialen Formen, die sich um neue Mensch-Technik-Verhältnisse anordnen, sowie die Art und Weise, wie innerhalb dieser Konstellationen geantwortet werden kann. An dieser Stelle sei noch einmal auf die Studien von Gardner und Moutaud verwiesen, da beide auf die institutionellen Rahmungen und organisationalen Strukturen eingehen, innerhalb derer ihre ethnographischen Studien entstanden sind und die sie vor Ort beobachten konnten. Im Zusammenhang mit Technologien wie der THS stellen sich Fragen danach, wie unterschiedliche Wissensformen eingebunden werden können und Kollaborationen schaffen, die medizinische mit einer technologisch-instrumentellen Expertise, aber auch psychologisches, sozialwissenschaftliches und ethisches Wissen zusammenbringen. Gardner deutet mit der Rekonstruktion eines neuen klinischen Blicks an, dass die Integration heterogener Wissensformen keinesfalls ohne Ambivalenzen bleibt und durchaus neue Machtverhältnisse instituieren kann, die Handlungs- und Erfahrungsspielräume von Betroffenen hervorbringen und adressieren, aber auch eingrenzen und beschränken. Fraglich ist auch, welche Positionen sozialwissenschaftlichen und ethischen Perspektiven zukommen, die diesbezüglich ein relevantes Korrektiv zur Seite stellen können. Eine Aufmerksamkeit und Sensibilität für affektive Dimensionen kann ein relevanter Bezugspunkt sein, insofern dieses sich ebenfalls auf affektive Relationen zwischen unterschiedlichen Expertengruppen beziehen, nicht nur auf die Beziehungsweise zwischen Patient*innen und medizinischem Personal.

Drittens und schließlich gilt meine Aufforderung der Frage danach, welche Repräsentationen, Erzählungen und Narrationen sozialwissenschaftliche und ethische Studien hervorbringen können und sollten, insbesondere dann, wenn ihr Anliegen darin gründet, Erfahrungen und Perspektiven von Patient*innen im Zusammenhang mit neueren Medizintechnologien vernehmbar zu machen und zu artikulieren. Auch diesbezüglich ist der Einsatz von Neurotechnologien ein exemplarischer Fall: wiederkehrend erfolgt der ethisch zweifellos treffsichere Aufruf, den Stimmen von Patient*innen Gehör zu verschaffen. Dieser Appell adressiert wiederum Felder, die, wie Gardner in seiner oben zitierten Studie vergegenwärtigt, Inklusionsmechanismen wie „Patient-Centered Care" in Forschungs- und Therapierahmen organisieren und damit Patient*innen zumindest formal eine Beteiligung an Innovationsprozessen garantieren. Fraglich ist, wie sich sozialwissenschaftlich und ethische Repräsentation im Verhältnis zu konkurrierenden Darstellungen verhalten. Denn der Einsatz von Medizintechnologien, vor allem dann, wenn sie eine im hohen Maße invasive Interventionen erfordern, sind der Gegenstand vielfältiger mediatisierter und marktrelevanter Bebilderungen und Erzählungen. Erfolgreiche Medizintechnologiehersteller wie etwa das internationale Unternehmen *Medtronic* – einer der wichtigsten

Produzenten für THS-Technologie – verfügen inzwischen üblicherweise auf ihrer Homepage über einen Abschnitt mit Patientenzeugnissen[13], in denen diese einen Eindruck von ihrem Leben mit schwerer Krankheit vermitteln und den Bedarf signieren, neue therapeutischen Alternativen zu erschließen. Patient*innen selbst nutzen die Möglichkeiten von sozialen Medien und Online-Plattformen, um eigene Erfahrungen öffentlich zu präsentieren. Die in diesem Kontext hervorgebrachten Narrative reproduzieren indes eher Vorstellungen eines „technological fix" und autonomer Stellungnahme von Betroffenen, als dass sie für Formen der Affizierung und Vulnerabilität sensibilisieren (vgl. Gardner et al. 2019).

Meines Erachtens können sozialwissenschaftliche und ethische Repräsentationen hingegen etwas ermöglichen, was ich als *Zeugnisse des Verletzbaren* bezeichnen möchte. Wie in der oben dargestellten Fallvignette zeichnen sich ethnographische – oder weiterführend an der klinischen Praxis und den Erfahrungen von Patient*innen – orientierte Studien durch ihre Situiertheit aus. Äußerungen wie die vom Patienten getroffene Artikulation „ich kriege mein Leben zurück" wandeln sich in diesem Zusammenhang zu Zeugnissen, deren Performativität und Fragilität einen vorläufigen und dahingehend verletzbaren Charakter aufzeigen. Involvierte – und sich affizierend lassende – Forscher*innen haben sich mit der Frage zu konfrontieren, wie sie mit solchen Zeugnissen umgehen und wie sie diese in eine eigene, konzeptuell angelegte Perspektive übersetzen. Die empirische und ethische Sensibilität, für die ich hier argumentiere, greift den unbestimmten Status auf, welcher von situativen Affizierungsweisen ausgeht. Zeugnisse des Verletzbaren sind eine verantwortende Herausforderung für empirische Rezeptionsweisen, Beschreibungen sowie diese später repräsentierenden Erzählformen in wissenschaftlich und/oder normativ ausgerichteten Texten. Sie stellen die Aufgabe, narrative Darstellungen zu finden, die das Offene und Unabgeschlossene affektiver Relationen einholen und wiedergeben, um hiervon ausgehend nach den Möglichkeiten zu antworten zu fragen.

Literatur

Baylis, Françoise. 2013. "I Am Who I Am". On the Perceived Threats to Personal Identity from Deep Brain Stimulation. *Neuroethics* 6:513–526. https://doi.org/10.1007/s12152-011-9137-1.

Blackman, Lisa, und Couze Venn. 2010. Affect. *Body & Society* 16(1):7–28. https://doi.org/10.1177/1357034X09354769.

Bösel, Bernd. 2021. *Die Plastizität der Gefühle. Das affektive Leben zwischen Psychotechnik und Ereignis*. Frankfurt a. M.: Campus.

Bösel, Bernd, und Marie-Luise Angerer. 2015. Capture All, oder: Who's Afraid of a Pleasing Little Sister? *Zeitschrift für Medienwissenschaft* 7(13):48–56.

Bourdieu, Pierre. 1992. *Homo Academicus*. Frankfurt a. M.: Suhrkamp.

---

[13]Vgl. online: https://www.medtronic.com/de-de/patienten/produkte-therapien/tiefe-hirnstimulation-bei-der-parkinson-krankheit/persoenliche-erfahrungsberichte.html (zuletzt geprüft am 20.05.2022).

Clarke, Adele E., Laura Mamo, Jennifer Ruth Fosket, Jennifer R. Fishman, und Janet K. Shim, Hrsg. 2010. *Biomedicalization. Technoscience, Health, and Illness in the U.S.* Durham. London: Duke University Press.

Clough, Patricia T. 2008. The Affective Turn. *Theory, Culture & Society* 25(1):1–22. https://doi.org/10.1177/0263276407085156.

de Haan, Sanneke, Erik Retveld, und Martin Stockhof, et al. 2015. Effects of Deep Brain Stimulation on the Lived Experience of Obsessive-Compulsive Disorder Patients: In-Depth Interview with 18 Patients. *Public Library of Science (PLOS) One* 1–29. https://doi.org/10.1371/journal.pone.0135524.

Folkers, Andreas, und Thomas Lemke, Hrsg. 2014. *Biopolitik. Ein Reader.* Berlin: Suhrkamp.

Gardner, John. 2013. A History of Deep Brain Stimulation. Technological Innovation and the Role of Clinical Assessment Tools. *Social Studies of Science* 43(5):707–728. https://doi.org/10.1177/0306312713483678.

Gardner, John. 2017a. Patient-centred Medicine and the Broad Clinical Gaze. Measuring Outcomes in Paediatric Deep Brain Stimulation. *BioSocieties* 12(2):239–256. https://doi.org/10.1057/biosoc.2016.6.

Gardner, John. 2017b. *Rethinking the Clinical Gaze: Patient-centered Innovation in Paediatric Neurology.* Cham: Palgrave MacMillan.

Gardner, John, und Narelle Warren. 2019. Learning From Deep Brain Stimulation. The Fallacy of Techno-solutionism and the Need for 'Regimes of Care'. *Medicine, health care, and philosophy* 22(3):363–374. https://doi.org/10.1007/s11019-018-9858-6.

Gardner, John, Narelle Warren, Courtney Addison, und Gabby Samuel. 2019. Persuasive Bodies. Testimonies of Deep Brain Stimulation and Parkinson's on YouTube. *Social science & medicine* 222:44–51. https://doi.org/10.1016/j.socscimed.2018.12.036.

Gilbert, Frederic. 2013. Deep Brain Stimulation for Treatment Resistant Depression: Postoperative Feelings of Self-Estrangement, Suicide Attempt and Impulsive-Aggressive Behaviours. *Neuroethics* (6) (2013), 473–481. https://doi.org/10.1007/s12152-013-9178-8.

Gilbert, Frederic, John Noel Viaña, und Christian Ineichen. 2021a. Deflating the "DBS Causes Personality Changes" Bubble. *Neuroethics* 14:1–17. https://doi.org/10.1007/s12152-018-9373-8.

Gilbert, Frederic, M. Viaña, John Noel, und Christian Ineichen. 2021b. Deflating the Deep Brain Stimulation Causes Personality Changes Bubble. *The Authors Reply. In: Neuroethics* 14:125–136. https://doi.org/10.1007/s12152-020-09437-5.

Goering, Sara, Eran Klein, Specker Sullivan, Laura; Wexler, Anna; Agüera Y Arcas, Blaise; Bi, Guoqiang, et al. 2021a. Recommendations for Responsible Development and Application of Neurotechnologies. *Neuroethics* 14:365–386. https://doi.org/10.1007/s12152-021-09468-6.

Goering, Sara; Wexler, Anna; Klein, Eran. 2021b. Trading Vulnerabilities. Living with Parkinson's Disease before and after Deep Brain Stimulation. *Cambridge Quarterly of Healthcare Ethics: CQ : The International Journal of Healthcare Ethics Committees* 30(4):623–630. https://doi.org/10.1017/S0963180121000098.

Huth, Martin. 2016. Reflexionen zu einer Ethik des vulnerablen Leibes. *Zeitschrift für Praktische Philosophie* 3(1):273–304.

Kay, Lily E. 2005. *Das Buch des Lebens. Wer schrieb den genetischen Code?* Frankfurt a. M.: Suhrkamp.

Kellmeyer, Philipp. 2018. Big Brain Data. On the Responsible Use of Brain Data from Clinical and Consumer-Directed Neurotechnological Devices. *Neuroethics* 14:83–98. https://doi.org/10.1007/s12152-018-9371-x.

Kellmeyer, Philipp. 2019a. Artificial Intelligence in Basic and Clinical Neuroscience. *Opportunities and Ethical Challenges. Neuroforum* 25(4):241–250. https://doi.org/10.1515/nf-2019-0018.

Kellmeyer, Philipp. 2019b. Ethische Fragen bei Brain-Computer Interfaces und anderen Neuro-technologien. In *Mensch-Maschine-Interaktion. Handbuch zu Geschichte – Kultur – Ethik*, Hrsg. Kevin Liggieri und Oliver Müller, 316–324. Stuttgart: Metzler.

Kellmeyer, Philipp, Thomas Cochrane, Oliver Müller, Christine Mitchell, Tonio Ball, Joseph J. Fins, und Nicola Biller-Andorno. 2016. The Effects of Closed-Loop Medical Devices on the Autonomy and Accountability of Persons and Systems. *Cambridge Quarterly of Healthcare Ethics: CQ: The International Journal of Healthcare Ethics Committees* 25(4):623–633. https://doi.org/10.1017/S0963180116000359.

Kisely, Steve, Amy Li, Nicola Warren, und Dan Siskind. 2018. A Systematic Review and Meta-analysis of Deep Brain Stimulation for Depression. *Depression and Anxiety* 35(5):468–480. https://doi.org/10.1002/da.22746.

Kraemer, Felicitas. 2013. Me, Myself and My Brain Implant. Deep Brain Stimulation Raises Questions of Personal Authenticity and Alienation. *Neuroethics* 6:483–497. https://doi.org/10.1007/s12152-011-9115-7.

Kübler, Andrea. 2020. The History of BCI. From a Vision for the Future to Real Support for Personhood in People With Locked-in Syndrome. *Neuroethics* 13:163–180. https://doi.org/10.1007/s12152-019-09409-4.

Landecker, Hannah. 2007. *Culturing Life: How Cells Became Technologies*. Cambridge: Harvard University Press.

Moutaud, Baptiste. 2011. Are we Receptive to Naturalistic Explanatory Models of our Disease Experience? Applications of Deep Brain Stimulation to Obsessive Compulsive Disorders and Parkinsons's Disease. In *Sociological Reflections on the Neurosciences*, Hrsg. Martyn Pickersgill, Ira van Keulen und Barbara Katz Rothman, 179–202. Bingley: Emerald Group.

Moutaud, Baptiste. 2016. Neuromodulation Technologies and the Regulation of Forms of Life. Exploring, Treating, Enhancing. *Medical Anthropology* 35(1):90–103. https://doi.org/10.1080/01459740.2015.1055355.

Müller, Oliver, und Stefan, Rotter. 2017. Neurotechnology: Current Developments and Ethical Issues. *Frontiers in Systems Neuroscience* 11(93). https://doi.org/10.3389/fnsys.2017.00093.

Panuccio, Gabriella, Marianna Semprini, Lorenzo Natale, Stefano Buccelli, Ilaria Colombi, und Michela Chiappalone. 2018. Progress in Neuroengineering for Brain Repair. New Challenges and Open Issues. *Brain and Neuroscience Advances* 2:1–11. https://doi.org/10.1177%2F2398212818776475.

Papoulias, Constantina und Felicity Callard. 2010. Biology's Gift. Interrogating the Turn to Affect. *Body & Society* 16(1):29–56. https://doi.org/10.1177%2F1357034X09355231.

Rabinow, Paul. 1999. *French DNA. Trouble in Purgatory*. Chicago: The University of Chicago Press.

Rainey, Stephen, und Yasemin J. Erden. 2020. Correcting the Brain? The Convergence of Neuroscience, Neurotechnology, Psychiatry, and Artificial Intelligence. *Science and Engineering Ethics* 26:2439–2454. https://doi.org/10.1007/s11948-020-00240-2.

Rose, Nikolas. 2014. Die Politik des Lebens selbst. In *Biopolitik. Ein Reader*, Hrsg. Andreas Folkers und Thomas Lemke, 420–467. Berlin: Suhrkamp.

Seyfert, Robert. 2019. *Beziehungsweisen. Elemente einer relationalen Soziologie*. Weilerswist: Velbrück.

Sharon, Tamar. 2014. *Human Nature in an Age of Biotechnology. The Case for Mediated Posthumanism*. Dordrecht: Springer.

Silva, Gabriel A. 2018. A New Frontier. The Convergence of Nanotechnology, Brain Machine Interfaces, and Artificial Intelligence. *Frontiers in Neuroscience* 12:843. https://doi.org/10.3389/fnins.2018.00843.

Slaby, Jan, und Christian von Scheve, Hrsg. 2019. *Affective Societies: Key Concepts*. New York: Routledge.

Stark, Luke. 2018. Algorithmic Psychometrics and the Scalable Subject. *Social Studies of Science* 48(2):204–231. https://doi.org/10.1177/0306312718772094.

Vidal, Fernando. 2019. What Makes Neuroethics Possible? *History of the Human Sciences* 32(2):32–58. https://doi.org/10.1177/0952695118800410.

Volkmann, Jens, Thomas Schläpfer, Bettina Bewernick, Sabrina M. Gippert, und Thorsten Galert. 2016. *Tiefe Hirnstimulation. Neurologische, psychiatrische und philosophische Aspekte*. Freiburg: Karl Alber.

Waldenfels, Bernhard. 2002. *Bruchlinien der Erfahrung. Phänomenologie, Psychoanalyse, Phänomenotechnik*. Frankfurt a. M.: Suhrkamp.

Waldenfels, Bernhard. 2015. *Sozialität und Alterität*. Berlin: Modi sozialer Erfahrung.

Widge, Alik S., Donald A. Malone, Darin D. Dougherty. 2018. Closing the Loop on Deep Brain Stimulation for Treatment-Resistant Depression. *Frontiers in Neuroscience* 12:175. https://doi.org/10.3389/fnins.2018.00175.

An den Grenzen (il)legitimer Diskriminierung durch algorithmische Entscheidungsunterstützungssysteme in der Medizin

Florian Funer

1 Algorithmische Entscheidungsunterstützung in der Medizin und einige Limitationen

Seit den letzten Jahren bricht sich die systematische Anwendung von Algorithmen zur Auswertung großer Datenbestände auch im Gesundheitsbereich und der Medizin Bahn. Der Prozess der Auswertung wird dabei häufig von sogenannten klinischen Entscheidungsunterstützungssystemen (*Clinical Decision Support Systems,* CDSS) ausgeführt, die mithilfe von Algorithmen gesundheitsrelevante Daten klassifizieren, segmentieren und auf dieser Basis Prognosen für zukünftige Ereignisse erstellen. Insbesondere nicht-regelbasierte Algorithmen, die umgangssprachlich häufig unter dem Begriff „Künstliche Intelligenz" (KI) subsumiert werden und heute zumeist Anwendungen „Maschinellen Lernens" (ML) bezeichnen[1], könnten für die Zukunft der medizinischen Praxis von

---

[1] Während der Begriff „Künstliche Intelligenz" seit den 1970er-Jahren als Oberbegriff für ganz unterschiedliche informationstechnologische Methoden genutzt wurde, mithilfe derer das Ziel verfolgt werden sollte, Fähigkeiten der menschlichen Intelligenz möglichst umfassend zu simulieren oder gar zu übertreffen, etablierte sich in den letzten Jahrzehnten ein engerer Begriff von Künstlicher Intelligenz, der im Fachdiskurs weitgehend durch den Begriff „Maschinelles Lernen" ersetzt wurde. Maschinelles Lernen bezeichnet dabei den Prozess, mithilfe von Algorithmen aus Daten Muster zu erkennen, und verhindert mit dieser differenzierenden Engführung der Begriffsnutzung missverständliche Vergleiche zur menschlichen Intelligenz

---

F. Funer (✉)
Institut für Ethik, Geschichte und Philosophie der Medizin, Medizinische Hochschule Hannover, Hannover, Deutschland
E-Mail: Funer.Florian@mh-hannover.de

J. Loh und T. Grote (Hrsg.), *Medizin – Technik – Ethik,* Techno:Phil –
Aktuelle Herausforderungen der Technikphilosophie 5,
https://doi.org/10.1007/978-3-662-65868-0_4

großer Bedeutung sein (WHO 2021; ZEKO 2021). Die Besonderheit solcher Algorithmen besteht darin, dass sie auf weitgehend automatisierte Weise allgemeine Lernverfahren nutzen, um aus den ihnen dargebotenen Trainingsdaten statistische Regelmäßigkeiten zu identifizieren und daraus wiederum prädiktive Wahrscheinlichkeitsaussagen für das Auftreten von Phänomenen zu erzeugen (Waltl 2019; Berendt 2020). Durch die Anreicherung von bereitgestellten Datenbeispielen werden im Algorithmus die relativen Gewichte der Datenpunkte zueinander immer weiter angenähert und so eine möglichst genaue mathematische Repräsentation dieser Datenbeispiele erzeugt (Liedtke und Langanke 2021; Funer 2022). Im Gegensatz zu herkömmlichen Expertensystemen, bei denen Algorithmen die ihnen zugeführten Daten *regelbasiert,* d. h. mithilfe von deterministischen Wenn-Dann-Regeln auf die immer gleiche und damit zwar komplexe, aber vorhersehbare Art und Weise, berechnen, können *nicht-regelbasierte* Algorithmen, wie das Maschinelle Lernen, sich also allein auf Basis der ihnen zugeführten Daten ‚eigenständig‘ (weiter-)entwickeln. Auf dem Kontinuum von Methoden zur algorithmischen Datenanalyse, das von vollständig menschengesteuerten bis hin zu vollständig maschinengesteuerten Formen reicht (Gianfrancesco et al. 2018) und zahlreiche Abstufungen ermöglicht (Beam und Kohane 2018), scheinen vor allem letztere für die Generierung hochkomplexer, prädiktiver Modelle besonders vielversprechend zu sein. Potenziell problematisch an einer solchen vollständig maschinengesteuerten Generierung von nicht-regelbasierten Algorithmen ist jedoch, dass ihre Entscheidungsstruktur überhaupt nicht mehr oder nur zu Teilen und unter großem Aufwand von Menschen verstanden und bewertet werden kann (Waltl 2019; Baumgartner 2021; Funer 2022). Kurz: Man kennt die dem Algorithmus zugrundeliegenden Trainingsdaten *(Input)* und die von ihm errechneten Ergebnisse *(Outcome),* der Prozess zwischen diesen ist jedoch weitgehend unbekannt bzw. intransparent *(black box)* und es besteht in der Regel lediglich die Möglichkeit, sich diesem Prozess ex post mithilfe anderer Algorithmen anzunähern.

Auch die Medizin und der Gesundheitsbereich sind spätestens seit der systematischen Durchführung randomisierter Studien ein stark von Daten getriebener Bereich, deren schiere Fülle große Potentiale für Formen algorithmischer Datenauswertung bereithält. Während ML-basierte CDSS anfangs vor allem im Bereich der bildbasierten Diagnostik bedeutende Erfolge verzeichnen konnten (z. B. in der Radiologie, Dermatologie, Pathologie, Ophthalmologie) und sich auf kurz oder lang einer Implementierung in der Breite annähern werden, weitet sich die Entwicklung neuer CDSS zunehmend auf therapeutische Entscheidungen, wie etwa die Auswahl einer passenden Therapie für bestimmte Gruppen von Patient:innen (Fröhlich et al.

(vgl. dazu auch Berendt 2020; Liedtke und Langanke 2021). Es ließen sich hierbei weitere Differenzierungen vornehmen, die für mein Anliegen jedoch nicht unmittelbar von Bedeutung sind. Insbesondere die Entwicklungen im Bereich des *Deep Learning* bzw. die Modellierung von künstlichen neuronalen Netzen verhalfen dem Phänomen des Maschinellen Lernens zu den jüngsten Durchbrüchen.

2018), aus. Auch könnten ML-basierte CDSS zukünftig vermehrt bei der Erstellung von Prognosen sowie der Prädiktion von Krankheiten unterstützen (ZEKO 2021). So könnten sie etwa dabei helfen, die Wahrscheinlichkeit für die Entwicklung einer Sepsis oder einer Schizophrenie sowie das Risiko eines letalen Verlaufs nach einer Krebstherapie zu berechnen (Topol 2019). Solche prognostischen und prädiktiven Aussagen sind für die individuelle Therapiezielplanung von weitreichender Bedeutung, da auf ihnen etwa Entscheidungen über die Einleitung, Veränderung oder Unterlassung einer Therapie gründen können. Sofern sich die Zuverlässigkeit von CDSS bewähren würde, so die Zentrale Ethikkommission der Bundesärztekammer in ihrer Stellungnahme, „ist davon auszugehen, dass sie [CDSS; F. F.] für eine breitere Versorgung in der Fläche einen Innovationsschub generieren und durch eine KI-basierte Diagnostik in der Medizin möglicherweise einen Beitrag zu einer gerechteren Patient:innenversorgung leisten." (ZEKO 2021, A4).

Doch insbesondere die Zuverlässigkeit hinsichtlich des „Versprechen[s] von Objektivität und Neutralität" (Berendt 2020) wurde alsbald durch einige ernsthafte Bedenken getrübt. Vertraten einige die Hoffnung, ML-basierte CDSS könnten die Chancengleichheit etwa hinsichtlich Geschlecht, sozioökonomischer Stellung, Ethnizität und Alter fördern, geriet diese Hoffnung durch empirische Nachweise gegenteiliger Effekte ins Wanken (Obermeyer et al. 2019; Chen et al. 2020). Mehrfach konnte in Untersuchungen etwa gezeigt werden, dass algorithmengestützte Empfehlungen nicht wie erhofft die subjektiven Fehleranfälligkeiten und Verzerrungen menschlicher Akteur:innen eliminierten, sondern diese häufig nur fortschrieben und mitunter durch statistische und technische Eigenheiten sogar verstärkten (Barocas und Selbst 2016; Hagendorff 2019a; Koch 2020; Baumgartner 2021). Die sogenannte algorithmische Diskriminierung *(algorithmic discrimination)* wurde daher spätestens seit den 2010er-Jahren zu einer der meistbehandelten ethischen und rechtlichen Herausforderungen (semi-) automatisierter Entscheidungsfindung (Barocas und Selbst 2016; Berendt 2020). Dieser Aufmerksamkeit entsprechend stellte eine Analyse von 40 ethischen Leitlinien zum Umgang mit KI-Anwendungen in unterschiedlichen Lebensbereichen (Rudschies et al. 2021) jüngst heraus, dass die „Nicht-Diskriminierung" und „Fairness" in 82,5 % der Leitlinien zum Gegenstand gemacht wurde und damit nach „Transparenz" (97,5 %) und „Privatsphäre" (87,5 %) zu den drei häufigst genannten Prinzipien gehört. Auch die von der EU-Kommission beauftragte Expert:innengruppe zu Künstlicher Intelligenz (HLEG) nennt unter den sieben Kernanliegen in ihrer Leitlinie die Berücksichtigung von „Vielfalt, Nicht-Diskriminierung und Fairness" (vgl. HLEG 2019, 17). In der Literatur beliebte Beispiele „diskriminierender" Anwendungen betreffen dabei etwa die Auswahl von Bewerber:innen, die Bewertung von Kreditwürdigkeit oder aber Aussagen über die Rückfallwahrscheinlichkeit von Straftäter:innen, deren Einsatz soziale und wirtschaftliche Ungleichheiten zu verschärfen drohen. Im Gesundheitsbereich und in der Medizin waren solche Untersuchungen anfangs vergleichsweise selten, erfahren jedoch mit der steigenden Anzahl solcher Innovationen für die klinische Praxis mittlerweile ebenfalls größere Aufmerksamkeit (vgl. etwa Lashbrook 2018; Obermeyer et al. 2019; Chen et al. 2020). Auch wurden algorithmengestützte

CDSS erst kürzlich etwa von der Weltgesundheitsorganisation (WHO 2021) und – wie bereits zitiert – der Zentralen Ethikkommission der Bundesärztekammer (ZEKO 2021) thematisiert.

Mit meinem Beitrag möchte ich die Phänomene von statistischer Verzerrung und Diskriminierung durch ML-basierte CDSS sowie einige für die klinische Praxis besondere Herausforderungen diskutieren. Dazu sollen zunächst der Begriff der Diskriminierung sowie grundsätzliche Rechtfertigungsanforderungen, die bestimmte Ungleichbehandlungen moralisch legitimieren können, näher beleuchtet werden (2.). Anschließend werden einige bereits bekannte Formen potenzieller statistischer Verzerrungen durch Algorithmen vorgestellt und anhand von Beispielen der medizinischen Praxis illustriert (3.). Dies führt zur Problematisierung, vor welchen besonderen Herausforderungen man im Gesundheitsbereich und in der Medizin bei der Identifikation (il-)legitimer Formen von Diskriminierung steht und wie diese Identifikation durch eine algorithmengestützte Auswertung großer Datenmengen zusätzlich erschwert werden kann. Die bereichsspezifischen Rechtfertigungsanforderungen für Ungleichbehandlungen in der Medizin, so meine These, erschweren die Kontrolle und Verhinderung von negativ bewerteten Ungleichbehandlungen durch Algorithmen (4.). Ein kurzer Ausblick, der sowohl auf die Notwendigkeit einer ausreichenden Datengüte und -vielfalt wie auch auf eine ausreichende Integration von Angehörigen der Gesundheitsberufe bei der Implementierung von ML-basierten CDSS hinweist, beschließt die Ausführungen (5.).

2 Über die Legitimität und Illegitimität von Diskriminierung. Eine anfängliche Begriffsklärung

Bereits die Überschrift dieses Abschnitts mag den Einen mehr irritieren als die Andere; dies wohl hauptsächlich in Abhängigkeit vom eigenen disziplinären Hintergrund und dem jeweiligen Vorwissen. Was zunächst trivial erscheint, ist jedoch eine maßgebliche Voraussetzung für ein ergiebiges interdisziplinäres Gespräch, hier insbesondere zwischen Philosophie, Medizin und Informationstechnologie. Bevor den Eigenheiten algorithmischer Diskriminierung im Gesundheitsbereich daher näher nachgegangen werden kann, bedarf es zunächst einer kurzen Vergewisserung gemeinsam genutzter Begriffe und ihrer (unterschiedlichen) Bedeutung:

Unter Diskriminierung oder auch Diskrimination wird im Deutschen zumeist eine aus sozialen und/oder moralischen Gründen *negativ bewertete Ungleichbehandlung* verstanden. Diskriminierung ist daher alltagssprachlich die moralische Illegitimität zu eigen und sie entspricht somit der englischsprachigen *discrimination against* (Diskriminierung gegen, Benachteiligung). Diese hebt sich im Englischen von einer anderen, *wertneutralen Form,* der *discrimination* ohne Zusatz (Unterscheidung, Differenzierung), ab. Eine solche wertneutrale Form der Diskriminierung ist auch im technischen und medizinischen Jargon durchaus üblich.[2] Sie bezeichnet die Differenzierung und Sortierung zwischen Merkmalen und Mustern von Personen oder von Daten. So ist es etwa Aufgabe im Gesundheitsbereich, zwischen unterschiedlichen Patient:innengruppen zu diskriminieren (i. S. von „zu differenzieren"), um diese anschließend entsprechend den eigenen Merkmalen und/oder Mustern zu behandeln. Auch bei Algorithmen ist eine solche wertneutrale Diskriminierung, Datensätze nach einem bestimmten Maß an Übereinstimmung, Wichtigkeit oder anderen Kriterien zu klassifizieren (Berendt 2020), ein wesentliches Merkmal: Klassifizierungs-, Regressions- und Ranking-Algorithmen sind somit immer schon diskriminierend.

Doch selbstverständlich liegt nicht hierauf der Fokus der Debatte zur potenziellen Diskriminierung durch Algorithmen. Stattdessen geht es um Formen der *negativ bewerteten Ungleichbehandlung* aufgrund eines bestimmten Merkmals oder der Zugehörigkeit zu einer bestimmten Gruppe, die sich sowohl als Ungleichbehandlung von Gleichem als auch als Gleichbehandlung von Ungleichem manifestieren kann (Beck et al. 2019; Kolleck und Orwat 2020).[3] Doch wodurch erhält eine Ungleichbehandlung ihre *negative Bewertung* bzw. was unterscheidet eine gerechtfertigt differenzierende Ungleichbehandlung von einer „ungerechtfertigten Diskriminierung" (Kolleck und Orwat 2020)?

Die Beurteilung, ob eine Ungleichbehandlung gerechtfertigt oder ungerechtfertigt ist, verweist ihrerseits auf Fragen nach Gründen für die jeweilige Ungleichbehandlung. Als Ausgangspunkt gilt es, zunächst festzustellen, dass zwischen Personen grundsätzlich Unterschiede existieren können, die einer unterschiedlichen Behandlung bedürfen. So können etwa – als Beispiel für den Gesundheitsbereich – Personen mit Diabetes mellitus anders behandelt werden als Personen ohne Diabetes mellitus, ohne dass die schlichte Tatsache dieser Ungleichbehandlung aufgrund des Merkmals „Diabetes mellitus" eine negativ bewertete Diskriminierung darstellen würde. Entscheidend sind hierbei jedoch mindestens zweierlei Arten von Gründen:

---

[2] Im Gesundheitsbereich wird neben der wertneutralen Diskriminierung aber auch die negativ bewertete Diskriminierung immer wieder zum Gesprächsgegenstand, etwa im Kontext gesundheitlicher Ungleichheit (*health care disparity* oder *health inequality*), die durch die systematische Benachteiligung von Gruppen von Menschen zustande kommt (Gianfrancesco et al. 2018; Baumgartner 2021). Auch Diskriminierungserfahrungen von Patient:innen, etwa aufgrund von körperlicher oder psychischer Verfasstheit, sozialer Position, geschlechtlicher Identität, sexueller Orientierung, chronischen Erkrankungen, Behinderungen oder auch intersektionale Kombinationen hiervon (Puddifoot 2019; Baumgartner 2021), thematisieren die negativ bewertete Form der Diskriminierung. Im medizinischen Jargon sind also sowohl die wertneutrale Diskriminierung i. S. einer Differenzierung als auch die negativ bewertete Diskriminierung zumeist i. S. einer Benachteiligung gebräuchlich.

[3] Irritationen können hierbei die manchmal genutzten Formen „positive Diskriminierung" und „negative Diskriminierung" hervorrufen, die jedoch nicht auf die negative Bewertung der Diskriminierung abheben. Sie stehen vielmehr für die konkrete Ausgestaltung der Ungleichbehandlung: einerseits als eine Bevorteilung bzw. Bevorzugung (positive Diskriminierung), andererseits als eine Benachteiligung (negative Diskriminierung) (vgl. hierzu etwa Lindner 2018).

Zum einen kann die Rechtfertigung einer Ungleichbehandlung mit *sach-bezogenen*[4] *normativen Gründen* erfolgen. So erhalten beispielsweise Personen mit Diabetes mellitus eine Insulintherapie, da diese unseres Wissens nach in einem sachlichen Zusammenhang mit Diabetes mellitus steht und ein geeignetes Mittel zur Therapie darstellt, während Personen ohne Diabetes mellitus diese nicht zu erhalten brauchen. Der sachlich vorliegenden Differenz der beiden Personengruppen würde es jedoch nicht entsprechen, Personen mit Diabetes mellitus allein aufgrund dieses Merkmals z. B. eine bevorzugte Chefärzt:innenbehandlung zukommen zu lassen, da Chefärzt:innenbehandlungen nach aktuellem Kenntnisstand in keinem sachlichen Zusammenhang zum Merkmal Diabetes mellitus stehen und daher kein geeignetes Mittel zu dessen Therapie darstellen. Eine Diskriminierung liegt demnach nur dann vor, „wenn die Art der Ungleichbehandlung nicht dazu geeignet ist, dem Zweck der Ungleichbehandlung zu dienen" (Koch 2020). Personen mit Diabetes mellitus aufgrund dieses Merkmals eine Insulintherapie zukommen zu lassen, scheint uns aus sachbezogenen normativen Gründen zweckdienlich zu sein. Personen mit Diabetes mellitus wiederum eine Chefärzt:innenbehandlung aufgrund dieses Merkmals zukommen zu lassen, die Personen ohne Diabetes mellitus *ceteris paribus* vorenthalten bliebe, scheint uns nicht zweckdienlich und damit eine ungerechtfertigte Ungleichbehandlung, also Diskriminierung, zu sein – unabhängig davon, ob die Chefärzt:innenbehandlung nun in Wirklichkeit eine Bevorzugung oder Benachteiligung darstellt.

Zum anderen kann die Rechtfertigung einer Ungleichbehandlung auch mit *nicht-sachbezogenen bzw. sachunabhängigen normativen Gründen* erfolgen. So können sich Gesellschaften etwa aus anderen normativen Erwägungen heraus (etwa als Kompensation historisch erfahrenen Leids, als Ausgleich strukturell gehäufter Nachteile, als Sicherstellung des Ideals einer pluralen Gesellschaft) darauf verständigen, Personen mit bestimmten Merkmalen besonders zu schützen, indem diese Merkmale als normativ unzureichende oder sogar verbotene Rechtfertigung für Ungleichbehandlungen qualifiziert werden (Britz 2008; Lindner 2018). So werden etwa in Art. 3 Abs. 3 des Grundgesetzes[5] oder in Art. 21 der Grundrechte-Charta[6] Merkmale aufgeführt, für die rechtliche Diskriminierungs-

---

[4] Damit ist eine konkret die Ungleichbehandlung betreffende Sache gemeint.

[5] Art. 3 Abs. 3 GG: „Niemand darf wegen seines Geschlechtes, seiner Abstammung, seiner Rasse, seiner Sprache, seiner Heimat und Herkunft, seines Glaubens, seiner religiösen oder politischen Anschauungen benachteiligt oder bevorzugt werden. Niemand darf wegen seiner Behinderung benachteiligt werden."

[6] Art. 21 Charta der Grundrechte der EU: „(1) Diskriminierungen insbesondere wegen des Geschlechts, der Rasse, der Hautfarbe, der ethnischen oder sozialen Herkunft, der genetischen Merkmale, der Sprache, der Religion oder der Weltanschauung, der politischen oder sonstigen Anschauung, der Zugehörigkeit zu einer nationalen Minderheit, des Vermögens, der Geburt, einer Behinderung, des Alters oder der sexuellen Ausrichtung sind verboten. (2) Unbeschadet besonderer Bestimmungen der Verträge ist in ihrem Anwendungsbereich jede Diskriminierung aus Gründen der Staatsangehörigkeit verboten."

verbote bestehen. Für unseren Kontext von Bedeutung sind ebenfalls die unter Art. 9 der EU-Datenschutzgrundverordnung (DSGVO) genannten, besonders schützenswerten personenbezogenen Daten. Diese Merkmale stehen dabei in keinem – oder nur in einem indirekten – sachlichen Zusammenhang mit der zur Diskussion stehenden Ungleichbehandlung. Beispielsweise verursachen „Frauen" aktuell höhere Gesundheitskosten als „Männer" (Statistisches Bundesamt 2022; Beispiel aus Koch 2020), was aus sachbezogenen normativen Gründen heraus mitunter manche Formen der Ungleichbehandlung, wie etwa höhere Krankenkassenbeiträge, rechtfertigen könnte. Aus anderen, nicht-sachbezogenen normativen Gründen (bereits bestehende strukturelle Benachteiligungen von „Frauen", biologisches Geschlecht als angeborener Zufall etc.) wird die finanzielle Mehrbelastung für Frauen jedoch sozial und moralisch als nicht angebracht oder angemessen gewertet (dazu Avraham 2018; auch bei Koch 2020).[7]

Das Zusammenspiel sachbezogen normativer und nicht-sachbezogen normativer Gründe mündet in Verhältnismäßigkeitserwägungen (vgl. Khaitan 2018), deren Ausgang schließlich über die (nicht) ausreichende Rechtfertigung von Ungleichbehandlungen entscheidet.[8] Ein Beispiel des Zusammenspiels sachbezogener und nicht-sachbezogener normativer Gründe konnte etwa in der öffentlichen Debatte zur sogenannten Triage während der COVID-19-Pandemie lebhaft mitverfolgt werden: Gegenstand war die (Nicht-)Zuteilung von potenziell begrenzten Behandlungsressourcen, bei der sowohl rechtlich wie auch ethisch über die Legitimität der Berücksichtigung des Merkmals „Alter" diskutiert

---

[7] Heiner Koch (2020) unterscheidet bei Ungleichbehandlungen in ähnlicher Weise die „sachliche (Un-)Angemessenheit" von „normativen Aspekten". Er nutzt dabei den Begriff der „sachlichen (Un-)Angemessenheit", um in der sachlichen Differenz begründete bzw. unbegründete Ungleichbehandlungen auszudrücken. Auch wenn ich mit seinen Ausführungen dahingehend übereinstimme, dass sachlich vorliegende Differenzen zwar *Gründe* für eine Ungleichbehandlung darstellen können, scheint mir, dass das Urteil über die sachliche *Angemessenheit* der Ungleichbehandlung immer schon normative Erwägungen voraussetzt und es sich daher um eine konstruierte oder zumindest begrifflich irreführende Unterscheidung handelt. Aus der alleinigen Tatsache der sachlichen Unterscheidbarkeit (Sein) folgt, so meine Einschätzung, *nie* eine unmittelbare (keiner normativen Rechtfertigung bedürfende) Angemessenheit der Ungleichbehandlung (Sollen). Vielmehr bedarf es immer normativer Erwägungen, welche Evidenz und welcher Grad der Unterscheidbarkeit gegeben sein müssen, um eine bestimmte Art von Ungleichbehandlung zu rechtfertigen. Aus diesem Grund wähle ich hier die Begriffe „sachbezogen normative" bzw. „nicht-sachbezogen normative Gründe".

[8] Lippert-Rasmussen (2011, 2014) unterscheidet bei der Beurteilung der Legitimität von Ungleichbehandlungen zwei Bezugsrahmen: Ihm zufolge könnten bei einer Ungleichbehandlung entweder allein die Person bzw. Personengruppe, die ungleich behandelt wird und der daraus Nachteile entstehen bzw. entstehen könnten *(pro tanto)*, oder aber alle aus der Ungleichbehandlung resultierenden Folgen und auch mittelbar davon betroffenen Personen *(all things considered)* berücksichtigt werden. *Pro tanto* scheint sich mir daher weitgehend mit der Berücksichtigung von mir als sachbezogen normativ bezeichneten Gründen zu decken, während *all things considered* darüber hinausgehend eben auch nicht-sachbezogen normative Gründe, wie Gerechtigkeitserwägungen, miteinschließt.

wurde. Während aus sachbezogenen normativen Gründen (z. B. hohes Alter als relevanter Faktor für die zu erwartende Erfolgsaussicht der Therapie) für eine zumindest indirekte Berücksichtigung des Merkmals (i. S. der Gebrechlichkeit/ Frailty einer Person) plädiert wurde, sollte aus nicht-sachbezogenen normativen Gründen (zumeist mit Verweis auf gesetzlich festgehaltene Überzeugungen etwa in Art. 3 Abs. 3 Grundgesetz) das Merkmal „Alter" keine Rolle bei der (Nicht-) Zuteilung von Behandlungsressourcen spielen, da es sich anderenfalls um eine Diskriminierung aufgrund des Alters gehandelt hätte. Dabei ist festzuhalten, dass beide Arten von Gründen, sowohl sachbezogene als auch nicht-sachbezogene normative Gründe, potenziell hinsichtlich ihrer Relevanz und Zulässigkeit als moralische Rechtfertigung für Ungleichbehandlungen in unterschiedlichen Gesellschaften und zu unterschiedlichen Zeitpunkten auch unterschiedlich ausfallen können, z. B. durch bedeutsame Veränderungen des Wissensstandes bezüglich der Ungleichbehandlung, durch andere Rahmenbedingungen oder durch soziale oder moralische Prioritätensetzungen, um etwa temporär strukturelle Benachteiligung für eine Personengruppe auszugleichen.

Nun beruhen die meisten Unterscheidungen in der Medizin bzw. im Gesundheitsbereich auf empirisch validierten statistischen bzw. probabilistischen Zusammenhängen, insbesondere Korrelationen zwischen Personen und Merkmalen. Die medizinische Praxis bedient sich hierfür zumeist offensichtlicher Merkmale von Personen (z. B. biologisches Geschlecht, Alter, Herkunft etc.), die als Stellvertretermerkmale *(Proxies)* für die schwieriger oder gar unmöglich zu bestimmenden, in einem kausalen Zusammenhang hierzu stehenden Merkmale fungieren. Die genutzten Merkmale sind also vereinfachende Hilfsmerkmale für andere – im eigentlichen Interesse stehende – Zusammenhänge (Mehrabi et al. 2021), wie etwa ob eine Person zukünftig eine bestimmte Erkrankung entwickeln wird. Da die zukünftige Entwicklung einer bestimmten Erkrankung zum gegenwärtigen Zeitpunkt zumeist nicht direkt erfasst werden kann, ermöglichen Daten über Personen mit vergleichbaren Stellvertretermerkmalen (z. B. Alter, Vorerkrankungen, Jahre des Zigarettenkonsums) eine statistische Annäherung an das jeweilige Risiko. Durch die Zuordnung gleicher Stellvertretermerkmale an ähnliche Personen kann eine in vielen Fällen zuverlässige Grundlage geschaffen werden, die Unterscheidungen zwischen Personengruppen ermöglicht. Dabei werden jedoch Gemeinsamkeiten innerhalb einer Kategorie hinsichtlich ihrer Bedeutung überhöht; andere bestehende (vielleicht unbekannte) Unterschiede auch nivelliert.

Solchen statistischen Vereinfachungen verdankt sich eine besondere Form der Diskriminierung, die zumeist als *statistische Diskriminierung* bezeichnet wird (vgl. hierzu ausführlich Lippert-Rasmussen 2011; Schauer 2018) und die in der Medizin sowie bei der Verwendung von Algorithmen die vermutlich größte Bedeutung spielt (Barocas und Selbst 2016; Berendt 2020). Hierbei existieren sowohl wertneutrale als auch negativ bewertete, weil ungerechtfertigte, Formen. Beim Phänomen der statistischen Diskriminierung basieren Ungleichbehandlungen auf der Eingruppierung von Individuen anhand ausgewählter Merkmale in statistisch ähnliche Gruppen, während andere Merkmale statistisch unberücksichtigt bleiben. Grundsätzlich sind Formen statistischer Diskriminierung ein fester Bestandteil unseres Alltags: Beispielsweise dient das Alter als statistischer Proxy für geistige Reife oder Verantwortungsbewusstsein, sodass wir Minderjährigen aufgrund dieses Merkmals den Zugang zu bestimmten Gütern (z. B. Alkohol- und Nikotinkonsum, Teilnahme am motorisierten Individualstraßenverkehr) verwehren (Schauer 2018); auch kann ab einem gewissen Alter – nun als statistischer Proxy für unzureichende Reaktionsfähigkeit – die Ausführung bestimmter Berufe verboten werden (z. B. Pilot:innen; ebd.). Solche Formen der Ungleichbehandlung auf Basis eines Merkmals werden, trotz allen Wissens über mögliche Limitationen[9] und der Existenz von Grenzphänomenen, zumeist als sozial wie auch moralisch unproblematisch erachtet, solange sie ein als legitim erachtetes Ziel verfolgen und der Zusammenhang zwischen dem Stellvertretermerkmal und dem eigentlichen Zielmerkmal entsprechend dem aktuellen Wissensstand ausreichend begründet ist (Schauer 2018). Die medizinische Praxis ist bestimmt von unzähligen Stellvertretermerkmalen, die etwa als Kriterienkataloge für Diagnosen oder Prognosen dabei helfen, Personen unterschiedlichen Gruppen zuzuordnen und auf dieser Basis unterschiedlich zu behandeln.

Die statistische Diskriminierung stellt einen moralischen Streitfall hinsichtlich ihrer Rechtfertigungsbedingungen dar. So ist es höchst umstritten, ob eine *grundsätzliche* moralische Pflicht besteht, eine Person als Einzelne:n zu behandeln (Schauer 2018). Auf der einen Seite könne es beispielsweise unter Verweis auf ein sozialethisches Gebot der Ressourcenschonung sinnvoll (etwa Schauer 2003), vielleicht sogar *all things considered* moralisch geboten sein (Lippert-Rasmussen 2011), sich zur effektiven Verfolgung eines bestimmten (legitimen) Ziels auf statistisch validierte Verallgemeinerungen zu verlassen.[10] Statistische Fehler zu Ungunsten einiger Personen werden hierbei häufig in utilitaristischer Manier mit dem Nutzen zu Gunsten anderer Personen verrechnet (Lippert-Rasmussen 2011; Schauer 2018). Auf der anderen Seite gebiete eine an der Würde des:der Einzelnen orientierte Behandlung auch eine ausreichende Einzelfallgerechtigkeit (Britz 2008) oder, sofern dies schwer umsetzbar ist, zumindest eine randomisierte Zuteilung von Nutzen und Kosten (Dworkin 1978; Harcourt 2007; Schauer 2018; Lindner 2018). Eine rein statistisch begründete Ungleichbehandlung führe

---

[9] So läuft die Nutzung von Stellvertretermerkmalen, die die Realität vereinfachen sollen, auch unweigerlich Gefahr, die Bildung und Anwendung von Stereotypen und Vorurteilen zu begünstigen, wodurch sich ungerechtfertigte Zuschreibungen von Stellvertretermerkmalen häufen können. Vgl. hierzu vertiefend etwa den von Petersen und Six (2020) herausgegebenen Band *Stereotype, Vorurteile und soziale Diskriminierung,* auf den mich dankenswerter Weise die Herausgeber:innen aufmerksam gemacht haben.

[10] Während statistische Verallgemeinerungen dazu führen könnten, dass einige Personen behandelt werden, wie sie vielleicht aus sachbezogenen normativen Gründen nicht behandelt werden sollten, könnten andere nicht-sachbezogene normative Erwägungen (z. B. wirtschaftlich-epistemische Kosten-Nutzen-Abwägungen, Priorisierungen etc.) zu dem Urteil führen, dass die resultierende Ungleichbehandlung als alles in allem ausreichend gerechtfertigt eingeschätzt wird.

anderenfalls dazu, dass der:die Betroffene „sich allein wegen dieses einen (Stell-vertreter-)merkmals einer Regel beugen [muss], die auf zahlreiche Personen, die dieses Merkmal aufweisen, passen mag, die aber seinen[:ihren; F.F.] Fall nicht richtig erfasst, und darum eigentlich nicht zur Anwendung kommen dürfte" (Britz 2008, 12).

Die Realität, sich der Einzelfallgerechtigkeit maximal annähern, diese aber angesichts begrenzter Ressourcen wohl nie vollständig erreichen zu können, führt uns zu der Frage nach dem moralisch geringsten Übel: Wie stark muss der statistische Zusammenhang (z. B. zwischen Stellvertretermerkmal und Behandlungserfolg) sein, damit eine Ungleichbehandlung als sachbezogen normativ gerechtfertigt gelten kann und welchen Stellenwert haben andere, nicht-sachbezogene normative Gründe hierbei? Je ‚feinkörniger‘, d. h. spezifischer, genutzte Merkmale sind, desto individuell akkurater können auf dieser Basis Aus-sagen über Einzelne getroffen werden; je ‚grobkörniger‘, d. h. unspezifischer, genutzte Merkmale sind, desto weniger akkurat sind resultierende Aussagen über Einzelne (Lippert-Rasmussen 2011).

Über die Antwort auf diese Frage lässt sich für unterschiedliche Lebens-bereiche wahrlich streiten – und dies unter sich verändernden Umständen sach-bezogener und nicht-sachbezogener Gründe. Bevor nun aber deutlich gemacht werden kann, vor welcher besonderen Herausforderung die Identifikation von algorithmischer Diskriminierung im Gesundheitsbereich und der Medizin steht, sollen zunächst einige bisher bekannte Ursachen für statistische Fehler bei der ML-basierten Auswertung großer Datenmengen vorgestellt werden.

3 Potenzielle statistische Verzerrungen durch algorithmische Entscheidungsunterstützung

Das Ziel algorithmischer Entscheidungsunterstützungssysteme ist in erster Linie die Unterscheidung zwischen Personen bzw. Personengruppen, also diese – in einer eigentlich wertneutralen Form – zu diskriminieren. Nichtsdestotrotz zeigt sich, dass Empfehlungen ML-basierter CDSS immer wieder zu zumeist unbe-absichtigten[11], negativ bewerteten Ungleichbehandlungen neigen. Der Zusammen-hang digitaler Technologien und negativ bewerteter Ungleichbehandlung wurde in der Technikphilosophie sowie den (Critical) Data Studies im vergangenen Jahrzehnt intensiv diskutiert (Barocas und Selbst 2016; O'Neil 2016; für weitere: Hagendorff 2019a). Ursächlich für diskriminierende Empfehlungen können

---

[11]Zwar können auch Formen absichtlicher Diskriminierung durch Algorithmen umgesetzt und sogar zu Teilen verschleiert werden („Maskierung", vgl. dazu Barocas und Selbst 2016). Da diese in der Regel jedoch nicht in der *Funktionsweise* von algorithmengestützten CDSS begründet sind, werden sie hier nicht weiter berücksichtigt. Nichtsdestotrotz haben regulatorische Maßnahmen auch solche Formen von Diskriminierung im Blick zu behalten.

mindestens folgende beiden Arten von statistischen Verzerrungen *(Biases)* sein: 1.) Verzerrungen durch fehlende oder mangelhafte (Trainings-)Daten und 2.) Verzerrungen durch das Design des Algorithmus.[12]

3.1 Problembereich I: Verzerrungen durch fehlende Daten oder mangelnde Datengüte

In einer idealen Welt wären alle Daten, die wir erheben und auf deren Basis ein Algorithmus entwickelt wird, objektive und akkurate Repräsentationen dieser Welt. Der Algorithmus würde folglich aus den ihm präsentierten Daten Muster und Wahrscheinlichkeiten identifizieren, die vollständig mit den Mustern und Wahrscheinlichkeiten der Realität übereinstimmen. Auf dieser Grundlage würde der Algorithmus durch den Abgleich von Mustern der bereits bekannten Daten einerseits und von Daten eines neu eingespeisten Falles andererseits für den vorliegenden Fall höchst präzise und differenzierte Aussagen über Wahrscheinlichkeiten zukünftiger Ereignisse treffen können. Die bittere Enttäuschung dieses Ideals einer in Daten auflösbaren Repräsentation der Realität führt mich zum ersten Problembereich, der die Nutzung von algorithmengestützten CDSS (bisher) deutlich limitiert, denn: *„[A]n algorithm is only as good as the data it works with"* (Barocas und Selbst 2016; vgl. ähnlich ZEKO 2021).

Die Daten, die dem Algorithmus als Beispiele dienen und die in ihrer Gesamtheit als Trainingsdaten bezeichnet werden, gelten für diesen als maßgebliche Grundwahrheit. Nun sind aber Trainingsdaten zumeist keineswegs ideale Repräsentationen der Realität, sondern sie weisen eine ganze Reihe von Phänomenen auf, die als Verzerrungen der Daten beschrieben werden können (Berendt 2020; ausführlich bei: Friedman und Nissenbaum 1997; Barocas und Selbst 2016; Mehrabi et al. 2021)[13]:

Eine Hauptursache besteht darin, dass Datensätze niemals vollständig sind. Sie bilden nur einen Ausschnitt der Realität ab, etwa nur bestimmte Lebensbereiche, darin wiederum nur bestimmte Ereignisse, die ihrerseits nur mithilfe bestimmter Parameter erhoben werden. Diese Tatsache ist bei den heute zur Verfügung stehenden Daten im Gesundheitsbereich nicht anders: Sie stammen in der Regel aus Erhebungen von Stichproben, von denen bei *statistisch ausreichender Stichprobengröße* und *ausreichender Repräsentativität* von einer *akzeptablen* Universalisierbarkeit der darin auftretenden Phänomene ausgegangen wird – unter

---

[12] Auch können Ungleichbehandlungen durch die Interaktion mit dem algorithmengestützten CDSS zustande kommen. Da dies jedoch vorrangig psychologische Verzerrungseffekte durch die mit diesem interagierenden Akteur:innen sind, bleiben diese hier unberücksichtigt (vgl. in Mehrabi et al. 2021).

[13] Die meisten solcher Verzerrungen stellen dabei aber nicht etwa eine Eigenheit von Algorithmen bzw. algorithmengestützten CDSS dar, sondern gelten vielmehr für gesundheitliche Datensätze und den medizinischen Umgang mit ihnen im Allgemeinen.

mehr oder weniger bewusster, aber zumindest statistisch anerkannter Inkauf-
nahme, dass dadurch auch einige (Grenz-)Phänomene übersehen werden können.
Ein Algorithmus basiert also allein auf den zur Verfügung gestellten Daten und
damit auf einem Ausschnitt der Realität. Fehlende Daten oder gar nicht zugängliche, bisher nicht messbare oder nicht operationalisierbare Daten bleiben in dieser
Grundwahrheit des Algorithmus unberücksichtigt und bilden insofern blinde
Flecken des auf ihm aufbauenden CDSS. Im Ergebnis könnten Empfehlungen von
CDSS für jene Phänomene, die den Trainingsdaten fremd sind bzw. von diesen
gar nicht repräsentiert werden, den betreffenden Personen keinen oder nur einen
geringeren Nutzen bieten, da sie für ihren Fall vielleicht schlicht unzutreffend
sein könnten (Gianfrancesco et al. 2018). Einige Personen oder Personengruppen
tauchen in der – üblicherweise randomisiert zusammengestellten – Stichprobe
und den aus ihr gewonnenen Daten nicht auf oder sind im Vergleich zur Bezugs-
population über-/unterproportional vertreten (Barocas und Selbst 2016; Berendt
2020; Vollmer et al. 2020).[14] „Für die Gesundheit der ausgeschlossenen oder nicht
korrekt mitbedachten Personengruppen heißt das letztendlich", so fasst es Renate
Baumgartner zusammen, „dass die Behandlung dieser Personengruppen schlechter
ist, sich eventuell verzögert und damit (existierende) Ungleichheiten fortgesetzt
und weiter verfestigt werden." (Baumgartner 2021) Über die Unzulänglichkeit der
medizinischen Nutzung von Erkenntnissen aus nicht-repräsentativen Stichproben
und deren Folgen für die Gesundheit wurde in den vergangenen Jahrzehnten
umfangreich reflektiert, wie dies zum Beispiel für Frauen, Kinder, Personen
hohen Alters, ethnischen Minoritäten sowie sozial und gesundheitlich deprivierten
Personen der Fall ist (Vickers und Fouad 2014). Besonders gefährdet, nicht von
Stichproben entsprechend der Realität repräsentiert zu werden, sind *people who
live on big data's margins, whether due to poverty, geography, or lifestyle, and
whose lives are less ‚datafied' than the general population's."* (Lerman 2013, 57;
vgl. auch Gianfrancesco et al. 2018; ZEKO 2021; Mehrabi et al. 2021) Für den
Gesundheitsbereich wird man noch jene Gruppe von Personen ergänzen müssen,
deren Risikoprofile und Krankheitsbilder verhältnismäßig selten vorkommen und
von denen daher nur wenige Daten existieren.[15] Auch wenn in Fällen offensichtlich verzerrter Datensätze geeignete Instrumente existieren, diese zu identifizieren
und zu korrigieren (Ramoni und Sebastiani 2001), bleiben der Ursprung und das
Ausmaß der Verzerrung im Vergleich zur Wirklichkeit häufig dennoch schwer
nachvollziehbar (Barocas und Selbst 2016).

---

[14]Mithilfe randomisierter Stichproben sollen durchschnittliche Behandlungseffekte für eine
Population geschätzt werden. Teilnehmende Personen klinischer Studien sind häufig jedoch in
Bezug auf zahlreiche Faktoren nicht repräsentativ für die reale Population von Patient:innen,
die die Behandlung letztlich erhalten. Das kann etwa für Minderheitengruppen nachweisbar
schlechtere Behandlungsoutcomes bedeuten.

[15]Entscheidend ist hierbei vor allem das Design des Algorithmus und wie dieser mit bestehenden
Häufigkeitsunterschieden rechnerisch umgeht (vgl. Abschn. 3.2).

Neben fehlenden bzw. unvollständigen Datensätzen können Daten, die einem Algorithmus zum Training bereitgestellt werden, auch schlicht falsch oder subjektiv verzerrt sein. Dies betrifft vor allem den vorgelagerten Prozess der Erhebung und Operationalisierung, bei dem beispielsweise (Stellvertreter-) Merkmale eines Gesundheitszustandes falsch erhoben, benannt oder interpretiert wurden (*misclassification, misinterpretation, mislabeling;* vgl. auch Barocas und Selbst 2016; Gianfrancesco et al. 2018; Obermeyer et al. 2019; Baumgartner 2021). Alle Daten werden von den Konzepten und ihrem soziohistorischen Kontext beeinflusst, die denjenigen Personen zur Verfügung stehen, die die Daten mit *„Labeln"* versehen (Berendt 2020). Auch können sich klinisch genutzte (Stellvertreter-)Merkmale über die Zeit hinweg durchaus verändern, weil sich etwa Vorstellungen von Krankheit und Gesundheit ändern oder aber der Wissensstand hinsichtlich einer bestimmten Erkrankung wächst.[16] Zudem wurde bereits mehrfach nachgewiesen, dass fehlerhafte oder subjektiv verzerrte Klassifikationen und Interpretationen von klinischen Bildern v. a. aufgrund von Stereotypien bei Personen gehäuft auftreten, die nicht der lokalen Mehrheitsgesellschaft entsprechen (vgl. dazu Puddifoot 2019). Die algorithmische Formalisierung von Stereotypien und Fehlklassifizierung läuft damit Gefahr, zur *self-fulfilling prophecy* für diese Vorurteile zu werden.

Nun liegt angesichts dieser potenziellen Probleme unvollständiger, nicht-repräsentativer und fehlerhafter Datensätze die Annahme nahe, der Ausschnitt, der dem Algorithmus als Grundwahrheit dient, müsse nur möglichst gut der Realität entsprechen, um die Universalisierbarkeit der darin auftretenden Phänomene annehmen zu können. Doch eine große Herausforderung bei der Erzeugung von Datensätzen ist, dass sich auch in empirisch erhobenen Daten gesellschaftliche oder medizinische Vorurteile niederschlagen können (Waltl 2019). Ein Beispiel für ein solches medizinisches Vorurteil wäre etwa die für Frauen im Vergleich zu Männern seltenere Verschreibung lipidsenkender Medikamente oder Hospitalisierung, und das trotz des Umstands, dass bei ihnen häufiger Bluthochdruck und Herzinsuffizienzen festgestellt werden können (Li et al. 2016; auch zitiert bei Gianfrancesco et al. 2018). Der Vorgang, bei dem solche direkt diskriminierenden Vorannahmen in die Datensätze transferiert werden, kann als „Wertübertragung" oder „Werteinschreibungsprozess" bezeichnet werden (Hagendorff 2019a, 56). Wird ein Algorithmus nun anhand von Trainingsdaten trainiert, die mit historisch gewachsenen Verzerrungen vorbelastet sind (preexisting biases, Friedman und Nissenbaum 1996), werden die darin vor-

---

[16] Ein Beispiel für die Historizität von Gesundheitsproxies wäre etwa die bis 2017 in den USA ab einem Blutdruck von über 140/90 mmHG vergebene Diagnose der arteriellen Hypertonie, deren Schwellenwert sich mit Veröffentlichung einer neuen Leitlinie des *American College of Cardiology* und der *American Heart Association* auf einen Schwellenwert auf 130/80 mmHg gesenkt hat (Messerli und Bangalore 2018). Hätte also eine Person mit einem arteriellen Blutdruck von 126/80 mmHg noch vor 2017 voraussichtlich kein Label „arterielle Hypertonie" erhalten, hat sich dies plötzlich verändert. Diese historische Veränderbarkeit von Daten ist einem Algorithmus nicht offenkundig, vielmehr muss sie bewusst berücksichtigt werden.

genommenen Klassifizierungen und Bewertungen als Grundwahrheit auch für
zukünftige Ereignisse angenommen. Selbst wenn also die vom Algorithmus
angenommene Grundwahrheit der Realität entspricht, muss dies noch längst
nicht jene Realität sein, wie sie gesellschaftlich gewünscht wird, geschweige
denn aus normativen Erwägungen heraus sein sollte. Empirisch erhobene Datensätze über vergangene Ereignisse bilden eben gesellschaftliche Strukturen nur ab.
Durch deren Formalisierung in ein algorithmisches Muster und die systematische
Anwendung dieses Musters auf neue Situationen werden diese Verhältnisse
ständig aktualisiert und damit „perpetuiert" (Baumgartner 2021; vgl. Barocas
und Selbst 2016; Koch 2020). Die möglichen Reproduktionen bestehender Dis-
kriminierungsmuster und Vorurteile von früheren Entscheidungsträger:innen
wurden daher als neue „emerging biases" (Friedman und Nissenbaum 1996)
großer Datensätze identifiziert. Tatsächlich würde die stetig erneuerte Anwendung
früherer Entscheidungsmuster auf aktuelle Situationen voraussichtlich für eine
Vervielfachung dieser Entscheidungsmuster sorgen, deren Ursachensuche und
Ausgleich sich mit anwachsender Datenmenge immer schwieriger gestaltet.

Zusammenfassend lässt sich festhalten, dass die Datengrundlage eines
Algorithmus von ganz unterschiedlichen Verzerrungen betroffen sein kann. Als
entscheidend für die Beschaffenheit von Datensätzen wurden hier zumindest die
Vollständigkeit, Repräsentativität und Korrektheit von Daten erwähnt. Auch wurde
darauf hingewiesen, dass bereits bei der Erzeugung und Selektion von Daten Ent-
scheidungen getroffen werden, die wiederum eigener normativer Rechtfertigungen
bedürfen und sich über die Zeit hinweg verändern können. Die Qualität der
(Trainings-)Daten hat bedeutende Auswirkungen auf die daraus resultierenden
Empfehlungen von algorithmengestützten CDSS, auf deren Basis Personen oder
Personengruppen behandelt werden sollen. Verlassen sich Akteur:innen des
Gesundheitsbereichs auf Empfehlungen eines CDSS, dessen Datengrundlage
unvollständig, nicht-repräsentativ oder fehlerhaft ist, würden bestimmte Personengruppen, wie etwa Frauen mit Bluthochdruck oder Herzinsuffizienz, konsequent
seltener mit lipidsenkenden Medikamenten behandelt oder hospitalisiert – also
ungleich behandelt –, ohne dass hierfür eine sachbezogen oder nicht-sachbezogen
normative Rechtfertigung angeführt werden könnte. Der alleinige Verweis, dass
dies den zugrundeliegenden Daten geschuldet sei, würde wohl kaum als Rechtfertigung genügen können. Dies gilt umso mehr, bedenkt man die mitunter
erhebliche Tragweite von medizinischen Entscheidungen für die jeweilige Lebens-
führung von Personen.

3.2   Problembereich II: Verzerrungen durch das Design des Algorithmus

Die Aufbereitung und Bereitstellung eines ‚idealen' (Trainings-)Datensatzes allein
kann negativ bewertete Diskriminierungen jedoch nicht ausschließen. Auch die
Konfiguration des Algorithmus als solchem, sein *Design*, kann etwa durch eine
ungeeignete Auswahl oder unangemessene Gewichtung der berücksichtigten

Faktoren zu ungerechtfertigten Ungleichbehandlungen führen (Barocas und Selbst 2016; Berendt 2020; Mehrabi et al. 2021). Ursächlich hierfür sind – z. B. beim *supervised learning* – technisch zu treffende Entscheidungen etwa über die Operationalisierung von Zielvariablen, über bestimmte statistische und technische Optimierungsverfahren, über die Anwendung von Regressionsmodellen auf die Gesamtpopulation oder auf deren Subgruppierungen sowie über den Gebrauch erwartungstreuer Schätzfunktionen (Mehrabi et al. 2021). Ohne hier ausführlich auf all diese und weitere Design-Entscheidungen eingehen zu können, sollen zwei Aspekte exemplarisch hervorgehoben werden:

Zum einen bedarf jeder Algorithmus einer möglichst präzisen Festlegung einer Zielvariable *(target variable);* jenes Ziels also, das durch die Berechnungen des Algorithmus bestmöglich erreicht werden soll. Häufig ist in der klinischen Praxis indes nicht offensichtlich, welches personenübergreifende Ziel eigentlich verfolgt wird und wie dieses zu definieren ist, erst recht fällt die trennscharfe Spezifikation oder algorithmentaugliche Formalisierung klinischer Phänomene oftmals schwer. Anders als etwa für das Ziel „möglichst wenig Spam-Mails erhalten" weitgehend eindeutige Klassifikationsmerkmale existieren, welche E-Mail als Spam gilt (Barocas und Selbst 2016), stellt die Definition z. B. des Therapieziels „möglichst hohe Lebensqualität" aus offensichtlichen Gründen eine schwieriger zu lösende Herausforderung dar. Das angestrebte Therapieziel müsste dafür durch vorgelagerte Entscheidungen, was nun als Lebensqualität gilt und wie diese zu quantifizieren ist, definiert werden. Paradigmatisch für diese Herausforderung wurde die Studie von Obermeyer et al. (2019), die die Anwendung eines in der Breite genutzten Algorithmus zur Teilnahme an gesundheitlichen Hochrisiko-Management-Programmen untersuchte. Es konnte gezeigt werden, dass der Algorithmus zur Verfolgung der Zielvariable „möglichst hoher Benefit durch Teilnahme an einem gesundheitlichen Hochrisiko-Management-Programm" dem Proxy „Gesundheitskosten" eine hohe Bedeutung beigemessen hat und dies zu disparaten Handlungsempfehlungen für Menschen unterschiedlicher Hautfarbe führte. Durch die Nutzung dieses Proxy wurde nämlich der bereits bestehende ungleiche Zugang zur Gesundheitsversorgung repliziert, da der Algorithmus in den höheren verausgabten Gesundheitskosten für Menschen mit weißer Hautfarbe fälschlicherweise einen potenziell höheren Benefit für diese Personengruppe durch die Teilnahme an solchen Programmen erkannte; Menschen mit dunkler Hautfarbe wiederum empfahl der Algorithmus derartige Programme signifikant seltener (Obermeyer et al. 2019).

Erschwert wird die Definition einer Zielvariable darüber hinaus durch die Tatsache, dass sich – wie auch oben im Kontext des *Labeling* von Daten erwähnt – die zugrundeliegenden Konzepte über die Zeit verändern können oder aber kulturell unterschiedlich ausgeprägt sind. Der Definition von Zielvariablen und ihrer Auswahl sind somit immer schon Arten von Verzerrungen zu eigen, deren Auswirkungen für unterschiedliche Personengruppen mehr oder weniger nachteilig ausfallen können, z. B. durch ein unterschiedlich hohes Auftreten falsch-negativer oder falsch-positiver Ergebnisse (Gandy 2010). Die Definition einer Zielvariable ist angesichts dieser Umstände immer eine generalisierende

Festlegung auf eine von möglicherweise eigentlich mehreren konkurrierenden Definitionen. Es wundert daher kaum, dass erste Erfolge von algorithmen-gestützten CDSS vor allem im (bild-)diagnostischen Bereich erzielt wurden, innerhalb dessen vergleichsweise unstrittige, deskriptive Zielvariablen wie etwa die „bestmögliche bildliche Erkennung von x" definiert werden können. So ist die bildliche Erkennung etwa im Bereich der Radiologie, Dermatologie, Patho-logie und Ophthalmologie zum einen aufgrund der bereits genutzten Kriterien-kataloge gut operationalisierbar, zum anderen fällt aber auch der Ausschluss für die Verfolgung der Zielvariable ungeeigneter Proxies (z. B. die Berücksichtigung irrelevanter Bildbereiche) weitgehend leicht. Ganz anders verhält sich dies jedoch für weite Teile der therapeutischen und prognostischen Praxis (vgl. Abschn. 4).

Zum zweiten ist es beim Design eines Algorithmus auch entscheidend, zu welchem Grad dieser seine Ergebnisse an der Gruppe mit dem am häufigsten auftretenden Phänomen ausrichtet *(model fitting)*. Dies ist vor allem interessant für solche Fälle, bei denen das Ergebnis für bisher unbekannte Input-Daten, etwa von einem klinisch selteneren Verlauf einer Krankheit, aus den mehrheit-lichen Trainingsdaten approximiert wird. Fraglich ist also, wie der Algorithmus für seltener auftretende Fälle bzw. statistische Ausreißer entscheiden soll. Das informationstechnologische Ziel, das für Algorithmen zumeist angenommen wird, ist es, die zugrundeliegende Funktion so zu optimieren, dass auf diese Weise best-mögliche Vorhersagen über eine bestimmte Zielvariable getroffen werden – in kurz: eine bestmögliche *Performance* (Baumgartner 2021). Nun handelt es sich bei der Verfolgung einer bestimmten Zielvariable zumeist um eine Trade-off-Beziehung zwischen einer guten Performance und einer großen Bandbreite von Phänomenen, die berücksichtigt werden sollen: Das sogenannte *Overfitting* (Über-anpassung) wirkt sich negativ auf die Performance eines Algorithmus bei der Anwendung auf neue Daten aus. Es tritt etwa auf, wenn Einzelfälle und Einzel-aspekte (das statistische ‚Rauschen' oder ‚Ausreißer') in den Trainingsdaten zu stark vom Algorithmus berücksichtigt werden. Einem solchen Algorithmus gelingt zwar eine besonders gute Performance für die Gruppe der Trainingsfälle, jedoch trifft er schlechtere Generalisierungen und damit schlechtere Vorhersageleistungen für Fälle, die sich nicht mit den Trainingsfällen decken. Gegenteilig bezeichnet das sogenannte *Underfitting* (Unteranpassung) jene Konfiguration des Algorithmus, in der dieser weder die Trainingsdaten ausreichend abzubilden noch neue Daten zu verallgemeinern vermag.

Es stellt sich folglich für das Design von Algorithmen die Frage, für welche *Zielgruppe* die passendsten (und damit vermutlich besten) Resultate erzielt werden sollen und bis zu welcher Häufigkeit und Deutlichkeit man dabei bereit ist, für andere Zielgruppen schlechtere Ergebnisse zu erzielen. Da oftmals etwa aufgrund des Wunsches nach Ressourcensparsamkeit zunächst eher häufiger auftretende Phänomene großer Gruppen berücksichtigt werden, würden seltener auftretende Phänomene, wie etwa seltene Erkrankungen, vermutlich benachteiligt bleiben (Gianfrancesco et al. 2018; Baumgartner 2021). Die Tauglichkeit von Algorithmen maschinellen Lernens im Gesundheitsbereich sollte daher eigentlich „anhand des Nachweises klinisch bedeutsamer Verbesserungen bei relevanten Ergebnissen und nicht auf Basis starrer Leistungskennzahlen (z. B. Genauigkeit oder Fläche unter der Kurve)" (Gianfrancesco et al. 2018, 1546, eigene Übersetzung) beurteilt werden (vgl. auch Char et al. 2018). An Entscheidungen zum *Fitting* eines Algorithmus entscheidet sich, ob es tatsächlich gelingt, ML-basierte CDSS zu entwickeln, die etwa bei der Diagnose bis dato klinisch häufig übersehener Fälle von besonders seltenen Erkrankungen unterstützen können (Sachverständigenrat 2021) oder aber diese zugunsten einer besseren *Performance* für andere Zielgruppen lediglich als statistische Ausreißer oder als „Rauschen" abtun. Algorithmen-basierte CDSS sind jedoch, das lässt sich hier festhalten, immer nur für bestimmte Zielgruppen wirklich gut passend und sollten nur unter kritischer Prüfung auf andere Zielgruppen, beispielsweise auf Bevölkerungen mit abweichenden gesundheitlichen Verhältnissen oder mit einer deutlich anderen ethnischen Diversität, angewandt werden.[17]

Die Entwicklung eines Algorithmus erfordert Festlegungen, etwa hinsichtlich der verfolgten Zielvariable oder der Passung auf eine bestimmte Zielgruppe; ganz unabhängig davon, ob diese nun von Informatiker:innen oder von Angehörigen der Gesundheitsberufe getroffen werden. Auch Entscheidungen, bestimmte Grenzwerte für das Labeling zu verwenden sowie bestimmte Einzelfälle im Algorithmus (nicht) zu berücksichtigen, sind von Wert- und Normvorstellungen geprägt (Hagendorff 2019a), „bei deren Festlegung abzuwägen ist, welche Folge eher gutgeheißen wird: ein eventuell häufiger ausgelöster falsch positiver Alarm oder ein eventuell in Kauf genommener höherer Anteil von als falsch negativ gekennzeichneten Proben [bzw. Ergebnissen; F. F.]" (Jannes et al. 2018). Auch solche Festlegungen des Designs bedürfen sowohl sachbezogener als auch nicht-sachbezogener normativer Rechtfertigungen.

4 Besondere Herausforderungen algorithmenbedingter Verzerrungen und ihrer diskriminierenden Folgen im Gesundheitsbereich

Die Funktionsweise eines nicht-regelbasierten Algorithmus kann, so wurde in Abschn. 3 gezeigt, beispielsweise durch mangelhafte (Trainings-)Daten oder durch bestimmte Programmierungsentscheidungen für unterschiedliche Personen bzw. Personengruppen zu systematisch unterschiedlich passenden Ergebnissen führen. Solche algorithmenbedingten Verzerrungen *(Biases)* der Ergebnisse schlagen sich für die nachteilig betroffenen Personen bzw. Personengruppen in einem gehäuften Auftreten unerwünschter Ergebnisse oder höheren Fehlerquoten nieder (Berendt 2020; vgl. *Big Data's disparate impact,* Barocas und Selbst 2016).

---

[17] Dieser Umstand ist insbesondere zu bedenken angesichts der potenziell internationalen Vermarktung von ML-basierten CDSS und der anschließenden Anwendung auf unterschiedliche Populationen.

Auch Angehörigen der Gesundheitsberufe stehen – ebenso wie den Algorithmen – üblicherweise nur unvollständige, nicht gänzlich repräsentative oder manchmal sogar falsche Daten über den tatsächlichen Behandlungsbedarf oder die Wahrscheinlichkeit für das Auftreten einer Erkrankung (Zielvariable) zur Verfügung. Sie bedienen sich daher normalerweise verallgemeinernder Vorannahmen ihres medizinischen Hintergrundwissens, um den wahrscheinlichen Behandlungsbedarf aus dem Vorliegen bestimmter (Stellvertreter-)Merkmale abzuleiten. Diese verallgemeinernden Vorannahmen können sie anschließend im Rahmen der Interaktion mit dem:der jeweiligen Patient:in hinsichtlich ihrer Bedeutung für den vorliegenden Fall modifizieren oder gar verwerfen. Den Behandlungsbedarf des Einzelfalls korrekt zu erfassen, gelingt Angehörigen der Gesundheitsberufe aus unterschiedlichen Gründen (z. B. durch unbeabsichtigte Assoziationen oder affektive Reaktionen) für manche Personen bzw. Personengruppen besser als für andere – das hat manchmal ebenfalls Verzerrungen hinsichtlich des Behandlungserfolgs zur Folge (Puddifoot 2019; Balsa und McGuire 2001).

Daraus ergeben sich zunächst scheinbare Parallelen zwischen den Biasanfälligen Ergebnissen von Algorithmen einerseits und von menschlichen Akteur:innen im Gesundheitsbereich andererseits. Sowohl Algorithmen wie auch Angehörige der Gesundheitsberufe bedienen sich für die Erhebung des wahrscheinlichen Behandlungsbedarfs oder eines zukünftigen Auftretens einer Erkrankung unterschiedlicher personenbezogener (Stellvertreter-)Merkmale als statistische Annäherung für ihr eigentliches Interesse.

In anderen Bereichen setzen Ansätze zum Schutz von Personen bzw. Personengruppen vor Verzerrungen oder Diskriminierungen an eben diesen personenbezogenen Merkmalen an und schließen einige von ihnen als Rechtfertigung für Ungleichbehandlungen kategorisch aus: Jede Entscheidung zu einer ungleichen Behandlung, die auf diese (Stellvertreter-)Merkmale rekurriert, wird als moralisch oder rechtlich unzulässig eingestuft (Barocas und Selbst 2016). Für Ungleichbehandlungen durch nicht-regelbasierte Algorithmen stellt sich dieses Vorgehen aber grundsätzlich als schwierig dar: Zum einen liegt dies an der erschwerten Identifikation der von nicht-regelbasierten Algorithmen genutzten (Stellvertreter-)Merkmale. Wie oben erläutert lernen solche Algorithmen weitgehend eigenständig, welche Proxies zur Verfolgung der eigentlich im Interesse stehenden Zielvariable dienen können. Das können mitunter übliche personenbezogene (Stellvertreter-)Merkmale sein; potenziell stellen aber *alle* (Stellvertreter-)Merkmale, anhand derer ein Algorithmus zwischen Personen bzw. Personengruppen unterscheidet, eine mögliche Grundlage für ungerechtfertigte Ungleichbehandlungen dar: „Dann muss generell nach Ungleichbehandlungen anhand aller möglichen Merkmale oder Merkmalskombinationen gesucht werden und jede dieser Ungleichbehandlungen auf ihren potentiell diskriminierenden Charakter hin untersucht werden." (Koch 2020, 282) So gingen beispielsweise Obermeyer et al. (2019) vor, die die Auswirkungen der vom Algorithmus genutzten Proxies hinsichtlich des unterscheidenden Merkmals „Hautfarbe" untersucht haben. Doch die (Stellvertreter-)Merkmale, anhand derer der Algorithmus unterscheidet, können in Fällen großer Datenbestände manchmal nicht nur unbekannt, sondern gegebenenfalls sogar für Menschen schlicht unverständlich sein (Koch 2020). Eine solche Unkenntnis oder Unverständlichkeit der vom Algorithmus genutzten Proxies macht deren Untersuchung und Ausschluss besonders aufwendig und ist für manche Fälle kaum leistbar.

Gesetzt den Fall, es gelänge, die genutzten (Stellvertreter-)Merkmale zu identifizieren, so könnten diese grundsätzlich, sofern sie in keinem relevanten oder in einem normativ unerwünschten Zusammenhang mit der Zielvariable stehen, für die Berechnungen des Algorithmus explizit ausgeschlossen werden.[18] Solche Maßnahmen, bestimmte (Stellvertreter-)Merkmale in Algorithmen auszuschließen, erhielten etwa im Zuge des Einsatzes für ein „discrimination-aware data mining" (Pedreschi et al. 2008) vermehrte Aufmerksamkeit. Für die üblicherweise im Kontext algorithmischer Diskriminierung genutzten Beispiele, wie die Auswahl von Bewerber:innen, die Bewertung von Kreditwürdigkeit oder aber Aussagen über die Rückfallwahrscheinlichkeit von Straftäter:innen, scheint dies durchaus ein zweckdienliches Vorgehen zu sein, da relevante Zusammenhänge zwischen diesen Zielvariablen und (Stellvertreter-)Merkmalen, wie biologisches Geschlecht, Alter, ethnische Zugehörigkeit, Schwangerschaft usw., eindeutig kausal ausgeschlossen oder zumindest als anderweitig begründbare Scheinkorrelationen[19] ausgemacht werden können.

Anders verhält sich dies jedoch in der Medizin bzw. im Gesundheitsbereich. Denn hier stellt der Ausschluss klassischer personenbezogener Merkmale aufgrund der bereichsspezifischen Rechtfertigungsanforderungen kaum ein sinnvolles Vorgehen dar. Während es beispielsweise weithin unstrittig sein mag, dass die Hautfarbe einer Person in keinem kausalen Zusammenhang mit der Rückfallwahrscheinlichkeit für eine Straftat steht und daher die Hautfarbe keine Ungleichbehandlung diesbezüglich rechtfertigen kann, beruhen Annahmen über Zusammenhänge in der Medizin in den allermeisten Fällen auf evidenzbasierten Korrelationen, die anschließend, wenn möglich, in Theoriebildung einfließen. Viele personenbezogene Merkmale, wie biologisches Geschlecht, Alter, Herkunft, Vorerkrankungen, soziale und familiäre Situation etc., können dem aktuellen Wissen der Medizin entsprechend durchaus relevante Faktoren für probabilistische Aussagen über den Behandlungsbedarf oder Krankheitsverlauf einer Person sein. Während in einigen Lebensbereichen die Berücksichtigung

---

[18] Ernüchternd ist, dass nicht-regelbasierte Algorithmen aufgrund der großen Datenfülle häufig in der Lage sind, auch explizit ausgeschlossene Merkmale über andere Proxies zu rekonstruieren (vgl. *Redlining*). All jene Proxies auszuschließen, über die unerwünschte Merkmale vom Algorithmus rekonstruiert werden können, kann jedoch mit deutlichen qualitativen Einbußen der Ergebnisse einhergehen (Kamiran und Žliobaitė 2013; Barocas und Selbst 2016).

[19] Als Scheinkorrelation werden statistische Zusammenhänge zwischen zwei Variablen (x und y) bezeichnet, die nur deshalb zustande kommen, weil beide Variablen von einer dritten (unbekannten), ursächlichen Variable (z) beeinflusst werden. Nähert sich das Ausmaß der vermuteten Korrelation zwischen x und y gegen 0, sobald die zusätzliche dritte Variable (z) in das statistische Modell aufgenommen wurde, wird man meistens davon ausgehen, dass die Beziehung zwischen x und y nicht kausal, sondern falsch gewesen sein muss (Gandy 2010).

von und Ungleichbehandlung aufgrund dieser personenbezogenen Merkmale eine ungerechtfertigte Diskriminierung darstellt, kann in der Medizin gerade deren *unzureichende* Berücksichtigung und Ungleichbehandlung eine ungerechtfertigte Diskriminierung darstellen. Dies liegt daran, dass die Gewissheit, mit der in anderen Bereichen bestimmte (Stellvertreter-)Merkmale als kausal irrelevant ausgeschlossen werden können, in dieser Form im Bereich der Medizin nur selten existiert.[20] Auch wenn heute immer häufiger (Stellvertreter-)Merkmale hinsichtlich ihrer tatsächlichen gesundheitlichen Relevanz hinterfragt und immer wieder auch als falsche Scheinkorrelationen herausgestellt werden können[21], mangelt es bisher in vielen Fällen ausreichend adäquater Alternativen. Hingegen zeigen etwa Erkenntnisse der geschlechtsbasierten Medizin, dass das (Stellvertreter-) Merkmal „biologisches Geschlecht" in manchen Fällen weit mehr Bedeutung zu haben scheint, als dies lange Zeit angenommen wurde, und diese Erkenntnis zum Erreichen besserer Behandlungserfolge in geschlechtsspezifischeren Ungleichbehandlungen zum Ausdruck kommen müsste (Kautzky-Willer 2012; auch zitiert bei: Baumgartner 2021). Ob und inwieweit die Berücksichtigung eines (Stellvertreter-)Merkmals daher im Rahmen der Rechtfertigung einer Ungleichbehandlung sachbezogen normativ angemessen ist, verändert sich mit solchen Weiterentwicklungen des medizinischen Wissens. Die Auseinandersetzung über die Verwendung (hoch) korrelierter, aber nicht kausaler Variablen für die Rechtfertigung von Ungleichbehandlungen verweist ihrerseits auf erkenntnistheoretische Debatten über das Wesen der Kausalität und die für eine Kausalitätsbehauptung erforderlichen Kriterien (Gandy 2010). Wenngleich auch in der Medizin diese

---

[20] Diesem Umstand verdankt sich auch, dass etwa statistische Lösungsvorschläge, denen zufolge negative Effekte bzw. Fehlerquoten für alle unterschiedlichen Personengruppen nur möglichst gleich ausfallen müssten, im Bereich der Medizin deutlich an ihre Grenzen stoßen. Zur Beurteilung, ob es sich tatsächlich um mehr *negative* Effekte bzw. höhere *Fehler*quoten aufgrund eines bestimmten (Stellvertreter-)Merkmals handelt, müssen die zunächst lediglich unterschiedlichen Effekte mit medizinischem Hintergrundwissen interpretiert und validiert werden; erst dadurch erhalten sie ihre *normative Aussagekraft*. Da in der Medizin viele der üblicherweise diskriminierungsanfälligen (Stellvertreter-)Merkmale durchaus von Relevanz sein können, lässt sich aus der schlichten Tatsache unterschiedlicher Effekte mit bzw. ohne ein bestimmtes (Stellvertreter-)Merkmal noch keine Aussage über deren normative Rechtfertigung treffen. Anders stellt sich dies für solche Entscheidungen dar (z. B. in der Rechtsprechung), in denen kausale Zusammenhänge zu einem bestimmten (Stellvertreter-)Merkmal kategorisch ausgeschlossen werden können; Effektunterschiede aufgrund *dieses* (Stellvertreter-)Merkmals sind dann immer ungerechtfertigt.

[21] Beispielsweise konnte dies immer wieder für das Stellvertretermerkmal „race" nachgewiesen werden, das nach wie vor in Studien basierend auf der Annahme potenziell genetisch-biologischer Differenzen berücksichtigt wird. Werden solche Studien im Rahmen klinischer Handlungsleitlinien dann interpretiert, kann es zu fragwürdigen oder falschen Schlussfolgerungen kommen, wie im Falle des sogenannten *Correcting for Race* (vgl. hierzu Juni-Ausgabe des New England Journal of Medicine 2020). Die anschließenden Diskussionen zeigen deutlich, wie statistische Korrelationen sowohl hinsichtlich der Richtung ihres Zusammenhangs als auch hinsichtlich zahlreicher Confounder störanfällig sind (vgl. Kahn 2014).

Debatte nicht abschließend geklärt werden kann, haben sich hier durchaus Verfahren etabliert, mithilfe derer über nachgewiesene Korrelationen und deren fachliche Angemessenheit geurteilt werden kann (medizinische Theoriebildung bzw. Hintergrundwissen, Expert:innen- und Konsensgruppen in Fachgesellschaften, etc.; vgl. z. B. Solomon 2015). Doch ob eine Ungleichbehandlung sachbezogen normativ gerechtfertigt ist oder nicht, kann nur beurteilt werden, sofern plausible Erklärungen für die unterschiedlichen Behandlungen gegeben werden und diese in den Kontext medizinischen Wissens eingebettet werden können (Funer 2022).

Selbst wenn daher die (Stellvertreter-)Merkmale, die ein ML-basiertes CDSS benutzt, bekannt und verständlich sind, bedarf eine normative Beurteilung der auf ihnen gründenden Ungleichbehandlungen immer noch darüber hinausgehender Erklärungen[22]: „Angemessen ist eine Ungleichbehandlung insbesondere dann, wenn die Prognosen zutreffend sind, die Stellvertretermerkmale kausal für das Hauptmerkmal sind und es normativ akzeptiert wird, dass diese Merkmale für den Entscheidungskontext verwendet werden." (Koch 2020) Aus diesem Grund wird zunächst zu prüfen sein, ob der genutzte Proxy eine von der Korrelation unabhängige, möglicherweise kausale Erklärungskraft für die Zielvariable haben kann (Kamiran und Žliobaitė 2013) und anderen kausalen Erklärungen zumindest nicht widerspricht.[23] Selbstverständlich können vom Algorithmus erkannte Muster und Korrelationen zwischen Proxies und bestimmten Zielvariablen durchaus korrekt sein. Die Erkennung solcher Muster und Korrelationen durch den Algorithmus bietet daher auch weitreichende Chancen, neue Erkenntnisse zu generieren. Doch damit eine darauf gründende Ungleichbehandlung auch als gerechtfertigt gelten kann, bedarf es eines auf sachbezogen normativer Ebene als mindestens notwendig zu bestimmenden Grads an Gewissheit über den besagten Zusammenhang; oder – wie ich es weiter oben formuliert habe – muss eine Antwort auf die Frage gegeben werden: Wie stark muss der statistische Zusammenhang (z. B. zwischen [Stellvertreter-]Merkmal und Behandlungserfolg) sein, damit eine Ungleichbehandlung als sachbezogen normativ gerechtfertigt gelten kann und welchen Stellenwert haben andere, nicht-sachbezogene normative Gründe hierbei?

Die Entwicklung und Anwendung von ML-basierten CDSS erzwingt eine Antwort auf die bereits aufgeworfene, moralische Streitfrage nach dem richtigen Maß an Generalisierung und Individuation; eine Antwort, die in der bisherigen Praxis, mitunter auch inkonsistent, von klinischen Akteur:innen für die von ihnen durchgeführten Behandlungen weitgehend individuell selbst zu beantworten und verantworten ist. Auch wenn in einer Welt begrenzter zeitlicher, personeller

---

[22] Denn selbst wenn ein Zusammenhang als kausal identifiziert werden kann, bedeutet dies noch nicht, dass dieser kausale Zusammenhang jede Form der Ungleichbehandlung rechtfertigt.

[23] Insofern kann die Generierung und Identifikation von Proxies im Rahmen algorithmenbasierter Auswertungen großer Datenmengen auch das Potential bieten, etablierte (Stellvertreter-)Merkmale hinsichtlich ihrer Relevanz kritisch zu befragen und gegebenenfalls um bisher unbekannte (Stellvertreter-)Merkmale zu erweitern. Derartige Anwendungen können insofern auch einen großen Beitrag zur medizinischen Theoriebildung leisten.

und finanzieller Ressourcen *vollständige* Einzelfallgerechtigkeit tatsächlich nie erreichbar zu sein scheint und es daher „schlicht unplausibel" sein mag, „auf die Verwendung von nicht-universellen instrumentellen Beziehungen zu verzichten oder ihr gegenüber skeptisch zu sein" (Schauer 2018, 52, eigene Übersetzung), ist dennoch für das jeweilige Anwendungsgebiet zu klären, welches das *moralisch richtige* oder *mindestens erforderliche Maß* an Einzelfallgerechtigkeit hinsichtlich der zu treffenden Entscheidung(en) darstellt und welche Erklärungen notwendig sind, um diese zu erreichen. Anders als bei menschlichen Akteur:innen erfordert die Entwicklung und Anwendung von ML-basierten CDSS zuvor eine Antwort auf diese Frage, da anderenfalls die Gefahr bestehen kann, „dass der einem System inhärente Effekt über eine skalenmäßig große Anwendung des Systems eine Breitenwirkung entfaltet, die einzelne menschliche Bearbeiter[:innen; F. F.] nie erreichen könnten." (Datenethikkommission 2019, 167).

5   Ausblick: Bausteine einer CDSS-gestützten Medizin und ihre Limitationen

Was folgt nun hieraus für die Nutzung ML-basierter CDSS? Sowohl die Ausschnitthaftigkeit der verfügbaren Daten (unvollständig, nicht-repräsentativ, ggf. falsch) wie auch die normative Beurteilung statistischer Zusammenhänge stellen in der Medizin bzw. im Gesundheitsbereich keine neuen Phänomene dar, die erst mit der algorithmischen Auswertung großer Datenmengen zu Tage getreten wären. Den ML-basierten CDSS stehen ebenso wie Angehörigen der Gesundheitsberufe deskriptive Daten zur Verfügung, die eine voreingenommene Welt und Medizin widerspiegeln. Durch ihre Einbettung als Anwendungen zur klinischen Entscheidungsunterstützung werden jedoch diese zunächst deskriptiven Daten in präskriptiver Manier verwendet (Berendt 2020) und anschließend auf große Anzahlen von Personen angewandt. Nicht nur suggerieren Big Data und Algorithmen also fälschlicherweise höchste Objektivität hinsichtlich der Beschreibung der Welt, sondern auch die Art ihrer Nutzung als Entscheidungsunterstützung kann den menschlichen Akteur:innen Fehlschlüsse besonders nahelegen. Es ist diese Art der Verwendung, die zu Kollateralschäden – zu sachbezogen normativ ungerechtfertigten Ungleichbehandlungen – für all jene führen kann, die weniger gut von den Trainingsdaten repräsentiert oder durch Programmierungsentscheidungen berücksichtigt worden sind.

Algorithmen sind dazu in der Lage, deskriptive Daten hocheffizient und akkurat zu analysieren; Algorithmen sind aber nicht dazu in der Lage, die nötigen normativen Beurteilungen von statistischen Zusammenhängen selbst vorzunehmen. Es braucht daher eine gelungene Form der ergänzenden Interaktion von Angehörigen der Gesundheitsberufe und ML-basierten CDSS (Funer 2021). Eine personendienliche Implementierung von CDSS wird jedenfalls nicht umhinkommen, mithilfe geeigneter Maßnahmen statistisch oder technisch bedingten Fehlurteilen vorzubeugen und normative Beurteilungen der CDSS-Empfehlungen durch deren Nutzer:innen zu ermöglichen. Auf drei Bausteine, die m. E. hierzu beitragen können, möchte ich abschließend hinweisen:

1. *Gesundheitliche (Daten-)Fairness als notwendige Voraussetzung CDSS-gestützter Medizin*

Wie gezeigt wurde, nehmen qualitativ hochwertige Datensätze bei nicht-regelbasierten Algorithmen eine Schlüsselrolle zur Generierung normativ gerechtfertigter Ergebnisse ein. Dabei sind die Vollständigkeit, Repräsentativität und Korrektheit von Daten von großer Bedeutung. Doch auch umfangreiche Reflexionen über die im jeweiligen medizinischen Anwendungsbereich (potenziell) auftretenden (Grenz-)Phänomene sind unerlässlich, um zu verhindern, dass Personen mit selteneren Phänomenen normativ ungerechtfertigten Behandlungen unterworfen werden. Es bedarf daher einer vertieften Berücksichtigung der unterschiedlichen Voraussetzungen und Chancen von Personen, überhaupt von Datensätzen abgebildet zu werden. Algorithmen, die für unausgewogene Datensätze optimiert sind (z. B. durch eine große Anzahl von Kontrollen) können hierfür hilfreich sein; sie sind jedoch weithin auf bekannte (Stellvertreter-)Merkmale beschränkt und können daher nicht die Qualität jedes Datensatzes verbessern. Das Bemühen um eine ausreichende Qualität von Datensätzen sowie das Bewusstsein für deren Limitationen stellen daher einen ersten zentralen Baustein einer CDSS-gestützten Medizin dar.

2. *Etablierung von Prozessen zur kontrollierten Einführung und regelmäßigen kritischen Evaluation von CDSS*

Angesichts der Tatsache, dass nicht alle sachbezogen normativ ungerechtfertigten Ungleichbehandlungen unmittelbar als solche identifiziert werden können, bedarf es geeigneter Verfahren zur kritischen Evaluation. Das könnten beispielsweise interprofessionell-kooperative Entwicklungsmodelle (Gundersen und Bærøe 2022), qualifizierte Einführungsphasen sowie langfristige Begleituntersuchungen der Nutzung von CDSS (McCradden et al. 2022) sein. Dabei könnten zumindest für bekannte (Stellvertreter-)Merkmale mithilfe von Kontrollgruppen unterschiedliche Auswirkungen untersucht werden, um bestehende Diskriminierungen nicht weiter zu verschärfen, bestenfalls sogar zu reduzieren. Dabei wird etwa kritisch zu prüfen sein, ob Fehler in unterschiedlichen Gruppen gleich häufig auftreten, ob diese Fehler durch andere Mittel bzw. Maßnahmen vermeidbar erscheinen, ob der Zugang zu zusätzlichen oder feinkörnigeren Daten möglich wäre und in welchem Verhältnis hierfür aufzubringende Kosten zum erwarteten Nutzen stehen (Barocas und Selbst 2016).

3. *Befähigung von medizinischen Akteur:innen als ‚Clinicians in the Loop'*

Weil menschliche Akteur:innen über kontextuelles und konzeptionelles Wissen verfügen, sind sie in der Lage, Erklärungen für Entscheidungen zu geben und normative Rechtfertigungen hinsichtlich ihrer Plausibilität – auch für den jeweiligen Einzelfall – zu überprüfen oder zu approximieren (Funer 2022).

Algorithmen zur Auswertung großer Datenmengen haben dieses konzeptionelle und kontextuelle Wissen durch die ihnen bereitgestellten (Trainings-)Datensätze in der Regel nicht. ML-basierte CDSS können daher üblicherweise keine Erklärungen oder normativen Rechtfertigungen für ihre Entscheidungsempfehlungen geben. Da menschliches Handeln aber zu dessen normativer Rechtfertigung möglicher Erklärungen bedarf, die über die einfache Tatsache deskriptiv in Daten abgebildeter Phänomene hinausgehen, scheinen die Entwicklungen im Bereich erklärbaren und interpretierbaren Maschinellen Lernens (iML) vielversprechend zu sein. Ziel dabei ist es, dass ML-basierte Anwendungen nachvollziehbar machen sollen, anhand welcher (Stellvertreter-)Merkmale sie zu ihren Ergebnissen kamen, und diese Ergebnisse dadurch in das menschliche Entscheiden und Handeln integrierbar(er) zu machen. Sowohl die Integration konzeptionellen Wissens in die Entwicklung von CDSS wie auch Maßnahmen, deren Funktionsweise transparenter und verstehbarer zu machen, sind hilfreiche Schritte, um medizinische Akteur:innen als inhärenten Teil der Einbettung und Anwendung von CDSS ernst zu nehmen (vgl. zum „human-in-the-loop"-Ansatz etwa Holzinger 2016).

Das Phänomen potenzieller statistischer Diskriminierung stellt mitnichten eine Neuheit der medizinischen Praxis dar. Je komplexer die verwendeten (Stellvertreter-)Merkmale und Verfahren zu ihrer Auswertung jedoch werden, desto schwieriger werden auch Fragen nach deren normativer Rechtfertigung zu beantworten sein. Die Nutzung von Algorithmen bietet die Chance, klinische Entscheidungsfindungen kohärenter und systemisch vielleicht sogar gerechter zu gestalten. Damit dies aber gelingen kann, bedarf es sorgfältiger Reflexionen über mögliche Verzerrungen durch genutzte Zielvariablen, ausgewählte (Stellvertreter-) Merkmale und statistische Gütekriterien (Stichprobengröße, Repräsentativität), damit diese eine Universalisierbarkeit der aus ihnen hervorgehenden Entscheidungsempfehlungen rechtfertigen können. Das Design von Algorithmen fordert Gesellschaften bzw. moralische Gemeinschaften dazu auf, sich hinsichtlich der Rechtfertigungsanforderungen für Ungleichbehandlungen und damit auch der zugrundeliegenden Konzeption von Gerechtigkeit festzulegen. Der Algorithmus wird jedenfalls nicht darüber befinden können, welche Ungleichbehandlung nun diskriminierend ist und welche nicht.

Literatur

Avraham, Ronen. 2018. Discrimination and insurance. In *The Routledge Handbook of the Ethics of Discrimination*, Hrsg. Kasper Lippert-Rasmussen, 335–347. London: Routledge Taylor & Francis Group.

Balsa, Ana I., und Thomas G. McGuire. 2001. Statistical discrimination in health care. *Journal of Health Economics* 20:881–907.

Barocas, Solon, und Andrew D. Selbst. 2016. Big Data's disparate impact. *California Law Review* 104(3): 671–732. https://doi.org/10.15779/Z38BG31.

Baumgartner, Renate. 2021. Künstliche Intelligenz in der Medizin: Diskriminierung oder Fairness? In *Diskriminierung und Antidiskriminierung. Beiträge aus Wissenschaft und Praxis*, Hrsg. Gero Bauer, Maria Kechaja, Sebastian Engelmann, und Lean Haug, 149–164. Bielefeld: Transcript.

Beam, Andrew L., und Isaac S. Kohane. 2018. Big data and machine learning in health care. *Journal oft he American Medical Association* 319(19):1317–1318. https://doi.org/10.1001/jama.2017.18391.

Beck, Susanne, Armin Grunwald, Kai Jacob, und Tobias Matzner. 2019. *Künstliche Intelligenz und Diskriminierung: Herausforderungen und Lösungsansätze. Whitepaper*. Lernende Systeme – Die Plattform für Künstliche Intelligenz, München. https://www.plattform-lernende-systeme.de/publikationen-details/kuenstliche-intelligenz-und-diskriminierung-herausforderungen-und-loesungsansaetze.html?file=files/Downloads/Publikationen/AG3_Whitepaper_250619.pdf. Zugegriffen: 14. Mai 2022.

Berendt, Bettina. 2020. Algorithmic discrimination. In *Elgar Encyclopedia of law and data science*, Hrsg. Giovanni Comandé, 17–31. Chettenham: Elgar.

Britz, Gabriele. 2008. *Einzelfallgerechtigkeit versus Generalisierung*. Tübingen: Mohr Siebeck.

Char, Danton S., Nigam H. Shah, und David Magnus. 2018. Implementing machine learning in health care. *New England Journal of Medicine* 378(11):981–983. https://doi.org/10.1056/NEJMp1714229.

Chen, Irene Y., Emma Pierson, Sherri Rose, Shalmai Joshi, Kadija Ferryman, und Marzyeh Ghassemi. 2020. Ethical machine learning in health. arXiv:2009.10576. https://doi.org/10.48550/arXiv.2009.10576.

Datenethikkommission der Bundesregierung. 2019. *Gutachten der Datenethikkommission*. Berlin. https://www.bmi.bund.de/SharedDocs/downloads/DE/publikationen/themen/it-digital-politik/gutachten-datenethikkommission.pdf. Zugegriffen: 12. Mai 2022.

Dworkin, Ronald. 1978. Reverse discrimination. In *Taking rights seriously*, Hrsg. Ronald Dworkin, 223–239. Cambridge: Harvard University Press.

Friedman, Batya, und Helen Nissenbaum. 1996. Bias in computer systems. *ACM Transactions on Information Systems* 14(3): 330–347. https://doi.org/10.1145/230538.230561.

Friedmann, Batya, und Helen Nissenbaum. 1997. Bias in computer systems. In *Human values and the design of computer technology*, Hrsg. Batya Friedmann, 21–40. Cambridge: Cambridge University Press.

Fröhlich, Holger, Rudi Balling, Niko Beerenwinkel, et al. 2018. From hype to reality: Data science enabling personalized medicine. *BMC Medicine* 16:150. https://doi.org/10.1186/s12916-018-1122-7.

Funer, Florian. 2021. Patient – Arzt – Algorithmus: Ethische und kommunikative Erwägungen zu einer KI-gestützten Beziehung. *Zeitschrift für medizinische Ethik* 67(3): 367–379. https://doi.org/10.14623/zfme.2021.3.367-379.

Funer, Florian. 2022. The deception of certainty: How non-interpretable machine learning outcomes challenge the epistemic authority of physicians. A deliberative-relational approach. *Medicine, Health Care and Philosophy* 25:167–178. https://doi.org/10.1007/s11019-022-10076-1.

Gandy Jr., Oscar H. 2010. Engaging rational discrimination: Exploring reasons for placing regulatory constraints on decision support systems. *Ethics and Information Technology* 12:29–42. https://doi.org/10.1007/s10676-009-9198-6.

Gianfrancesco, Milena A., Suzanne Tamang, Jinoos Yazdany, und Gabriela Schmajuk. 2018. Potential biases in machine learning algorithms using electronic health record data. *JAMA Internal Medicine* 178(11):1544–1547. https://doi.org/10.1001/jamainternmed.2018.3763.

Gundersen, Torbjørn, und Kristine Bærøe. 2022. The future ethics of artificial intelligence in medicine: Making sense of collaborative models. *Science and Engineering Ethics* 28:17. https://doi.org/10.1007/s11948-022-00369-2.

Hagendorff, Thilo. 2019a. Maschinelles Lernen und Diskriminierung: Probleme und Lösungsansätze. *Österreichische Zeitschrift für Soziologie* 44(Suppl. 1):53–66. https://doi.org/10.1007/s11614-019-00347-2.

Hagendorff, Thilo. 2019b. Rassistische Maschinen? Übertragungsprozesse von Wertorientierungen zwischen Gesellschaft und Technik. In *Maschinenethik. Normative Grenzen autonomer Systeme,* Hrsg. Matthias Rath, Friedrich Krotz, und Matthias Karmasin Karmasin, 121–134. Wiesbaden: Springer VS.

Harcourt, Bernard E. 2007. *Against prediction: Profiling, policing, and punishing in an actuarial age.* Chicago: University of Chicago Press.

High-Level Expert Group on Artificial Intelligence (HLEG). 2019. *Ethics guidelines for trustworthy AI.* https://ec.europa.eu/digital-single-market/en/news/ethics-guidelines-trustworthy-ai. Zugegriffen: 6. Mai 2022.

Holzinger, Andreas. 2016. Interactive machine learning for health informatics: When do we need the human-in-the-loop? *Brain Informatics* 3:119–131. https://doi.org/10.1007/s40708-016-0042-6.

Jannes, Marc, Minou Friele, Christiane Janner, und Christiane Woopen. 2018. *Algorithmen in der digitalen Gesundheitsversorgung. Eine interdisziplinäre Analyse.* Gütersloh: Bertelsmann Stiftung.

Kahn, Jonathan. 2014. *Race in a bottle. The story of BiDil and racialized medicine in a postgenomic age.* Columbia: Columbia University Press.

Kamiran, Faisal, und Indrė Žliobaitė. 2013. Explainable and non-explainable discrimination in classification. In *Discrimination & privacy in the information society* (Studies in Applied Philosophy, Epistemology and Rational Ethics 3), Hrsg. Bart Custers, et al., 155–170. Berlin: Springer. https://doi.org/10.1007/978-3-642-30487-3_8.

Kautkzy-Willer, Alexandra. 2012. *Gendermedizin.* Böhlau: Utb.

Koch, Heiner. 2020. Intransparente Diskriminierung durch maschinelles Lernen. *Zeitschrift für Praktische Philosophie* 7(1): 265–300. https://doi.org/10.22613/zfpp/7.1.9.

Kolleck, Alma, und Carsten Orwat. 2020. *Mögliche Diskriminierung durch algorithmische Entscheidungssysteme und maschinelles Lernen – Ein Überblick* (TAB-Hintergrundpapier, Nr. 24). Berlin: Büro für Technikfolgen-Abschätzung beim Deutschen Bundestag.

Lashbrook, Angela. 2018. AI-driven dermatology could leave dark-skinned patients behind. *The Atlantic,* 16 August 2018. https://www.theatlantic.com/health/archive/2018/08/machine-learning-dermatology-skin-color/567619/. Zugegriffen: 26. Mai 2022.

Lerman, Jonas. 2013. Big data and its exclusions. *Stanford Law Review Online* 66:55–63.

Li, Shanshan, Greg C. Fonarow, Kenneth J. Mukamal, et al. 2016. Sex and race/ethnicity-related disparities in care and outcomes after hospitalization for coronary artery disease among older adults. *Circulation – Cardiovascular Quality and Outcomes* 9(2):36–44. https://doi.org/10.1161/CIRCOUTCOMES.115.002621.

Liedtke, Wenke, und Martin Langanke. 2021. Der Einsatz von IT-basierten Decision-Support-Systemen in der medizinischen Versorgung aus verantwortungsethischer Sicht. *Zeitschrift für medizinische Ethik* 67(3):279–296. https://doi.org/10.14623/zfme.2021.3.279-296.

Lindner, Urs. 2018. Von der Chancengleichheit zur gleichen Teilhabe. Zur Rechtfertigung von Gleichstellungspolitik. *Zeitschrift für politische Theorie* 9(2):269–290. https://doi.org/10.3224/zpth.v9i2.09.

Lippert-Rasmussen, Kasper. 2011. "We are all different": Statistical discrimination and the right to be treated as an individual. *The Journal of Ethics* 15:47–59. https://doi.org/10.1007/s10892-010-9095-6.

Lippert-Rasmussen, Kasper. 2014. *Born free and equal?* Oxford: Oxford University Press.

McCradden, Melissa D., James A. Anderson, Elizabeth A. Stephenson, Erik Drysdale, Lauren Erdman, Anna Goldenberg, und Randi Zlotnik Shaul. 2022. A research ethics framework for the clinical translation of healthcare machine learning. *The American Journal of Bioethics* 22(5):8–22. https://doi.org/10.1080/15265161.2021.2013977.

Mehrabi, Ninareh, Fred Morstatter, Nripsuta Saxena, Kristina Lerman, und Aram Galstyan. 2021. A survey on bias and fairness in machine learning. *ACM Computing Surveys* 54(6):115. https://doi.org/10.1145/3457607.

Messerli, Franz H., und Sripal Bangalore. 2018. Lowering the thresholds of diseases. *Journal of the American College of Cardiology* 71(2):119–121. https://doi.org/10.1016/j.jacc.2017.11.029.

Obermeyer, Ziad, Brian Powers, Christine Vogeli, und Sendhil Mullainathan. 2019. Dissecting racial bias in an algorithm used to manage the health of populations. *Science* 366(6464):447–453. https://doi.org/10.1126/science.aax234.

O'Neil, Cathy. 2016. *Weapons of math destruction. How big data increases inequality and threatens democracy.* New York: Crown.

Pedreschi, Dino, Salvatore Ruggieri, und Franco Turini. 2008. Discrimination-aware data mining. In *Proceedings of the 14th ACM SIGKDD International Conference on knowledge discovery and data mining,* Hrsg. Association for Computing Machinery, 560–568. https://doi.org/10.1145/1401890.1401959.

Petersen, Lars-Eric, und Bernd Six, Hrsg. 2020. *Stereotype, Vorurteile und soziale Diskriminierung. Theorien, Befunde und Interventionen.* Weinheim: Beltz.

Puddifoot, Katherine. 2019. Stereotyping Patients. *Journal of Social Philosophy* 50(1):69–90. https://doi.org/10.1111/josp.12269.

Ramoni, Marco, und Paola Sebastiani. 2001. Robust learning with missing data. *Machine Learning* 45(2):147–170. https://doi.org/10.1023/A:1010968702992.

Rudschies, Catharina, Ingrid Schneider, und Judith Simon. 2021. Value pluralism in the AI ethics debate – Different actors, different priorities. *The International Review of Information Ethics* 29(3). https://doi.org/10.29173/irie419.

Sachverständigenrat zur Begutachtung der Entwicklung im Gesundheitswesen (SVR). 2021. *Digitalisierung für Gesundheit: Ziele und Rahmenbedingungen eines dynamisch lernenden Gesundheitssystems. Gutachten 2021.* https://www.svr-gesundheit.de/fileadmin/Gutachten/Gutachten_2021/SVR_Gutachten_2021.pdf. Zugegriffen: 6. Mai 2022.

Schauer, Frederick. 2003. *Profiles, probabilities and stereotypes.* Cambridge: Harvard University Press.

Schauer, Frederick. 2018. Statistical (and non-statistical) discrimination. In *The Routledge handbook of the ethics of discrimination,* Hrsg. Kasper Lippert-Rasmussen, 42–53. London: Routledge Taylor & Francis Group.

Solomon, Miriam. 2015. *Making medical knowledge.* Oxford: Oxford University Press.

Statistisches Bundesamt. 2022. Krankheitskosten: Deutschland, Jahre, Geschlecht, Altersgruppen. https://www-genesis.destatis.de/genesis/online?sequenz=tabelleErgebnis&selectionname=23631-0002#abreadcrumb. Zugegriffen: 12. Mai 2022.

Topol, Eric J. 2019. High-performance medicine: the convergence of human and artificial intelligence. *Nature Medicine* 25: 44–56. https://doi.org/10.1038/s41591-018-0300-7.

Vickers, Selwyn M., und Mona N. Fouad. 2014. An overview of EMPaCT and fundamental issues affecting minority participation in cancer clinical trials: Enhancing minority participation in clinical trials (EMPaCT): Laying the groundwork for improving minority clinical trial accrual. *Cancer* 120(Suppl 7):1087–1090. https://doi.org/10.1002/cncr.28569.

Vollmer, Sebastian, Bilal A. Mateen, Gergo Bohner, et al. 2020. Machine learning and artificial intelligence research for patient benefit: 20 critical questions on transparency, replicability, ethics, and effectiveness. *BMJ* 368:16927. https://doi.org/10.1136/bmj.l6927.

Waltl, Bernhard. 2019. Erklärbarkeit und Transparenz im Machine Learning. In *Philosophisches Handbuch Künstliche Intelligenz,* Hrsg. Klaus Mainzer. Wiesbaden: Springer Reference Geisteswissenschaften. https://doi.org/10.1007/978-3-658-23715-8_31-1.

World Health Organisation (WHO). 2021. *Ethics & governance of artificial intelligence for health: WHO guidance.* Genf: World Health Organization. https://apps.who.int/iris/rest/bitstreams/1352854/retrieve. Zugegriffen: 14. Apr. 2022.

Zentrale Ethikkommission der Bundesärztekammer (ZEKO). 2021. Entscheidungsunterstützung ärztlicher Tätigkeit durch Künstliche Intelligenz. *Deutsches Ärzteblatt* 118(33/34):A1-13. https://doi.org/10.3238/arztebl.zeko_sn_cdss_2021.

Epistemische Ungerechtigkeiten zwischen Medizin und Technik: Neue Möglichkeiten oder neue Probleme?

Hilkje C. Hänel

1 Einleitung

Theorien der epistemischen Ungerechtigkeit, der epistemischen Unterdrückung und der epistemischen Gewalt haben in den letzten Jahren eine breite internationale Rezeption erfahren (vgl. Dotson 2011, 2012, 2014; Fricker 2007; Kidd et al. 2017; Pohlhaus 2012; um nur einige zu nennen). Das liegt daran, dass sie normative Theorien von Gerechtigkeit und Ungerechtigkeit mit erkenntnistheoretischen Theorien verbinden und damit die Art von wichtigen Fragen stellen, die immer mehr Aufmerksamkeit erhalten – sowohl innerhalb als auch außerhalb der Wissenschaft, wie soziale Bewegungen wie #MeToo und #BlackLivesMatter zeigen. Theorien der epistemischen Ungerechtigkeit befassen sich mit ungerechter oder unfairer Behandlung, die mit Fragen des Wissens, des Verstehens und der Kommunikation zusammenhängt, z. B. mit der Art und Weise, wie man von Wissen oder kommunikativen Praktiken ausgeschlossen wird, wie man zum Schweigen gebracht wird, wie die eigenen Bedeutungen systematisch verzerrt werden oder wie man falsch gehört und falsch dargestellt wird, wie man Misstrauen erfährt oder wie man keine epistemische Handlungsfähigkeit besitzt.

In ihrem Buch *Epistemic Injustice* (Epistemische Ungerechtigkeit) hat Miranda Fricker den Begriff „epistemische Ungerechtigkeit" geprägt der besagt, dass jemandem in seiner Eigenschaft als Wissender Unrecht widerfährt (Fricker 2007, S. 1). Sie hat dabei zwei verschiedene Arten von epistemischer Ungerechtigkeit definiert: hermeneutische Ungerechtigkeit und testimoniale Ungerechtigkeit. Hermeneutische Ungerechtigkeit ist die Ungerechtigkeit, bei der ein bedeutender

H. C. Hänel (✉)
AB Politische Theorie, Universität Potsdam, Potsdam, Deutschland
E-Mail: hilkje.charlotte.haenel@uni-potsdam.de

© Der/die Autor(en), exklusiv lizenziert an Springer-Verlag GmbH, DE, ein Teil von Springer Nature 2023
J. Loh und T. Grote (Hrsg.), *Medizin – Technik – Ethik,* Techno:Phil – Aktuelle Herausforderungen der Technikphilosophie 5,
https://doi.org/10.1007/978-3-662-65868-0_5

Bereich der eigenen sozialen Erfahrung aufgrund eines strukturellen Identitätsvorurteils in der kollektiven hermeneutischen Ressource dem kollektiven Verständnis entzogen wird (Fricker 2007, S. 155); wenn also beispielsweise eine Frau nach der Geburt ihres Kindes nicht adäquat verstehen kann, dass sie eine postnatale Depression hat, weil der Begriff der postnatalen Depression nicht ausreichend verbreitet ist. Testimoniale Ungerechtigkeit ist die Ungerechtigkeit, die auftritt, wenn Vorurteile dazu führen, dass ein Hörer dem Wort eines Sprechers eine geringere Glaubwürdigkeit beimisst (Fricker 2007, S. 1). Offensichtlich leidet eine Person in vielen Fällen sowohl an testimonialer als auch an hermeneutischer Ungerechtigkeit, und beide sind oft voneinander abhängig; wenn also die Erfahrungsberichte von Frauen, die an postnataler Depression leiden, nicht ernstgenommen werden und die Frauen stattdessen als „schlechte Mütter" abgetan werden, der Begriff der postnatalen Depression also nicht weiter verbreitet wird, kann dies dazu führen, dass noch weitere Frauen ihre Erfahrungen mit postnataler Depression nur unzureichend verstehen können. Und diese Lücke in unseren Wissensressourcen führt dann wiederum zu weiterer testimonialer Ungerechtigkeit, wenn Frauen sich entscheiden, über ihre postnatale Depression zu sprechen.

Nicht erst seit Covid-19 sind die Wissens- und Kommunikationslücken sowie die Hierarchie zwischen Ärzt*innen und Patient*innen offensichtlich. Zusätzlich befinden sich kranke Menschen sowohl aufgrund ihrer Krankheit als auch aufgrund ihrer Abhängigkeit vom Gesundheitswesen in einer besonders verletzlichen Lage; man kann also sagen, dass Patient*innen fragile epistemische Subjekte sind. Ian James Kidd und Havi Carel haben in mehreren Texten gezeigt, inwieweit das Phänomen der epistemischen Ungerechtigkeit in der Medizin und Patient*innensorge auftritt (2019, 2017, 2014). Nach Kidd und Carel sind kranke Personen besonders anfällig für epistemische Ungerechtigkeit im Sinne Frickers. Patient*innen sind anfällig für Ungerechtigkeit in Bezug auf Zeugenaussagen, da ihnen mutmaßlich Eigenschaften wie kognitive Unzuverlässigkeit und emotionale Instabilität zugeschrieben werden, die die Glaubwürdigkeit ihrer Aussagen herabsetzen. Patient*innen sind zudem anfällig für hermeneutische Ungerechtigkeit, weil viele Aspekte der Krankheitserfahrung schwer zu verstehen und zu kommunizieren sind, was oft auf Lücken in den kollektiven hermeneutischen Ressourcen zurückzuführen ist. Weiterhin kann argumentiert werden, dass epistemische Ungerechtigkeit, wie sie von Patient*innen erfahren wird, auf das epistemische Privileg zurückzuführen ist, das Ärzte und Institutionen des heutigen Gesundheitswesens genießen; erstere, so Kidd und Carel, aufgrund ihrer Ausbildung, ihres Fachwissens und ihrer Psychologie der dritten Person, letztere aufgrund ihrer impliziten Privilegierung bestimmter Stile der Artikulation und des Nachweises von Zeugnissen in einer Weise, die kranke Personen marginalisiert (2014). Patient*innen, so Kidd und Carel, leiden demnach unter einer Vielzahl von epistemisch bedingten Schäden und Ungerechtigkeiten; sogenannte Formen „pathozentrischer epistemischer Ungerechtigkeit" (Kidd und Carel 2019). Hierbei richtet sich das Augenmerk nicht ausschließlich auf Akteur*innen, Gemeinschaften und Institutionen innerhalb des Gesundheitswesens, sondern auch auf theoretische Vorstellungen von Gesundheit, die unsere Reaktionen auf Krankheit strukturieren. Kidd und Carel gehen davon aus, dass pathozentrische epistemische

Ungerechtigkeiten zwar eine Vielzahl von zwischenmenschlichen und strukturellen Ursachen haben, aber auch durch eine tiefer gehende naturalistische Auffassung vom Wesen der Krankheit gestützt werden.

Im vorliegenden Text wird zunächst skizziert inwieweit Patient*innen fragile epistemische Subjekte sind und welche Formen testimonialer und hermeneutischer Ungerechtigkeit im Gesundheitswesen besonders zum Tragen kommen. Danach wird ein besonderes Augenmerk auf die Idee gelegt, dass pathozentrische epistemische Ungerechtigkeiten durch bestimmte theoretische Vorstellungen von Gesundheit untermauert und reproduziert werden. Hierbei soll untersucht werden, inwieweit dieses Problem durch technische Mittel in der Medizin verstärkt oder geschwächt werden kann; so reproduzieren Algorithmen beispielsweise die vorhandenen Vorstellungen und Praktiken. Es soll gezeigt werden, dass eine Sensibilisierung für das Problem pathozentrischer epistemischer Ungerechtigkeit schlussendlich aber dazu führen kann, dass technische Mittel in der Medizin gezielt genutzt werden können, um falsche Vorstellungen und problematische Stereotypisierungen abzubauen.

2   Patient*innen als fragile epistemische Subjekte

Aufbauend auf der Idee von epistemischen Subjekten als „Individuen in Gemeinschaften" (Grasswick 2004) und Wissen als relational (vgl. Pohlhaus 2012), wird in diesem Abschnitt eine Theorie der Verletzlichkeit sowie der Handlungsfähigkeit fragiler epistemischer Subjekte skizziert. Feministische Erkenntnistheoretikerinnen haben überzeugend argumentiert, dass die atomistische und selbstgenügsame Sichtweise von Wissenden in der klassischen Erkenntnistheorie unangemessen ist, und haben stattdessen gezeigt, dass Wissende in Gemeinschaften und sozialen Strukturen relational situiert sind (vgl.Anderson 1995a, 1995b; Code 1991; Collins 1990/2008; Haraway 1988; Harding 1991, 1993; Longino 1990; Lugones 1987; Scheman 1995). Darüber hinaus haben Standpunkt-Theorien[1] gezeigt, dass ein Argument für das epistemische Privileg von marginalisierten Wissenden vorgebracht werden kann; ein solches Privileg ist jedoch nicht unbedingt qua sozialer Position oder sozialer Identität gegeben, sondern muss als kritischer Standpunkt in Gemeinschaften erworben werden. Dieser Beitrag nimmt diese Hinweise auf und zeigt, dass fragile epistemische Subjekte in epistemisch aufgeladenen Situationen sowohl vorteilhaft als auch nachteilig positioniert sind. Patient*innen sind paradigmatische Beispiele für fragile epistemische Subjekte und illustrieren die dialektische Beziehung zwischen Verletzlichkeit und Handlungsfähigkeit.

---

[1]Generell gesprochen, gehen Standpunkt-Theorien davon aus, dass (a) die soziale Position eines wissenden Subjekts relevant ist für Wissensaneignung, (b) marginalisierte Standpunkte ein bestimmtes epistemisches Privileg besitzen, und (c) diese privilegierten Standpunkte erst erarbeitet werden müssen und nicht notwendigerweise erreicht werden. Für eine gegenwärtige Diskussion von Standpunkt-Theorie, siehe Toole 2019.

Vertreter*innen feministischer Epistemologie sowie der Sozialepistemologie haben eindrucksvoll gezeigt, dass das Bild von wissenden Subjekten als Kontext- und Körper-unabhängige Individuen problematisch ist. Wissende Subjekte sind vielmehr relationale – also in Verbindungen mit anderen stehend –, Kontext- und Körper-abhängige Personen, die aktiv dazu beitragen, Wissen zu gestalten (vgl. Alcoff und Potter 1992; Addelson und Potter 1991; Code 1991; Longino 1990). Dies hat nicht nur Auswirkungen auf unsere Vorstellungen von wissenden Subjekten, sondern auch auf Theorien von Wissen allgemein. Wenn wissende Subjekte relational und in Abhängigkeiten zu (historischen) Kontexten, ihren Körpern und sozialen Positionen gedacht werden und aktiv dazu beitragen, Wissen zu gestalten, dann sind Wissen und unsere Beweismaßstäbe notwendigerweise historisch und dynamisch (vgl. Nelson 1990). Lynn Hankinson Nelson hat prominent zu einer wichtigen Veränderung in Bezug auf unser Verständnis von Wissen beigetragen: Wissen, so Nelson, wird geformt durch epistemische Gemeinschaften. Die grundlegende Idee ist, dass der Fokus nicht länger auf Individuen als epistemische Akteur*innen liegt, sondern stattdessen auf Gemeinschaften (vgl. Nelson 1990). Wissen wird gemacht durch eine Vielzahl von Aktivitäten, wie politische Kämpfe oder Verhandlungen. Nach Nelson sind die Akteur*innen dieser Handlungen nicht, wie bislang angenommen, Individuen sondern Gemeinschaften; Wissen wird also gemacht durch Gemeinschaften (Nelson 1993).

Heidi Grasswick (2004) hat diese Überlegungen zum Anreiz genommen und argumentiert, dass nicht Gemeinschaften an sich Wissen herstellen, sondern „Individuen-in-Gemeinschaften". Nach Grasswick benötigt feministische Epistemologie einige wichtige Eigenschaften, um zeigen zu können, dass Wissen sozial situiert ist (Haraway 1988; Harding 1991); welche besser von der Idee vertreten werden, dass Wissen durch Individuen-in-Gemeinschaften, aber nicht durch Gemeinschaften selbst, generiert wird. Erstens, muss feministische Epistemologie die diversen Kontexte, in denen wissende Subjekte agieren, akkurat beschreiben und muss anwendbar sein, auf die unterschiedlichen Arten zu Wissen, die in solchen Kontexten zum Tragen kommen (Grasswick 2004, S. 87–88). Zweitens, muss feministische Epistemologie erklären können, wie es zur Entstehung und Entwicklung von feministischem Wissen gekommen ist (Grasswick 2004, S. 88). Drittens, sollte feministische Epistemologie Machtbeziehungen und ungleiche soziale Beziehungen zwischen wissenden Subjekten aufdecken und Analysen dieser Beziehungen möglich machen (Grasswick 2004, S. 88–89) – Longino schlägt vor, dass feministische Erkenntnistheoretiker*innen eben solche kognitiven Standards wählen, die Geschlecht aufdecken oder zumindest verhindern, dass Geschlecht in der Analyse verschleiert wird (cf. Longino 1994, S. 481). Und, viertens, muss feministische Epistemologie kompatibel sein mit unserem feministischen Engagement zur Verbesserung der Suche nach Wissen; feministische Epistemologie muss also auch eine Form von epistemischer Handlungsfähigkeit von wissenden Subjekten beinhalten. Hierzu gehört auch, dass wir die Praktiken verstehen, mit Hilfe derer wir versuchen, Wissen zu erlangen und was gute epistemische Forschung auszeichnet; mit anderen Worten, dass wir ein Verständnis davon haben, wie gute und weniger gute epistemische Handlungsfähigkeit aussieht (Grasswick 2004, 89).

Diese vier Eigenschaften stehen in direktem Widerspruch zu den Eigenschaften die die traditionelle Epistemologie mit der atomistischen Sichtweise vertritt. Nach dieser sind wissende Subjekte individuell, selbstgenügend und austauschbar. Zum Beispiel vertritt diese Sichtweise die Idee, dass Individuen epistemische Subjekte sind, weil sie mit bestimmten Fähigkeiten wie Vernunft ausgestattet sind; sofern alle wissenden Subjekte mit diesen Fähigkeiten ausgestattet sind, sind wissende Subjekte austauschbar. Sowohl Grasswick als auch Nelson verstehen wissende Subjekte als relationale Subjekte, also als Mitglieder einer Gemeinschaft, die Wissen hervorbringt oder in der Wissenspraktiken ausgeführt werden. Ohne weiter ins Detail zu gehen, zeigt sich, dass Grasswicks Verständnis von Wissensproduktion durch wissende Subjekte als Subjekte in Gemeinschaften intuitiv stimmig ist, denn klarerweise sind wir in unseren epistemischen Praktiken eingebunden in bestimmte epistemische Kontexte und Gemeinschaften, in denen wir Wissen erlangen und weitergeben; wir gehen zur Schule, nehmen Nachhilfe, lernen Schach von unseren Großeltern und Fahrradfahren von unseren Eltern. Wissen als Produkt von Gemeinschaften selbst zu sehen, ist – obwohl es wichtige Aspekte von der Idee von Individuen in Gemeinschaften teilt – komplexer und weniger intuitiv. Hier ist es wichtig zu verstehen, dass Nelson nicht nur die moderate These vertritt, dass Wissen und Praktiken des Wissens in Gemeinschaften passieren, sondern die radikalere These, dass Gemeinschaften die primären Wissens*akteur*innen* sind (Nelson 1993, S. 124 sowie 1990, S. 256). Mit anderen Worten, Mitglied einer Gemeinschaft zu sein, ist nicht nur notwendige Voraussetzung dafür, Wissen zu erlangen, sondern Individuen können nur wissen, was die Gemeinschaft als primäre*r Wissensakteur*in schon weiß. Es scheint allerdings intuitiv offensichtlich, dass Individuen Wissen erlangen können, das es in der Gemeinschaft (noch) nicht gibt; das von Miranda Fricker (2007, Kap. 7) zitierte Beispiel von Carmita Wood, die zu einer Zeit von sexueller Belästigung am Arbeitsplatz betroffen war, zu der es den Begriff dieser Form von Belästigung noch nicht gab und die aufgrund dieser Erfahrung gemeinsam mit anderen Frauen dazu beigetragen hat, den Begriff zu etablieren, ist hier nur ein Beispiel. Dies hat unter anderem auch damit zu tun, dass Gemeinschaften nicht klar voneinander abzugrenzen sind; so sind Individuen intersektional in unterschiedlichen Gemeinschaften auf unterschiedliche Art involviert und Gemeinschaften selbst sind – auch in Bezug auf Wissensproduktion – fragmentiert (vgl. Mason 2011; Medina 2012). Die wichtige Einsicht ist aber, dass Individuen nicht generisch und austauschbar sind, eben weil sie in Gemeinschaften eingebunden sind, die ihre Wissenspraktiken zumindest prägen.

Wenn wissende Subjekte nun notwendigerweise relational in Gemeinschaften verankert sind, dann ist Wissen ebenso von den Machtverhältnissen dieser Gemeinschaften geprägt wie auch die Individuen selbst. Dies ist unter anderem der dritte Punkt von Grasswicks Ausführungen und wir werden sehen, dass dieser Punkt eng verknüpft ist mit der Frage nach der Verbesserung von Wissensproduktion (Punkt vier oben). Die grundlegende Idee hier ist, dass Wissensproduktion und die Frage danach, was wir als Individuen wissen können, verknüpft ist mit den ungleichen Machtverhältnissen, in denen wir leben; mit anderen Worten, unsere soziale Identität und die Position, die wir in der Gesellschaft einnehmen, hat etwas mit unserer Wissensaneignung zu tun. Wenn man traditionellen Auffassungen von Wissen folgt, dann sollten nicht-epistemische Faktoren keinerlei Einfluss darauf haben, was wir wissen. Allerdings scheinen zumindest in manchen Kontexten nicht-epistemische Faktoren klarerweise Einfluss zu nehmen; wie zum Beispiel anhand der folgenden Beispiele zu sehen ist:

(1) Niedriges Risiko: Hannah und ihre Frau Sarah sind an einem Freitagnachmittag auf dem Heimweg. Auf dem Heimweg wollen sie bei der Bank anhalten, um ihre Schecks einzulösen. Es ist nicht wichtig, dass sie dies tun, da sie keine Rechnungen zu begleichen haben. Als sie an der Bank vorbeifahren, stellen sie fest, dass die Schlangen in der Bank sehr lang sind, so wie es an Freitagnachmittagen oft der Fall ist. Hannah erkennt, dass es nicht so wichtig ist, dass die Gehaltsschecks sofort eingezahlt werden, und sagt: „Ich weiß, dass die Bank morgen geöffnet sein wird, da ich erst vor zwei Wochen am Samstagmorgen dort war. Wir können unsere Gehaltsschecks also morgen früh einzahlen."

(2) Hohes Risiko: James und sein Mann Amir fahren an einem Freitagnachmittag nach Hause. Auf dem Heimweg wollen sie bei der Bank anhalten, um ihre Gehaltsschecks einzuzahlen. Als sie bemerken, dass die Schlangen lang sind, sagt James, dass er zwei Wochen zuvor an einem Samstagmorgen bei der Bank war und sie geöffnet hatte. Allerdings steht eine Rechnung an und ihr Konto ist leer, so dass es sehr wichtig ist, dass sie ihre Gehaltsschecks am Samstag einzahlen. Und, wie Amir sagt, ändern die Banken ihre Öffnungszeiten. James sagt: „Ich denke, du hast Recht. Ich weiß nicht, ob die Bank morgen noch geöffnet ist."[2]

Intuitiv nehmen wir in diesem Fall an, dass Hannah weiß, dass die Bank am nächsten Tag offen ist, aber dass James Recht hat, wenn er davon ausgeht, nicht zu wissen, ob die Bank offen sein wird. Da Hannah und James aber an sich dieselben epistemischen Eigenschaften teilen, kann unsere Intuition nur durch nicht-epistemische Faktoren erklärt werden. Wenn nun aber die nicht-epistemische Tatsache, dass Hannah ein niedriges Risiko in ihrer Einschätzung eingeht, James aber ein hohes Risiko, Auswirkungen darauf hat, was Hannah und James wissen, dann ist es auch nicht mehr besonders verwunderlich, wenn auch andere nicht-epistemische Faktoren – wie ungleiche Machtverhältnisse – einen Beitrag dazu leisten, ob wir etwas wissen können oder nicht.

Gaile Pohlhaus (2012) hat eindrucksvoll zusammengefasst, inwieweit ungleiche Machtverhältnisse eben einen solchen Einfluss haben können. Wissende Subjekte sind sowohl situiert als auch abhängig von anderen wissenden Subjekten und ihrer Umgebung. Die These, dass Individuen situiert sind, steht, wie wir oben schon gesehen haben, in direktem Kontrast zu der Annahme, dass Individuen generische und austauschbare Wissende sind. Als Individuen nehmen wir unterschiedliche soziale Positionen in Gemeinschaften und sozialen Gefügen ein, von

---

[2] Beide Fälle übersetzt aus Toole 2022, 5. Für weitere Fälle nach einem ähnlichen Schema, siehe DeRose (1992, 2002) und Stanley (2005).

denen aus wir unsere Erfahrungen machen; je nach sozialer Position können diese Erfahrungen sehr unterschiedlich sein. So unterscheidet sich beispielsweise die Erfahrung von weißen Personen und Personen mit Migrationsgeschichte in einer Polizeikontrolle; tatsächlich ist es sehr wahrscheinlich, dass die weiße Person bisher keine Polizeikontrolle erlebt hat, während die Person mit Migrationsgeschichte nicht nur regelmäßige Polizeikontrollen erlebt hat, sondern bei diesen Kontrollen auch von willkürlicher Schikane und Diskriminierung betroffen war.[3] Und ähnliche Beispiele lassen sich auch in der Medizin und Krankenpflege finden; tatsächlich unterscheiden sich beispielsweise die Erfahrungen von Frauen und Männern als Patient*innen signifikant. Frauen wird von Ärzt*innen häufiger abgesprochen, körperliche Symptome richtig zu deuten und sie sind zudem häufiger gewaltvollen Übergriffen durch Ärzte oder Pflegern ausgesetzt. Durch die Ritualisierung, also der ständigen Wiederholung, unserer spezifischen Erfahrung, entwickeln wir bestimmte Muster an Erwartungen, Aufmerksamkeit, Interesse und Sorge, die wiederum beeinflussen, was wir wahrnehmen und was wir überhaupt als signifikantes Objekt zur weiteren Untersuchung bestimmen (Pohlhaus 2012, S. 716–717; vgl. Alcoff 2006, S. 91 und 2000a; Collins 1990/2008). Einfach gesprochen: Durch die Wiederholung der Erfahrung von Polizeikontrollen wird die Person mit Migrationshintergrund eine gewisse Sorge entwickeln und mehr Aufmerksamkeit auf die Präsenz von Polizei legen sowie ein Interesse daran bekommen, diese Erfahrung besser zu verstehen (oder überhaupt adäquat zu verstehen).

Aber Individuen sind nicht nur situiert, sondern innerhalb von Gemeinschaften situiert, die durch ungleiche Machtverhältnisse charakterisiert sind. Es ist daher nicht weiter verwunderlich, wenn diese auch Einfluss auf unsere Wissenspraktiken nehmen. Die Sorge, die Aufmerksamkeit und das Interesse, dass die Person mit Migrationshintergrund aufgrund ihrer Erfahrungen mit der Polizei entwickelt, sind zumindest teilweise herzuleiten, durch die wenig privilegierte soziale Position, die diese Person in der Gemeinschaft einnimmt. Eine Person, die besonders verletzlich in Bezug auf andere in der Gemeinschaft ist, muss wissen, was von ihr erwartet wird, was an ihr gesehen wird und wie andere auf sie reagieren. Eine Person, die soziale Macht innehat, muss dieses Wissen nicht haben, weil sie von anderen keinen Schaden zu erwarten hat (Pohlhaus 2012, S. 716–17). So gesehen haben vulnerable Personen oftmals ein größeres epistemisches Interesse daran, die Welt in ihrer vollen Komplexität zu verstehen. Zudem führen marginalisierte epistemische Standpunkte dazu, dass die eigenen Erfahrungen schlechter von den dominanten Wissensressourcen gespiegelt werden (Pohlhaus 2012, 717). Für das, was man erlebt, gibt es nicht unbedingt unverzerrte, adäquate oder leicht zugängliche Begriffe (vgl. Dotson 2011; Fricker 2007). Marginalisierte Personen müssen daher epistemisch mehr Arbeit leisten, um ihre Erfahrungen verständlich und

---

[3] Siehe beispielsweise folgenden Bericht von Amnesty International: https://www.amnesty. de/sites/default/files/2021-10/Amnesty-Positionspapier-zu-Racial-Profiling-Oktober2021.pdf; abgerufen am 28. April 2022.

artikulierbar zu machen. Hier zeigt sich auch die Verbindung zu der Verbesserung von Wissensressourcen, die Grasswick als vierten Punkt anspricht. Soziale Positionen innerhalb von ungleichen Machtgefügen beeinflussen also oftmals *was* wir wissen (und was wir wissen wollen).

Zudem sind wissende Subjekte abhängig von anderen und ihrer Umgebung. Dies hat Auswirkungen darauf, welche Ressourcen und Werkzeuge uns zur Verfügung stehen – nicht individuell (also nicht unsere Fähigkeiten wie Rationalität betreffend), sondern kollektiv. Zunächst brauchen wir bestimmte epistemische Werkzeuge, um überhaupt Wissen zu erlangen und weiterzugeben. Jede Erfahrung, die wir machen, ist geprägt durch die gemeinschaftliche Organisation unserer Theorien, Methoden und Praktiken (vgl. Nelson 1990, S. 138–139). Wir halten uns an bestimmte Formen, die Welt zu verstehen, und bestimmte sprachliche Übereinkünfte. Aber nicht alle epistemischen Ressourcen und Werkzeuge sind gleichermaßen gut, um unsere Erfahrungen zu beschreiben, und weil privilegierte Personen bessere Möglichkeiten haben, Einfluss darauf zu nehmen, welche Ressourcen und Begriffe Teil des dominanten epistemischen Systems werden, sind die Erfahrungen von privilegierten Personen oftmals besser vertreten und können somit mit den dominanten Ressourcen und Begriffen besser artikuliert werden (Pohlhaus 2012, S. 718; vgl. Fricker 2007). Das bedeutet, dass es einerseits epistemisch von Nachteil ist, marginalisiert zu sein, weil man schlechter zu den dominanten Ressourcen beitragen kann und die eigenen Erfahrungen weniger gut verständlich und artikulierbar zu machen sind. Andererseits ist es aber epistemisch auch von Vorteil, marginalisiert zu sein, weil man sich in sozialen Positionen befindet, die das Interesse danach, die Welt in ihrer Komplexität zu verstehen und existierende Wissensressourcen und Werkzeuge zu hinterfragen und zu erweitern, befördern (Pohlhaus 2012, S. 719–20). Hier ist es wichtig, dass marginalisierte soziale Positionen weder notwendigerweise zu adäquaterem Wissen führen, noch dass sie zu *anderem* Wissen führen. Tatsächlich ist es vielmehr so, dass marginalisierte soziale Positionen Anreize geben, kritische epistemische Standpunkte einzunehmen, die dann wiederum dazu führen können, objektiveres Wissen (vgl. Harding 1991, S. 138–63) zu erlangen – einerseits, weil sie epistemische Ressourcen, die unsere Erfahrungen nur unzulänglich erklären, kritisieren und verändern, und andererseits, weil sie sowohl die eigenen Erfahrungen als auch die Erfahrungen derer, die machtvolle Positionen besitzen, verständlich machen müssen.[4]

Marginalisierte wissende Subjekte nehmen so gesehen also eine fragile Position ein, die sich dadurch auszeichnet, dass sie sowohl epistemische Nachteile als auch Vorteile bringt. Präziser gesagt, ist der Grund, warum marginalisierte wissende Subjekte epistemische Nachteile erfahren gleichermaßen auch dafür verantwortlich, warum sie Vorteile erfahren; eine Position, die am besten durch das Wort

---

[4] Linda Alcoff beschreibt dies als „white double consciousness" (2000b), aber auch Charles Mills (1997) und W.E.B. DuBois (1903) benutzen den Begriff „double consciousness".

der Fragilität beschrieben werden kann. Fragile epistemische Subjekte sind eben solche, die aus

(1) marginalisierten soziale Positionen entstehen, die den Subjekten die volle Teilhabe an dominanten epistemischen Praktiken strukturell verwehren, und
(2) gleichzeitig die Grundlage dafür bilden, ein komplexeres Verständnis der Welt und der zur Beschreibung der Welt verfügbaren epistemischen Ressourcen zu entwerfen.

Fragile epistemische Subjekte lassen sich in allen Bereichen finden, in denen Personen die volle Teilhabe an dominanten epistemischen Praktiken strukturell verwehrt bleibt. So können beispielsweise Flüchtlinge, behinderte Personen, trans Personen und Kinder als fragile wissende Subjekte kategorisiert werden. Sie alle sind von bestimmten dominanten Wissensressourcen und der Entstehung dieser aufgrund ihrer Mitgliedschaft in einer bestimmten sozialen Gruppe, der in der von Ungleichheit durchzogenen Gesellschaft weniger Macht zukommt, ausgeschlossen. Diese Form der Marginalisierung und die damit einhergehenden Erfahrungen sowie die Erkenntnis, dass die zur Verfügung stehenden dominanten epistemischen Ressourcen ein verzerrtes Verständnis der eigenen Erfahrungen liefern und so zumindest teilweise die Artikulation und den Widerstand gegen bestimmte Erfahrungen verwehren, kann dazu führen, dass die marginalisierten Personen einen epistemischen Standpunkt entwickeln, der Grundlage sowohl der Kritik an dominanten Wissensressourcen als auch des Widerstands dominanter Wissenspraktiken sein kann.

Patient*innen sind fragile wissende Subjekte, weil sie einerseits strukturell von der Teilhabe am medizinischen Diskurs ausgeschlossen sind und andererseits einen Vorteil in diesen marginalisierten epistemischen Positionen finden können. Der medizinische Diskurs wird zum einen bestimmt durch medizinische Forschung und praktizierende Ärzt*innen als auch zum anderen durch wirtschaftliche und politische Interessen; wobei natürlich letztere Einfluss üben auf den wissenschaftlichen und praktischen Teil. Ein Beispiel für diesen strukturellen Ausschluss lässt sich in der sogenannten Opioidkrise der Vereinigten Staaten finden, an der allein von 1999 bis 2021 mehr als 800.000 Menschen gestorben sind.[5] Eine große Anzahl der an einer Drogenüberdosis verstorbenen Menschen sind von Schmerzmitteln abhängig geworden, die ihnen zuvor von einem Arzt oder einer Ärztin verschrieben worden (vgl. Hampton 2018; Keefe 2017, 2021; Lembke 2016; Macy 2018; Meier 2020; Quinones 2016) Die Opioidkrise ist zumindest teilweise auf das verschreibungspflichtige Schmerzmittel Oxycontin, vertrieben seit 1996 durch Purdue Pharma der Familie Sackler, zurückzuführen; wobei Purdue Pharma nicht nur relevante Untersuchungen zum Suchtpotenzial verschwiegen haben, sondern zusätzlich zum Marketing auch Ärzt*innen

---

[5] Siehe https://www.cdc.gov/opioids/data/index.html; abgerufen am 28. April 2022.

materielle Anreize geboten haben, Oxycontin in großem Maße zu verschreiben, sodass Opioide, die herkömmlicherweise nur bei schwerkranken und sterbenden Personen verschrieben wurden, nun auch für alltägliche Schmerzen verabreicht wurden. Weder die süchtigen Patient*innen noch ihre wenigen Helfer*innen hatten den Anwält*innen und dem Einfluss von Purdue Pharma ernsthaft etwas entgegenzusetzen und wurden als soziale Gruppe der Drogenabhängigen weiter marginalisiert. Aber nicht nur in diesem Fall sind Patient*innen vom wissenschaftlichen Diskurs und der Teilhabe an epistemischen Praktiken in der Gesundheitsfürsorge strukturell ausgeschlossen. Patient*innen als soziale Gruppe werden oftmals rationale Kapazitäten aberkannt und in ihren Erfahrungen vom medizinischen Personal nicht ernst genommen. Zudem gibt es, wie nicht zuletzt die Coronapandemie gezeigt hat, eine klare Hierarchie zwischen medizinischem Wissen und den Patient*innen, die von diesem Wissen betroffen sind, sowie ein Vermittlungsproblem dieses Wissens.

Patient*innen haben aber einerseits Wissen über ihre eigenen Erfahrungen mit ihrem Körper und der Veränderung des Körpers durch Krankheit oder Schmerzen und andererseits als Rezipient*innen eines ihnen epistemisch oftmals verschlossenen Gesundheitssystems, in dem sie vom Wissen und von den Praktiken anderer abhängig sind – was ihren ohnehin vulnerablen Zustand noch verstärkt (vgl. Spranzi 2018). So sind in den letzten Jahren vermehrt Berichte schwarzer Frauen von Diskriminierung und Mikroaggression während Behandlungen im Verlaufe ihrer Schwangerschaft und Geburt Thema in den Medien gewesen (vgl. White 2020); wobei existierende Vorurteile gegenüber bestimmten sozialen Gruppen die Vulnerabilität mancher Patient*innen noch verstärken (vgl. Brubaker 2007; Freeman und Steward 2019; Friedländer 2018). Zudem lässt sich Krankheit als transformative Erfahrung beschreiben (Carel et al. 2016). Nach L.A. Paul (2014) sind transformative Erfahrungen solche, die einerseits epistemisch transformieren und andererseits existentiell transformieren. So können wir beispielsweise nicht lernen, was es bedeutet, Eltern zu werden, bis wir selbst Eltern werden, weil wir uns zwar auf das Elternsein vorbereiten können und lernen können, Windeln zu wechseln, aber wir nicht von anderen lernen können, wie es sich für uns anfühlt, wenn wir Eltern werden. Weiterhin können wir nicht im Voraus wissen, inwieweit uns die gemachte Erfahrung selbst – also Eltern zu werden – verändert und welche Person wir danach sein werden oder zu welcher Person wir uns entwickeln werden. Carel, Kidd und Pettigrew (2016) argumentieren, dass schwere Krankheit eben eine solche transformative Erfahrung sein kann. Krank zu sein lehrt uns etwas, was wir vorher nicht wissen konnten (über uns selbst, unsere Erfahrungen mit der Krankheit und den medizinischen Behandlungen, etc.), und es lehrt uns etwas über unsere eigene veränderte Identität als kranke Person und dies ist nicht nur der Fall, wenn wir eine medizinische Diagnose bekommen (vgl. Arpaly 2005), sondern kann auch schon durch unsere veränderte Wahrnehmung und unseren veränderten Körper passieren – wie es ist, eine Person mit Krebs zu sein oder eine Person, die nicht mehr belastbar ist. Es ist also nicht nur im Interesse von Patient*innen, komplexes Wissen über sich selbst, die Krankheit und die eigenen Erfahrungen mit dieser Krankheit und dem

Gesundheitssystem zu sammeln, es handelt sich zudem zumindest teilweise um Wissen, dass man nur durch die Krankheit überhaupt erhalten kann; Patient*innen sind damit epistemisch im Vorteil, Wissen über das Patient*innensein zu erlangen und es wäre zudem vorteilhaft für das Gesundheitssystem, Patient*innen als wissende Subjekte ernst zu nehmen. Im folgenden Abschnitt werde ich noch einmal im Detail auf die Ungerechtigkeiten eingehen, denen Patient*innen als fragile epistemische Subjekte ausgesetzt sind, um dann mit der Frage zu schließen, ob technische Möglichkeiten innerhalb der Medizin zur Bekämpfung dieser Ungerechtigkeiten geeignet sind.

3   Pathozentrische Epistemische Ungerechtigkeiten

Ganz generell geht es auch in der Debatte um epistemische Ungerechtigkeit darum zu fragen, wem geglaubt wird und wem nicht, wer eine Stimme hat und wer nicht, wer verstanden wird und wer nicht und in welchem Zusammenhang Wissen und unser Vermögen, Wissen zu erlangen und zu Wissensressourcen beizutragen, zu sozialer Macht und Handlungsfähigkeit steht. Sowohl Miranda Fricker (2007) als auch Kristie Dotson (2011, 2014) zeigen eindrucksvoll, wie epistemische Ungerechtigkeiten charakterisiert werden sollten und warum diese von philosophischem Interesse sind; einerseits, weil sie zur moralisch problematischen Behandlung von Individuen und sozialen Gruppen beitragen, andererseits, weil sie dazu führen, dass unsere Wissensressourcen eingeschränkt oder verzerrt sind.

Fricker bespricht zwei paradigmatische Fälle von epistemischer Ungerechtigkeit: testimoniale Ungerechtigkeit und hermeneutische Ungerechtigkeit (Fricker 2007). In beiden Fällen geht es um systematische Ungerechtigkeiten, die Personen als wissende Subjekte betreffen. Der paradigmatische Fall von systematischer testimonialer Ungerechtigkeit beschreibt dabei die Ungerechtigkeit, die einer Person widerfährt, wenn sie aufgrund eines Identitätsvorurteils einen Glaubwürdigkeitsmangel erfährt; wenn in unserem Beispiel also ein*e Patient*in einen Mangel an Glaubwürdigkeit erfährt, weil der behandelnde Arzt sie (unbewusst) als Frau* und somit als hysterisch einschätzt. Hermeneutische Ungerechtigkeit erklärt die Ungerechtigkeit, die eine Person erleidet, wenn das Verständnis über einen signifikanten Bereich ihrer sozialen Erfahrung verschleiert wird und diese Unzugänglichkeit dadurch zustande kommt, dass die Person – sowie andere Personen ihrer sozialen Gruppe – aufgrund von strukturellen Identitätsvorurteilen nicht zur kollektiven (bzw. dominanten) hermeneutischen Ressource beitragen können. Tatsächlich liefert Fricker selbst ein paradigmatisches Beispiel im Kontext von Medizin: Hermeneutische Ungerechtigkeit ist so beispielsweise die Ungerechtigkeit, die einer Frau* erfährt, wenn sie ihre Erfahrung der postnatalen Depression nicht adäquat verstehen und artikulieren kann, weil es den Begriff der postnatalen Depression noch nicht gibt oder dieser nur unzureichend im kollektiven Verständnis verankert ist.

Innerhalb des Kontexts von Medizin und (chronischer) Krankheit oder Behinderung können beide Formen epistemischer Ungerechtigkeit gefunden

werden, was unter anderem auf den verletzlichen Status von Patient*innen zurück-
geführt werden kann, den ich oben anhand von Fragilität ausbuchstabiert habe.
Fragile epistemische Subjekte wie Patient*innen werden in ihren Erfahrungen
und ihrem Wissen nicht zureichend gehört (testimoniale Ungerechtigkeit),
was ihre marginalisierte epistemische Position untermauert und zu weiteren
hermeneutischen Ungerechtigkeiten führt. Hier zeichnet sich ein Teufelskreis ab,
denn die hermeneutische Ungerechtigkeit, die Tatsache also, dass die dominanten
epistemischen Ressourcen bestimmte Erfahrungen nur unzureichend verständlich und artikulierbar machen, führt wiederum zu weiteren Fällen testimonialer
Ungerechtigkeit, da Patient*innen nun die Wahl haben, ihre Erfahrungen entweder mit den gegebenen und dominanten epistemischen Ressourcen zu
beschreiben und dabei signifikante Teile ihrer Erfahrung nicht artikulieren oder
sie auf marginalisierte epistemische Ressourcen zurückgreifen und wiederholt Gefahr laufen, in ihren Berichten ausgegrenzt zu werden. Ein Beispiel hilft
zur Illustration: Viele behinderte Personen berichten, dass sie von Ärzt*innen
nicht über mögliche Verhütungsmittel und Geschlechtskrankheiten aufgeklärt
werden – auch nicht, wenn sie explizit berichten, dass sie sexuell aktiv sind
(vgl. De Boer 2015; Jecker 2021; Liberman 2017). Dies führt, erstens, bei den
Patient*innen zu einer Lücke in den zur Verfügung stehenden hermeneutischen
Ressourcen und, zweitens, vermindert unser allgemeines Verständnis davon, was
behinderte Personen brauchen, um ein sexuell erfülltes (aber auch sicheres) Leben
zu führen. Dies führt dann wiederum zu weiterer testimonialer Ungerechtigkeit, weil behinderten Personen nicht geglaubt wird, wenn sie berichten sexuell
aktiv zu sein, weil das Wissen über Sexualität bei behinderten Personen fehlt. Es
führt im Übrigen auch zu verminderter medizinischer Betreuung, weil aufgrund
des fehlenden Wissens, behinderte Personen trotz vorhandener und passender
Symptome nicht auf Geschlechtskrankheiten oder Schwangerschaft untersucht
werden.

Interessanterweise lässt sich zudem anhand von (chronischer) Krankheit und
Behinderung noch eine weitere Form epistemischer Ungerechtigkeit finden.
Ganz allgemein beschreiben *pathozentrische epistemische Ungerechtigkeiten*
das Cluster an Theorien, in denen der Begriff der epistemischen Ungerechtigkeit verwendet wird, um die problematischen sozialen Erfahrungen von kranken
Personen innerhalb des Gesundheitssystems und darüber hinaus zu beschreiben
(vgl. Blease et al. 2016; Carel und Gyorffy 2014; Crichton et al. 2016; Kidd und
Carel 2014); so verstanden entstehen pathozentrische epistemische Ungerecht-
keiten durch Vorurteile und hermeneutische Probleme, die mit Erfahrungen von
Krankheit zusammenhängen (Kidd und Carel 2016). Hieran anknüpfend entwickeln Carel und Kidd eine Form von hermeneutischer Ungerechtigkeit – pathozentrische hermeneutische Ungerechtigkeit –, die sich ausschließlich im Kontext
von Medizin finden lässt. Während pathozentrische *epistemische* Ungerechtigkeit
erklärt, inwieweit Individuen und institutionelle Strukturen und Prozesse innerhalb des Gesundheitswesens epistemische Ungerechtigkeit hervorbringen können,
fokussiert pathozentrische *hermeneutische* Ungerechtigkeit auf die zugrundeliegenden Verständnisse der Dichotomie von Gesundheit und Krankheit. Die

Idee ist, dass manche solcher Verständnisse an sich schon problematisch sind und so die epistemisch ungerechten Handlungen im Gesundheitswesen unterstützen und verstärken. Das bedeutet selbstverständlich nicht, dass es für fragile wissende Subjekte – hier Patient*innen – unmöglich ist, adäquate epistemische Ressourcen zu finden, um die signifikanten Veränderungen in ihrem Körper und in ihrem Leben zu beschreiben. Unsere epistemischen Ressourcen sind ebenso wie die Gemeinschaften, in denen wir leben, fragmentiert. Allerdings gibt es epistemische Ressourcen, die präsenter und dominanter sind als andere und die bestimmte Erfahrungen einfacher verständlich und artikulierbar machen als andere (vgl. Dotson 2014). Des Weiteren werden marginalisierte Erfahrungen oftmals durch Tabus (Crerar 2016), Mythen (Jenkins 2017) oder dominante Narrative (Bratu und Hänel 2021) verschleiert; Patient*innen müssen hier eine Mehrarbeit leisten, um andere von ihren marginalisierten Erfahrungen zu überzeugen. So beschreiben Carel und Kidd beispielsweise Barbara Ehrenreichs Erfahrungen mit Brustkrebs, die von ideologischen Narrativen geprägt sind, nach denen Brustkrebs-Patient*innen dankbar für den Krebs sein sollen, weil er ihnen zeigt, welche Stärke sie im Kampf gegen die Krankheit entwickeln können. Aussagen, die von diesem Narrativ abwichen, wurden geächtet (Ehrenreich 2009, S. 44 und 55). Patient*innen müssen also nicht nur die gegebenen Lücken in den dominanten epistemischen Ressourcen fühlen, sie müssen sich dabei auch gegen (a) existierende dominante Narrative (und teilweise wissenschaftliche Diskurse) stellen, (b) testimoniale Ungerechtigkeiten kämpfen, die sie aufgrund ihrer marginalisierten Position erleiden und (c) sie müssen dies tun, während sie selbst mit einer Krankheit und den damit einhergehenden Veränderungen in ihrem Leben kämpfen. Die epistemische Arbeit, die hinter den Erfolgen steht, wird dabei kaum zur Kenntnis genommen.

Soweit haben wir von bestimmten dominanten Narrativen gesprochen, die marginalisierte epistemische Ressourcen verschleiern beziehungsweise dazu führen können, dass existierende adäquate Begriffe nicht angewandt werden, weil die wissenden Subjekte an falschen Narrativen festhalten, die ein Verständnis der eigenen Erfahrungen zumindest einschränken. So fällt es vielen Betroffenen von sexueller Gewalt in Partnerschaftsbeziehungen schwer, die gemachten Erfahrungen als Erfahrungen von sexueller Gewalt zu verstehen, weil sie an ein dominantes Narrativ glauben, nach dem sexuelle Gewalt nicht von Partnern sondern von Fremden ausgeübt wird (vgl. Jenkins 2017; Muehlenhard und Peterson 2004). Ebenso haben Nachwuchswissenschaftlerinnen* oftmals Probleme, abwertende Erfahrungen als diskriminierende Erfahrungen gegen Frauen* in der Wissenschaft zu verstehen, weil sie an das dominante Narrativ glauben, dass Wissenschaft und wissenschaftliche Praktiken nach dem Prinzip der Meritokratie funktionieren (Bratu und Hänel 2021). Nach Carel und Kidd (2019) gibt es bestimmte theoretische Verständnisse von Gesundheit, die selbst epistemisch ungerecht sind und so zu der ungerechten Situation von Patient*innen beitragen. Die Moderne Medizin und das Gesundheitswesen sind stark geprägt durch sogenannte naturalistische oder biomedizinische Auffassungen von Gesundheit. So analysiert beispielsweise Christopher Boorses einschlägige Theorie

Gesundheit und Krankheit als biologische Funktionalität und Dysfunktionalität (Boorse 1977; vgl. Cooper 2002). Dieses Verständnis von Krankheit priorisiert biomedizinische Auffassungen und Theorien und damit verbundene Einstellungen und grenzt andere Auffassungen systematisch aus mit der Folge, dass beispielsweise phänomenologische Perspektiven auf Krankheit nicht weiter berücksichtigt werden. Wie Carel und Kidd zeigen, kann ein*e Patient*in den Krebs aber anhand von wissenschaftlichen Ergebnissen der Onkologie verstehen, ohne davon auszugehen, dass die Onkologie ein vollständiges und erschöpfendes Bild von den alltäglichen Lebenserfahrungen mit Krebs zeichnen. Aber weder zeichnen biomedizinische Theorien ein vollständiges Bild von Mensch und Krankheit, noch ist Krankheit auf biomedizinische Dysfunktionalität runter zu brechen. Das naturalistische Bild von Krankheit führt aber zur Ausgrenzung anderer Auffassungen und zu Lücken in den dominanten hermeneutischen Ressourcen und somit zur Ausgrenzung von Patient*innen selbst.

Wenn dem tatsächlich so ist, dass Narrative (und Policies) selbst epistemisch ungerecht sein können, dann müssten Reformen für gerechtere Gesundheitssysteme weitaus früher ansetzen, als bei der Veränderung von Individuen und Institutionen innerhalb der Systeme. Während in der Debatte der epistemischen Ungerechtigkeiten der Fokus häufig auf individuellen Lastern und Tugenden liegt, argumentiert unter anderem Elizabeth Anderson für sogenannte kollektive oder strukturelle Tugenden epistemischer Gerechtigkeit. Individuelle Tugenden müssen hiernach notwendigerweise durch systematische Veränderungen und Reformen unserer sozialen Praktiken unterstützt werden, um epistemische Gerechtigkeit auch auf systematischer Ebene zu erreichen (Anderson 2012). Sie schreibt:

> In the face of massive structural injustice, individual epistemic virtue plays a comparable role to the practice of individual charity in the context of massive structural poverty. Just as it would be better and more effective to redesign economic institutions so as to prevent mass poverty in the first place, it would be better to reconfigure epistemic institutions so as to prevent epistemic injustice from arising (Anderson 2012, S. 717).

Die Debatte lässt sich hier also von individuellen Veränderungen, die in unserem Fall von Personen im Gesundheitswesen, Pflegepersonal, Ärzt*innen (etc.) umgesetzt werden können über kollektive Veränderungen durch ärztliche Gewerkschaften oder Krankenhaus-Management zu institutionellen Veränderungen durch politische und verwaltungstechnische Instrumente erweitern. Wenn Carel und Kidd allerdings richtig liegen und bestimmte Gesundheitsnarrative selbst für epistemische Ungerechtigkeit sorgen können, dann müssten theoretische Grundverständnisse, Prinzipien und Narrative verändert werden. Dies würde auch die hermeneutischen Verzerrungen durch Tabus, Mythen und dominante Narrative (wie oben diskutiert) mit einbeziehen. So schlägt Battaly (2013, S. 264) vor, dass unser Fokus nicht länger auf den Lastern und Tugenden von Individuen liegen sollte, sondern auf Policies. In manchen Fällen lassen sich epistemische Ungerechtigkeiten weniger auf die Individuen zurückführen als auf die zugrundeliegenden Policies oder – wie bei Carel und Kidd diskutiert – auf die Hintergrundverständnisse von Gesundheit. Während Carel und Kidd allerdings argumentieren, dass die Veränderung dementsprechend auf vier Ebenen – Individuen, Kollektive, Institutionen, Policies und Narrative – durchgesetzt werden muss, möchte ich im abschließenden Teil zeigen, dass sich Veränderungen von Narrativen und Policies oftmals auch durch institutionelle oder politische Veränderungen ergeben.

4 Technik, Medizin und epistemische Ungerechtigkeiten

Nach Carel und Kidd lässt sich also feststellen, dass nicht nur einzelne Individuen oder Institutionen innerhalb des Gesundheitswesens zu Formen der epistemischen Ungerechtigkeit beitragen, sondern dass das Gesundheitswesen selbst zumindest teilweise auf epistemisch ungerechten Verständnissen gegründet ist. Das wiederum impliziert, dass Reformen für gerechtere Gesundheitssysteme bereits bei den theoretischen Grundverständnissen anknüpfen müssen und nicht erst bei Individuen und Institutionen innerhalb des Systems. Im letzten Abschnitt werde ich der Frage nachgehen, inwieweit technische Mittel innerhalb des Gesundheitssystems zu diesen Veränderungen beitragen können und inwieweit diese durch Institutionen und Politik umgesetzt werden können.

Medizinische Technologien beeinflussen Krankheiten auf vielfältige und oft heterogene Weise. Wie Bjørn Hofmann und Fredrik Svenaeus (2018) analysieren, können Technologien (a) asymptomatische Anzeichen oder Marker (durch Ultraschall, Bluttests usw.) aufzeigen, die auf eine Krankheit hinweisen, die dem oder der Patient*in bisher unbekannt war; (b) Risikofaktoren für die Entstehung von Krankheiten aufzeigen (z. B. durch genetische Tests); (c) die Art und Weise beeinflussen, in der wir Krankheiten erleben und was wir überhaupt als Krankheit erleben (im Gegensatz zu unglücklichen Umständen wie beispielsweise bei assistierten Reproduktionstechnologien); und (d) soziale und kulturelle Normen und Werte im Hinblick auf (bestimmte) Krankheit(en) verändern. Hier zeigt sich bereits, dass Technologien sowohl auf medizinische Diskurse Einfluss nehmen können als auch auf einer phänomenologischen Ebene auf das Erleben von Patient*innen selbst; allerdings nicht immer auf unproblematische Art und Weise. So können Technologien beispielsweise einerseits dazu führen, dass bestimmte Symptome veränderbar sind und die Patient*innen nicht mehr als dysfunktional charakterisiert werden, andererseits können Technologien aber auch dazu führen, dass die naturalistische – und problematische – Sichtweise auf Krankheit weiter verschärft wird, indem körperliche Symptome ‚wegtherapiert‘ werden. Hofmann und Svenaeus argumentieren daher dafür, beim Einsatz von Technologien im Gesundheitswesen die Erfahrungen von Patient*innen nicht auszuschließen und Krankheit eben nicht ausschließlich anhand von biomedizinischen Theorien zu verstehen.

Das Problem liegt auf der Hand: Nach Carel und Kidd fußt das Gesundheitssystem auf einem problematischen Verständnis von Krankheit als ausschließlich biomedizinisch definiert. Dieses Verständnis ist sozial konstruiert – also von Menschen gemacht, mit dem Problem, dass nur einige sozialen Gruppen Teil der

Debatte sind. Technologien sind aber auch von Menschen gemacht und weisen oftmals dieselben Vorurteile und Grundverständnisse auf, die in einer gegebenen Gemeinschaft dominant sind. So zeigen Shen-yi Liao und Vanessa Carbonell (im Erscheinen), dass Rassismus sich nicht nur in sozialen Praktiken und Institutionen – also eben den Bereichen, in denen Menschen miteinander interagieren – spiegelt, sondern auch in medizinischen Werkzeugen und Technologien. Und Technologien sind nicht nur von Vorurteilen durchdrungen und liefern dementsprechend teilweise falsche oder verzerrte Ergebnisse, sie selbst *materialisieren Unterdrückung* (Liao und Carbonell [im Erscheinen]). So argumentieren Liao und Carbonell, dass

> due to the psychological and social undercurrents of oppression in the eras in which the devices are developed, social differences are essentialized into biological differences; this biologically essentialized difference underwrites a bias encoded into the device that takes bodies of people in the dominant group to be the norm, and bodies of people in subordinated groups as deviations; and the bias, now covertly naturalized in the device, comes to influence new psychological and social expressions of oppression (Liao und Carbonell [o. J.], 1–2).

Die Idee ist, dass Technologien die Formen der Unterdrückung spiegeln, die zum Zeitpunkt der Entwicklung in den Gemeinschaften zu finden sind, und dabei die spezifische Unterdrückung naturalisieren. Wenn also das Gesundheitswesen auf einer problematischen Naturalisierung von Krankheit basiert, denn ist es hiernach wahrscheinlich, dass die medizinischen Technologien dieses Verständnis spiegeln und weiter zur Naturalisierung von Krankheit beitragen – ohne, dass bestimmte Akteur*innen, Kollektive oder Institutionen daran maßgeblich beteiligt sind. Diese Sorge wird geteilt von Sonja Lauritzen und Lars-Christer Hydén (2007), wenn sie fragen, welche Rolle medizinische Technologien in Hinblick darauf spielen, was wir als normal und abnormal oder natürlich und nicht-natürlich ansehen. Tatsächlich spielen Technologien vor allem da eine Rolle, wo es darum geht, „abnormale" oder potentiell abnormale Zustände zu identifizieren oder Normalität (wieder) herzustellen (Lauritzen und Hydén 2007, S. 10). Es liegt hier auf der Hand, dass im Sinne der Naturalisierung von Krankheit (wie oben beschrieben) das als normal angesehen wird, was den biomedizinischen Vorstellungen von natürlicher Funktion entspricht. Was allerdings natürlich ist und was nicht, was also als normal und was als abnormal gilt, offenbart oftmals einen ableistischen Bias, der körperliche Beeinträchtigungen und Krankheit als nicht natürlich und somit abnormal betrachtet – eben als etwas, das geheilt oder verbessert werden muss (vgl. Barnes 2009).

Lisa Herzog (2021) untersucht in diesem Sinne die Wirkungskraft und möglichen Probleme von Entscheidungen, die nicht (mehr) von Personen sondern von Algorithmen ausgeführt werden und somit bestimmte interpersonale Kompetenzen wie Diskussion und gemeinsame Entscheidungen nicht fördern. Dies ist vor allem im Hinblick auf die Probleme, die sich aus der Naturalisierung von Krankheit ergeben, von Nachteil, da mögliche Korrekturen dieses problematischen Verständnisses durch die Einbeziehung diverser Perspektiven (vor allem von Patient*innen) und sorgfältige Analyse der gegebenen Unterdrückungsformen in Gemeinschaften, die sich in den Entscheidungen spiegeln könnten, unmöglich gemacht werden. Diese Vermutungen lassen sich auch in digitalen Verhaltenstechnologien finden. Herzog und Kolleg*innen (2021) zeigen, dass eine Bewertung dieser Technologien häufig zu kurz greift, weil sie ausschließlich auf Individuen als abstrakte und unabhängig-handelnde Subjekte zielt, statt die sozialen Strukturen innerhalb derer Individuen handeln und die häufig von sozialen Ungerechtigkeiten durchwoben sind, zu berücksichtigen. Wenn diese Vermutungen richtig sind, dann kann gesagt werden, dass gerade neue medizinische Technologien nur dann von Vorteil sein können, wenn zuvor eine Auseinandersetzung mit dem problematischen Verständnis von Krankheit (sowie problematischen Vorurteilen, die durch rassistische, sexistische oder ableistische Ideologien verkörpert werden) passiert und die gegebenen Denkmuster kritisiert werden. Dieses Umdenken lässt sich aber weder auf einzelne Individuen abwälzen noch auf kollektive Strukturen, sondern muss durch institutionelle und politische Entscheidungen angestrebt werden – Entscheidungen, die sowohl bei materiellen als auch kognitiven Veränderungen ansetzen.

5　　Zusammenfassung

Ich habe zunächst skizziert, worum es bei den Theorien epistemischer Ungerechtigkeit im Allgemeinen geht und inwieweit Patient*innen fragile epistemische Subjekte sind. Patient*innen, so die Idee, befinden sich (1) in marginalisierten sozialen Positionen, die den Subjekten die volle Teilhabe an dominanten epistemischen Praktiken strukturell verwehren, und (2) diese sozialen Positionen bilden die Grundlage dafür, ein komplexeres Verständnis der Welt und der zur Beschreibung der Welt verfügbaren epistemischen Ressourcen zu entwerfen. Mit anderen Worten, Patient*innen sind fragile wissende Subjekte, weil sie einerseits strukturell von der Teilhabe am medizinischen Diskurs ausgeschlossen sind und andererseits potenziell einen Vorteil in diesen marginalisierten epistemischen Positionen finden können.

　　Ich bin dann darauf eingegangen, welche Formen testimonialer und hermeneutischer Ungerechtigkeit im Gesundheitswesen besonders zum Tragen kommen; mit einem besonderen Fokus auf der Idee, dass pathozentrische epistemische Ungerechtigkeiten durch bestimmte theoretische Vorstellungen von Gesundheit untermauert und reproduziert werden. Die Moderne Medizin und das Gesundheitswesen sind stark geprägt durch sogenannte naturalistische oder biomedizinische Auffassungen von Gesundheit; was dazu führt, dass die tatsächlich gemachten Erfahrungen von Patient*innen in den Hintergrund treten. Dies ist vor allem in sofern problematisch, als dass Patient*innen nicht nur qua Patient*innenstatus epistemische Ungerechtigkeiten erfahren, sondern vor allem auch aufgrund ihrer unterschiedlichen sozialen Positionierung. Sowohl die Pflege von Patient*innen als auch die medizinische Forschung selbst könnten von diesen unterschiedlichen Erfahrungen profitieren; so wurden weibliche Herzinfarkte beispielsweise lange nicht erkannt, weil die medizinische Forschung sich fast ausschließlich auf den männlichen Körper beschränkte und noch immer fehlt vielen medizinischen Lehrbüchern eine akkurate Darstellung der Vulva.

Zu guter Letzt, wurde untersucht, inwieweit dieses Problem durch technische Mittel in der Medizin verstärkt oder geschwächt werden kann. Hierbei wurde argumentiert, dass Technologien die Formen der Unterdrückung spiegeln, die zum Zeitpunkt der Entwicklung in den Gemeinschaften zu finden sind, und dabei die spezifische Unterdrückung naturalisieren. Wenn also das Gesundheitswesen auf einer problematischen Naturalisierung von Krankheit basiert, denn ist es hiernach wahrscheinlich, dass die medizinischen Technologien dieses Verständnis spiegeln und weiter zur Naturalisierung von Krankheit beitragen – ohne, dass bestimmte Akteur*innen, Kollektive oder Institutionen daran maßgeblich beteiligt sind. Eine Sensibilisierung für das Problem pathozentrischer epistemischer Ungerechtigkeit könnte aber schlussendlich dennoch dazu führen, dass technische Mittel in der Medizin gezielt genutzt werden können, um falsche Vorstellungen und problematische Stereotypisierungen abzubauen.

Literatur

Alcoff, Linda, und Elizabeth Potter, Hrsg. 1992. *Feminist Epistemologies*. New York/London: Routledge.
Alcoff, Linda. 2000a. On judging epistemic credibility: Is social identity relevant? In *Women of color and philosophy*, Hrsg. Naomi Zack. Malden: Blackwell.
Alcoff, Linda. 2000b. What should white people do? In *Decentering the center*, Hrsg. Uma Narayan und Sandra Harding. Bloomington: Indiana University Press..
Alcoff, Linda. 2006. *Visible identities: Race, gender, and the self*. New York: Oxford University Press.
Anderson, Elizabeth. 1995a. Feminist epistemology: An interpretation and a defense. *Hypatia* 10(3):50–84.
Anderson, Elizabeth. 1995b. Knowledge, human interests, and objectivity in feminist epistemology. *Philosophical Topics* 23(2):27–58.
Anderson, Elizabeth. 2012. Epistemic Justice as a Virtue of Social Institutions. *Social Epistemology* 26(2):163–173.
Arpaly, Nomy. 2005. How it is not just like diabetes: Mental disorders and the moral psychologist. *Philosophical Issues* 15:282–298.
Barnes, Elizabeth. 2009. Disability, minority, and difference. *Journal of Applied Philosophy* 26(4):337–355.
Battaly, Heather. 2013. Detecting Epistemic Vice in Higher Education Policy: Epistemic Insensibility in the SevenSolutions and the REF. *Journal of Philosophy of Education* 47(2):263–280.
Blease, Charlotte, Havi Carel, und Keith Geraghty. 2016. Epistemic injustice in healthcare encounters: Evidence from chronic fatigue syndrome. *Journal of Medical Ethics* 43:549–557.
Boorse, Chrostopher. 1977. Health as a theoretical concept. *Philosophy of Science* 44(4):542–573.
Bratu, Christine und Hilkje Hänel. 2021. Varieties of Hermeneutical Injustice: A Blueprint. *Moral Philosophy andPolitics* 8(2):331–350.
Brubaker, Sarah J. 2007. Denied, embracing, and resisting medicalization: African American teen mothers' perceptions of formal pregnancy and childbirth care. *Gender and Society* 21(4):528–552.

Cooper, Rachel. 2002. Disease. *Studies in History and Philosophy of Science Part C: Studies in History andPhilosophy of Biological and Biomedical Sciences* 33(2):263–282.

Crerar, Charlie. 2016. Taboo, hermeneutical injustice, and expressively free environments. *Episteme* 13(2).

Campbell, Stephen, und Joseph Stramondo. 2017. The complicated relationship of disability and well-being. *Kennedy Institute of Ethics Journal* 27(2):151–184.

Carel, Havi, und Gita Gyorffy. 2014. Seen but not heard: Children and epistemic injustice. *The Lancet* 384(9950):1256–1257.

Carel, Havi, Ian J. Kidd und Richard Pettigrew. 2016. Illness as transformative experience. *The Lancet* 388: 1152–1153.

Code, Lorraine. 1991. *What can she know? Feminist theory and construction of knowledge.* Ithaca: Cornell University Press.

Collins, Patricia Hill. 1990/2008. *Black feminist thought: Knowledge, consciousness, and the politics of empowerment.* New York: Routledge.

Crichton, Paul, Havi Carel und Ian James Kidd. 2016. Epistemic Injustice in Psychiatry. *BIPsych Bulletin* 41(2): 65–70.

De Boer, Tracy. 2015. Disability and sexual inclusion. *Hypatia* 30(1): 66–81.

DeRose, Keith. 1992. Contextualism and knowledge attributions. *Philosophy and Phenomenological Research* 52(4):913–929.

DeRose, Keith. 2002. Assertion, knowledge, and context. *Philosophical Review* 11(2):167–203.

Dotson, Kristie. 2011. Tracking epistemic violence, tracking practices of silencing. *Hypatia* 26(2):236–257.

Dotson, Kristie. 2012. A cautionary tale: On limiting epistemic oppression. *Frontiers* 33(1):24–47.

Dotson, Kristie. 2014. Conceptualizing epistemic oppression. *Social Epistemology* 28(2):115–138.

DuBois, W.E.B. 1903. *The souls of black folk.* Chicago: A.C. McClurg & Co.

Ehrenreich, Barbara. 2009. *Smile or Die: How Positive Thinking Fooled America and the World.* London: GrantaBooks.

Freeman, Lauren, und Heather Steward. 2019. Microaggressions in clinical medicine. *Kennedy Institute of Ethics Journal* 28(4):411–449.

Fricker, Miranda. 2007. *Epistemic injustice: Power and the ethics of knowing.* Oxford: Oxford University Press.

Friedländer, Christina. 2018. On microaggressions: Cumulative harm and individual responsibility. *Hypatia* 33(1):5–21.

Grasswick, Heidi. 2004. Individuals-in-communities: The search for a feminist model of epistemic subjects. *Hypatia* 19(3):85–120.

Hampton, Ryan. 2018. *American fix: Inside the opioid addiction crisis – And how to end it.* New York: St Martin's Press.

Haraway, Donna. 1988. Situated knowledges: The science question in feminism and the privilege of partial perspective. *Feminist Studies* 14:575–599.

Harding, Sandra. 1991. *Whose science? Whose knowledge?: Thinking from women's lives* (S. 3). Ithaca, NY: Cornell University Press.

Harding, Sandra. 1993. Rethinking Standpoint Epistemology: What is Strong Objectivity? In *Feminist Epistemologies.* New York: Routledge.

Herzog, Lisa. 2021. Old facts, new beginnings: Thinking with arendt about algorithmic decision-making. *The Review of Politics* 83:555–577.

Herzog, Lisa, Philipp Kellmeyer, und Verina Wild. 2021. Digital behavioral technology, vulnerability and justice: Towards an integrated approach. *Review of Social Economy* 80(1):7–28.

Hofmann, Bjørn und Fredrik Svenaeus. 2018. How medical technologies shape the experience of illness. *Life Sciences, Society and Policy* 14(3).

Jecker, Nancy S. 2021. Nothing to be ashamed of: Sex robots for older adults with disabilities. *Journal of Medical Ethics* 47(1):26–32.

Jenkins, Katharine. 2017. Rape Myths and Domestic Abuse Myths as Hermeneutical Injustices. *Journal of AppliedPhilosophy* 34(2):191–205.

Keefe, Patrick R. 2017. The family that built an empire of pain. *The New Yorker*. https://www. newyorker.com/magazine/2017/10/30/the-family-that-built-an-empire-of-pain.

Keefe, Patrick R. 2021. *Empire of pain: The secret history of the sackler dynasty.* London: Picador.

Kidd, Ian James, José Medina und Gaile Pohlhaus (Hrsg.). 2017. *The Routledge Handbook of Epistemic Injustice.*London & New York: Routledge.

Kidd, Ian James, und Havi Carel. 2014. Epistemic injustice in healthcare: A philosophical analysis. *Medicine, Healthcare and Philosophy* 14(4):529–540.

Kidd, Ian James, und Havi Carel. 2016. Epistemic injustice and illness. *Journal of Applied Philosophy* 33(2):172–190.

Kidd, Ian James und Havi Carel. 2017. Epistemic Injustice and Illness. *Journal of Applied Philosophy* 34(2):172–190.

Kidd, Ian James, und Havi Carel. 2019. Pathocentric epistemic injustice and conceptions of health. In *Overcoming epistemic injustice: Social and psychological perspectives*, Hrsg. Ben Sherman und Stacey Goguin. New York: Rowman and Littlefield.

Lauritzen, Sonja O., und Lars-Christer. Hydén. 2007. *Medical technologies and the life world: The social construction of normality.* London/New York: Routledge.

Lembke, Anna. 2016. *Drug dealer, MD: How doctors were duped, patients got hooked, and why it's so hard to stop.* Baltimore: Johns Hopkins University Press.

Liao, Shen-yi und Vanessa Carbonell. (o. J). Materialized Oppression in Medical Tools and Technologies. *American Journal of Bioethics.Update*

Liberman, Alida. 2017. Disability, sex rights and the scope of sexual exclusion. *Journal of Medical Ethics* 44(4):253–256.

Longino, Helen E. 1990. *Science as social knowledge: Values and objectivity in scientific inquiry.* Princeton: Princeton University Press.

Longino, Helen. 1994. In Search of Feminist Epistemology. *The Monist* 77(4):472–485.

Lugones, Maria. 1987. Playfulness, world traveling and loving perception. *Hypatia* 2(2):3–20.

Macy, Beth. 2018. *Dopesick: Dealers, doctors, and the drug company that addicted America.* Boston: Little, Brown & Co.

Mason, Rebecca. 2011. Two Kinds of Unknowing. *Hypatia* 26(2):294–307.

Medina, José. 2012. Hermeneutical Injustice and Polyphonic Contextualism: Social Silences and SharedHermeneutical Responsibilities. *Social Epistemology* 26 (2):201–220.

Meier, Barry. 2020. *Pain killer: An empire of deceit and the origins of America's opioid epidemic.* London: Sceptre.

Mills, Charles. 1997. *The racial contract.* Ithaca, NY: Cornell University Press.

Muehlenhard, Charlene, und Zoë. Peterson. 2004. Was It rape? The function of women's rape myth acceptance and definitions of sex in labeling their own experiences. *Sex Roles* 52(3/4):129–144.

Nelson, Lynn H. 1990. Epistemological communities. In *Feminist Epistemologies*.

Nelson, Lynn. 1993. Epistemological communities. In Linda Alcoff & Elizabeth Potter (eds.), *FeministEpistemologies*. Routledge.

Paul, Laurie. 2014. *Transformative experience.* London: Oxford University Press.

Pohlhaus, Gaile. 2012. Relational knowing and epistemic injustice: Toward a theory of willful hermeneutical injustice. *Hypatia* 27(4):715–735.

Quinones, Sam. 2016. *Dreamland: The true tale of America's opiate epidemic.* London: Bloomsbury.

Scheman, Naomi. 1995. Feminist epistemology. *Metaphilosophy* 26(3):177–199.

Spranzi, Marta. 2018. Humanity and ordinary abuse: Learning from hospital patients' letters of complaint. *Perspectives in Biology and Medicine* 61(2):264–278.

Stanley, Jason. 2005. *Knowledge and practical interests.* Oxford: Oxford University Press.

Toole, Briana. 2019. From standpoint epistemology to epistemic oppression. *Hypatia* 34(4):598–618.

Toole, Briana. 2022. Demarginalizing standpoint epistemology. *Episteme* 19(1):47–65.

White, Nadine. 2020. Revealed: The shocking healthcare racism endangering black mothers. *Huffpost.* https://www.huffingtonpost.co.uk/entry/shocking-healthcare-racism-endangering-black-mothers_uk_5f2d3a2dc5b6b9cff7f0a3ba.

Vom Heilen zum Verbessern? Medizin im digitaltechnischen Fortschritt

Armin Grunwald

1 Einleitung

Seit ihren Anfängen ist die Medizin mit dem Heilen von Krankheiten, dem Wiederherstellen von Organfunktionen und der Kompensation ausgefallener oder verminderter Körperfunktionen befasst. Medizin und die für ihre Zwecke eingesetzte Technik zielen im Ethos des Heilens auf die Stabilisierung oder Wiederherstellung von Gesundheit. Dies dürfte auf der abstrahierenden Ebene gelten, auch wenn Gesundheit eine soziale Konstruktion darstellt, kulturell variieren und in den konkreten Kriterien umstritten sein kann.

Seit etwa der Jahrhundertwende haben, aufbauend auf früheren visionären Erzählungen (z. B. Coenen 2006, 2021; Saage 2011) wissenschaftlich-technische Visionen mögliche Zwecke von Medizin und Medizintechnik entworfen, die darüber weit hinausgehen. Mit den Vorstößen zu einem *Human Enhancement*, beginnend mit der visionären Sammlung *Converging Technologies for Improving Human Performance* (Roco und Bainbridge 2002), wurden ethische und philosophische Debatten ausgelöst, aber auch erhebliche Forschungsmittel mobilisiert. Auch in den öffentlichen Dialog über Technik und die Zukunft des Menschen haben diese Fragen Eingang gefunden, teils anhand trans- und posthumanistischer Überhöhungen (Hurlbut und Tirosh-Samuelson 2016; Loh 2018). Das Heilen als

A. Grunwald (✉)
Karlsruher Institut für Technologie, Karlsruhe, Deutschland
E-Mail: armin.grunwald@kit.edu

J. Loh und T. Grote (Hrsg.), *Medizin – Technik – Ethik,* Techno:Phil –
Aktuelle Herausforderungen der Technikphilosophie 5,
https://doi.org/10.1007/978-3-662-65868-0_6

konstitutives Element des medizinischen Ethos verschwindet dabei nicht, verliert vielleicht nicht einmal an Bedeutung. Im Ansatz der technischen Verbesserung des Menschen wird ihm jedoch ein neues, erst zu entwerfendes Ethos an die Seite gestellt, zu dessen Umsetzung ebenfalls medizinisches Wissen und Können erforderlich ist. Entsprechend könnte neben den medizinischen und pflegerischen Professionen unter dem Ethos des Heilens eine neue, mit dem menschlichen Körper und seiner Psyche befasste Berufsgruppe *außerhalb* dieses medizinischen Ethos entstehen, so z. B. zum Design des oder zur Beratung über den Körper(s). Das Verbessern stößt in einen nicht dem medizinischen Ethos und der daran anschließenden Rechtsprechung unterliegenden Bereich von Eingriffen in den menschlichen Körper vor. Die Unterscheidung von Heilen und Verbessern, eine bis vor Jahrzehnten kaum interessierende Frage, gerät dadurch in das Zentrum begrifflich-philosophischer Debatten mit möglichen praktischen Auswirkungen für medizinische Berufe und das Gesundheitswesen. Ganz konkret stellen sich dann z. B. Fragen nach den Grenzen der Erstattungsfähigkeit medizinischer Versorgungsleistungen durch die Kranken- bzw. Gesundheitsversicherung. Die Festlegung dieser Grenze wäre offenbar auf eine klare Unterscheidung zwischen heilenden und verbessernden Eingriffen angewiesen.

Die in diesem Kapitel vertretene These ist, dass weder medizinisch noch technisch strikt zwischen Heilen und Verbessern unterschieden werden kann (vgl. Juengst 1998). Das Verhältnis zwischen beiden ist vielmehr durch ein Kontinuum unmerklicher und gradueller Übergänge geprägt. Auf der Seite der technischen Interventionen lässt sich kein kategorialer Sprung vom Heilen zum Verbessern bestimmen, sondern hier herrscht inkrementelles Fortschreiten. Unterscheidungskriterien müssen also von anderer Warte stammen. Hierfür werden die diskursiven und normativen Rahmenwerke aus Ethik und Recht erwiesen, die jeweils handlungsorientierend und -regulierend sein sollen.

Zunächst werden die wesentlichen Felder des *Human Enhancement* eingeführt, um das Gegenstandsfeld zu illustrieren (Teil 1). Analytisch unerlässlich ist sodann, das Verbessern als Tätigkeit in Gegenüberstellung zum Heilen semantisch zu charakterisieren (Teil 2). Diese Bedeutungsarbeit ermöglicht, den Begriff des Verbesserns operativ auszudifferenzieren und mit eingeführten Begriffen wie dem *Doping* in Relation zu setzen. Als Nebenprodukt dieser Präzisierung kann die vielfache Gleichsetzung von Verbesserung und Optimierung bzw. Perfektionierung als begriffliche Fehlassoziation erwiesen werden. Der entscheidende Schritt, um die erwähnte These zu begründen, besteht darin, den graduellen Charakter des *Human Enhancement* auf der Gegenstandsseite zu erweisen. Zentral hierfür ist der Rückgriff auf das Prinzip der inkrementellen Verbesserung im technischen Fortschritt (Teil 3). Die erforderliche diskursive Verständigung über Grenzen zwischen Heilen und Verbessern in Bezug auf das handlungsorientierende ethische Regime hat praktische Konsequenzen in den Diffusionspfaden des *Human Enhancement* in die gesellschaftliche Praxis (Teil 4). Abschließend werden tentativ einige mögliche Folgen und Herausforderungen für medizinische Professionen skizziert.

2 Erzählungen zum *Human Enhancement*

Der Blick auf aktuelle Erzählungen zum *Human Enhancement* bzw. auf die Erwartungen an technische Verbesserungen des Menschen darf die historische und anthropologische Dimension der damit zusammenhängenden Themen nicht ignorieren. Über Verbessern sprechen heißt, einen Anlass hierfür zu haben. Dieser Anlass ist die Unzufriedenheit des Menschen mit sich selbst. Sie gehört zur menschlichen Kulturgeschichte und ist vermutlich so alt wie diese selbst. Erfahrungen ungenügender körperlicher und geistiger Leistungsfähigkeit gemessen an den eigenen Erwartungen oder denen der anderen sowie die Erfahrung, äußeren Ereignissen wie Krankheiten, Naturkatastrophen, der Unausweichlichkeit des Alterns und letztlich des Todes ausgesetzt zu sein, gehören zu den alltäglichen Aspekten der *conditio humana*. Ungenügen und Versagen angesichts selbst der eigenen ethischen Standards, die immer wieder fahrlässig begrenzte Fähigkeit im Umgang mit Vorsorgenotwendigkeiten wie etwa dem Klimawandel, unzureichende Moralität im Alltag bis hin zu Gewalt und Kriminalität, grenzenloser Egoismus, mangelnde Solidarität, Gedankenlosigkeit und Bequemlichkeit geben zu denken. Die Geschichte der Menschheit ist durchzogen von Mord und Totschlag, Unterdrückung und Folter, Opportunismus und Verführbarkeit, Verrat und Heimtücke, Herrschsucht und Raffgier. Kolonialismus, religiöser Fanatismus, Nationalismus und Rassismus, die Macht der Vorurteile und die Abwertung der Andersartigen sind Beispiele für kollektive Haltungen, die mit keiner ethischen Theorie zu rechtfertigen sind, die aber dennoch nicht verschwinden, sondern in immer neuen Gewändern wiederkehren.

Erfahrungen des menschlichen Ungenügens haben immer wieder Ansätze der Selbstdisziplinierung und Zivilisierung motiviert. So kann das Rechtssystem als Mittel zur Kompensation oder Überwindung von Defiziten des Menschen gedeutet werden, als Hilfsmittel, um die angesichts des moralischen Versagens bzw. der Anfälligkeit hierfür die grundsätzlich fragile zivile Organisation der Gesellschaft zu stabilisieren. Das demokratisch kontrollierte staatliche Gewaltmonopol dient analog der Befriedung des alltäglichen Verhaltens. Die europäische Aufklärung setzte auf die Idee, Menschen insgesamt, individuell wie kollektiv, durch gezielte Erziehung zu emanzipieren und dadurch zu ‚verbessern' im Sinne von humanisieren. Durchschlagend war der Erfolg bislang allerdings nicht, wie vor allem der Blick in das 20. Jahrhundert mit Weltkriegen, Kolonialismus und Diktatoren wie Hitler, Stalin und Mao zeigt.

Es sollte nicht verschwiegen werden, wenngleich dieser Aspekt in den Debatten um das *Human Enhancement* praktisch keine Erwähnung findet, dass Verbesserungsvorstellungen immer wieder in den Dienst totalitärer Regime im Rahmen der jeweiligen Ideologie gestellt wurden. Im Nationalsozialismus galt vor dem Hintergrund der rassenbiologischen Ideologie die Züchtung von Menschen im Hinblick auf vermeintlich arische Ideale als Verbesserung. In Stalinismus und Maoismus wurde auf Propaganda und Indoktrination in Verbindung mit harten Sanktionen gesetzt, um Menschen im Sinne der orthodoxen Ideologie zu

‚verbessern', sprich, sie in deren Sinne zu konditionieren. Diese historischen Erfahrungen lassen einen kritischen, vielleicht gar misstrauischen Umgang mit Verbesserungserzählungen geraten erscheinen, können sie doch in totalitären Systemen suppressiv eingesetzt werden.

Die *technische* Verbesserung des Menschen *(Human Enhancement)* und, daran anschließend, eine eventuelle Überwindung der menschlichen Zivilisation durch eine transhumanistisch-technische (Loh 2018) ist Thema seit dem Ende des 20. Jahrhunderts, anschließend an frühere visionäre Erzählungen (Coenen 2021; Simakova und Coenen 2013; Saage 2011). Im Zuge des Fortschritts von Nanotechnologie, Gen- und Biotechnologien, Hirnforschung, Digitalisierung und Robotik sowie Medizin mit beispielsweise Exoskeletten und intelligenten Implantaten sind neue wissenschaftliche Visionen und Utopien zur Überwindung des menschlichen Ungenügens aufgekommen (Roco und Bainbridge 2002), auch in einer spezifisch auf Medizintechnik bezogenen Weise (Ach und Pollmann 2006). Wissenschaftliche Visionen zielen auf bestimmte Möglichkeiten des *Human Enhancement* vor allem in folgenden Bereichen:

Verbesserung von Sinnesorganen

Die Motivation, menschliche Sinnesorgane wie Ohr oder Auge technisch nach-zubauen oder ihre Funktion durch technische Nachbauten zu realisieren, liegt in der Regel im Wunsch, ihren ganzen oder teilweisen *Ausfall* durch Erblindung oder Ertaubung zu kompensieren und den Menschen die verlorengegangenen Funktionen möglichst zurückzugeben. So sind Cochlea-Implantate, in geringerem Umfang auch Retina-Implantate, bereits im Einsatz (Svirsky 2017). Sie können zumindest einen Teil der Wahrnehmungsfähigkeit wiederherstellen, sind allerdings von einer vollständigen Restitution des Hörens oder Sehens noch weit entfernt. Durch technischen Fortschritt in Miniaturisierung, Sensorik und Datenver-arbeitungskapazität könnten sie leistungsfähiger werden und in einiger Zukunft ein natürliches menschliches Ohr oder Auge technisch funktionsgleich nachbilden. Wenn dies gelänge, stünde einer technischen Steigerung bestimmter Leistungs-merkmale nichts prinzipiell entgegen (Fink und Rosenzweig 2010; Möck und Loh 2022). Ein Sehimplantat könnte technisch dazu ertüchtigt werden, auch außerhalb des Spektrums sichtbaren Lichts elektromagnetische Wellen zu empfangen, aus-zuwerten und in für das Gehirn brauchbare Signale umzusetzen. Sehimplantate könnten gebaut werden, die im Dunkeln das Sehen wie mit einem Infrarot-Nacht-sichtgerät ermöglichen. Zoom-Fähigkeiten könnten integriert werden, was für manche Berufe wie etwa im Militär, der Medizin, der Luftfahrt oder im Transport-wesen attraktiv sein könnte, um Ausschnitte des wahrgenommenen Bildes nach Belieben zu vergrößern. Auch Lifestyle-Anwendungen könnten auf Nachfrage stoßen. Ganz neue Sinnesorgane könnten entwickelt und implementiert werden wie z. B. zur Wahrnehmung des Erdmagnetfeldes für Orientierungszwecke.

Verbesserungen von Gliedmaßen

Prothesen sind ein altes Hilfsmittel, verlorengegangene Körperfunktionen partiell zu ersetzen. Wenn künstliche Gliedmaßen wie Hand- oder Beinprothesen funktionsgleich nachgebaut und vom Gehirn aus genauso gesteuert werden könnten wie die natürlichen, könnte der Verlust von Arm oder Bein, z. B. durch Amputation oder Unfall, weitgehend kompensiert werden. Die Entwicklung in diese Richtung hat große Fortschritte gemacht. Die sprungfederartigen „Unterschenkel" des langjährigen Leichtathleten Oskar Pistorius (Wolbring 2008) wären dagegen recht einfache mechanische Prothesen. Wenn ganze Gliedmaßen technisch ersetzt werden könnten, wäre damit analog zu den erwähnten Sinnesorganen der Weg für mögliche Verbesserungen frei. Beispielsweise könnten künstliche Beine so ausgelegt werden, dass Leichtathletinnen und Leichtathleten schneller laufen können, oder durch Elektromotoren könnte die menschliche Muskelkraft über das normale Maß hinaus vergrößert werden. Auch könnten über geeignete neuroelektrische Schnittstellen neuartige Gliedmaßen zusätzlich zu Armen und Beinen wie Endgeräte an ein Computersystem an das Nervensystem angeschlossen werden. Für Ausbildungszwecke und bestimmte Berufsgruppen könnte dies eine attraktive Zusatzkompetenz mit sich bringen. Exoskelette können nicht nur dazu genutzt werden, gelähmten Menschen Bewegungsfähigkeit zu ermöglichen, sondern auch zur Leistungssteigerung menschlicher Gliedmaßen, etwa für den Einsatz im Militär.

Verbesserungen kognitiver Fähigkeiten
Das so genannte *Cognitive Enhancement* oder *Neuro Enhancement* (Schöne-Seifet et al. 2009) zielt auf kognitive Fähigkeiten des Menschen und damit auf das Gehirn (Erny et al. 2018). Es geht um den Einsatz medizinischer Maßnahmen zur Verbesserung der sensorischen, motorischen und kognitiven Fähigkeiten oder der psychischen Befindlichkeiten von gesunden Menschen. Üblicherweise sollen pharmakologische Maßnahmen Krankheiten heilen oder Symptome bekämpfen, könnten prinzipiell aber auch zur Leistungssteigerung entwickelt und genutzt werden (Sauter und Gerlinger 2011). Bekannt ist Ritalin, das eingesetzt wird, um an Konzentrationsstörungen und Unruhe leidenden Menschen (AHDS) bessere Konzentration zu erlauben. Die Erwartung, dass gesunde Menschen, die Ritalin einnehmen, damit ihre Konzentrationsfähigkeit über das normale Maß hinaus steigern können, scheint sich allerdings nicht erfüllt zu haben (Schleim 2010), auch wenn dies in einigen Kreisen angenommen und entsprechend praktiziert wurde, z. B. von Studierenden in den USA in Examenssituationen. Bislang ist eine Verbesserungswirkung durch Medikamente nicht nachgewiesen (Sauter und Gerlinger 2011). Der Fortschritt der Pharmakologie kann freilich neue Möglichkeiten mit sich bringen, die zu einem *Human Enhancement* auch auf diesem Wege beitragen. Visionen der Verbesserung kognitiver Kapazitäten von Menschen umfassen auch digitaltechnische Aufrüstungen wie z. B. eine Verbesserung des Gedächtnisses durch implantierte Chips oder die Herstellung direkter Mensch/Computer-Schnittstellen als Brücken zwischen elektronischen Datenleitungen und menschlichem Nervensystem statt mühsam über bisherige Schnittstellen gehen zu müssen wie etwa die Sprache oder Tastatureingabe. Sogar die menschliche Fähigkeit, ethisch reflektierte Entscheidungen zu treffen, wird im Sinne eines *moral enhancement* als mögliches Feld der Verbesserung genannt (Douglas 2008; Savulescu und Persson 2012).

Verlängerung der menschlichen Lebenszeit

Lebensverlängerung und die Überwindung des Todes spielen in der Menschheitsgeschichte immer eine wiederkehrende Rolle (Knell 2015), z. B. in vielen Religionen. Es ist nicht überraschend, dass in einer wissenschaftlich-technischen Zivilisation zu diesem Zweck eben auch wissenschaftlich-technische Wege exploriert werden. So spielen Erwartungen, das Altern zu verlangsamen oder ganz abzuschaffen, in der Diskussion über das *Human Enhancement* wie auch im Transhumanismus (Loh 2018; Krüger 2019) eine zentrale Rolle. Sie beginnen in der klassischen medizinischen Disposition des Heilens. Neue Monitoring- und Diagnoseverfahren könnten eine ständige Überwachung des Gesundheitszustandes in hoher Detailtiefe erlauben. Medizintechnische Verfahren auf Basis der Nanotechnologie können, teils bereits gegenwärtig, eine zielgenaue Ansteuerung von betroffenen Körpergegenden mit Medikamenten ermöglichen und dadurch eine erheblich frühere und effizientere Behandlung von Krankheiten, z. B. Tumorzellen, mit erheblich weniger Nebenwirkungen erlauben als dies bei klassischen Therapien der Fall ist. Weitergehende Visionen zielen darauf, mit nanotechnologischen Mitteln ein technisches Immunsystem neben dem natürlichen zu installieren. Intelligente und extrem kleine Nano-Roboter könnten im menschlichen Körper darüber wachen, dass ständig ein optimaler Gesundheitszustand aufrechterhalten wird (Drexler 1986). Sie würden, so die Erzählung, jedes Anzeichen von körperlichem Verfall sofort erkennen und stoppen bzw. idealerweise reparieren. Auf diese Weise könnte es gelingen, das Altern zu verlangsamen oder gar anzuhalten. Populärwissenschaftlich liest sich das folgendermaßen:

> In einigen Jahrzehnten könnten Therapien zur Lebensverlängerung und Erhaltung der Gesundheit bereits zu Routine-Eingriffen gehören. Durch jährliche Korrekturen und erforderliche Korrekturen kann das biologische Alter des Patienten dauerhaft auf dem gewünschten Stand gehalten werden. Viele werden sich zweifellos optimistisch für ein jugendliches Alter entscheiden … Selbstverständlich ist es dann immer noch möglich, durch einen Unfall zu sterben, aber die grundsätzliche Lebenserwartung wird das Zehnfache des gegenwärtigen biologischen Höchstalters betragen (Beyerlein 2000, S. 8).

Die Unsterblichkeit, nach Meinung einiger Autorinnen und Autoren das große Menschheitsprojekt des dritten Jahrtausends (Harari 2018; Krüger 2019), schiene damit in Reichweite zu rücken, ob nun auf dem geschilderten Weg durch technische Aufrüstung des menschlichen Körpers oder über eine Loslösung des Bewusstseins vom Körper, indem dieses auf eine Festplatte übertragen und dann in einen neuen Körper wieder hochgeladen würde. Die Realisierung derartiger Visionen, ihre prinzipielle Möglichkeit und der Zeitraum, in dem deutliche Fortschritte erwartet werden könnten, sind allerdings hochgradig ungewiss, oder besser gesagt, rein spekulativ.

*

Diese visionären Erzählungen spiegeln technikphilosophisch eine Wende im Blick auf das Verhältnis zwischen menschlichen Fähigkeiten und technischen Optionen. Technik wurde in einigen einflussreichen Ansätzen der frühen Technikphilosophie als Nachbildung ursprünglich menschlicher Fähigkeiten mit anschließender

Amplifizierung gedacht (Kapp 1877; Gehlen 1928). Technische Erfindung und Entwicklung fokussiere technomorph auf deren wesentliche Funktionalität und versuche sodann, sie technisch nachzubilden und sodann zu vergrößern. Oft bemüht wurden die vielfältigen mechanischen Fähigkeiten der menschlichen Hand, etwa des Grabens, um die Entstehung von funktionsanalogen Instrumenten wie etwa von Spaten oder Schaufeln bzw. von Maschinen wie Baggern zu erklären. Im *Human Enhancement* hingegen dient nicht mehr das menschliche Vorbild als Ideengeber für Technik, sondern technisch erreichte Funktionen etwa in Digitaltechnik, Sensorik oder Optik werden zu Ideengebern für Verbesserungen menschlicher Fähigkeiten. Menschen beginnen, sich selbst nach dem Vorbild der von ihnen geschaffenen Technik zu verbessern bzw. zumindest visionäre Erzählungen dazu zu verbreiten (so auch Siep 2006).

3   Semantik des Verbesserns

Verbessern ist das Gegenteil von Verschlechtern. Alltagssprachlich ist daher das Verbessern grundsätzlich positiv konnotiert, so dass immer wieder geschlossen wird, dass das Verbessern einem ethischen Imperativ unterliege (Harris 2010). Allerdings führt diese Assoziation bei näherer Betrachtung in die Irre, denn in ihr wird angenommen, es gäbe ein Verbessern *als solches*. Genau dies ist jedoch vorschnell. Ein differenziertes Verständnis ist erforderlich, um das Verbessern als grundlegendes Merkmal im wissenschaftlich-technischen Fortschritt zu erfassen (angelehnt an Grunwald 2008a).

Die Verbform des Verbesserns als Tätigkeit erlaubt, anders als die Substantivierung der Verbesserung, handlungstheoretische Schemata heranzuziehen. Verbessern ist eine Tätigkeit bzw. eine Intervention in einen Gegenstandsbereich, um einen *Ausgangszustand* in einer bestimmten *Richtung* zu verändern. Die zweistellige Rekonstruktion „*jemand verbessert etwas*" führt auf die jeweiligen Akteurinnen und Akteure als Subjekte des Verbesserns sowie auf das *etwas* als dessen Gegenstand. Sie verfolgen Intentionen und Absichten mit der Folge von *Zweck- und Zielsetzungen:* warum und wozu soll etwas verbessert werden? So kann unterschieden werden zwischen den *ex ante* vorgestellten Zielen einer verbessernden Maßnahme und den *ex post* beobachtbaren Folgen. Beispielsweise kann eine als Verbesserung intendierte Maßnahme fehlschlagen und sich *ex post* als Verschlechterung herausstellen, wie dies z. B. in der Schönheitschirurgie gelegentlich geschieht. Auch andere, nicht intendierte und zumeist unerwünschte Folgen können auftreten (Gloede 2007). Beispielsweise kann eine gelungene Verbesserung eine Verschlechterung in anderer Hinsicht bedeuten. Im Rahmen der Zweck/Mittel-Rationalität sind die Zwecke und Ziele der Verbesserung, die sich daran orientierenden Gelingens- und Erfolgskriterien, die mit einer Verbesserung möglicherweise einhergehenden Verschlechterungen, entsprechende Zielkonflikte, Kriterien und Maße ihrer Abwägung sowie mögliche nicht intendierte Folgen der Verbesserungsmaßnahmen zu bedenken.

Bereits damit entsteht ein vielfältiges Spektrum differenzierter Verhältnisse, die sowohl die Assoziation einer Verbesserung *an sich* als irreführend als auch die zweistellige Rekonstruktion *„jemand verbessert etwas"* als unterkomplex erweisen. Zumindest ist, um dem Verbessern gerecht zu werden, anzugeben, was die jeweilige Verbesserung zu einer Verbesserung macht und sie von einer Verschlechterung oder einer indifferenten Veränderung abhebt. Mindestens ist die dreistellige Rekonstruktion *„jemand verbessert etwas unter einem Kriterium"* erforderlich, um die Tätigkeit des Verbesserns semantisch gehaltvoll zu charakterisieren. Die Angabe eines Kriteriums, unter dem etwas verbessert werden soll, ist unabdingbar, insbesondere um die Erfolgskriterien festzulegen.

Verbesserung unter einem Kriterium gehen vielfach auf Kosten von Verschlechterungen in anderen Hinsichten. Aus der technischen Entwicklung ist dies bekannt: die Verbesserung eines Automobils in Bezug auf sportliche Fahrweise kann Ressourcenverbrauch und Emissionsbilanz verschlechtern. Kostenreduktion, sozusagen die Verbesserung in Bezug auf den Kaufpreis, kann auf Kosten der Sicherheit gehen. Zielkonflikte dieser Art sind in der technischen Entwicklung, aber auch in politischen Entscheidungen an der Tagesordnung. Mehr oder weniger komplexe Abwägungen, Gewichtungen und Bewertungen werden erforderlich, um Entscheidungen zu treffen. Hierbei dürfte häufig das *Ausmaß* einer Verbesserung im Vergleich zu Ausprägung und Ausmaß der in Kauf zu nehmenden Verschlechterungen die Entscheidung maßgeblich beeinflussen.

Verbessern stellt somit ein Handeln dar, durch das ein Objekt in einem *Ausgangszustand* in einer bestimmten, durch die Zwecke orientierten und das daraus hervorgehende Kriterium konkretisierten *Richtung* in einem bestimmten *Ausmaß* verändert wird. Es umfasst danach unverzichtbar (mindestens) drei semantische Dimensionen (Grunwald 2008a):

1. *Ausgangspunkt:* Eine Veränderung lässt sich nur in der Differenz zu einem Ausgangspunkt *als Veränderung* erkennen, relativ zu dem sie erfolgt;
2. *Kriterium:* Erst ein Kriterium ermöglicht zu beurteilen, ob die erreichte Veränderung eine *Verbesserung* darstellt. Dieses Kriterium stellt eine Beziehung zwischen einem Parameter (quantitativ oder qualitativ, etwa die Beschleunigung eines Automobils oder seine Sportlichkeit) und der Richtung her, in der die Veränderung des Parameters als Verbesserung angesehen wird;
3. *Maß:* Die Größe einer Verbesserung bemessen zu können, ist dann von Bedeutung, wenn sie abgewogen werden muss, z. B. mit ihren Kosten oder wenn sie mit Verschlechterungen in anderer Hinsicht verbunden und eine Bilanzierung erforderlich ist.

Mit dieser begrifflichen Differenzierung kann das *Human Enhancement*, die Verbesserung des Menschen, präziser formuliert werden. Objekt des Verbesserns ist dann also *der Mensch*. Allerdings ist der generische Singular *der Mensch* in mehrfacher Hinsicht deutungsbedürftig: Handelt es sich um individuelle Menschen bzw. ihre Teile oder Eigenschaften, die verbessert werden sollen, handelt es sich unspezifisch um irgendwelche Menschen, sind, wie bei Keimbahninterventionen, spezifische Menschen mit all ihren Nachkommen adressiert, sind alle Menschen gemeint oder geht es um die Menschheitsgattung als Abstraktum? Je nach Antwort führt die weitere Analyse in unterschiedliche Richtungen. In diesem Kapitel wird das *Human Enhancement* als Platzhalter und Abkürzung für die abstrakte Rede über ,verbessernde Interventionen am oder im *individuellen* Menschen' verwendet. Dies ist angesichts des Erkenntnisinteresses dieses Kapitels sinnvoll, die Beziehung des Verbesserns zum ebenfalls individuellen Menschen betreffenden Heilen zu untersuchen. Beispielsweise werden Eingriffe in das menschliche Erbgut mit dem Ziel einer Verbesserung hier nicht betrachtet.

Eine zweite Festlegung ist in Bezug auf den *Ausgangspunkt* erforderlich, von dem aus Verbesserungen im oder am Menschen erfolgen sollen. Auch hier bestehen weit reichende Wahlmöglichkeiten, je nachdem ob (Grunwald 2008a)

1. die körperliche oder geistige Ausstattung eines *individuellen* Menschen,
2. die Eigenschaften eines *durchschnittlichen* gesunden Menschen, oder
3. die Leistungsfähigkeit von Menschen *unter optimalen Bedingungen*

als Ausgangspunkt für intentional verbessernde Interventionen herangezogen wird. Im ersten Fall würden bereits einfache Maßnahmen wie eine Brille zum *Human Enhancement* gezählt, nämlich als verbessernde Maßnahme für einen individuellen Menschen, dessen Sehfähigkeit nicht dem Standard eines gesunden menschlichen Auges entspricht. Das wäre offenkundig wenig sinnvoll, da dieser Typ von Maßnahmen durch das Ethos des Heilens bzw. des Wiederherstellens der statistisch erwartbaren Normalität abgedeckt ist. Im zweiten Fall würde man von einer Verbesserung sprechen, wenn dadurch der statistische Durchschnitt gesunder Menschen überschritten würde. Im dritten Fall würde nur dann von einer Verbesserung gesprochen, wenn menschliche Fähigkeiten überschritten würden, die unter besten Bedingungen erreicht werden könnten. Dies wäre dann *Human Enhancement* als „eine die *conditio humana* grundsätzlich übersteigende Stufe" (Siep 2006, S. 307).

In diesem Kapitel wird die dritte Option als starkes *Human Enhancement* bezeichnet, um auf spezifisch neue Aspekte dieser Interventionsform in den Menschen zu fokussieren. Dieses bezeichnet ein Verbessern, das über den Ausgangspunkt der Leistungsfähigkeit gesunder Menschen unter optimalen Bedingungen in Bezug auf genetische Disposition, Lebensbedingungen und nach Absolvierung von bis an die Grenzen gehenden Trainingstechniken etwa im Sport oder im Erlernen eines Musikinstruments hinausgeht. Weder die Verschreibung einer Brille noch die Ausbildung von Hochleistungssportlern würden darunterfallen. Starkes *Human Enhancement* umfasst nur erhebliche Erweiterungen etablierter oder die Implementierung neuer menschlicher Fähigkeiten. Dies könnte z. B. die Erweiterung der menschlichen Wahrnehmbarkeit elektromagnetischer Strahlung über das bislang sichtbare Spektrum hinaus, die drastische Erhöhung der Speicherkapazität des Gehirns durch Mikrochip-Implantationen oder die Verlängerung des menschlichen Lebens über die Spanne von 120 Jahren hinaus sein, die bislang als im Idealfall erreichbar gilt.

Damit verbleibt zwischen dem medizinischen Heilen und dem starken *Human Enhancement* ein semantischer und praktischer Zwischenraum. So ist beispielsweise die Plastische Chirurgie, insofern sie nicht den Zwecken der Wiederherstellung des üblichen Aussehens etwa nach Unfällen oder der Beseitigung psychische Probleme erzeugender Merkmale dient, weder Heilen noch starkes *Human Enhancement*. Dieser Zwischenraum eröffnet durch die Einführung eines schwachen *Human Enhancement* die Möglichkeit zu einer spezifischen Differenzierung (Grunwald 2021 in Absetzung von Grunwald 2008a). Dort regiert weder das Heilen noch der Wunsch nach dem ganz Neuen oder Anderen, sondern der Komparativ, um in einer wettbewerblichen Situation besser zu bestehen. Die resultierende Landkarte der Interventionen in Menschen ist also dreiteilig:

1. *Heilen:* Das Ziel der Beseitigung von individuellen Defiziten, ob nun durch Krankheit, genetische Disposition, Unfall oder andere Ursachen entstanden, macht das medizinische Heilen aus. Das Heilen ist an der regulativen Idee eines gesunden Menschen orientiert. Als Standard gilt dazu ein Satz von Eigenschaften, über die Menschen üblicherweise verfügen. Was dies konkret bedeutet, wurde und wird historisch und kulturell verschieden beantwortet, ist jedoch *kontextuell* zumeist hinreichend klar. Die Augenärztin, die ihren Patienten einem Sehtest unterzieht, hat ein objektivierbares Verständnis, was das 'gesunde' menschliche Auge zu leisten in der Lage ist. Sie wird erst bei Abweichungen davon und erst ab einer gewissen Größenordnung dieser Abweichung technische Kompensationen vorschlagen (z. B. eine Brille). Das Ziel dieser Maßnahme ist die Erreichung einer 'normalen' Sehfähigkeit, welche sich aus der Erfahrung ergibt, im Detail vielleicht unterstützt durch statistische Analysen. Die Anerkennung und Kenntnis eines angenommenen 'Normalzustands' zur Erkennung von Abweichungen und zur Diagnose von Eingriffsnotwendigkeiten ist zentral für das heilende Handeln der Medizin. Die Bestimmung dieses 'Normalzustands' orientiert sich teils an biologischen und medizinischen Kriterien des organismischen Funktionierens, hat aber auch Anteile einer kulturellen oder gesellschaftlichen Vereinbarung. Im Heilen auftretende moralische Fragen und Konflikte werden im Rahmen der Medizinethik reflektiert und durch medizinrechtliche Festlegungen reguliert oder im Rahmen guter medizinischer Praxis geregelt, die zumindest bis in die Antike zurückreichen.
2. *Schwaches Enhancement:* Interventionen in den Menschen, die darüber hinausgehen, sind nicht vom medizinischen Ethos des Heilens und Wiederherstellens gedeckt. Im schwachen *Enhancement* sind Maßnahmen erfasst, die die Eigenschaften eines individuellen Menschen über den erwähnten 'Normalzustand' hinaus verbessern, die jedoch nicht die Leistungsfähigkeit von Menschen *unter optimalen Bedingungen* (s. o.) überschreiten, die damit also nicht den Bereich des quasi 'Übermenschlichen' erreichen. Dies sind zum Beispiel klassische Formen des Dopings im Sport, wo individuelle Sportlerinnen und Sportler ihre Leistungsfähigkeit steigern, aber nicht in den Bereich des erkennbar Übermenschlichen hinein, denn das würde bei der Doping-Kontrolle Verdacht

wecken. Auch die erwähnte Plastische Chirurgie für ästhetische Zwecke gehört in dieses Feld. Hier geht es um die Steigerung von Schönheit nach bestimmten ästhetischen Idealen und Vorbildern. Ebenso ist hier an Verbesserungen zu denken, die Wettbewerbsvorteile am Arbeitsplatz mit sich bringen (Alltagsdoping, Sauter und Gerlinger 2011). Diese Formen der Verbesserung sind vom Komparativ angetrieben, vom Wunsch, schneller, stärker, höher, ausdauernder oder eben auch schöner zu sein als ohne die Verbesserung. Das medizinische Ethos des Heilens greift hier nicht mehr. Neben Risikoerwägungen und Abwägungen mit dem erwarteten Nutzen ist hier Fairness das zentrale ethische Thema, so vor allem im Sport. Es gilt zu beurteilen, ob die im Sinne des komparativen Denkens erreichten Wettbewerbsvorteile noch im Rahmen fairer Umgangsformen verbleiben, wie etwa bei noch so hartem Training zur Verbesserung sportlicher Fähigkeiten wohl angenommen werden darf, oder ob auf unlautere Weise illegitime Wettbewerbsvorteile angeeignet wurden, die zum Beispiel zum Ausschluss aus einem Wettbewerb führen können (Wolbring 2008).

3. *Starkes Enhancement:* Hier sind verbessernde Maßnahmen erfasst, die über das obere Ende der statistischen Verteilung menschlicher Fähigkeiten auf die Individuen hinausführen, die also in einem gewissen Sinn übermenschlich sind. Dies können entweder entsprechend große Erweiterungen traditioneller menschlicher Leistungsmerkmale sein oder die Implementierung ganz neuer Fähigkeiten, Organe oder Körperfunktionen (Jotterand 2008): „Das grundsätzlich Neue … besteht darin, dass es nicht mehr um eine Steigerung körpereigener Funktionen und Leistungen geht, sondern um die Nachahmung von Leistungen nicht menschlicher Wesen bzw. Geräte" (Siep 2006, S. 311). Hier hilft zur ethischen Orientierung weder das medizinische Ethos des Heilens noch die Reflexion auf Fairness in wettbewerblichen Situationen. In Bezug auf Fragen nach Dürfen oder Sollen entsprechender Interventionen und nach ihren Grenzen bedarf es vielmehr eines neuen Ethos der Verbesserung (Sandel 2008; Schöne-Seifert et al. 2009; Fenner 2019). Vermutlich besteht dieses nicht ausschließlich in einem neuen Feld der Angewandten Ethik, sondern wird auf anthropologische Fragen normativer Menschenbilder Bezug nehmen müssen, da es hier um Veränderungen am Menschen außerhalb der gewohnten Eigenschaften geht.

Diese Dreiteilung ist mit unterschiedlichen Regimen der ethischen Reflexion verbunden: Medizinethik als Reflexion auf das Ethos des Heilens, Reflexion auf Gerechtigkeit und Fairness angesichts der Verschaffung von Vorteilen durch Verbesserung in wettbewerblichen Kontexten, sowie das noch in Entwicklung befindliche Feld der Reflexion zum Umgang mit menschlichem Körper und Psyche jenseits dieser beiden (z. B. Schöne-Seifert et al. 2009). Weite Teile der *Enhancement*-Debatte machen allerdings keine Unterschiede zwischen diesen Alternativen (z. B. Siep 2006; Jotterand 2008; Hornberg-Schwetzel 2008), sondern versuchen ausschließlich, die Grenze zwischen *Heilen* und *Verbessern* zu klären. Damit vergeben sie eine wichtige Nuance der Differenzierung in der Sache, aber auch in Bezug auf die ethische Reflexion.

Eine andere häufig unterschlagene semantische Differenz mit weitreichenden Implikationen besteht zwischen Verbessern und Optimieren. Während sich das Verbessern auf die Veränderung eines Ausgangszustands unter einem Kriterium bezieht (s. o.), unterliegen *Optimieren* und, in der Regel synonym verwendet, *Perfektionieren* weitergehenden Erwartungen. Im Verbessern geht es nur um die *Richtung* einer Veränderung, beim Optimieren und Perfektionieren hingegen um die Ausrichtung auf einen End- oder Zielzustand. Auch eine kleine Verbesserung ist eine Verbesserung, dafür ist hinreichend, dass die erzielte Veränderung in der dem Kriterium entsprechenden Richtung erfolgt. Optimierung und Perfektionierung zielen hingegen auf einen eben optimalen oder perfekten Zustand. Diese beinhalten also eine teleologische Dimension, während sich das Verbessern mit Blick auf eine offene Zukunft abspielt. Dem inkrementellen Verbessern steht das teleologische Optimieren gegenüber. In Bezug auf die Konzipierung der Zukunft sind dies entgegengesetzte Herangehensweisen: das Verbessern eröffnet einen unendlichen Raum immer weiterer möglicher Verbesserungen unter variierenden Kriterien, während die teleologische Perspektive bestimmte Aspekte der Zukunft auf einen Zielzustand zuspitzt und damit eingrenzt.

4   Vom Heilen zum Verbessern: ein technisch gradueller Übergang

Die bisher vorgenommene und mit unterschiedlichen ethischen Reflexionsregimen verbundene Einteilung intervenierender Maßnahmen nach Heilen, schwachem und starkem *Enhancement* lässt die Frage offen, ob auf der Ebene der Interventionen selbst, also am Objekt und den technischen Maßnahmen zwischen Heilen und Verbessern, ggf. auch mit der Differenzierung in schwaches und starkes Verbessern, unterschieden werden könnte. Die eingangs genannte These, dass dies auf jener Ebene nicht möglich sei, soll nun untermauert werden. Dabei geht es also, soweit zur Vergewisserung, um technische Verbesserungen *am Menschen* (Teil 1).

Die Idee des Verbesserns ist der neuzeitlichen Technik immanent. Sobald etwas technisch realisiert ist, wird sofort nach Verbesserungen, teils auch nach Optimierungen in verschiedenen Hinsichten gefragt. Ingenieurinnen und Ingenieure nehmen andauernd technische Verbesserungen vor, z. B. durch Veränderung von Prozessen und Strukturen, von Materialien oder Architekturen. Techniken generell lassen sich durch bestimmte Parameter charakterisieren, zu denen ihre Leistungsmerkmale gehören. Verbesserung im o. g. Sinne bedeutet hier, eines oder mehrere der Leistungsmerkmale zu verändern, so dass nach Maßgabe des jeweiligen Kriteriums die Richtung einer Verbesserung eingeschlagen wird, z. B. nach gängigen Parametern technischer Systeme wie z. B. Motorleistung, Energiebedarf, Gewicht, Wirkungsgrad, Emissionen, Lebensdauer oder Preis. Die jeweilige *Ausgangssituation* der Verbesserung (s. o.) wird technisch durch einen Datensatz beschrieben. Die Rede von technischen Verbesserungen bedarf der technomorphen Beschreibung der Ausgangssituation, dies gilt auch für technische Verbesserungen am Menschen (Grunwald 2021). Kriterium und Richtung der Intervention, um diese als Verbesserung anzusehen, werden relativ zu der technomorph bestimmten Ausgangssituation festgelegt. Aus dem meist quantitativen Vergleich der Werte der entsprechenden Parameter vor und nach der Intervention lässt sich das Maß der Verbesserung ablesen. Von einer technischen Verbesserung des Menschen kann daher nur gesprochen werden, wenn vorgängig die entsprechenden menschlichen Fähigkeiten technomorph erfasst wurden analog etwa zu den Leistungsmerkmalen von Autos. Jegliche technische Verbesserung des Menschen impliziert in gewisser Weise den technomorphen Blick auf Menschen.

Häufig geht, wie dies z. B. Cochlea- und Retina-Implantate zeigen, der technischen Verbesserung die Kompensation von Defiziten voraus, z. B. von durch Krankheit oder als Unfallfolge eingetretenem Fähigkeitsverlust. Im Sinne des ärztlichen Ethos des Heilens ist das Ziel die Rückgewinnung der vollen Leistungsfähigkeit der Patientin oder des Patienten. Dies kann im Fall technischer Maßnahmen durch einen *funktionsäquivalenten* Nachbau der menschlichen Körperfunktionen erfolgen, so etwa durch funktionsgleiche Prothesen. Dabei müssen die hierfür eingesetzten technischen Abläufe keineswegs die natürlichen Abläufe nachbilden. Das Retina-Implantat muss keineswegs das einfallende Licht mit dem gleichen mikrobiologischen Mechanismus erkennen wie eine natürliche Retina. Es kommt hier vielmehr auf die *Resultategleichheit* an. Die durch technische Sensoren empfangenen Daten müssen im Gehirn die gleichen Eindrücke erzeugen wie das natürliche Auge. Die Erreichung dieses Ziels kann eine Augenärztin oder ein Augenarzt z. B. mit einem Sehtest überprüfen.

Als Gedankenexperiment sei angenommen, dass ein Sinnesorgan wie das menschliche Auge technisch funktionsäquivalent und resultategleich nachgebaut werden könnte. Eine Augenärztin oder ein Augenarzt könnte mit einem Sehtest nicht unterscheiden, ob die fragliche Person ein natürliches oder dieses künstliche Auge trägt. Dann würde letzteres vom Hersteller eine Versionsnummer erhalten. Als erstes funktionsäquivalent nachgebaute menschliche Auge wäre es das *künstliche Auge 1.0*. Bis hierher reicht das ärztliche Ethos des Heilens, das genau an dieser Stelle an ein Ende kommen würde: Ziel erreicht.

Die Zuschreibung einer Versionsnummer jedoch illustriert einen Wesenszug des alltäglichen technischen Fortschritts (Grunwald 2008a). Danach ist die Version 1.0 nicht der Endpunkt einer Entwicklung, sondern der Anfang neuer Entwicklungen. Sobald diese Version erprobt ist, steht in diesem inkrementellen Fortschrittsdenken eine nächste Version an. Definitionsgemäß, wenn Version 1.0 funktionsäquivalent zum natürlichen Auge war, muss bereits Version 1.1 eine Verbesserung enthalten, in welcher Hinsicht auch immer. Und auch diese wird nicht die letzte Version sein: Das allmähliche Verbessern ist der modernen Technik und dem Ingenieursdenken eingeschrieben. Ganz verschiedene Richtungen des Verbesserns können eingeschlagen werden. Keineswegs muss es gleich um die Verbesserung der sensorischen Fähigkeiten gehen, z. B. durch Nachtsichtfähigkeit oder Zoom-Möglichkeiten wie bei Kameras, sondern auch andere Verbesserungen stehen offen, ob nun Kostenreduktion, längere Haltbarkeit, die Verkürzung der Wartungsintervalle etc. Dieses anhand des Retina-Implantats demonstrierte, dem technischen Denken entsprechende Vorgehen inkrementellen Verbesserns trifft auch auf viele andere technische Interventionen zu, die zunächst als Wiederherstellung ausgefallener Funktionen beginnen, aber nach Erreichen des Ziels im Rahmen weiterer Entwicklungen zu Verbesserungen werden, zunächst zu schwachen, dann auch zu starken, denn auch dazwischen ist der technische Übergang fließend.

Der Übergang von heilenden bzw. wiederherstellenden zu verbessernden Eingriffen in den menschlichen Körper ist in technischer Hinsicht graduell. Die inkrementelle Erweiterung menschlicher Fähigkeiten hinsichtlich einiger Leistungsmerkmale ist ein im technischen Fortschritt gängiger Gedankengang. Technische Intervention kennt keine Grenze *per se* zwischen Heilen und einem schwachen oder starken Verbessern. Das technische Denken in Schritten inkrementeller Verbesserung führt in diesem Feld fast *notwendigerweise* vom Heilen zum schwachen, vom schwachen zum starken Verbessern. Indem der Mensch technomorph als technisches Wesen verstanden wird, kann er inkrementell verbessert werden wie eine Maschine. Der Unterschied ist jedoch: Mit technisch graduellen, also vom Maß her kleinen Erweiterungen menschlicher Fähigkeiten kann in Hinsicht auf die einschlägigen ethischen Reflexionsregime ein *revolutionärer* Schritt verbunden sein. Auch inkrementelle Maßnahmen können aus dem Ethos des Heilens in den Bereich des Ethos fairen Wettbewerbs führen, von dort aus können ebenso kleine Verbesserungen in den Bereich einer sich abzeichnenden, aber noch nicht gut ausgearbeiteten Ethik des *Enhancements* führen.

Das Verbessern generell und das technische Verbessern im Besonderen kennen keine Grenze und kein Maß in sich selbst. Vielmehr eröffnen sie zumindest hypothetisch einen unendlichen Raum des Möglichen im Rahmen immer weiterer inkrementeller Verbesserungen, auch mit unterschiedlichen Kriterien des Verbesserns. In diesem Denken führt auch ein einmal erreichter Stand im *Human Enhancement* nicht zum Anhalten des Verbesserungsprozesses, sondern fungiert als Inspiration und Ausgangspunkt für weitere Verbesserungen. Während das Heilen an ein Ende kommt, wenn Patientinnen und Patienten nach üblichem Verständnis gesund sind, endet das Verbessern auch im Erfolgsfalle nicht, sondern wird von der Ruhelosigkeit möglicher technischer Verbesserungen weitergetrieben. Haltepunkte für Reflexion oder Grenzen in diesem unendlichen Prozess kommen nicht aus der Technik, sondern können nur normativ, also ethisch oder rechtlich, vorgegeben werden (Sandel 2008; Fenner 2019).

Es macht also keinen Sinn, die Unterscheidung zwischen Heilen und Verbessern oder zwischen verschiedenen Weisen des Verbesserns auf der Gegenstandsseite an den technischen Interventionen festmachen zu wollen. Die Unterscheidungen gehen vielmehr von den unterschiedlichen Diskurssphären mit ihren verschiedenen Regimen ethischer Reflexion aus, ob nun Heilen im medizinischen Ethos, Wettbewerbsverzerrungen durch Doping oder starke Verbesserungen im Rahmen einer ethisch und anthropologisch teilweise noch *uncharted territory* im Blick stehen (Fenner 2019). Welches dieser Regime jeweils einschlägig ist, ist selbst vermutlich Gegenstand von Kontroversen um Deutung, Diagnosen, Verstehen und Hermeneutik.

5 Medizinische Berufe – vom Heilen zum Körperdesign?

In der Abwesenheit starker ethischer Gegenargumente, jedenfalls solange technische Verbesserungen nur an einwilligungsfähigen Personen im Rahmen eines *Informed Consent* vorgenommen werden (Grunwald 2008b), ist ihre Einführung im Rahmen einer Diffusion in einen entstehenden Markt für Verbesserungen und Körperdesign nicht unplausibel. In einem liberalen Markt für derartige Technologin und Dienstleistungen wäre Regulierung im Rahmen eines öffentlichen Interesses auf Verhinderung bzw. Kompensation von Nebenfolgen beschränkt, z. B. durch die Klärung von Haftungsfragen für den Fall des Fehlschlagens einer Verbesserung, eventuell auch noch zur Sicherstellung von Verteilungsgerechtigkeit und gerechter Zugangsmöglichkeiten und zur Abwehr von Missbrauch. Unterhalb dieser Regulierungsbedingungen gälte die Wahlfreiheit und Konsumentensouveränität derjenigen, die sich mit dem Gedanken an eine Verbesserung tragen.

Verbesserungstechnologien könnten seitens der Wissenschaften in die Gesellschaft getragen werden, indem sie einen Katalog technischer Verbesserungen entwickeln und über Ausgründungen anbieten. Eine Nachfrage ist vorstellbar, etwa nach dem Vorbild der ökonomisch erfolgreichen Schönheitschirurgie. Verbesserungskliniken als Dienstleistungsbetriebe könnten entstehen, ähnlich wie heutige Praxen plastischer Chirurgie. Es gäbe Informations- und Ansichtsmaterialien über die Verbesserungsmöglichkeiten, Hochglanzbroschüren über positive Effekte und gelungene Maßnahmen, Hintergrundinformationen über die Funktionsweise der Verbesserungsinterventionen und Informationen zu den Risiken und möglichen Nebenfolgen, wie dies vom klassischen Beipackzettel zu Medikamenten oder der ärztlichen Aufklärung von Patientinnen oder Patienten vor operativen Eingriffen bekannt ist. Diese Kliniken müssen von fachkundigem Personal betrieben werden, das nicht mehr durch das Ethos des Heilens motiviert wäre, sondern marktorientiert als Dienstleistungsbetrieb funktionieren würde. Ausgebildetes medizinisches oder pflegerisches Personal würden für die dortige Tätigkeit sozusagen das ethische Regime ihrer Arbeit wechseln: vom Ethos des Heilens zur Befriedung von Dienstleistungserwartungen unterschiedlichster Art. Die benötigte fachliche Kompetenz in beiden Bereichen dürfte, bis auf erforderliche Spezialisierungen, hohe Überschneidungen aufweisen.

Häufig ist bereits im Heilen ein Element des Verbesserns in anderer Hinsicht enthalten. Eine Heilung kann nicht intendierte aber gleichwohl willkommene Nebenfolgen mit sich bringen. Der Ersatz von Gliedmaßen durch künstliche Ersatzteile kann nicht nur zu einer Wiederherstellung verloren gegangener Körperfunktionen führen, sondern quasi nebenbei Verbesserungen wie eine höhere mechanische Stabilität künstlicher Gliedmaßen oder eine längere Lebensdauer beinhalten. Verbesserungen könnten sozusagen als nicht intendierte Nebenfolge intentional heilenden Handelns in den medizinischen Alltag und damit in die Lebenswelt der Betroffenen, des medizinischen Personals wie der Patientinnen und Patienten einziehen. Das Heilen wäre hier unfreiwilliger Türöffner für Verbesserungen.

Es können aber auch Eingriffe, die zu heilenden oder wiederherstellenden
Zwecken vorgenommen werden, in anderen Situationen als technische Verbesserungen genutzt werden. Die technischen Erfordernisse, einer kriegsversehrten Person verlorengegangene Körperfunktionen zurückzugeben, sind
technisch nicht sehr verschieden von den Erfordernissen, z. B. Soldatinnen und
Soldaten mit neuen Fähigkeiten aufzurüsten. So

> zeichnet sich in der Fokussierung der einschlägigen Debatten auf die sozialen Rollen
> ‚Behinderter' und ‚Soldat' bereits eine konkrete Strategie zur Akzeptanzbeschaffung für
> leistungsverbessernde Modifikationen menschlicher Körperlichkeit und Psyche ab. An
> diesen ‚Testgruppen' einer Leistungssteigerungsgesellschaft dürfte für die Promotoren
> eines radikalen ‚Human Enhancement' attraktiv sein, dass im militärischen Kontext, mit
> seinen Befehls- und Gehorsamsstrukturen, eine Ablehnung stark interventionistischer
> Verfahren durch den Einzelnen relativ schwierig durchzuhalten wäre und dass bei beiden
> Gruppen ohnehin oft eine hohe Motivation und Risikobereitschaft in Bezug auf solche
> Verfahren bestehen dürfte (Coenen 2008, S. 2).

Das Heilen bei Kriegsversehrten, auf deren breite Akzeptanz sicher gesetzt werden
kann, kann zu einer Verbesserung bei normalen Soldatinnen und Soldaten genutzt
werden. Heilen und Wiederherstellen können auch auf diese Weise unfreiwillig
den Weg zu einem Verbessern ebnen.

So sind die geschilderten Entwicklungen zwar vielgestaltig, teils visionär und
spekulativ, teils jedoch bereits in der gegenwärtigen Medizintechnik und in den
beteiligten Professionen angekommen. Die Plastische Chirurgie dürfte ein Bereich
sein, der strukturell schon einiges von dem realisiert hat, was in anderen Feldern
noch spekulativ anmutet. Entstanden ist sie aus den Gedanken des Heilens und
Wiederherstellens heraus unter einem klassischen medizinischen Ethos. Heute
allerdings steht das Heilen dort meist im Hintergrund. Die treibende Kraft ist vielmehr eine zunehmende Nachfrage aus der Gesellschaft, teils einem Wettbewerbs-
denken in Bezug auf Schönheitsattribute und Größe bzw. Form bestimmter
Körperteile geschuldet. Die körperliche Verfasstheit von Menschen wird nicht
mehr als biologisch determiniert akzeptiert, sondern durch Plastische Chirurgie
nach den Wünschen der jener, die einen Körper besitzen, beeinflussbar. Körperdesign durch medizinisch geschultes Personal und Medizintechnik ist in diesem
Feld gesellschaftliche Realität. Es gibt keinen Grund anzunehmen, dass der Weg
von Medizin und Medizintechnik nicht auch in anderen Bereichen aus dem Heilen
heraus und in den Bereich des „Verbesserns" und des Körperdesigns hineinführen
wird, in dem Maße, in dem technische Möglichkeit der verbessernden Intervention
die Marktreife erlangen.

Literatur

Ach, Johann, und Arnd Pollmann, Hrsg. 2006. *No body is perfect. Baumaßnahmen am mensch-
   lichen Körper. Bioethische und ästhetische Aufrisse.* Bielefeld: transcript.
Beyerlein, Fritz. 2000. Nano-Medizin und Gesundheitsvorsorge im 21. Jahrhundert. Tausend
   Jahre leben. *Magazin 2000 plus* (2):243.

Coenen, Christopher. 2006. Der posthumanistische Technofuturismus in den Debatten über Nanotechnologie und Converging Technologies. In *Nanotechnologien im Kontext,* Hrsg. Alfred Nordmann, Joachim Schummer, und Astrid Schwarz, 195–222. Berlin: Springer.

Coenen, Christopher. 2008. *Konvergierende Technologien und Wissenschaften.* Berlin: Büro für Technikfolgen-Abschätzung beim Deutschen Bundestag (TAB), Diskussionspapier 16.

Coenen, Christopher. 2021. Die wissenschaftlich-technisch ermöglichte Gottwerdung der Menschheit. In *Wer bist du, Mensch? Transformationen menschlicher Selbstverständnisse im wissenschaftlich-technischen Fortschritt,* Hrsg. Armin Grunwald, 326–347. Freiburg: Herder.

Douglas, Thomas. 2008. Moral enhancement. *Journal of Applied Philosophy* 25(3):228–245.

Drexler, Eric. 1986. *Engines of creation – The coming era of nanotechnology.* Oxford: OUP.

Erny, Nicola, Matthias Herrgen, und Jan Schmidt, Hrsg. 2018. *Die Leistungssteigerung des menschlichen Gehirns.* Wiesbaden: VHS.

Fenner, Dagmar. 2019. *Selbstoptimierung und Enhancement. Ein ethischer Grundriss.* Tübingen: Mohr.

Fink, Helmut und Rainer Rosenzweig. Hrsg. 2010. *Künstliche Sinne, gedoptes Gehirn. Neurotechnik und Neuroethik.* Paderborn: Mentis.

Gehlen, Arnold. 1928. *Der Mensch, seine Natur und seine Stellung in der Welt.* Wiebelsheim [16]2014 (Erstveröffentlichung 1928).

Gloede, Fritz. 2007. Unfolgsame Folgen. Begründung und Implikationen der Fokussierung auf Nebenfolgen bei TA. *Technikfolgenabschätzung – Theorie und Praxis* 16(1):45–53.

Grunwald, Armin. 2008a. *Auf dem Weg in eine nanotechnologische Zukunft. Philosophisch-ethische Dimensionen.* Freiburg: Alber.

Grunwald, Armin. 2008b. Orientierungsbedarf, Zukunftswissen und Naturalismus. Das Beispiel der ,technischen Verbesserung' des Menschen. *Deutsche Zeitschrift für Philosophie* 55(2007):949–965.

Grunwald, Armin. 2021. *Living Technology. Philosophy and Ethics at the Crossroads between Life and Technology.* Singapore: Jennystanford.

Harari, Yuval. 2018. *Homo Deus. Eine Geschichte von morgen.* Aus Übers.: von A. Wirthensohn. München: Beck.

Harris, John. 2010. Enhancements Are A Moral Obligation. In *Human Enhancement,* Hrsg. Julian Savulescu und Nick Bostrom, 131–155. Oxford: Oxford University Press.

Hornberg-Schwetzel, Simone. 2008. Therapie und Enhancement. Der Versuch einer wertvollen Unterscheidung. *Jahrbuch für Wissenschaft und Ethik* 13(1):207–221.

Hurlbut, Ben, und Hava Tirosh-Samuelson, Hrsg. 2016. *Perfecting human futures. Transhuman visions and technological imaginations.* Wiesbaden: Springer.

Jotterand, Fabrice. 2008. Beyond therapy and enhancement: The alteration of human nature. *NanoEthics* 2:15–23.

Juengst, Eric T. 1998. What does enhancement mean? In *Enhancing human traits: Ethical and social implications,* Hrsg. Erik Parens, 29–47. Washington, DC: Georgetown University Press.

Kapp, Ernst. 1877. *Grundlinien einer Philosophie der Technik. Zur Entstehungsgeschichte der Cultur aus neuen Gesichtspunkten.* Braunschweig: BI.

Knell, Sebastian. 2015. *Die Eroberung der Zeit.* Frankfurt: Suhrkamp.

Krüger, Oliver. 2019. *Virtualität und Unsterblichkeit. Gott, Evolution und die Singularität im Post- und Transhumanismus.* Freiburg: Alber.

Loh, Janina. 2018. *Trans- und Posthumanismus.* Hamburg: Reinbek.

Möck, Leonie und Janina Loh. 2022. Optimierte Körperbilder – Die Bedeutung von Human Enhancement im Transhumanismus und im technologischen Posthumanismus. In *Handbuch Menschenbilder,* Hrsg. Michael Zichy. https://doi.org/10.1007/978-3-658-32138-3_43-1 (online first).

Roco, Mihail und William Bainbridge. Hrsg. 2002. *Converging Technologies for Improving Human Performance.* Arlington: National Science Foundation.

Saage, Richard. 2011. *Philosophische Anthropologie und der technisch aufgerüstete Mensch. Annäherungen an Strukturprobleme des biologischen Zeitalters.* Bochum: Winkler.

Sandel, Michael. 2008. *Plädoyer gegen die Perfektion*. Berlin: Berlin University Press.

Arnold, Sauter und Katrin Gerlinger. 2011. *Pharmakologische Interventionen zur Leistungssteigerung als gesellschaftliche Herausforderung*. Berlin: Büro für Technikfolgen-Abschätzung beim Deutschen Bundestag, Arbeitsbericht 143.

Savulescu, Julian, und Ingmar Persson. 2012. *Unfit for the future: The need for moral enhancement. Uehiro series in practical ethics*. Oxford: Oxford University Press.

Schleim, Stephan. 2010. Cognitive Enhancement – Sechs Gründe dagegen. In *Künstliche Sinne, gedoptes Gehirn. Neurotechnik und Neuroethik,* Hrsg. Helmut Fink und Rainer Rosenzweig, 179–208. Paderborn: Mentis.

Schöne-Seifert, Bettina, Johann Ach, Dieter Talbot, und Ulrich Opolka. Hrsg. 2009. *Neuro Enhancement. Ethik vor neuen Herausforderungen*. Paderborn: Mentis.

Siep, Ludwig. 2006. Die biotechnische Neuerfindung des Menschen. In *Kreativität. Akten des XX. Deutschen Kongresses für Philosophie,* Hrsg. Günther Abel, 306–323. Hamburg: Reinbek.

Simakova, Elena, und Christopher Coenen. 2013. STS Policy Interactions, Technology Assessment and the Governance of Technovisionary Sciences. *Science, Technology & Innovation Studies* 9(2):3–20.

Svirsky, Mario. 2017. Cochlea-Implantate und elektronisches Hören. *Physics Today* 70(8):52–58.

Wolbring, Gregor. 2008. Oscar Pistorius and the future nature of olympic, paralympic and other sports. *SCRIPT-ed* 5:1. https://doi.org/10.2966/scrip.050108.13.

Prävention, Intervention, Kommunikation

Das institutionalisierte Health Technology- und Technology Assessment in Deutschland: Eine vergleichende Untersuchung aus Public-Health-ethischer Perspektive

Benjamin Roth

1 Einführung

Neue medizinische und medizintechnische Innovationen bringen Chancen und Risiken mit sich – sowohl für die individuellen Patient*innen, als auch für die Gesellschaft und zukünftig sogar die gesamte Menschheit. Beispielhaft können hierfür die anscheinend nahende ‚Unsterblichkeit' der menschlichen Zellen und damit vielleicht auch des ganzen Menschen (Müller und Hassel 2018) der uns in Zukunft vielleicht in Gestalt eines Cyborgs begrüßen wird (Barfield und Williams 2017), genannt werden. Der medizintechnische Fortschritt stellt damit in zunehmender Dringlichkeit die Frage nach dem Wesen des Menschen neu – denn, wie Gehlen schon in den 50er Jahren prognostizierte, „erweitert" sich das für die Technik charakteristische „Prinzip der Ausschaltung des Organischen […] auf den ganz leibnahen Bereich der eigenen Körperorgane" und wird „schließlich zum Prinzip der Emanzipation von den Schranken der lebendigen Natur überhaupt" (Gehlen 1957 [2004], S. 143; Werber 2019, S. 59). Allerdings verläuft dieser Prozess nicht sprunghaft, sondern begleitet die Menschheit mindestens seit dem Anbeginn der Moderne.

Auf der Ebene der täglichen Patient*innenbehandlung tritt der medizinische Fortschritt in Form neuer Medizinprodukte, Behandlungsmethoden, Arzneimittel

B. Roth (✉)
Zentrum für Gesundheitsethik an der Ev. Akademie Loccum, Hannover, Deutschland
E-Mail: benjamin.roth@gmx.com

und Arzneimittelklassen damit weitaus kleinteiliger und – auf den ersten Blick – unspektakulärer in Erscheinung. Aus Sicht derer, die den medizintechnischen Fortschritt finanzieren müssen, macht er ferner seit Jahrzehnten weitaus unprätentiöser auf sich aufmerksam – nämlich in Form von teils immensen Kostensteigerungen. Allein der Umsatz von Arzneimittelinnovationen stieg zwischen 1993 und 2011 um 735 % (Schwabe 2011, S. 10–11). Risiken medizintechnischer Innovationen und des medizinischen Fortschrittes allgemein sind damit auch gemeinwohlökonomischer Natur, denn sie können mittel- und langfristig die Finanzierbarkeit des solidarischen Gesundheitssystems ins Wanken bringen und damit den Zugang zum Gesundheitswesen für ärmere, alte, multimorbide oder anderweitig vulnerable Patient*innen gefährden. Die Politik hat dieses Problem bereits antizipiert und im § 12 SGB V das Wirtschaftlichkeitsgebot verankert.

Es bildet heute den normativen Kern eines – unter dem Schlagwort „Managed Care" (Baumberger 2001; Amelung 2022a, b) – zentral auf Innovations- und Versorgungssteuerung ausgerichteten Gesundheitssystems. Selektivverträge (Reiners 2010; Jaeckel 2011; Amelung 2022b), die Integrierte Versorgung (Graf 2006; Eble 2011) und Kassenwettbewerb (Elsner 2016) sind Beispiele für zentrale Bausteine dieses Prozesses. Zur Bewertung und Steuerung von Arzneimittelinnovationen wurde 2011 mit dem Arzneimittelmarktneuordnungsgesetz (AMNOG) zudem ein zentraler Health Technology Assessment-Mechanismus auf sozialrechtlicher Ebene etabliert. Das Gesetz beendete die Ära freier Arzneimittelpreise in Deutschland und wird deshalb auch als die „Pharmawende" (Cassel und Ulrich 2015, S. 30 ff.) des deutschen Gesundheitswesens bezeichnet; seither müssen alle Arzneimittelinnovationen – also neue, patentierte und zugelassene Arzneimittel – nachweisen, dass sie einen als Zusatznutzen bezeichneten, tatsächlichen medizinischen Mehrwert für die Patient*innen aufweisen können.

Welche ethischen Folgen und Implikationen dieses Gesetz auf individueller und sozialstruktureller Ebene hat, wurde allerdings bisher kaum beleuchtet[1].

In diesem Aufsatz soll daher das AMNOG als Zentralbaustein des deutschen HTA kritisch diskutiert und einer ethischen Bewertung unterzogen werden. Dazu wird der ideengeschichtliche Entstehungskontext sowie das daraus erwachsende Verhältnis von Health Technology Assessments (HTA) und Technology-Assessment (TA) diskutiert. Nach einer kritischen Darstellung, welche Folgen das AMNOG aus ethischer Perspektive für die Patient*innenbehandlung und das Gesundheitswesen hat, wird anhand eines knappen Vergleichs mit den Anforderungen des TA der Frage nachgegangen, ob das HTA in Deutschland einem ökonomischen Reduktionismus unterliegt. Der *moral point of view* erfolgt aus Perspektive der Public-Health-Ethik.

---

[1]Die erste ethische Auseinandersetzung zum AMNOG erscheint 2022 von mir unter dem Titel „Das Arzneimittelmarktneuordnungsgesetz im zehnten Jahr: Eine Bilanz aus gesundheitsethischer Perspektive" in der Zeitschrift für medizinische Ethik (ZfmE).

2   Der Reflexionsrahmen: Public-Health-Ethik als Ethik des öffentlichen Gesundhveitswesens

Der Erstattungsrahmen von Arzneimittelinnovationen und HTA-Systemen sind keine selbstverständlichen Reflexionsgegenstände der Ethik. Im Zentrum steht schließlich kein individuelles Handlungsgeschehen, sondern eine sozial- und medizinrechtliche Rahmenordnung. Möchte man diese dennoch einer ethischen Evaluation unterziehen, macht dies eine Perspektivweitung der Ethik von Handlungs- hin zu Strukturreflexionen notwendig.

Eine Ethik, die sich nicht primär – wie etwa die Medizinethik – als Reflexionswissenschaft der individuellen „face-to-face-Beziehung[en]" (Dabrock 2002a, b, S. 79; Mack 2002, S. 225) begreift, sondern die gesellschaftliche Ordnung in Teilen oder als Ganzes in den Blick nimmt und auf deren normativen Gehalt hin evaluiert, wird für das Gesundheitswesen je nach ideengeschichtlicher Provenienz als Gesundheits- oder Public-Health-Ethik bezeichnet. Da hierbei immer strukturelle Maßnahmen im Zentrum der Betrachtung stehen, gehören diese Teilbereichsethiken methodisch zur Sozialethik (Inthorn et al. 2019, S. 702), deren formaler Kern „nicht [die] Begründung individueller Handlungskriterien" bildet, sondern die Auseinandersetzung „mit der Begründung von Rechten, Normen, Institutionen, Strukturen und Ordnungssystemen in sozialen Bezügen." (Mack 2002, S. 34).

Den materialen Kern der Public-Health-Ethik stellen in den zeitgenössischen Entwürfen häufig normativ verankerte Prinzipien dar. Deren Kodifizierung wird diskutiert und ist noch nicht abgeschlossen – von Schröder-Bäck und anderen werden die Prinzipien nicht-schaden, Gesundheitsmaximierung, Effizienz, Gerechtigkeit, Respekt vor Autonomie und Angemessenheit vorgeschlagen (Schröder-Bäck et al. 2014). Je nach Fragestellung müssen diese Prinzipien angepasst und kontextualisiert werden. Als ethische Minimalanforderung genießt jedoch das Nichtschadensprinzip eine normative Vorrangstellung vor den anderen Prinzipien.[2]

Für alle systemisch-sozialethischen Fragestellungen, wie dem hier thematisierten Health Technology Assessment, ist aus Public-Health-ethischer Sicht nötig, ein möglichst tiefes Verständnis der aktuellen Gesundheitssystemstrukturen zu gewinnen. Ein Urteil über die ethische Qualität bestehender sozialer Strukturen oder über empfehlenswerte Änderungen setzt nämlich genaue Kenntnisse dieser Strukturen zwingend voraus (Daly 2021a, S. 36).

---

[2]Das ist durchaus umstritten, in der Medizinethik wird häufig dem Autonomieprinzip der Vorrang gegeben und in der Sozialethik steht das sog. Personalitätsprinzip an erster Stelle (Kerber 1998). Tatsächlich wird aber auch in diesen Fällen indirekt das no-harm-Prinzip vorausgesetzt – es geht darum, Verletzungen der Autonomie und Personalität zu verhindern oder für die Zukunft zu unterbinden. Birnbacher weist zudem darauf hin, dass minimalethische Zugänge, wie etwa das hier angeführte No-harm-Prinzip „ein hohes Maß an Überzeugungskraft nicht streitig machen kann" (Birnbacher 2013, S. 405).

Eine möglichst umfassende Analyse der bestehenden sozialen Strukturen ist dabei für den Public-Health-Ethiker kein Selbstzweck – vielmehr ist sie Voraussetzung, „um wohlüberlegte Forderungen zu stellen, die die Strukturen, die herabsetzen und töten, in Strukturen umwandeln, die Leben in Würde und Wohlstand geben"[3](Daly 2021b, S. 94). Damit empfangen die sozialen Strukturen ihre „ethische Dignität nicht aus sich selbst, sondern aus ihrer Dienstfunktion am Menschen als moralischem Subjekt." (Korff 1999, S. 213) In diesem Sinne wird Public-Health-Ethik hier als eine Ethik des (öffentlichen) Gesundheitswesens (Dabrock 2002a, b) oder wie es Daly wohl eher bezeichnen würde – *Gesundheitsstrukturenethik*[4] – verstanden.

3   Komplexität und Autonomieverlust in der Moderne: Grundbedingungen des (H)TA

Doch bevor sich ausführlich dem deutschen HTA-System zugewendet wird, soll hier kurz auf den ideengeschichtlichen Entstehungskontext von HTA und TA eingegangen werden. Diese Blickweitung ist nötig, um im weiteren Verlauf die großen Diskrepanzen, die heute zwischen HTA und TA liegen, verständlich zu machen.

Die Moderne zeichnet sich sozialphilosophisch durch die Herausbildung funktional differenzierter, autonomer und damit selbststeuernder gesellschaftlicher Teilbereiche, wie Wirtschaft, Technik, Sport, Kunst, Politik, Recht oder Gesundheit, aus. Diese Teilsysteme entwickeln ihre spezifische Rationalität, die

---

[3] Vom Autor übersetzt.

[4] Die von Daly eingeforderte Strukturenethik wurde in Deutschland von dem christlichen Sozialethiker Wilhelm Korff grundgelegt. Der Ausgangspunkt bildet bei ihm die *Wende zum Subjekt,* in dessen Gefolge die soziale Wirklichkeit nicht mehr als gott- oder naturgegeben angesehen wird, sondern als von den Menschen für die Menschen gestaltbar erkannt wird (vgl. Korff 1987, 1999). Da hier das gestaltende Subjekt Ausgangspunkt der Ethikkonzeption ist, unterscheidet sich dieser strukturethische Entwurf stark von dem hier bereits andiskutierten Konzept des evangelischen Sozialethikers Peter Dabrock, (s.o), das ähnlich, wie auch die wirtschaftsethischen Entwürfe von Homann, Wieland (s. o.) oder Pies mit dem systemtheoretischen Autonomieparadigma beginnt und damit – anders als Korff – einen, für diese systemtheoretisch fundierten Ethikansätze, typischen Steuerungspessimismus entwickelt. Tatsächlich kann in der Dialektik, die zwischen der *Wende zum Subjekt* (Gestaltauftrag für die soziale Wirklichkeit des Einzelnen) und der parallelen Autonomisierung der Funktionssysteme (Abtreten von Handlungsautonomie und Handlungsmöglichkeiten) liegt, der Anbeginn der modernen Demokratien ausgemacht werden: Das aufgeklärte Individuum erkennt einerseits die soziale Wirklichkeit als in seinem Sinne gestaltbar an und wird sich gleichsam seiner eigenen empirischen Machtlosigkeit bewusst – um dieser zu entkommen, transzendiert sich der Einzelne zum Citoyen: Dem Staatsbürger, der nun als der Souverän über alle autonomen Funktionslogiken erhaben ist und sich aufschwingt, die Kontrolle über die Machthaber*innen, denen er auf Zeit seine Strukturenverantwortung delegiert, wahrzunehmen. Für das Gesundheitswesen spricht Hadler daher vom „citizen patient" (vgl. Hadler 2013) – also von der Bürgerpatient*in – als anzustrebendes, erweitertes Rollenverständnis der Patient*innen im Gesundheitswesen.

nicht ohne weiteres durch eine andere substituiert oder gesteuert werden kann. Die verschiedenen Eigenrationalitäten führen zu einer immer schnelleren und kleinteiligeren Spezialisierung, die einerseits die Innovationskraft moderner Gesellschaften begründet, die damit aber auch zu einer nicht mehr überschaubaren sozialen Komplexität führt. In konkreten organisationalen Funktionszusammenhängen kommt es zudem unter einer Leitcodierung – etwa gesund/nicht-gesund – zu einer Adaption anderer Funktionslogiken, die durch das „Aufeinanderprallen weiterer ökonomischer, politischer und sittlicher Codierungen, Programmatiken und Interessen" (Dabrock 2002a, b, S. 93) die Komplexität weiter steigern. Die Technik und der technologische Fortschritt im Besonderen sind wesentliche Triebfedern dieses Prozesses.[5]

Das einzelne Individuum ist in der Folge nicht mehr in der Lage, bewertend oder steuernd in das Rad dieses komplexen sozialen Gebildes zu greifen – die Kehrseite der sozialen Spezialisierung und des technologischen Fortschrittes ist der Autonomieverlust des Einzelnen in funktional-technischen Zusammenhängen; in der Gesundheitsökonomie wird hier häufig von *Informationsasymmetrien* gesprochen (Hajen et al. 2010, S. 59–61). Heubel macht anhand der Arzt-Patienten-Beziehung deutlich, welche Auswirkungen dies auf eine*n Patientin*en hätte, wenn die ärztliche Garantenstellung zugunsten einer reinen Anbieter*in-Kund*innen-Beziehung wegfiele: „Patienten können im Regelfall weder wissen, welche Krankheit sie wann befallen wird, welche Hilfsmittel in jeweils ihrem Falle die besten sind, und wie und wo sie sie erhalten und was sie kosten. Es gibt für sie keine Markttransparenz. Nicht was sie entscheiden, was sie kaufen wollen oder sollen, sondern die Leistung des Anbieters besteht gerade darin, für den Käufer die Entscheidung zu treffen oder ihn für seine Entscheidung zu beraten" (Heubel 2002, S. 136). In diesem Beispiel ist die Institutions- und Systemebene allerdings immer noch unterbeleuchtet – denn weshalb es bspw. für manche Krankheiten keine Arzneimittel gibt (vgl. Weng et al. 2018)[6], oder warum theoretisch vorhandene nicht produziert oder geliefert werden (vgl. Müller 2022), betrifft die Patient*in, soweit sie auf die Präparate angewiesen ist, direkt und unmittelbar; dennoch wird sie kaum herausfinden können, weshalb es zu dieser künstlichen Knappheit gekommen ist und noch weniger wird sie etwas dagegen unternehmen können. In dem restringierten Autonomiebegriff der Arzt-Patienten-Beziehung spielen all diese Fragen konsequenterweise keine Rolle; es geht nicht darum, den Patient*innen die Möglichkeit zu bieten, sich und ihre/seine Rolle im Gesundheitswesen zu reflektieren, Abhängigkeiten und Kontingenzen sichtbar

---

[5]Die moderne soziologische Systemtheorie geht vor allem auf Niklas Luhmann zurück (Luhmann 2012) und wurde für die Public Health-Ethik von Dabrock angewandt (Dabrock 2002a, b).

[6]In ihrer Studie machen die Autor*innen deutlich, wie wenig Entwicklung in den letzten Jahren im Bereich der sog. Neglected Tropical Diseases (NTDs) stattgefunden hat. Von den 850 neuen therapeutischen Entitäten waren zwischen 2000 und 2011, lediglich 5 (0.59 %) für NTDs – wesentlich verbessert hat sich die Situation seither nicht (Weng et al. 2018, S. 4).

zu machen und sie so zu einer tatsächlich souveränen Entscheidung zu ermächtigen. Stattdessen folgt der Autonomiebegriff einer binären (und damit durchaus modernen) ja-nein-Logik über das aktuell medizintechnisch oder versorgungs- und behandlungstheoretisch Vorhandene.

Die Ebene der systemischen – also über das persönliche Behandlungsgeschehen hinausgehenden – Informationsasymmetrien betreffen allerdings nicht nur Patient*innen, sondern auch Ärzt*innen und andere Angehörige der Gesundheitsberufe. Während auf der individuellen Arzt-Patienten-Ebene die Behandlungskomplexität der Therapiealternativen mittels des *Informed Consent* reduziert und für die ein oder andere Patient*in vielleicht sogar handhabbar gemacht werden kann, stehen Gesundheitmanager*innen, Ärzt*innen oder Pfleger*innen vor systemstrukturellen Frage, wie etwa, weshalb in der Onkologie Phänomene wie Slicing und Orphanisierung[7] zu beobachten sind, weshalb das Brustkrebsmedikament Tamoxifen kaum noch verfügbar ist (s. o.) oder warum Rabattverträge für Arzneimittel in reichen Staaten zur Verteuerung desselben Präparates in armen Staaten führen können (Young et al. 2017; Dabbous et al. 2020). Die Spezialisten sind hier weitestgehend den gleichen Informationsasymmetrien ausgesetzt, wie medizinische Laien. Dies ist durchaus systemimmanent, so weist Thiesen darauf hin, dass es im Falle von Arzneimittelinnovationen auch „für den Durchschnittsfachmann nicht ohne Weiteres möglich sein, [darf] die Neuheit zu folgern (sic!)" (Thiesen 2011, S. 104) – sonst wäre schließlich auch der Patentstatus obsolet.

Für die im Gesundheitswesen Arbeitenden gibt es aber i. d. R. keine verpflichtenden Aufklärungsgespräche oder informierte Einwilligungen – sie bleiben mit diesen Fragen weitestgehend auf sich selbst und das an der Universität erlernte akademische Rüstzeug zurückgeworfen. An dieser Stelle setzt das deutsche HTA ein – es stellt sozialtheoretisch einen Mechanismus zur Komplexitätsreduktion medizinisch-pharmazeutischer Innovationen für Entscheidungsträger*innen im Gesundheitswesen dar, die auf diese Weise wieder in die Lage versetzt werden sollen, autonome (i.S.v. informierte und aufgeklärte) Steuerungsentscheidungen treffen zu können. Die für die technische Moderne kennzeichnende „Abtretung der Autonomie an die selbstgeschaffenen Geräte" (Drews 2006, S. 69) – hier abstrakt der pharmazeutisch-technische Komplex – soll beim HTA

---

[7] Unter Orphanisierung versteht man, dass Arzneimittel die eigentlich für quantitativ normale Krankheiten entwickelt wurden, einem sog. Orphan-Drug-Status verliehen bekommen – dafür muss die Prävalenzschwelle von 5/10.000 Menschen erreicht oder unterschritten werden. Dies geht, indem man die von dem Arzneimittel profitierende Patient*innenpopulation künstlich kleinrechnet, indem man im Zuge der individualisierten Medizin immer spezifischere und Patient*innenindividuellere Faktoren („Biomarker") als krankheitsrelevant definiert – dies wird als Slicing bezeichnet (Haas et al. 2021). In den USA betrifft dies mittlerweile jedes sechste Orphan-Drug (vgl. Kesselheim et al. 2017). Slicing und Orphanisierung gehören damit zum Feld des sog. „Disease mongering" (vgl. Ihara 2016) – was im Deutschen sinngemäß als „Krankheitserfindung" (Schott 2015, S. 178) übersetzt wird.

mittels institutionalisierter Reflexions-, Bewertungs- und Steuerungsmechanismen kompensiert werden.

Da Komplexitätssteigerungen und systemische Autonomisierung als gesamtgesellschaftliche Phänomene nicht nur auf das Gesundheitswesen beschränkt sind, verfolgt TA letztlich dasselbe Anliegen. Im allgemein-technologischen Kontext sind die Risiken sogar weitaus größter, als in der Medizintechnik. Dies liegt daran, dass medizinische Innovativität grundsätzlich am Primat des Helfens ausgerichtet ist – selbst wenn im pharmazeutischen Kontext Gewinnerzielung der Hauptgrund für die unternehmerische Aktivität sein sollte. In der Militärtechnik, der Luft- und Raumfahrt oder dem Energiesektor gibt es diese normative Einbettung nicht. Daraus folgt aus technikethischer Sicht, dass „angesichts der lebenswichtigen Bedeutung der technischen Entwicklung für die gesamte Gesellschaft selbstverständlich [scheint], dass das soziotechnische Makrosystem in Gestalt staatlicher und öffentlich-rechtlicher Instanzen eine Entscheidungsautonomie der produzierenden Mesosysteme nicht ohne Weiteres hinnehmen kann, sondern in der verschiedensten Weise in die technische Entwicklung eingreift" (Ropohl 2009, S. 303).

Es geht dem aus diesem Gedanken emergierenden TA daher im Kern darum, die „zentrale Position der übergeordneten Referenz für alle anderen Entscheidungslogiken" (Wieland 1999, S. 31), die die Ethik im Zuge der funktionalen Ausdifferenzierung in der Moderne nach der Überzeugung von Wieland und weiterer Ethiker*innen verloren hat, mittels eines politisch gesetzten, rechtlich gesteuerten und ethisch-normativ ausgerichteten Mechanismus wieder gemeinwohldienend zu besetzen.

HTA und TA sind damit als Reaktion auf die Bedingungen der Moderne zu verstehen und haben das grundsätzliche Ziel, gesellschaftliche Komplexität rational zu reduzieren und so für Entscheidungsträger*innen, aber auch aufgeklärte, demokratische Bürger*innen, Transparenz zu erzeugen sowie reflektierte und damit verantwortbare Steuerungsentscheidungen zu ermöglichen. Damit sind sie dem Projekt der technologischen Aufklärung (vgl. Ropohl 1999) zuzuordnen und damit natürliche Reflexionsobjekte der Sozial- und Technikphilosophie und den betreffenden Bereichsethiken.

4   Definition und Wurzeln des (Health)Technology Assessments

Nachdem oben knapp der sozialtheoretische Entsteheungskontext des (H)TA angerissen wurde, soll sich nun den gegenwärtigen Definitionsansätzen zugewandt werden. Zwar gibt es bisher keine gemeinhin anerkannte Definition – es kann allerdings zwischen weiten und engen Ansätzen unterschieden werden. Ein Beispiel für eine weite HTA-Definition ist der Vorschlag des International Network of Agencies for Health Technology Assessment (inaHTA), wonach HTA als ein "multidisciplinary field of policy analysis that studies the medical, social, ethical, and economic implications of development, diffusion, and use of health technology" (Velasco Garrido et al. 2010, S. 1) ist. Einen engen Ansatz vertreten dagegen beispielsweise Tunder und Ober; ihnen folgend handelt es sich „bei Health Technology Assessment (HTA) […] um den Prozess der systematischen Bewertung medizinischer Verfahren und Technologien. In erster Linie wägt HTA dabei Vor- und Nachteile neuer Gesundheitstechnologien gegeneinander ab und bewertet zusätzlich je nach Ausgestaltung nationaler Gesundheitssysteme die Kostenseite" (Tunder und Ober 2020, S. 111). Die Unterschiede der beiden Ansätze sind enorm – geht es dem inaHTA um einen mehrdimensionalen Prozess, der ein medizinisches Produkt oder Arzneimittel von der Entwicklung bis zur Verwendung auf seine Folgen hin bewerten soll, zielen Tunder und Ober fast ausschließlich auf die Kostenseite ab. Eine vermittelnde Position nehmen dagegen Steigenberger und Kolleg*innen ein, wenn sie schreiben: „Utilising an HTA is a common procedure for defining and describing the value of a health technology for health policy decision-making. The HTA reports are produced on medical interventions to map the value of a health technology for various stakeholders and serve as a basis for information. The evidence from the HTA report should enable health policy decision makers to decide whether or not a health technology should be approved and/or reimbursed" (Steigenberger et al. 2021, S. 115).

Im ersten Moment mag diese definitorische Breite des HTA-Begriffes überraschen; ist es doch kein philosophisches Konzept, sondern ein rechtlich etablierter Mechanismus, über dessen Ziele Einigkeit prima facie zu erwarten wäre. Ein Blick in die Entwicklungsgeschichte macht allerdings deutlich, dass es das Nebeneinander der unterschiedlichen Ansätze bereits seit spätestens den 1960er Jahren gibt.

Der enge, vor allem auf Wirtschaftlichkeitsfragen fokussierte Ansatz ist allerdings weitaus älter, als der Fachterminus ‚Health Technology Assessment' und der weite Ansatz. Seine Anfänge liegen bereits im 18. Jahrhundert. Dort fanden historisch die ersten Debatten zur Effizienz- und Wirtschaftlichkeit von medizinischen Interventionen statt – sie traten zusammen mit dem Aufkommen der ersten Krankenkassen und modernen Krankenhäuser auf. Damals wie heute standen die Kassen vor der Frage, welche Behandlung sie auf Basis welches objektiven Kriteriums bezahlen sollten und welche nicht. Die Medizinethikerin Wiesemann sieht in diesen frühen Auseinandersetzungen, die sie beispielhaft für das 1789 eröffnete *Bamberger Allgemeine Krankenhaus* herausarbeitet, den Anbeginn des modernen, rational begründeten Gesundheitswesens:

> *„Ein frühes Beispiel ist das […] Bamberger Allgemeine Krankenhaus […], betrieben durch Mittel einer Dienstboten- und Gesellenkrankenkasse, in dem die Wirksamkeit der Behandlungsmethoden wissenschaftlich-statistisch geprüft […] wurde. Die Entwicklung von Qualitätsstandards der modernen Medizin wird durch die solidarische Krankenversicherung finanziert. Die Rationalität des kollektiven Systems lässt die Prinzipien Effektivität und Effizienz – und nicht mehr individuelle Zufriedenheit des Patienten – in den Mittelpunkt treten."* (Wiesemann 2010, S. 154)
> Das moderne Gesundheitssystem emergiert damit entscheidend aus dem ökonomisch verstandenen Knappheitsparadigma.

„Denn die Ressourcen sind von Anfang an knapp. Die Armenkästen und Industrie-arbeiterkassen müssen mit beschränkten Einnahmen wirtschaften und diese nach objektivierbaren Kriterien verteilen. Knappheit initiiert einen Prozess, an dessen Ende eine qualitätskontrollierte Standardversorgung steht." (Wiesemann 2010, S. 154)

Zwar ist an dieser Stelle noch nicht begrifflich von HTA die Rede – es geht dem Wesen nach allerdings um das identische Anliegen, das moderne HTA-Systeme nach der Auffassung von Tunder und Ober oder Steigenberger und Kolleg*innen haben: der evidenzbasierten Ermittlung der Wirtschaftlichkeit eines neuen Arznei-mittels, Medizinprodukts oder einer Behandlungsprozedur als Basis für die Abrechenbarkeit gegenüber einer Institution der Kostenträgerseite. Sollte nach dieser Logik ein neues, als Innovation vermarktetes Produkt oder Präparat nach Überprüfung nicht nachweisbar besser sein als ein vergleichbares Präparat, kann es in der Folge auch nicht mehr Geld von den Kostenträgern verlangen, als diese für das Vergleichspräparat ausgeben. Dieses seit über 200 Jahren herrschende Verständ-nis von (Kosten-)Folgenabschätzungen neuer Innovationen beschränkt sich damit auf rein ökonomische und betriebswirtschaftliche Kriterien; das Grundprinzip war damals, wie heute „Money for Value" (Cassel and Ulrich 2015, S. 169).

Gänzlich andere Wurzeln hat dagegen der breite HTA-Ansatz. Er geht auf die Debatten um die verantwortbare Nutzung technischer Produkte und Innovationen in den 1960er Jahren zurück. Vor dem Hintergrund zweier Weltkriege, Auschwitz und dem Abwurf der Atombomben über Japan hatten Technik und Fortschritts-glaube endgültig ihre Unschuld verloren und Menschen in der Zivilgesellschaft, der Politik und der Wissenschaft begannen sich darüber Gedanken zu machen, wie eine zukünftige verantwortbare Technikentwicklung, Technikbewertung und Techniksteuerung aussehen könnte. In den USA kamen als fortschritts- und technikethisch konnotierte Probleme noch „Rassenungleichheit, weitgehend ungehemmte Ausbeutung der Umwelt" und der Krieg, „den die USA in Indo-china" führte, hinzu (Schevitz 1992, S. 225). Vor dem Hintergrund dieser Ein-drücke brachte 1967 „der Kongreßabgeordnete E.Q. Daddario, Vorsitzender des Unterausschusses für Wissenschaft, Forschung und Entwicklung einen Gesetzent-wurf ein, der die Einrichtung eines ‚Technology Assessment Board' in den USA vorsah" (Schevitz 1992, S. 225). Damit war der Begriff des Technology Assess-ments (TA) in der Welt und verbreitete sich in den folgenden Jahrzehnten über den gesamten Globus. Die erste Stellungnahme im deutschsprachigen Raum zum TA ist aus dem Jahr 1974 und geht auf eine Befragung von 1973 zurück (Dierkes 1974, S. 23). Wie auch in der US-amerikanischen TA-Debatte ist dabei die Breite der diskutierten Ansätze auffällig. Dierkes sieht etwa das Ziel einer möglichen TA-Implementierung darin, „eine integrierte und systematische Abschätzung und Voraussage der wesentlichen (positiven und negativen, direkten und indirekten) Auswirkungen in den zentralen Bereichen der Gesellschaft (Wirtschaft, Umwelt, Institutionen, Allgemeinheit, spezielle Gruppen), die bei der Einführung oder Veränderung einer Technologie auftreten, vorzunehmen" (Dierkes 1974, S. 24). Beinahe zehn Jahre später erfolgte dann die erste, dezidiert ethisch angelegte, Betrachtung des TA durch den Philosophen Zimmerli. Er ist zwar äußerst skeptisch, was die Prognosemöglichkeit zukünftiger Technikfolgen anbelangt, aber er formuliert vier an Hans Jonas erinnernde minimalethische Vermeidungsimperative für den Umgang mit neuen Technologien. Diese lauten:

> *„1. Unterlasse alles, von dem du aufgrund deiner Folgenabschätzung nicht sicher sein kannst, ob du die erwarteten Folgen wollen kannst oder nicht!*
> *2. Unterlasse alles, von dem du aufgrund deiner Folgenabschätzung annehmen kannst, daß es zu einer Intensivierung des quantitativen Wachstums führen wird!*
> *3. Unterlasse alles, was dem Prinzip der intergenerationellen Verantwortung nicht entspricht!*
> *4. Unterlasse alles, was dem Prinzip der Hegeverantwortung der Natur gegenüber nicht entspricht!"* (Zimmerli 1982, S. 152).

Diese Prinzipien zeichnen sich ebenfalls durch eine große, alle gesellschaftlichen Funktionssysteme umschließende Offenheit aus. Nicht beantwortet wird die Frage, ob aus einer wie auch immer gearteten Technikbewertung auch eine gesellschaftliche oder politische Steuerung erfolgen soll – und, wenn ja, wie? Das erste umfassende, alle denkbaren Dimensionen einschließende TA-Modell legte für den deutschsprachigen Raum der Technikethiker Günther Ropohl 1996 vor. TA ist bei ihm „als kontinuierlicher Steuerungs-, Bewertungs- und Korrekturprozeß angelegt, der die gesamte technische Entwicklung begleitet" (Ropohl 1996, S. 269) und Strukturen auf der Mikro-, Meso- und Makroebene in ihrer jeweiligen „wechselseitige[n] Ergänzungsbedürftigkeit" umschließt (Ropohl 1996, S. 346).

Als feste Institution, die mit Fragen des TA betraut ist, fungiert das 1990 gegründete ‚Büro für Technikfolgen-Abschätzung beim Deutschen Bundestag' (TAB). Es wird seit 2002 von dem Technikethiker und -philosophen Armin Grunwald geleitet. Es arbeitet dem Deutschen Bundestag als Informationsorgan zu und wird auf Bitte des Ausschusses für Bildung, Forschung und Technikfolgenabschätzung tätig (TAB 2022). Thematisch gibt es keine Eingrenzungen – die Berichte reichen von Fragen der Raumfahrt, über autonome Waffensysteme bis hin zu Problemen der Lichtverschmutzung und verschiedenen Gesundheitsthemen. Die Endberichte dienen als Informationsgrundlage für die politischen Entscheidungsträger*innen im Bundestag.

Im Bereich des zentralisierten HTA sind die Institutionen sozialrechtlich verankert. Die entscheidenden Einrichtungen sind dabei der Gemeinsame Bundesausschuss (GBA) und das 2004 gegründete Institut für Wirtschaftlichkeit und Qualität im Gesundheitswesen (IQWIG) (Haas et al. 2020, S. 88). Sie sind für die Bewertung und Steuerung von Arzneimittelinnovationen zuständig – andere medizinische oder medizintechnische oder innovationstheoretische Fragen oder Produkte interessieren bei diesem Prozess nicht – ein Austausch mit dem TAB findet daher nicht statt. Damit ist der HTA-Prozess im Vergleich zum TA des TAB eng auf eine Produktklasse und auf Wirtschaftlichkeitsfragen hin fokussiert. Aus dieser Gegenüberstellung wird deutlich, dass der HTA-Begriff zwar auf den TA-Begriff rekurriert – und tatsächlich auch aus diesem entstanden ist (vgl. Perleth 2008) – inhaltlich steht das AMNOG als zentralisierter HTA-Mechanismus allerdings in der Tradition der seit dem 18. Jahrhundert in Deutschland bekannten

Kostenkontrollen von Gesundheitsleistungen und nicht in der in den USA begonnen TA-Debatte. Im 7. Absatz wird dargestellt, was dies inhaltlich bedeutet.

Im Sinne der oben angekündigten Strukturanalyse geht es nun im Weiteren darum, die Funktionsweise des AMNOG in den wesentlichen Zügen darzulegen.

5   Das AMNOG – Herz des deutschen HTAs[8]

Bei der Einführung des AMNOGs waren von Anfang an zwei Punkte unumstritten: Es sollte zum einen die solidarische Finanzierung aller notwendigen Arzneimittel für alle auf Dauer gesichert bleiben (Gemeinwohlorientierung) und zudem zusätzliche Anreize zur Erforschung und Entwicklung wirklich innovativer Produkte implementiert werden (Innovationsorientierung). Damit reiht sich das AMNOG – obwohl es „initial als Kostendämpfungsgesetz konzipiert" (Greiner et al. 2019, S. 154) wurde – nicht nahtlos in die lange Liste traditioneller Kostendämpfungsgesetze ein. Die gewünschten Dämpfungseffekte sollen nämlich nicht durch Preisdeckel, Zwangsrabatte oder Mengenbegrenzungen erreicht werden. Es verkörpert dagegen den Versuch, „eine nutzenbasierte Preisfindung patentgeschützter Arzneimittel" (Greiner et al. 2020, S. 241) zu etablieren und folgt damit dem „Leitmotiv des *Value-based-Health-Care*-Ansatzes" (Tunder und Ober 2020, S. 114).[9]

Das AMNOG soll folglich dazu beitragen, dass die besten und innovativsten Produkte mit einem attraktiven Marktpreis versehen werden und die anderen lediglich eine Minimalerstattung erhalten. An die Stelle der frei gesetzten Preise trat durch das AMNOG ein dynamischer leistungs- und ergebnisorientierter Erstattungsmechanismus, weshalb es eine „grundlegende Organisationsreform" (Knieps und Reiners 2015, S. 101) des pharmazeutischen Erstattungsrechtes für patentgeschützte Arzneimittel darstellt. Das AMNOG umfasst allerdings keinen eigenen Rechtskorpus, sondern wurde in Form von Änderungen und Ergänzungen in das SGB V eingefügt. Kernelement des AMNOG sind die neu geschaffenen § 35a SGB V und § 130b SGB V. Sie schreiben zum einen die verschiedenen Prozessschritte der frühen Nutzenbewertung fest (§ 35a) und regeln die daran anschließende Festlegung eines Erstattungsbetrages (§ 130b). Detailfragen zur Nutzenbewertung und dem AMNOG-Verfahren werden zudem in der GBA-Verfahrensordnung (GBA-VO) geregelt.

---

[8] Wesentliche Teile dieses Absatzes sind meinem in Druck befindlichen Aufsatz „Das Arzneimittelmarktneuordnungsgesetz im zehnten Jahr: Eine Bilanz aus gesundheitsethischer Perspektive" (Roth 2022) entnommen.

[9] Die Value-Based Healthcare (VBHC) wurde in zwei Grundlagenpublikationen 2006 (Porter und Teisberg 2006) und 2012 (Porter und Guth 2012) unter Federführung des Harvardökonomen Michael Porter grundgelegt. Der Ansatz fordert die Organisation und Finanzierung des Gesundheitswesens nicht mehr um Anbieter- und Versorgungsstrukturen, sondern um die Patient*innen und deren Behandlungspfade herum zu gestalten. Finanziert soll nur noch das werden, was einen erwiesenen *Value* für die Patient*innen vorweisen kann, wobei sich dieser als Quotient aus Outcome (O) und Kosten (C) definiert – knapp: $V = O/C$.

Voraussetzung dafür, dass der AMNOG-Prozess beginnt, ist, dass eine auf der europäischen oder der nationalen Ebene erhaltene Zulassung für das Präparat vorliegt. Nach der Zulassung, die das Medikament auf Sicherheit, Wirksamkeit und Qualität überprüft, ist es die Aufgabe und Verantwortung der am AMNOG-Prozess beteiligten Institutionen, den therapeutischen Zusatznutzen dieses neuen Präparates im Vergleich zu einem zweckmäßigen Vergleichspräparat zu ermitteln – entscheidend sind hierfür Mortalität, Morbidität und Lebensqualität (Vgl. § 3 i.V.m. § 6 (2) GBA-VO). Ob und in welcher Höhe ein Zusatznutzen vorliegt, ist entscheidend für die anschließende Bepreisung. Ein hoher Zusatznutzen führt zu einem hohen Erstattungspreis, ein geringer Zusatznutzen vice versa zu einem niedrigeren Erstattungspreis. Sollte gar kein Zusatznutzen erkennbar sein oder das Präparat sogar schlechtere Nutzenwerte zeitigen als die zweckmäßige Vergleichstherapie, wird es lediglich mit dem Minimalpreis einer Festbetragsgruppe erstattet, deren Jahrestherapiekosten nicht über den Kosten der günstigst möglichen zweckmäßigen Vergleichstherapie liegen dürfen (Hecken 2020).

Für diesen Prozess muss im ersten Schritt der Hersteller nach Erhalt der Zulassung dem Gemeinsamen Bundesausschuss (G-BA) ein Nutzendossier mit allen Daten, die er zu dem neuen Arzneimittel zur Verfügung hat, übermitteln. Dieses Dossier reicht der G-BA i. d. R. an das Institut für Qualität und Wirtschaftlichkeit (IQWIG) weiter, das die frühe Nutzenbewertung durchführt. Nach drei Monaten leitet das IQWIG seinen Bericht wieder an den G-BA, der ihn veröffentlicht und mit den Expertenanhörungen beginnt. Dort können sowohl externe Sachverständige, als auch Vertreter der Industrie angehört werden. Im ersten Schritt erfolgt hier ein schriftliches Stellungnahmeverfahren dem sich mündliche Anhörungen anschließen (GBA 2022). Auf Basis des Nutzendossiers, der IQWiG-Bewertung sowie des Ergebnisses der Stellungnahmen legt der G-BA spätestens nach sechs Monaten den Zusatznutzen des Präparates fest. Dafür stehen ihm sechs Qualitätsstufen (hier beginnend mit der höchsten) zur Verfügung: erheblich, beträchtlich, gering, nicht quantifizierbar, kein Zusatznutzen und geringerer Zusatznutzen (vgl. § 7 GBA-VO.).

Die Präparate, bei denen sich ein Zusatznutzen gezeigt hat, gelangen in den nächsten Prozessschritt, der vom § 130b SGB V normiert wird. Hier vereinbart „der Spitzenverband Bund der Krankenkassen […] mit pharmazeutischen Unternehmern im Benehmen mit dem Verband der privaten Krankenversicherung auf Grundlage des Beschlusses […] über die Nutzenbewertung nach § 35a Absatz 3 mit Wirkung für alle Krankenkassen Erstattungsbeträge," (§ 130b (1) SGB V) für die betreffenden Arzneimittel. Sollten sich die Beteiligten auf keinen Erstattungsbetrag einigen können, werden die Verhandlungen vor ein Schiedsgericht getragen. Alternativ kann das Unternehmen seinen Antrag auch zurückziehen und das Produkt vom Markt nehmen (*„Opt out"*).

Ist der AMNOG-Prozess des § 35a SGB V und des § 130b SGB V abgeschlossen, liegt ein einheitlicher, landesweit für alle Krankenkassen gültiger Erstattungspreis für das betreffende Präparat vor – deshalb wird von einem Preis auf der sozialrechtlichen Ebene gesprochen.

6 Folgen der AMNOG-Einführung aus Public-Health-ethischer Sicht

Wie oben deutlich geworden ist, etabliert das AMNOG einen Mechanismus zur Ermittlung eines am tatsächlichen Nutzen orientierten Erstattungspreises für neue Arzneimittel. Auf der Makroebene dient dies der fiskalischen Nachhaltigkeit[10] des Gesundheitswesens, was aus ethischer Sicht ein begrüßenswertes Ziel ist, denn das Recht auf Gesundheit kann nur materialisiert werden, wenn eine „langfristige Kontrolle der Kosten im sozial finanzierten Teil des Gesundheitswesens" (Baumberger 2001, S. 24) erfolgt. Zwar gibt es auch Kritik, dass die erwünschten Erfolge nicht oder nur unzureichend eingetreten wären (Glaeske 2016) – in der Tat steigen die Arzneimittelpreise auch weiterhin jährlich an (Binger 2019, S. 36). Doch dies wird auch von den Kritiker*innen nicht dem AMNOG per se angelastet, sondern an einigen als defizitär empfundenen Regelungsinhalten festgemacht. So kritisiert Lauterbach, dass die ersten zwölf Monate nach Markteintritt nicht vom AMNOG berücksichtigt werden und in dieser Zeit die Hersteller nach wie vor frei ihre Preise festlegen können (Lauterbach 2020). Glaeske fordert zudem, dass auch Orphan Drugs den AMNOG-Prozess durchlaufen sollen (Glaeske 2016). Doch trotz dieser berechtigten Teilkritik realisiert das AMNOG enorme Einsparungen. Erreicht wurde erstmals 2018 die avisierten Einsparziele mit einem Einsparvolumen von 2,650 Mrd. EUR (Lauterbach 2020, S. 72). 2020 lagen die Einsparungen bereits bei 4,4 Mrd. EUR und der Verband der forschenden Pharmahersteller schätzt die Einsparungen für das Jahr 2021 auf 6 Mrd. EUR. Bis 2018 betrugen die kumulierten Einsparungen 7,293 Mrd. EUR, 2021 können es bis um die 14 Mrd. EUR sein. Damit ist das AMNOG zwar nicht allein, durchaus aber im Verbund mit den zahlreichen weiteren Maßnahmen, die es zur Sicherung der Wirtschaftlichkeit im Arzneimittelsektor gibt, in der Lage der fiskalischen Nachhaltigkeit zu dienen. Doch es gibt auch noch weitere, ethisch bedeutende Folgen der AMNOG-Einführung, die knapp als Entökonomisierung und Entkommerzialisierung umschrieben werden können.

6.1 Entökonomisierung der Arzt-Patienten-Beziehung

Im Zuge des Wirtschafts- und Bevölkerungswachstums während des Wirtschaftswunders, kam es zu einem raschen Anstieg der Gesundheitsausgaben, die Höffe knapp als „Exaltation, eine zur Überspanntheit neigende Steigerung" (Höffe 2002, S. 203), charakterisiert. Damit war das oben genannte Prinzip der fiskalischen Nachhaltigkeit des Gesundheitssystems nicht mehr zu wahren und bereits Ende

---

[10] Der Definition und Bedeutung der fiskalischen Nachhaltigkeit für das Gesundheitswesen und der gesetzlichen Krankenkassen hat sich Fetzer in seiner Dissertation „Zur nachhaltigen Finanzierung des gesetzlichen Gesundheitssystems" gewidmet (Fetzer 2006).

der 70er Jahre befand sich das System vor der finanziellen Zerreißprobe – das erste Kostendämpfungsgesetz 1977 (Krankenversicherungs-Kostendämpfungs-gesetz – KVKG) war die Folge und der Auftakt zu einer ganzen Reihe weiterer sogenannter „K-Gesetze" (Illing 2022, S. 63–70). Man ging allerdings die systemischen Ursachen für die Kostensteigerungen noch nicht an, sondern ent-schied sich dafür, bisher durch die Krankenkasse getragene Leistungen zu privatisieren. In der Folge wurden die Versicherten an den Behandlungskosten bei Kuren, Zahnersatzleistungen oder im Krankenhaus beteiligt – auch sogenannte Bagatellarzneimittel mussten von nun an von den Versicherten privat bezahlt werden. Bis 1984 stiegt so die Mehrbelastung der privaten Haushalte um 3,5 MRD Mark an. Damit wurde in Kauf genommen, dass sich nicht mehr alle Patient*innen eine identische Behandlung leisten konnten und dass die Kostensteigerungen (die man auch als Einnahmesteigerungen der Leistungserbringer*innen umschreiben könnte) zu einem guten Teil direkt von den Patient*innen, die sich die zusätz-lichen Ausgaben leisten konnten, getragen werden mussten.

Da mit diesem politischen Vorgehen dem Grundproblem, nämlich der Möglich-keit der Leistungserbringer*innen ihre Behandlungsmengen und -honorare bei-nahe beliebig zu steigern *(angebotsinduzierte Nachfrage)*, nicht entschieden entgegengetreten wurde, stiegen in diesen Jahren aber dennoch die Ausgabe der GKV erheblich an (Knieps und Reiners 2015, S. 81–83). Die Strategie der Kosten-privatisierung war damit nicht nur ethisch problematisch, sondern auch wirtschaft-lich ineffizient.

Mit der Erkenntnis, dass man dem Kostenproblem im Gesundheitswesen politisch nur begegnen kann, wenn man den Kommerzialisierungstendenzen[11] der Leistungserbringer*innen entgegentritt, wurde in den 1990er Jahren die zweite Phase der Kostendämpfungspolitik eingeleitet,[12] die u. A. unter dem bereits thematisierten Schlagwort *Managed Care* stattfand und sich praktisch in Form von teils einschneidenden Organisation- und Strukturreformen zeigte. Dabei ist ein Kernstück des Managed-Care-Ansatzes die „Übernahme wirtschaft-licher Verantwortung durch die Leistungserbringer" (Baumberger 2001, S. 69). In der Folge wurde bspw. in der stationären Versorgung die Einzelleistungsver-gütung über Betten- und Tagespauschalen zu Gunsten des DRG-Systems ersetzt und die Ärzt*innen wurden 2006 mittels einer Bonus-Malus-Regelung auf eine wirtschaftliche Verschreibungsweise bei Arzneimitteln verpflichtet; im Falle

---

[11] Kommerzialisierung = Akteur*innen verfolgen das Ziel mittels ihrer Handlungen ihren privaten Profit zu maximieren, unbeschadet weiterer Handlungsziele. Ökonomisierung = Anreiz-mechanismen zur Steigerung von Effizienz; erwünschte Ergebnisse sollen ohne Verschwendung realisiert werden (Kettner 2010).

[12] Die ersten Ansätze dazu gab es bereits 1987 unter Gesundheitsminister Norbert Blüm mit dem Gesundheits-Reformgesetz" – mit diesem Gesetz wurden erstmals Festbeträge für Arzneimittel eingeführt und gleichsam explizit auf weitere Zuzahlungen von Seiten der Versicherten verzichtet (Reiners und Müller 2017, S. 10).

unwirtschaftlicher Verschreibungen wurden sie in Regress genommen (Illing 2022, S. 226).

Diese Ökonomisierungstendenzen wurden jedoch als eine Attacke auf die Therapiefreiheit der Ärzt*innen gewertet und stießen damit auf erheblichen Protest. Die Demonstrationen gingen als die „größten Ärzteproteste in die Geschichte" (Ärztekammer Hamburg 2006, S. 5) der BRD ein; in der Folge fand eine Entschärfung des Gesetzes statt, indem die Durchsetzung der Gemeinsamen Selbstverwaltung[13] übertragen wurde (Illing 2022, S. 227). Das Problem, wie mit unwirtschaftlichen Arzneimitteln in der Verschreibungs- und Verordnungspraxis umzugehen sei, blieb damit aber zunächst unbeantwortet. Erst 2011 wurde sich dem Thema wieder auf substanzielle Art zugewendet – und zwar mit der Verabschiedung des AMNOGs. Mit dieser Strukturreform auf der Makroebene ging eine Neujustierung der Anreizstruktur auf der Mikro- und Mesoebene einher. So wurden die umstrittenen Bonus-Malus-Regelungen mit der AMNOG-Einführung endgültig und vollständig abgeschafft (Behnke 2014, S. 21).[14]

Diese Verlagerung von Wirtschaftlichkeitsaspekten von der Mikro- auf die Makroebene ist in ihrer Bedeutung für die Arzt-Patienten-Beziehung aus ethischer Perspektive nicht zu unterschätzen. Weder die Patient*innen, noch die Ärzt*innen werden zur Kasse gebeten oder sind für die Wirtschaftlichkeit der Verschreibung bei Arzneimittelinnovationen verantwortlich. Im Gegenteil ist grundsätzlich jedes Arzneimittel, dass erfolgreich den AMNOG-Prozess durchlaufen hat, als wirtschaftlich anzusehen. Sollte es innovativ sein, kann es trotzdem teuer sein – über den erwiesenen Zusatznutzen ist dieser dann allerdings ökonomisch und ethisch gerechtfertigt. Nicht innovative Präparate haben dagegen nur einen günstigen Festpreis. Der behandelnde Arzt kann sich im Rahmen der Therapiefreiheit unbeschadet seiner eigenen wirtschaftlichen Situation, frei für das eine oder andere Präparate entscheiden. Nur wenn sich im Zuge des AMNOG-Prozesses Hersteller für eine Opt-out entscheiden sollten, wäre das Produkt für die Patientenbehandlung in Deutschland nicht mehr verfügbar – dafür trüge dann aber nicht die behandelnde Ärzt*in die Verantwortung. Damit stellt das AMNOG einen Wirtschaftlichkeitssicherungsmechanismus auf der Makroeben dar, der dazu beiträgt, die Arzt-Patienten-Ebene vor Ökonomisierungstendenzen in Form impliziter Rationalisierungen zu schützen. Der Therapieentscheid kann in Bezug auf Arzneimittelinnovationen damit weitgehend frei von finanziellen Restriktionen getroffen werden.

---

[13] Die Gemeinsame Selbstverwaltung stellt das zentrale Organisationsprinzip des deutschen Gesundheitswesens dar. Dies bedeutet, dass nicht der Staat oder die Politik das Gesundheitswesen organisieren. Diese geben lediglich den rechtlichen Rahmen vor und delegieren die Umsetzung an die Träger des Gesundheitswesens, die vor allem aus den Krankenkassen, den Kassenärztlichen Vereinigungen, sowie dem Gemeinsamen Bundesausschuss, als zentrales Organ der Gemeinsamen Selbstverwaltung, bestehen (Hess 2014).

[14] Zudem wurde auch die Pflicht, bei teuren Therapien die Zweitmeinung einer*s Spezialistin*en einzuholen, wieder gestrichen (Reiners und Müller 2017, S. 81).

6.2   Entkommerzialisierung des pharmazeutischen Innovationsbegriffes

Daneben ist das AMNOG – bisher weitgehend unbemerkt – von entscheidender Bedeutung für den pharmazeutischen Innovationsbegriff geworden; und zwar, weil es eine terminologische Widersprüchlichkeit des vorherrschenden Innovationsbegriffes geklärt und weitestgehend überwunden hat. Konkret ist damit gemeint, dass verschiedene an der Erforschung und Entwicklung von Medikamenten beteiligte Fachdisziplinen, feststehende, sich aber diametral widersprechende Definitionen des Innovationsbegriffes verwenden. Dies führt so weit, dass theoretisch ein Produkt aus Sicht der einen Disziplin eine erstattungswürdige Innovation und aus Sicht der anderen eine patientengefährdende Exnovation darstellen kann.

Dies liegt daran, dass in der Pharmaforschung und der medizinischen Innovationsforschung zwischen *Inventionen* und *Innovationen* unterschieden wird (Drews 1995, S. 12). Erstere bezeichnen im weitesten Sinne neue Ideen oder Erfindungen. Diese stellen aber noch keine Innovationen dar. Denn eine Innovation ist ein neues Präparat, das in der Lage ist, am Markt Gewinne für das Unternehmen zu generieren – „einer Arzneimittelinnovation liegt definitionsgemäß die marktliche Verwertung neuer Erkenntnisse zugrunde" (Thiesen 2011, S. 121). Ob ein Produkt innovativ ist oder einen Nutzen aufweisen kann, „erkennt man an der Akzeptanz (Zufriedenheit) und Zahlungsbereitschaft der Zielgruppe (Kunden)" (Pelz 2020, S. 79) und nicht notwendigerweise anhand objektiver pharmakologischer Daten oder Ergebnisse aus klinischen Studien. Der „Wert" den eine solche Innovation für die Gesellschaft darstellt, ist folglich „messbar" und meint damit letztlich den für das Unternehmen generierbaren Gewinn (Pelz 2020, S. 79).[15]

Zwar ist die Unterscheidung von Invention und Innovation nicht neu und wurde bereits 1939 von Schumpeter eingeführt (Schumpeter 1939, S. 92–93). Auch in der Technikethik wird diese Differenz immer wieder thematisiert (Ropohl 1996, S. 229, 2009, S. 258 ff.; Grunwald 1999). Dass besonders im Bereich der pharmazeutischen Innovationsforschung diese Unterscheidung so pointiert für Theorie und Praxis aufrechterhalten wird, führt allerdings zu zahlreichen ethischen Problemen. Denn nicht nur der umgangssprachliche, sondern auch der Innovationsbegriff der Ärzt*innen, Kliniker*innen oder Mediziner*innen meint etwas gänzlich anderes – nämlich ein objektiv feststellbarer und bisher nicht vorhandener Mehrwert für die Patient*innen (Koerber and Rittweger 2016, S. 265 [Tab. 11.1]). Diese Unterscheidung ist dabei nicht nur theoretischer Natur, sondern hat immense Auswirkungen auf die Praxis, denn wenn eine Innovation

---

[15] Pelz und Thiesen setzen allerdings voraus, dass einer sich über Marktfähigkeit (also Gewinnerzielung) definierenden Innovation, immer eine pharmakologische Invention zu Grunde liegt. Darin stimmen sie mit den oben zitierten Technikethikern überein.

„das Ergebnis eines Prozesses" ist, „der alle Phasen von der Ideengewinnung bis zur Ideenverwertung einschließt" (Harms und Drüner 2003, S. 168), bedeutet dies, dass Marketing- und Werbekosten ebenso zu den Innovationskosten gerechnet werden können, wie die angewandte Grundlagenforschung der Unternehmen. Ebenso wird ein am Markt Gewinne generierender Produktrelaunch eine Innovation darstellen, selbst wenn das vermeintlich neue Produkt keinen Zusatznutzen hat oder sogar schlechter ist, als Vergleichsprodukte – denn selbst ein „leicht modifiziertes Produkt" kann „über eine Änderung des Absatzkanals [...] zur Innovation führen" (Koerber and Rittweger 2016, S. 271).[16] Vor diesem Hintergrund überrascht nicht, dass Prinz bereits 2008 feststellte, dass nicht alle neuen als Innovation angepriesene Produkte tatsächlich „im medizinisch-pharmakologischen Sinne eine Innovation" (Prinz 2008, S. 25) darstellen. Thiesen geht sogar davon aus, dass lediglich ein Drittel der in Europa zugelassenen Arzneimittel „echte Innovationen darstellen" (Thiesen 2011, S. 3). Prinz fordert daher „sachgerechte, objektive („evidenzbasierte") Informationen zu den Arzneimitteln" (Prinz 2008, S. 25); denn nur auf dieser Basis kann eine normativ-ethisch, wie auch ökonomisch-erstattungsrechtlich adäquate Bewertung eines neuen Produktes stattfinden.

Dieser Aufforderung kommt das AMNOG nach. Es definiert Innovativität eindeutig im Sinne eines für die Patient*innen evidenzbasiert feststellbaren Zusatznutzen im Vergleich zu einem bereits am Markt befindlichen Vergleichsproduktes. Das AMNOG stellt damit klar, dass einer produktbezogenen Innovation immer eine medizinisch-pharmakologisch Invention zugrunde liegen muss, die nicht nur neu sein, sondern auch einen beweisbaren Mehrwert für die Patient*innen mit sich bringen muss. Damit wird deutlich, dass kein Produktrelaunch, keine Änderung des Markennamens oder des Indikationsgebietes Basis für eine medizinische Innovation sein kann.

Wie die aktuellen Publikationen zeigen, wird der Innovationsbegriff in der pharmazeutischen Innovationsforschung noch immer widersprüchlich verwendet – eine breitere, gerade auch ethisch-normative Diskussion rund um den Innovationsbegriff in der Pharmazie und Medizin ist daher nach wie vor geboten. Allerdings haben Teile der Pharmaindustrie das Problem, das auch für sie mit der intransparenten Begriffsverwendung einhergeht, erkannt und den *Pharmaceutical*

---

[16]Der gesamte Satz lautet „Andererseits kann ein leicht modifiziertes Produkt über eine Änderung des Absatzkanals einen Mehrwert für den Kunden schaffen und somit selbst zur Innovation führen." Die Autoren schreiben in ihrem Aufsatz immer wieder von Patient*innen und an anderer Stelle wieder von Kund*innen; da diese Verwendungen kontextbezogen variieren, wurde der zitierte Satz so interpretiert, dass die Kund*innen diejenigen sind, die dem Pharmaunternehmen gegenüber die Produkte bestellen und bezahlen – also i. d. R. die Krankenkassen. Sollten die Autoren aber Kund*innen als Synonym für Patient*innen verwendet haben, würde sie die betriebswirtschaftliche Innovation an die Invention der medizinisch-pharmakologisch induzierten Absatzkanaländerung knüpfen; damit wäre die normativ geforderte Verknüpfung von Invention und Innovation – wenn auch schwach – weiterhin gegeben.

Innovation Index ins Leben gerufen.[17] Er steht unter dem Motto *return on invention* und listet – differenziert nach Inventionen und Innovationen – die neuen Produkte und Erfindungen verschiedener Unternehmen auf.

Das AMNOG hat diese Entwicklung aufgegriffen und an der entscheidenden Stelle – nämlich dort, wo ein neues Produkt bepreist wird – die Hersteller auf einen mehrwert- und inventionsbasierten Innovationsbegriff verpflichtet. Damit findet im Kern auch eine Entkommerzialisierung des Innovationsbegriffes statt und zwar, indem nur noch die tatsächliche Realisierung von Patient*innenmehrwerten („Zusatznutzen") ökonomisch honoriert wird. Weitere, sich nur am Unternehmenserfolg orientierende Vermarktungsstrategien werden – wenigstens für Arzneimittelinnovationen – nicht mehr von der Allgemeinheit (den Kassen) finanziert. Dies stellt das innovationsethisch größte Verdienst des AMNOG dar.

7   Das AMNOG aus Sicht des TA – eine kritische Perspektive

Im Zentrum des HTA in Deutschland steht das AMNOG als regulatorischer Mechanismus zur Ermittlung und Bepreisung des Zusatznutzens neuer Arzneimittelinnovationen. Es folgt damit dem engen Definitionsansatz von HTA, der sich einzig auf Wirtschaftlichkeitsaspekte bezieht – dennoch können solche Mechanismus große Bedeutung für die Patient*innenbehandlung mit sich bringen.

Aus Sicht des prinzipiell breiter angelegten TA stellt sich jedoch die Frage, ob das zentrale HTA-System – hier durch das AMNOG repräsentiert – nicht einem ökonomischen Reduktionismus unterliegt. Deutlich wird dies im Vergleich zum Abschlussbericht des Assessment-Projekts „Medikamente für Afrika" (Gerlinger 2017). Dort werden von ethischen, rechtlichen über politische bis hin zu (pharma)ökonomischen Fragen praktisch alle für vernachlässigte Krankheiten („neglected diseases") bedeutenden Aspekte andiskutiert und teilweise vertiefend erörtert. Auch der Sachstandsbericht zur Pharmakogenetik (Hennen und Sauter 2005) enthält eine Analyse ökonomischer, medizinischer und gesellschaftlicher Auswirkungen (S. 25–32) sowie eine rechtliche Bewertung (S. 33–36) und politische Handlungsempfehlungen (S. 37–38). Aus dieser breiten Perspektive wird besonders deutlich, wie sehr das AMNOG, auf Wirtschaftlichkeitsaspekte beschränkt ist; politische, ethische, ökologische oder soziale Aspekte spielen keinerlei Rolle. Allerdings steht dieser Selbstbeschränkung auf Wirtschaftlichkeits- und Evidenzfragen ein positiver Aspekt gegenüber, den

---

[17] Roche führt erstmals den Pharmaceutical Innovation Index an; AstraZeneca belegt mit seiner Pipeline Platz 1 (2020), abrufbar unter: https://www.prnewswire.com/news-releases/roche-fuhrt-erstmals-den-pharmaceutical-innovation-index-an-astrazeneca-belegt-mit-seiner-pipeline-platz-1-890547885.html [abgerufen am: 30. August 2021].

das TA bislang nicht aufweisen kann: Das AMNOG/HTA entfaltet unmittelbare und alle Stakeholder betreffende Steuerungswirkung und erfüllt damit eine zentrale Forderung des TA. Denn notwendige Folge der Technikbewertung muss nach Ropohl die Techniksteuerung sein. Diese Steuerung soll idealerweise über institutionelle Anreize erfolgen:

> *„Nur mit den gesellschaftlichen Strategien der Sozialisation und der Sanktionierung, mit intrapersonaler Gewissensbildung und extrapersonaler Institutionalisierung von Belohnung und Strafe, können ethisch begründete moralische Regeln für die Individuen handlungsleitend gemacht werden"* (Ropohl 1996, S. 153).

Das AMNOG als ökonomischer Anreizmechanismus auf der Makroebene erfüllt daher diese Forderung. Doch auch andere Aspekte, die Ropohl einfordert, können im AMNOG als erfüllt angesehen werden. So sieht er die

> *„zentrale Aufgabe der Technikbewertung darin, den Innovationsprozeß kontinuierlich kritisch zu begleiten und immer dann mit Steuerimpulsen einzugreifen, wenn unerwünschte Wirkungstendenzen zu verhindern und wünschenswerte Tendenzen zu unterstützen sind"* (Ropohl 1996, S. 263).

Da das AMNOG zunehmend mit zeitlich limitierten Beschlüssen, die sich in Form von erfolgsabhängigen Raten- oder Rückzahlungsmodellen zeitigen (Haas et al. 2020, S. 95) arbeitet, ist es auch dieser Forderung nachgekommen. Bei den Assessments des TAB gibt es derlei automatische Reevaluationen nicht – genauso wenig, wie anderweitige Steuerungsanreize. Die Assessments des TAB dienen eben, wie oben dargelegt, ausschließlich der Information der Bundestagsabgeordneten und ggf. der interessierten Öffentlichkeit – tatsächliche Steuerungswirkung ist weder möglich noch vorgesehen. Die Breite des TA-Ansatzes wird in der Praxis also dadurch erkauft, dass die Techniksteuerung nur noch mittelbar über die Abgeordneten des Bundestages erfolgen kann; direkte Konsequenzen hat das Assessment für die untersuchten Technologien nicht.

Damit zeigt sich gegen Ende ein gemischtes Bild: Zwar ist das AMNOG auf Wirtschaftlichkeitsfragen verengt – aber in dem Verantwortungsbereich des Gesetzes erfüllt es weitestgehend die Anforderungen, die der Gesetzgeber normativ den verantwortlichen Institutionen auferlegt hat und genügt beinahe paradigmatisch den von Ropohl aufgeworfenen ethischen Anforderungen; denn die „Aufgabe der Moral ist es […] in erster Linie, die vermeidbaren Übel zu verhindern; vermeidbar sind Übel dann, wenn sie auf menschliches Handeln (und bewußtes Unterlassen) zurückgehen" (Ropohl 1996, S. 315).

In dem Maße also, wie das AMNOG Mondpreise bei Arzneimittelinnovationen verhindert und so dem Prinzip der fiskalischen Nachhaltigkeit Genüge tut, kann dieses minimalethische Ziel als erfüllt angesehen werden. Mit einer umfassenden Technikbewertung hat das AMNOG dennoch nichts zu tun. Das institutionalisierte TA kann dafür nicht für sich in Anspruch nehmen derart unmittelbar vermeidbare Übel zu verhindern.

8   Resümee

Aus Public-Health-ethischer Sicht ein Resümee über die deutschen TA und HTA-Prozesse und Institutionen zu ziehen, stellt ein schwieriges Unterfangen dar. Es wurde aufgezeigt, dass es trotz der terminologischen Nähe unterschiedliche historische Zugänge zum institutionalisierten TA und HTA gibt. Deutlich ist zudem geworden, dass das zentralisierte HTA ausschließlich dem Prinzip der fiskalischen Nachhaltigkeit folgt und damit auf Wirtschaftlichkeitsfragen verengt ist. Für die Arzt-Patienten-Beziehung waren die Auswirkungen der AMNOG-Einführung dank der parallel wegfallenden Bonus-Malus-Regelungen dennoch positiv und auch die Fokussierung des pharmazeutischen Innovationsbegriffes auf den tatsächlichen patientenbezogenen Zusatznutzen ist ethisch begrüßenswert. Doch wird der Begriff der fiskalischen Nachhaltigkeit ernst genommen ist er dennoch ergänzungsbedürftig; er stellt nämlich nur einer Säule der drei Dimensionen von Nachhaltigkeit (ökologisch, ökonomisch und sozial) dar. Gerade vor dem Hintergrund der noch immer nicht überwundenen Corona-Krise und dem auch zunehmend in der Medizinethik fußfassenden OneHealth-Diskurses, der die Integration umweltethischer Überlegungen in medizinische und gesundheitspolitische Kontexte fordert (Lee 2017), scheint eine Erweiterung des HTA um ökologische und soziale Nachhaltigkeitsaspekte ethisch geboten. Ob ein solches ganzheitliches Assessment von einigen wenigen zentralen Institutionen leistbar ist, scheint allerdings fraglich. Nachhaltigkeits- und CSR-Berichte, mögliche CO_2-Zölle und die angestrebte Einführung eines Lieferkettengesetzes stellen bspw. weitere dezentrale Orte dar, an denen ebenso Bewertungs- und Steuerungsentscheidungen getroffen werden können. In diesem interdisziplinären Schnittpunkt aus Public-Health-, Umwelt-, Wirtschafts- und Technikethik werden die Gesetzgeber die Weichenstellungen für einen gemeinwohlorientierteren Umgang mit neuen technischen und medizintechnischen Innovationen vornehmen – auf die konkreten Ausgestaltungsvorschläge kann mit Spannung gewartet werden.

Literatur

Amelung, Volker Eric. 2022a. *Managed Care: Neue Wege im Gesundheitsmanagement*. Wiesbaden: Springer Fachmedien.

Amelung, Volker Eric. 2022b. Vertragsgestaltung. In *Managed Care*, 105–122. Wiesbaden: Springer Fachmedien.

Ärztekammer Hamburg. 2006. 2006 Tätigkeitsbericht. https://www.aerztekammer-hamburg.org/files/aerztekammer_hamburg/ueber_uns/kammer/taetigkeitsberichte/taetigkeitsbericht_2006.pdf. Zugegriffen: 20. Juni 2022.

Barfield, Woodrow und Alexander Williams. 2017. Cyborgs and enhancement technology. *Philosophies* 2:4.

Baumberger, Jürg. 2001. *So funktioniert Managed Care: Anspruch und Wirklichkeit der integrierten Gesundheitsversorgung in Europa; 7 Tabellen*. Stuttgart: Thieme.

Behnke, Beatrice. 2014. *Stakeholder identifizieren und managen im Market Access-Prozess: Herausforderungen für deutsche Pharmaunternehmen nach der Einführung des AMNOG*. Hamburg: disserta Verlag.

Binger, Michael. 2019. *Arzneimittelkosten in Deutschland: die Interventionsspirale der Gesundheitspolitik*. Eschborn: Govi-Verlag.

Birnbacher, Dieter. 2013. *Analytische Einführung in die Ethik*. 3, durchgesehene und Überarbeitete. Berlin: De Gruyter.

Cassel, Dieter, und Volker Ulrich. 2015. *AMNOG auf dem ökonomischen Prüfstand. Funktionsweise, Ergebnisse und Reformbedarf der Preisregulierung für neue Arzneimittel in Deutschland*. Baden-Baden: Nomos.

Dabbous, Monique, Lylia Chachoua, Aleksandra Caban und Mondher Toumi. 2020. Managed entry agreements: Policy analysis from the European perspective. *Value in Health* 23:425–433.

Dabrock, Peter. 2002a. Zum Status angewandter Ethik in Auseinandersetzung mit Niklas Luhmann. In *Flexible Welten*, Hrsg. T. Jähnichen, W. Maaser, und J. Soosten, 11–42. Münster: LIT.

Dabrock, Peter. 2002b. Zur Eigenart von Public-Health-Ethik und Ethik des Gesundheitswesens gegenüber biomedizinischer Ethik. In *Individuelle Gesundheit versus Public Health? Jahrestagung der Akademie für Ethik in der Medizin e. V.*, Hrsg. Angela Brand, Dietrich Engelhardt, Alfred Simon und Karl-Heinz Wehkamp, 79–95. Münster: LIT.

Daly, Daniel J. 2021a. Social structures and global public health ethics. In *Ethical challenges in global public health. Climate chance, pollution, and the health of the poor*, 85–96. Oregon: Pickwick Publications.

Daly, Daniel J. 2021b. *The structures of virtue and vice*. Washington: Georgetown University Press.

Dierkes, Meinolf. 1974. Technology Assessment in der Bundesrepublik Deutschland – Eine Stellungnahme. Hrsg. Battelle-Institut, 23–27. Frankfurt a. M.: Battelle-Institut.

Drews, Jürgen. 1995. F&E und Innovation. In *F&E-Management in der Pharma-Industrie*, Hrsg. R. Herzog, 12–13. Aulendorf: Edition-Cantor-Verlag.

Drews, Wilfried. 2006. *Die Grenzen von Vorstellung und Darstellung: Studie zur Bildungstheorie in der technologischen Moderne*. Würzburg: Königshausen & Neumann.

Eble, Susanne. 2011. Möglichkeiten der Industrie bei Verträgen zur Integrierten Versorgung. In *Innovatives Versorgungsmanagement. Neue Versorgungsformen auf dem Prüfstand*, 63–70. Berlin: MWV Medizinisch Wissenschaftliche Verlagsgesellschaft.

Elsner, Ulrike. 2016. Morbi-RSA reformieren für einen fairen Kassenwettbewerb. *Gesundheits- und Sozialpolitik* 70:100–103.

Fetzer, Stefan. 2006. *Zur nachhaltigen Finanzierung des gesetzlichen Gesundheitssystems*. Frankfurt a. M.: Lang.

GBA. 2022. Stellungnahmeverfahren. https://www.g-ba.de/ueber-den-gba/aufgabe-arbeitsweise/stellungnahmeverfahren/. Zugegriffen: 3. Juni 2022.

Gehlen, Arnold. 1957. *Die Seele im technischen Zeitalter. Sozialpsychologische Probleme in der industriellen Gesellschaft*. Hrsg. Karl-Siegbert Rehberg. Frankfurt a. M.: Klostermann.

Gerlinger, Katrin. 2017. Neue Arzneimittel gegen vernachlässigte Krankheiten Endbericht zum TA-Projekt »Medikamente für Afrika« Hrsg. Büro für Technikfolgen-Abschätzung. https://publikationen.bibliothek.kit.edu/1000101821. Zugegriffen: 28. Mai 2022.

Glaeske, Gerd. 2016. Preisbewertung von Arzneimittel beim Markteintritt – Anforderungen und Maßstäbe. *Gesundheits- und Sozialpolitik* 70:19–27.

Graf, Christian. 2006. Disease Management Programme und Integrierte Versorgung. *Gesundheits- und Sozialpolitik* 60:42–52.

Greiner, Wolfgang, Julian Witte, und Daniel Gensorowsky. 2019. *AMNOG-Report 2019. Nutzenbewertung von Arzneimitteln in Deutschland Schwerpunkt: Höchstpreise für ein Mehr an Lebensqualität?* Bielefeld: Medhochzwei.

Greiner, Wolfgang, Julian Witte, Daniel Gensorowsky und Sophie Pauge. 2020. *AMNOG-Report 2020. 10 Jahre AMNOG – Rückblick und Ausblick*. Heidelberg: Medhochzwei.

Grunwald, Armin, Hrsg. 1999. *Ethik in der Technikgestaltung: Praktische Relevanz und Legitimation*. Berlin: Springer.

Haas, Antje, Anja Tebinka-Olbrich, Daniel Erdmann, Susanne Henck, Maximilian Kuhn, und Andreas Nickel. 2020. Rückblick und Ausblick aus Sicht des GKV-Spitzenverbandes. In *AMNOG-Report 2020. 10 Jahre AMNOG – Rückblick und Ausblick*, Hrsg. Wolfgang Greiner, Julian Witte, Daniel Gensorowsky, und Sophie Pauge, 87–104. Heidelberg: Medhochzwei Verlag GmbH.

Haas, Antje, Thomas Mayer, Anja Tebinka-Olbrich, Maximilian Blindzellner, Elisa Beggerow, und Andreas Nickel. 2021. Beschleunigte Zulassung von Arzneimitteln: Herausforderungen für Patient:innen, Datenqualität und faire Preise. In *Arzneimittel-Kompass 2021*, Hrsg. Helmut Schröder, Petra Thürmann, Carsten Telschow, Melanie Schröder und Reinhard Busse, 105–124. Berlin: Springer.

Hadler, Nortin M. 2013. *The citizen patient: Reforming health care for the sake of the patient, not the system*, 1. Aufl. Chapel Hill: University of North Carolina Press.

Hajen, Leonhard, Holger Paetow und Harald Schumacher. 2010. *Gesundheitsökonomie. Strukturen – Methoden – Praxis, 5*. Stuttgart: Kohlhammer.

Harms, Fred und Marc Drüner. 2003. *Pharmamarketing-Innovationsmanagement im 21*. Stuttgart: Lucius & Lucius.

Hecken, Josef. 2020. Rückblick und Ausblick aus Sicht des GBA Ein Gastbeitrag von: Prof. Josef Hecken, Unparteiischer Vorsitzender des GBA. In *AMNOG-Report 2020. 10 Jahre AMNOG – Rückblick und Ausblick*, Hrsg. Greiner, Wolfgang, Julian Witte, Daniel Gensorowsky und Sophie Pauge, 74–86. Heidelberg: Medhochzwei.

Hennen, Leonhard und Arnold Sauter. 2005. *Pharmakogenetik. Sachstandsbericht im Rahmen des Monitoring „Gendiagnostik/Gentherapie"*. Büro für Technikfolgen-Abschätzung beim Deutschen Bundestag (TAB). https://publikationen.bibliothek.kit.edu/1000102452. Zugegriffen: 12. Juni 2022.

Hess, Reiner. 2014. Die Gemeinsame Selbstverwaltung als Ordnungsprinzip. In *Solidarität und Effizienz im Gesundheitswesen – Ein Suchprozess. Festschrift für Herbert Rebscher*, Hrsg. Fink, Ulf, Monika Kücking, Eva Walzik und Jürgen Zerth, 45–53. Heidelberg: Medhochzwei Verlag GmbH.

Heubel, Friedrich. 2002. Funktionale und moralische Grenzen eines Gesundheitsmarktes. In *Individuelle Gesundheit versus Public Health? Jahrestagung der Akademie für Ethik in der Medizin e. V.*, Hrsg. Brand, Angela, Dietrich v. Engelhardt, Alfred Simon, Karl-Heinz-Wehkamp, 132–143. Münster: LIT.

Höffe, Otfried. 2002. *Medizin ohne Ethik?* Frankfurt a. M.: Suhrkamp.

Ihara, Hiroshi. 2016. Disease mongering. In *Encyclopedia of global bioethics*, Hrsg. Henk ten Have, 924–934. Cham: Springer International Publishing.

Illing, Falk. 2022. *Gesundheitspolitik in Deutschland: Eine Chronologie der Gesundheitsreformen der Bundesrepublik Deutschland*. Wiesbaden: Springer Fachmedien.

Inthorn, Julia, Lukas Kaelin und Christian Apfelbacher. 2019. Public Health Ethik. In *Gesundheitswissenschaften*, Hrsg. Haring, Robin. 701–708. Berlin Heidelberg: Springer.

Jaeckel, Roger. 2011. Stellenwert selektiver Vertrags- und Versorgungsformen nach dem AMNOG: Eine arzneimittelpolitische Betrachtung und Bewertung. In *Innovatives Versorgungsmanagement. Neue Versorgungsformen auf dem Prüfstand*, 55–62. Berlin: MWV Medizinisch Wissenschaftliche Verlagsgesellschaft.

Kerber, Wolfgang. 1998. *Sozialethik*. Stuttgart: W. Kohlhammer.

Kesselheim, Aaron S., Carolyn L. Treasure und Steven Joffe. 2017. Biomarker-defined subsets of common diseases: Policy and economic implications of orphan drug act coverage. *PLOS Medicine* 14:e1002190.

Kettner, Matthias. 2010. Kann Ökonomisierung gut und muss Kommerzialisierung schlecht sein? In *Die Privatisierung von Krankenhäusern*, Hrsg. Friedrich Heubel, Matthias Kettner, und Arne Manzeschke, 117–132. Wiesbaden: VS Verlag.

Knieps, Franz und Hartmud Reiners. 2015. *Gesundheitsreformen in Deutschland. Geschichte – Intentionen – Kontroversen*. Bern: Huber.

Koerber, Florian und Roman Rittweger. 2016. Vermarktung der Innovation. In *Business Planning im Gesundheitswesen. Die Bewertung neuer Gesundheitsleistungen aus unternehmerischer Perspektive*, Hrsg. W. Rogowski, 263–276. Wiesbaden: Gabler.

Korff, Wilhelm. 1987. Was ist Sozialethik? In *Münchener Theologische Zeitschrift. Vierteljahresschrift für das Gesamtgebiet der katholischen Theologie*. Vol. 38: S. 327-338

Korff, Wilhelm. 1999. Der sozialethische Paradigmenwechsel: Voraussetzungen und Konsequenzen. In *Handbuch der Wirtschaftsethik. Band 1–4/Bd. 1. Verhältnisbestimmung von Wirtschaft und Ethik*, Bd. 1, 212–225. Gütersloh: Gütersloher Verlags-Haus.

Lauterbach, Karl. 2020. Zehn Jahre AMNOG: Rückblick und Ausblick aus Sicht der Beteiligten. Ein Gastbeitrag von: Prof. Dr. Karl Lauterbach MdB, SPD-Bundestagsfraktion. In *AMNOG-Report 2020. 10 Jahre AMNOG – Rückblick und Ausblick*, Hrsg. Wolfgang Greiner, Julian Witte, Daniel Gensorowsky, und Sophia Pauge, 67–73. Heidelberg: Medhochzwei Verlag GmbH.

Lee, Lisa M. 2017. A bridge back to the future: Public health ethics, bioethics, and environmental ethics. *The American Journal of Bioethics* 17:5–12.

Luhmann, Niklas. 2012. *Soziale Systeme. Grundriß einer allgemeinen Theorie, 15.* Frankfurt a. M.: Suhrkamp.

Mack, Elke. 2002. *Gerechtigkeit und gutes Leben: Christliche Ethik im politischen Diskurs, Paderborn 2002, 34.* Paderborn: Schöningh.

Müller, Matin O. 2022. Tamoxifen: Wichtiges Brustkrebsmedikament nicht lieferbar. *Spiegel*, Februar 10. https://www.spiegel.de/wirtschaft/tamoxifen-wichtiges-brustkrebs-medikament-nicht-lieferbar-a-5fc5a7cf-d6e8-4f67-8e31-c58175c65dff. Zugegriffen: 5. Mai 2022.

Müller, Werner A., und Monika Hassel. 2018. Unsterblichkeit oder Altern und Tod: Was will die Natur? In *Entwicklungsbiologie und Reproduktionsbiologie des Menschen und bedeutender Modellorganismen*, 587–594. Berlin: Springer.

Pelz, Waldemar. 2020. Wertschöpfende Innovationen als Ausweg aus der Kostenfalle im Gesundheitswesen. In *Innovationen und Innovationsmanagement im Gesundheitswesen*, Hrsg. Mario A. Pfannstiel, Kristin Kassel, und Christoph Rasche, 77–92. Wiesbaden: Springer Fachmedien.

Perleth, Matthias. 2008. Grundlagen und Prinzipien von Health Technology Assessment (HTA). In *Health Technology Assessment. Konzepte, Methoden, Praxis für Wissenschaft und Entscheidungsfindung. Berlin: Medizinisch Wissenschaftliche Verlagsgesellschaft*, Hrsg. Dagmar Lühmann, Alric Rüther, Ruth Schwarzer, Christian Gawlik, und Roman Schiffner, 1–22. Berlin: Medizinisch Wissenschaftliche Verlagsgesellschaft.

Porter, M.E., und C. Guth. 2012. *Redefining German health care. Moving to a value-based system.* Berlin: Springer.

Porter, Michael E. und Elizabeth O. Teisberg. 2006. *Redefining health care. Creating value based competition on results.* Boston Massachusetts: Harvard Business School Press.

Prinz, Aloys. 2008. Ethik und Ökonomik in der pharmazeutischen Industrie. In *Bittere Arznei. Wirtschaftsethik und Ökonomik der pharmazeutischen Industrie*, Hrsg. Koslowski, Peter und Aloys Prinz. 13–43. München: Fink.

Reiners, Hartmund und Otmar Müller. 2017. *Die Reformfibel 2.0. Handbuch der Gesundheitsreformen bis Ende 2017.* Berlin: KomPart Verlagsgesellschaft.

Reiners, Hartmut. 2010. Kassenwettbewerb, Selektivverträge und die Rolle der Länder. *Gesundheits- und Sozialpolitik* 64:13–17.

Ropohl, Günter. 1996. *Ethik und Technikbewertung.* Frankfurt a. M.: Suhrkamp.

Ropohl, Günter. 1999. *Technologische Aufklärung. Beiträge zur Technikphilosophie*, 2. Aufl. Frankfurt a. M.: Suhrkamp.

Ropohl, Günter. 2009. *Allgemeine Technologie: Eine Systemtheorie der Technik*, 3., überarb. Aufl. Karlsruhe: Universitätsverlag.

Roth, Benjamin. 2022. Das Arzneimittelmarktneuordnungsgesetz im zehnten Jahr: Eine Bilanz aus gesundheitsethischer Perspektive. *Zeitschrift für Medizinische Ethik* 3.

Schevitz, Jeffery. 1992. Einige Aspekte der Geschichte und der Arbeit des United States Office of Technology Assessment (OTA). In *Technikfolgen-Abschätzung als Technikforschung und Politikberatung*, Hrsg. T. Petermann, 225–252. Frankfurt a. M.: Campus.

Schott, Gisela. 2015. Erundene Krankheiten? Zur aktuellen Problematik des Disease Mongering. *Arzneiverordnung in der Praxis* 42:178–183.

Schröder-Bäck, Peter, Peter Duncan, William Sherlaw, Caroline Brall, und Katarzyna Czabanowska. 2014. Teaching seven principles for public health ethics: Towards a curriculum for a short course on ethics in public health programmes. *BMC Medical Ethics* 15:73.

Schumpeter, Joseph Alois. 1939. *Konjunkturzyklen: Eine theoretische, historische und statistische Analyse des kapitalistischen Prozesses*. Göttingen: Vandenhoeck & Ruprecht.

Schwabe, Ulrich. 2011. Arzneiverordnungen 2010 im Überblick. In *Arzneiverordnungsreport 2011*, 3–42. Berlin: Springer.

Steigenberger, Caroline, Petra Schnell-Inderst, und Uwe Siebert. 2021. Integrating patients and social aspects into health technology assessment. In *Defining the Value of Medical Interventions: Normative and Empirical Challenges, Versorgung gestalten – Gestaltung der Gesundheits- und Sozialversorgung heute und morgen*, Hrsg. Jan Schildmann, Charlotte Buch und Jürgen Zerth, 115–133. Stuttgart: Kohlhammer.

Thiesen, Christoph. 2011. *Lageberichtserstattung über den Bereich Pharmaforschung und -entwicklung: Eine Analyse aus theoretischer und empirischer Perspektive im Rahmen des Arzneimittelrechts*, 1. Aufl. Wiesbaden: Gabler.

Tunder, Ralph und Jan Ober. 2020. Value-based Health Care – Impulse und Implikationen für den deutschen Arzneimittelmarkt. In *Market Access Management für Pharma- und Medizinprodukte*, Hrsg. Ralph Tunder, 103–123. Wiesbaden: Springer Fachmedien.

Velasco Garrido, Marcial, Ansgar Gerhardus, John-Arne Røttingen und Reinhard Busse. 2010. Developing health technology assessment to address health care system needs. *Health Policy* 94:196–202.

Weng, Hong-Bo, Hai-Xia Chen, und Ming-Wei Wang. 2018. Innovation in neglected tropical disease drug discovery and development. *Infectious Diseases of Poverty* 7:67.

Werber, Niels. 2019. Organprojektionstheorien und ›Gliedmaßengemeinschaften‹ von Menschen und Maschinen. In *Mensch-Maschine-Interaktion*, Hrsg. Kevin Liggieri und Oliver Müller, 52–57. Stuttgart: Metzler.

Wieland, Josef. 1999. *Die Ethik der Governance*. Marburg: Metropolis.

Wiesemann, Claudia. 2010. Knappe Ressourcen und das Ethos der Heilberufe. In *Gesundheit und Wirtschaftswachstum. Recht, Ökonomie und Ethik als Innovationsmotoren für die Medizin*, 151–157. Berlin: Springer.

Young, Katherine E., Imen Soussi und Mondher Toumi. 2017. The perverse impact of external reference pricing (ERP): a comparison of orphan drugs affordability in 12 European countries. A call for policy change. In. *Journal of Market Access & Health Policy* 5: 1-11, https://doi.org/10.1080/20016689.2017.1369817

Zimmerli, Walther C. 1982. Prognose und Wert: Grenzen einer Philosophie des 'Technology Assessment. In *Technikphilosophie in der Diskussion. Ergebnisse d. dt.-amerikan. Symposiums in Bad Homburg*, Hrsg. Friedrich Rapp und Paul T. Durbin. Braunschweig: Vieweg.

Ethische Überlegungen zur Erstellung digitaler Phänotypen von Jugendlichen im Bereich der psychischen Gesundheit

Gottfried Schweiger

1 Einleitung

Die Erstellung digitaler Phänotypen wird als ein großer Schritt in der Diagnose, Prävention und Behandlung psychischer Erkrankungen und Probleme angesehen (Huckvale et al. 2019). Anwendungsgebiete sind unter anderem Depressionen, Suchtverhalten, Suizid, Stress oder Schizophrenie. Digitale Phänotypen werden über verschiedene Methoden des Trackings mittels Apps erstellt, die entweder die Eingabe von Informationen durch die Nutzer:innen erfordern oder die automatisch und im Hintergrund Daten sammeln, etwa zu Ort und Zeit der Handynutzung, zu Länge und Inhalten von Nachrichten in Messengern oder die mittels Mikrofon oder Kamera des Handys Stimme, Atmung oder Pupillen aufnehmen. Diese Daten werden an Ärzt:innen und Therapeut:innen weitergeleitet oder von automatisierten Programmen ausgewertet. Damit ist es möglich, mit hoher Genauigkeit depressive Episoden, Suchtverhalten, Neigung zum Suizid oder erhöhten Stress zu diagnostizieren. Digitale Phänotypen sind dabei teilweise genauso zuverlässig wie andere klinische Methoden, die weitaus aufwändiger sind, weil Jugendliche dafür anreisen und von Ärzt:innen oder Therapeut:innen untersucht werden müssen. Angesichts des hohen Gutes, welches die psychische Gesundheit von Jugendlichen darstellt, der Zunahme von psychischen Erkrankungen und Belastungen – nicht zuletzt durch die COVID-19 Pandemie (Wapler et al. 2021) – und des großen

G. Schweiger (✉)
Universität Salzburg, Salzburg, Österreich
E-Mail: gottfried.schweiger@plus.ac.at

J. Loh und T. Grote (Hrsg.), *Medizin – Technik – Ethik*, Techno:Phil –
Aktuelle Herausforderungen der Technikphilosophie 5,
https://doi.org/10.1007/978-3-662-65868-0_8

Interesses von Eltern, ihre Kinder zu schützen und zu unterstützen, ist es nicht verwunderlich, dass der Einsatz digitaler Phänotypen langsam, aber sicher zu einem Thema in der klinischen Praxis und in der öffentlichen Gesundheitsversorgung wird.

Einige ethische Herausforderungen liegen hier jedoch/allerdings auf der Hand (Martinez-Martin et al. 2018; Mulvenna et al. 2021): So stellen sich etwa Fragen der informierten Zustimmung, der Datensicherheit und Privatsphäre oder des gleichberechtigten Zugangs zu diesen neuen Methoden der Diagnose, Prävention und Behandlung, insbesondere für unterprivilegierte Gruppen. Ebenso ist offensichtlich, dass die Erstellung und Anwendung digitaler Phänotypen bei Jugendlichen nochmals brisanter ist, da es hier um noch nicht vollständig autonome Personen geht, deren moralische und legale Rechte noch in vieler Hinsicht beschränkt sind. Im Falle von Jugendlichen sind hinsichtlich fast jeder medizinischen Intervention neben den Ärzt:innen oder Therapeut:innen und den Jugendlichen immer auch die Eltern eingebunden, die je nach Rechtslage mehr oder weniger Entscheidungsgewalt haben. Das Ziel meines Beitrags ist es, das ethische Territorium der Chancen und Risiken der Erstellung digitaler Phänotypen von Jugendlichen abzustecken.

2   Gesundheit und der normative Status von Jugendlichen

Gesundheit ist sowohl ein hohes persönliches als auch öffentliches Gut, dessen moralischer Status aber durchaus nicht einfach zu bestimmen ist. Zunächst ist die Schwierigkeit zu nennen, Gesundheit – ebenso wie ihr Gegenstück: die Krankheit – zu definieren. Sowohl enge Definitionen, die Gesundheit biostatistisch zu fassen versuchen, als auch weite Definitionen wie jene der Weltgesundheitsorganisation, die Gesundheit als umfassendes physisches und psychisches Wohlergehen verstehen, stehen in der Kritik (Ereshefsky 2009). Insbesondere in der Diskussion um chronische Krankheiten und Behinderung hat sich ein Konsens etabliert, dass Gesundheit ein sozial relationaler Zustand ist. Gesundheit ist also nicht nur eine innere Eigenschaft von Individuen, sondern durch die sozialen Umstände mitkonstituiert (Braveman et al. 2011). Die Auffassung dessen, was als gesund bzw. krank gilt, hat sich in der Geschichte ebenso verändert und zwar nicht nur, aber vor allem auch auf Basis medizinischen Wissens. Insbesondere die Anerkennung, dass Gesundheit nicht nur körperliche, sondern auch psychische Gesundheit umfasst, ist ein Produkt jüngeren Datums. Dass der Zustand der Gesundheit für sich genommen wertvoll ist und dass Gesundheit Voraussetzung für viele andere wertvolle Tätigkeiten und Zustände ist (Venkatapuram 2011), ist trotz aller Kontroversen um die richtige Definition von Gesundheit größtenteils unbestritten. Menschen wollen nicht nur gesund sein und erleben Gesundheit in den meisten Fällen als einen besseren Zustand als Krankheit, sondern ihre Gesundheit erlaubt es ihnen, vielfältige Tätigkeiten auszuführen und Ziele zu erreichen. Gesundheit ist daher auch eng mit anderen moralischen Konzepten wie Autonomie oder einem guten Leben, aber auch politischer Mitbestimmung oder wirtschaftlichem Erfolg verbunden. Dass zeigt sich insbesondere dann, wenn man sich die Folgen von fehlender Gesundheit vor Augen führt, die sich oft in der Einschränkung der Handlungsfähigkeit, mitunter sogar der Entscheidungsfreiheit, ausdrückt und bei längerer Krankheit zu sozialer Exklusion, Arbeitslosigkeit oder Armut führen kann (Lampert et al. 2016). Es ist daher auch argumentiert worden, dass Gesundheit nicht eine wichtige Eigenschaft oder Fähigkeit unter anderen ist, sondern eine herausragende Rolle spielt, weil sie die Basis für den Erwerb aller anderen Eigenschaften und Fähigkeiten darstellt (Venkatapuram 2011) – man könnte es auch so formulieren: ohne eine ausreichend gute Gesundheit als Basis sind die autonom gewählten Ziele, die ein gutes Leben ausmachen, nicht oder nur schwer erreichbar. Dennoch steht Gesundheit in Spannung mit anderen werten und Zielen, die ein Mensch oder eine Gesellschaft verfolgen wollen. Die Gesundheit kann freiwillig geopfert und untergeordnet werden: im Krieg, für den Beruf, um anderen zu helfen. Dass Gesundheit nicht von allen Menschen – und auch nicht in allen Jurisdiktionen – als höchster Wert angesehen wird, haben die Debatten während der COVID-19 Pandemie eindrücklich gezeigt.

Da Gesundheit sowohl ein hohes Gut ist als auch nicht nur ein Produkt des unkontrollierbaren Zufalls, sondern durch das eigene Handeln und das Handeln anderer Menschen, sowie durch die sozialen Umstände determiniert wird, macht es auch Sinn, Gesundheit in den Kreis der (moralischen) Rechte aufzunehmen. Ein Recht auf Gesundheit, wie es sich beispielsweise in der Erklärung der Menschenrechte oder auch in der Kinderrechtskonvention findet – darauf werde ich später noch ausführlicher eingehen – ist nicht unumstritten (Gunderson 2011). Handelt es sich hierbei aber tatsächlich um ein Recht auf Gesundheit oder aber um ein Recht auf medizinische (präventive oder heilende) Versorgung? Dass Gesundheit durch einen Mix aus natürlichen und sozialen Faktoren beeinflusst wird, hat die Forschung zur sozialen Determination von Gesundheit und Krankheit eindrücklich gezeigt. Zum Beispiel haben Menschen in armen Ländern eine wesentliche geringere Lebenserwartung und auch in wohlhabenden Gesellschaften sind Menschen in Armut häufiger, länger und schwerer krank und sterben früher. Die Theorien und die Empirie zur Erklärungen dieser gesundheitlichen Ungleichheiten verweisen zumeist auf ein Zusammenspiel von Umweltfaktoren (zum Beispiel höhere Belastung durch Schadstoffe im Beruf, schwerere körperliche Arbeit, schlechtere Wohnsituation, weniger Angebote der medizinischen Vorsorge und Behandlung) und sozial bedingter Handlungsunterschiede (zum Beispiel Rauchen, Alkohol, Ernährung, weniger Bewegung und weniger häufige Vorsorgeuntersuchungen und verspätete Behandlungen bei Ärzt:innen) (Bauer et al. 2008). Diese sozial bedingten Ungleichheiten hinsichtlich des zentralen Gutes der Gesundheit verlangen eine Diskussion darüber, wie das Recht auf Gesundheit für alle gesichert und auch, wie eine gerechte Verteilung von Gesundheit und der sie bedingenden Ressourcen hergestellt werden kann.

Das eben Geschilderte gilt auch für Jugendliche und ihre Gesundheit. Auch bei Jugendlichen lassen sich klare soziale Einflüsse auf ihren Gesundheitszustand nachvollziehen, dieser ist also bei Jugendlichen aus sozial benachteiligten

Familien deutlich schlechter (Rathmann und Kuntz 2018; Robert Koch-Institut 2018). Gesundheit ist für Jugendliche wertvoll – Gesundheit ist Teil einer guten Jugend und Teil des Kindeswohls, worauf alle Jugendlichen ein (moralisches) Recht haben und welches zu schützen in der Verantwortung der Erziehungsberechtigten und des Staates sowie seiner Institutionen liegt. Zu bedenken ist immer auch, dass Gesundheit und Krankheit in der Kindheit und Jugend Pfadabhängigkeiten schaffen können, die den weiteren Lebenslauf beeinflussen. Insbesondere physische und psychische Entwicklungsstörungen in der frühen Kindheit können später oftmals nur mit großem Aufwand oder gar nicht mehr behandelt werden und beeinflussen das weitere Leben in der Jugend und als Erwachsene negativ (Braveman und Barclay 2009; Conroy et al. 2010).

Nun stellen sich bei jeder ethischen Diskussion der Gesundheit von Jugendlichen und ihrer diesbezüglichen Rechte und Pflichten sowie der Verantwortung anderer Akteur:innen besondere Herausforderungen, die mit dem normativen Status von Jugendlichen und ihren Eigenschaften, in denen sie sich von Erwachsenen unterschieden, zusammenhängen. Klar vor Augen liegt das bei der zumeist auch intuitiv akzeptierten Beschränkung jugendlicher Autonomie etwa hinsichtlich eines die Gesundheit schädigendes oder riskierendes Verhalten durch Rauchen, Alkoholkonsum oder gefährlicher Sportarten. Es ist weithin akzeptiert, dass der Staat den Verkauf und Konsum bestimmter für Erwachsene legaler Drogen für Kinder und Jugendliche einschränkt oder vollumfänglich verbietet. Die Kontrolle dafür obliegt nicht nur dem Staat und seiner Institutionen, sondern vor allem auch den erziehungsberechtigten Erwachsenen. Sie haben dafür Sorge zu tragen, dass ihre Kinder nicht rauchen oder trinken oder auch nicht alleine gefährliche Bergtouren unternehmen und sie sind in ihren Erziehungsmaßnahmen, wie sie diese Ziele des Schutzes vor Gefährdungen erreichen weitgehend autonom. Ebenso wird die jugendliche Autonomie zu einem ethischen Thema, wenn es um Fragen der Entscheidung für oder gegen medizinische Behandlungen von Krankheiten oder auch für oder gegen Behandlungen zum körperlichen oder geistigen Enhancement geht (zum Beispiel Schönheitsoperationen) (Spear und Kulbok 2004). Die rechtlichen Regelungen hierfür sind national sehr unterschiedlich: Während etwa die Niederlande und Belgien auch Kindern Jugendlichen den Weg zum assistierten Suizid eröffnet haben – basierend auch auf Überlegungen zum Respekt vor kindlicher Autonomie, wobei diese Regelungen natürlich ethisch umstritten ist (Hanson 2016) –, ist das in Österreich (noch) keine Option. § 6 des entsprechenden Sterbeverfügungsgesetzes in Österreich regelt, dass die sterbewillige Person volljährig und entscheidungsfähig sein muss.[1] In Deutschland hat das Bundesverfassungsgericht in seinem richtungsweisenden Urteil 2020 festgehalten, dass der assistierte Suizid prinzipiell Menschen in jedem Alter freisteht: „Die Selbstbestimmung über das eigene Lebensende gehört zum „ureigensten Bereich der Personalität" des Menschen, in dem er frei ist, seine Maßstäbe

---

[1] https://www.ris.bka.gv.at/Dokumente/BgblAuth/BGBLA_2021_I_242/BGBLA_2021_I_242.html

zu wählen und nach ihnen zu entscheiden (vgl. BVerfGE 52, 131<175> abw. Meinung Hirsch, Niebler und Steinberger für ärztliche Heileingriffe). Dieses Recht besteht in jeder Phase menschlicher Existenz. Die Entscheidung des Einzelnen, dem eigenen Leben entsprechend seinem Verständnis von Lebensqualität und Sinnhaftigkeit der eigenen Existenz ein Ende zu setzen, ist im Ausgangspunkt als Akt autonomer Selbstbestimmung von Staat und Gesellschaft zu respektieren."[2]

In Österreich ist die Rechtslage im Allgemeinen betreffend der Einwilligung von Minderjährigen in medizinische Behandlungen so (Alvarez Privado 2017), dass zwischen nichtmündigen (7 bis 14 Jahre) und mündigen Minderjährigen (14 bis 18 Jahre) unterschieden wird, wobei letztere prinzipiell als einsichts- und urteilsfähig gelten, es sei denn die behandelnden Ärzt:innen haben Zweifel daran. Mündige Minderjährige sind hinsichtlich leichter Behandlungen alleine entscheidungsfähig, bei schweren Behandlungen ist jedoch auch bei ihnen die Zustimmung durch die gesetzlichen Vertreter:innen erfolgen (das sind in den allermeisten Fällen die Eltern, bei Kindern und Fremdbetreuung aber zumeist das Kinder- und Jugendamt).

Solche gesetzlichen Regelungen beenden natürlich nicht den Bedarf an ethischer Reflexion und Argumentation, sondern bedürfen einerseits der Begründung, andererseits mitunter auch der Kritik. Da dies kein rechtswissenschaftlicher Aufsatz ist, werde ich auch auf die Details der gesetzlichen Regeln in Österreich oder anderen Ländern sowie deren rechtsimmanenten Begründungen nicht weiter eingehen, mich interessieren hier Fragen der Ethik.

Den normativen Status von Jugendlichen zu bestimmen ist schon dadurch problematisch, dass die Abgrenzung der Jugend von der Kindheit und vom Erwachsenenalter unklar und durchlässig ist. Rechtliche Regeln, die mit klaren Altersgrenzen arbeiten, sind auch immer nur Annäherungen an biologische oder soziale Unterscheidungen. Wird auf den Beginn der Pubertät als Anfang der Jugend abgestellt, ist offensichtlich, dass hier eine geschlechtsspezifische und individuelle Variation vorzufinden ist, so beginnt die Pubertät bei Mädchen durchschnittlich früher als bei Jungen. Die Jugend als soziale Lebensphase, geprägt durch eine eigene Kultur mit jugendspezifischen Normen und Praktiken, kennt auch keinen klaren Beginn und schon gar kein eindeutig fassbares Ende (Harring und Schenk 2018). Oft wird das Ende der Jugend mit dem achtzehnten Geburtstag markiert, wobei körperliche und seelische Reifungsprozesse auch danach noch stattfinden und, ein anderer Indikator, die wirtschaftliche und soziale Unabhängigkeit von den Eltern erst Jahre danach erreicht wird. Offensichtlich ist die Jugend eine sozial konstruierte Lebensphase, die nur scheinbar klaren biologischen Entwicklungen nachfolgt. Die Jugend ist zudem eine recht junge Erfindung in der Geschichte (Helm 2020), die lange nur einen direkten Übergang von der Kindheit ins Erwachsenenleben kannte (markiert zumeist mit der Geschlechtsreife).

---

[2] https://www.bundesverfassungsgericht.de/SharedDocs/Entscheidungen/DE/2020/02/rs20200226_2bvr234715.html

Jugendliche unterscheiden sich von Kindern und Erwachsenen in vielen Eigenschaften, aber nicht alle davon sind ethisch relevant, in dem Sinne, dass sie begründen können, wieso Jugendliche andere moralische Rechte und Pflichten haben, unter anderem in Bezug auf ihre Gesundheit. Eine zentrale Stelle nimmt hier die jugendliche Autonomie ein (Betzler 2021). Autonomie ist immer sowohl eine innere Eigenschaft, die Menschen (in unterschiedlichem Umfang) haben als auch eine sozial relationale Eigenschaft, die es Menschen erlaubt, ihre Autonomie in Handlungen umzusetzen. Da Autonomie als moralisch wertvoll gelten kann, sogar als eines der höchsten Güter, ist es wertvoll, autonom zu sein und Menschen haben ein Recht auf sie (insbesondere darauf, autonom zu handeln und zu entscheiden, insofern sie dazu in der Lage sind). Die Frage ist also sowohl, ob Jugendliche autonom sind als auch, ob sie autonom entscheiden dürfen. Eine weitere Frage wäre, ob auch Jugendliche, die nicht autonom sind, selbst über bestimmte Angelegenheiten hinsichtlich ihrer Gesundheit entscheiden dürfen.

Autonomie ist keine Eigenschaft, die Menschen plötzlich mit dem achtzehnten Geburtstag erwerben, sondern sie entwickelt sich im Laufe der Kindheit und Jugend. Die Unterscheidung von lokaler und globaler Autonomie, die Andrew Franklin-Hall (2013) eingeführt hat, ist hier hilfreich. Lokale Autonomie bezieht sich auf bestimmte Entscheidungen, die zu treffen sind, während die globale Autonomie sich auf die Person als Ganzes bezieht. Für beide braucht es Kriterien und Schwellen, die angeben, wann ein Mensch als ausreichend autonom gilt. Das führt auch zur Diskussion darüber, ob Autonomie reflexiv oder nicht-reflexiv zu verstehen ist. Jugendliche verfügen typischerweise über die Fähigkeit, eigene Präferenzen zu bilden, genauso wie sie auch über ein Maß an Handlungsfähigkeit verfügen, um diese umzusetzen, wobei letzteres auch stark abhängig ist von den sozialen und rechtlichen Normen und Praktiken ihrer Umgebung. Jugendliche verfügen auch typischerweise über einen gewisses Maß an Reflexionsfähigkeit, sie sind also in der Lage, ihre Präferenzen bewusst auszubilden und von ihnen zurückzutreten. Dennoch sind sie typischerweise noch nicht vollumfänglich autonom, wie dies Erwachsene sind (es gibt natürlich auch Erwachsene, die in ihrer Autonomiefähigkeit oder ihrer tatsächlichen Autonomie eingeschränkt sind). Die lokale Autonomie ist so ausgeprägt, dass Jugendliche durchaus hinsichtlich bestimmter Entscheidungen ausreichend autonom sein können, während sie es hinsichtlich anderer Entscheidungen noch nicht sind. Ihre Autonomie ist dabei nicht nur eine kognitive Eigenschaft, sondern abhängig von ihrer Bildung und ihrer sozialen Umgebung, wie diese ihnen Informationen aufbereitet und ihnen die Welt verstehen hilft. Gerade wenn es um die Entscheidung komplexer und komplizierter Sachverhalte geht, und manche medizinische Interventionen fallen darunter, ist Autonomie oft von der Beziehung zu anderen Menschen, die darüber informieren, abhängig. Das trifft auch auf Erwachse zu, für die die medizinethische Forderung einer informierten Zustimmung oft nicht weniger herausfordernd ist wie für Jugendliche. Dennoch soll der Unterschied zwischen Jugendlichen und Erwachsenen hinsichtlich ihrer Autonomie nicht eingeebnet werden. Die Jugend als soziale konstruierte Lebensphase soll, wie Joel Anderson und Rutger Claassen es 2012 genannt haben, auch ein Schutzraum sein. Es soll

Jugendlichen ermöglicht werden, eben gerade nicht alle Entscheidungen (alleine) treffen zu müssen und auch, sie von den Folgen ihrer Entscheidungen zu entlasten. Anderson und Claassen (2012, 518) umschreiben es so: „And it is, we have suggested, central to the currently accepted regime of childhood that children be protected from the full brunt of responsibility for their exploratory and risk-taking activities in order to develop into autonomous persons."

Schließlich ist die Jugend die entscheidende Phase der Selbstfindung, also der Ausbildung einer stabilen Identität, die dann erst die Grundlage globaler Autonomie ist. Autonomie ist nicht nur das Verhältnis des Menschen zu einer Entscheidung oder Handlung, sondern auch ein Verhältnis zu sich selbst. Und dieses Verhältnis zu sich selbst wird in der Jugend erst gebildet – durch den jugendlichen Menschen selbst, aber natürlich auch durch andere, sei es durch bewusste oder unbewusste Erziehung oder durch Interaktion. Der soziale Schutzraum der Jugend kann niemals vollständigen Schutz bieten: Es gehört zur Jugend – wie zum Leben im Allgemeinen –, dass sie mit Risiken verbunden ist. Diese können als Verletzlichkeit gefasst werden, wobei manche dieser Verletzlichkeiten in den Jugendlichen selbst liegen, andere durch die soziale Umgebung bedingt sind. Die spezifische Situation der Jugend als Phase der Bewältigung von Entwicklungsaufgaben (Hurrelmann und Quenzel 2013) – sowohl innerer als auch äußerer – wobei diese Bewältigung nicht durch das Befolgen vorgegebener Handlungsempfehlungen geschieht, sondern ein hohes Maß an Eigenständigkeit erfordert, birgt jugendspezifische Risiken und Verletzlichkeiten. Die jugendliche Gesundheit, und hier auch die psychische Gesundheit, ist nur eine Eigenschaft, die durch die Jugendlichen und ihre Umgebung hergestellt und gestärkt, aber auch verletzt und geschädigt werden kann (Schweiger und Graf 2017). Schließlich entsteht jugendliche Gesundheit nicht von selbst, sondern ist das Ergebnis des Zusammenspiels von natürlichen Anlagen und Eigenschaften wie von eigenen Handlungen und äußeren Einwirkungen.

Jugendliche sollen ihre Autonomie reifen lassen und diese ausbilden. Das geschieht, wie Monika Betzler (2011) argumentiert hat, vor allem auch dadurch, dass sie diese zur Anwendung bringen und einüben. Die Einübung und Ausbildung ihrer Autonomie sollen Jugendliche jedoch nicht alleine bewältigen, sondern gemeinsam mit Erwachsenen, die für sie sorgen, mit ihnen gemeinsam nachdenken, argumentieren, abwägen und auch bei schlechten und falschen Entscheidungen trösten und auffangen. Dennoch ist die Jugend vor allem schon eine Phase der eigenen Entscheidungen und nicht eine Phase des Paternalismus, also der Entscheidungen, die für einen getroffen werden. Darin liegt der normativ relevante Unterschied zwischen Kindheit und Jugend. Damit ist nicht gesagt, dass den eigenen Entscheidungen keine Grenzen gesetzt sind und dass Erwachsene sowie öffentliche Institutionen nicht intervenieren dürften. Interventionen sind jedoch sorgsam abzuwägen und im besten Fall zu vermeiden. Es ist die primäre Verantwortung der Eltern und des Staates, Jugendliche darin zu unterstützen, selbst Entscheidungen zu treffen – und zwar solche, die im besten Fall für sie selbst die richtigen sind. Die Güte von Entscheidungen mag sehr oft über Gruppen konvergieren, letztlich bezieht sie sich aber auf die Person,

die entscheidet, zurück. Autonomie und Authentizität sind darin eng verzahnt
(White 2018), dass die freie Entscheidung jene sein soll, die der entscheidenden
Person entspricht. Weil aber Jugendliche in diesem Sinne noch nicht vollumfänglich authentisch sind – obwohl ihnen dieser Wert sehr wichtig ist und sie danach
streben, selbst authentisch zu werden und authentische Beziehungen aufzubauen
(Peets und Hodges 2018) – und sich selbst erst finden und bilden, ist es die Verantwortung der Erziehungsberechtigten und des Staates, Jugendlichen dabei zu
helfen, sie selbst und damit autonom zu werden. Nur in solchen Fällen, in denen
die Gefährdung des eigenen Wohlergehens offensichtlich und weitreichend ist,
ist es gerechtfertigt, mit Verweis auf die sich noch entwickelnde Autonomie von
Jugendlichen paternalistisch zu intervenieren. Und auch in solchen Fällen, sollte
immer zuerst der Versuch unternommen werden, gemeinsam eine bessere Entscheidung zu finden. In vielen Fällen sind die Eltern dazu in der Lage, diese Einschätzung zu treffen, aber durchaus nicht in allen. Das liegt einerseits daran, dass
die Entscheidungskompetenz von Eltern auch beeinträchtigt sein kann – oder sie
keine gute Entscheidung treffen wollen – und andererseits daran, dass die Entscheidung anspruchsvoll ist und zumindest die beratende Expertise von anderen
benötigt wird. Der letztere Fall ist in vielen Fragen medizinischer Interventionen
anzutreffen, wo eine gemeinschaftliche Entscheidungsfindung gemeinsam mit den
relevanten Expert:innen nötig ist.

3   Digitale Phänotypen und das Recht auf psychische Gesundheit von Jugendlichen

Psychische Probleme und Störungen von Jugendlichen sind spätestens seit der
COVID-19 Pandemie stärker in den Fokus der öffentlichen Wahrnehmung gerückt.
Dass eine Reihe psychischer Krankheiten auch bei Jugendlichen häufig anzutreffen ist, ist von der Pandemie unabhängig. Eine Studie zur Situation in Österreich erhob 2017 (Wagner et al. 2017), dass die Punkt- und Lebenszeitprävalenz
für mindestens eine psychiatrische Störung bei 23,9 % und 35,8 % lag. Die
höchste Lebenszeitprävalenz wurde für Angststörungen (15,6 %), neurologische
Entwicklungsstörungen (9,3 %; ADHS 5,2 %) und depressive Störungen (6,2 %)
festgestellt. Siebenundvierzig Prozent der Jugendlichen mit einer lebenslangen
psychiatrischen Störung hatten eine zweite Diagnose. Internalisierende Störungen
traten häufiger bei Mädchen auf, während neurologische Entwicklungsstörungen,
Störungen der Impulskontrolle und Verhaltensstörungen häufiger bei Jungen auf-
traten. Bemerkenswert ist, dass nicht einmal 50 % der betroffenen Jugendlichen
Kontakt mit einer psychiatrischen Einrichtung bzw. Ärzt:in hatten. Eine Studie
zu den psychischen Auswirkungen der Lockdowns während der COVID-19
Pandemie bestätigt die dadurch eingetretene weitaus höhere Belastung (Müller
2021): 55 % der Jugendlichen erfüllten danach die Kriterien für eine Depression,
47 % hatten eine Angststörung, 23 % eine klinisch relevante Insomnie, und fast
60 % wiesen eine Essstörung auf. 37 % gaben zudem an, in den zwei Wochen vor
der Befragung an Suizid gedacht zu haben, 9 % nannten tägliche Suizidgedanken.

Auch hinsichtlich der psychischen Gesundheit lassen sich soziale Unterschiede feststellen, so zum Beispiel in Deutschland (Klipker et al. 2018): Kinder und Jugendliche, die in Familien mit niedrigem sozioökonomischem Status aufwachsen, sind deutlich häufiger von psychischen Störungen betroffen als Kinder und Jugendliche aus sozioökonomisch besser gestellten Familien. So hat beispielsweise fast jedes vierte Mädchen und fast jeder dritte Junge aus Familien mit niedrigem sozioökonomischem Status psychische Probleme, während nur etwa jedes fünfzehnte Mädchen und jeder achte Junge aus Familien mit hohem sozioökonomischem Status psychische Probleme haben. Aus Familien mit mittlerem sozioökonomischem Status ist jedes siebte Mädchen und etwa jeder sechste Junge psychisch auffällig. Insgesamt ist der Unterschied in der Häufigkeit psychischer Auffälligkeiten zwischen Kindern und Jugendlichen aus Familien mit mittlerem (16,1 %) und hohem (9,7 %) sozioökonomischem Status geringer als der Unterschied zwischen Jugendlichen aus Familien mit mittlerem und niedrigem sozioökonomischem Status (26,0 %). Zu berücksichtigen sind auch geschlechtsbasierte Unterschiede, die jedoch auch sozial verursacht sein können. Auffällig hier etwa die Prävalenz von Essstörungssymptomen. Diese liegt bei 11- bis 17-jährigen Kindern und Jugendlichen in Deutschland bei 19,8 %, wobei Mädchen mit 27,9 % eine doppelt so hohe Prävalenz zeigen wie Jungen mit 12,1 % (Cohrdes et al. 2019). Obwohl die Ursachen für Essstörungen multifaktoriell sind, spielen ungesunde und sexistische Körperbilder und -normen sicherlich eine große Rolle bei der Entstehung von Essstörungen von Mädchen. Die zitierten Studien beschränken sich auf Mädchen und Jungen, daher sei hier auch zumindest eine kanadische Forschungsarbeit zur Situation von transgender Jugendlichen und solchen, die sich als nicht-binär oder gender fluid identifizieren, erwähnt (Turner et al. 2022). Diese Gruppe vulnerabler Jugendlicher zeigte eine erhöhte Prävalenz suizidalen oder selbst-verletzendem Verhalten während der COVID-Pandemie. Ergebnisse, die auch von Claudia Krell (2021) in einer ersten Erhebung zur Situation von LSBT*Q Jugendlichen während der Pandemie bestätigt.

Die Diagnostik, Prävention und Behandlung psychischer Erkrankungen und Belastungen von Jugendlichen ist also eine große Herausforderung. Sie ist nicht nur für das Wohlergehen dieser Jugendlichen von Bedeutung, sondern auch für deren Gesundheit als Erwachsene. Die allermeisten psychischen Erkrankungen ziehen sich unbehandelt weiter durch den weiteren Lebenslauf und erzeugen teils Folgeerkrankungen, soziale Probleme und hohe Folgekosten. Oben habe ich bereits angedeutet, dass Jugendliche ein Recht auf Gesundheit haben und dass dies ein Recht auf psychische Gesundheit einschließt. Das soll hier nun näher expliziert werden und insbesondere die Verantwortung des Staates in den Blick nehmen, dieses Recht zu schützen und zu gewährleisten.

Die genannten Zahlen über die Prävalenz psychischer Erkrankungen und Probleme bei Jugendlichen zeigen zunächst nur Fakten auf, die für sich genommen noch keine Verletzung der moralischen Rechte dieser Jugendlichen sein müssen. Das Recht auf Gesundheit umfasst drei Aspekte: das Recht nicht geschädigt zu werden, das Recht vor Schäden geschützt zu werden und das Recht, bei einem Schaden behandelt (und kompensiert) zu werden. Dann ist jeweils zu klären, welche Mittel der Staat hier zur Verfügung hat, um diese drei Aspekte zu gewährleisten und die Frage der Abwägung des Einsatzes dieser Mittel und dessen Folgen auf andere Rechte oder wichtige Güter. Die Erkenntnisse über die soziale Determination von Gesundheit im Allgemeinen und die sozialen Einflussfaktoren auf die Entstehung psychischer Erkrankungen und Probleme im Besonderen zeigen, dass es durchaus ein präventives Potential gibt: zum Beispiel durch eine effektive Sozialpolitik, die soziale Ungleichheiten, Beschämung und Stress reduziert oder durch eine Regulation und Veränderung sozialer Normen wie im Falle von Essstörungen von Mädchen, die durch eine mediale Indoktrination gestörter Körperbilder befeuert werden (Graf und Schweiger 2017). Auch bei der starken Zunahme psychischer Belastungen von Kindern und Jugendlichen durch die Maßnahmen zur Eindämmung der COVID-19 Pandemie hätte eine sorgsamere Abwägung vorgenommen werden können. Der Kern der Aufmerksamkeit gilt aber sicherlich dem Recht auf Prävention im Sinne einer frühen Erkennung und Bereitstellung individueller Verarbeitungsressourcen sowie der Behandlung im Falle von eingetretenen Erkrankungen und Probleme. Es würde zu weit führen hier auf den größeren sozialen Rahmen der zunehmenden Individualisierung der Verantwortung für die eigene psychische Gesundheit einzugehen (King et al. 2021); ein Trend, der sich in Selbsthilfebüchern, Magazinen und Trainings auch gut vermarkten und verkaufen lässt.

In der Kinderrechtskonvention, die auch für Jugendliche gilt, ist das Recht auf Gesundheit im Artikel 24 festgelegt: Die Vertragsstaaten erkennen das Recht des Kindes auf das erreichbare Höchstmaß an Gesundheit an sowie auf Inanspruchnahme von Einrichtungen zur Behandlung von Krankheiten und zur Wiederherstellung der Gesundheit. Die Vertragsstaaten bemühen sich sicherzustellen, dass keinem Kind das Recht auf Zugang zu derartigen Gesundheitsdiensten vorenthalten wird. Dass dieser Artikel nicht nur interpretationsbedürftig, sondern auch umstritten ist, liegt vor allem am geforderten Höchstmaß an Gesundheit (Cabezas et al. 2014). Der darin zum Ausdruck kommende Perfektionismus scheint den Staat und seine Institutionen, mittelbar auch die Erziehungsberechtigten, denen die Sorge für das Kind übertragen ist, zu überfordern bzw. dieses Recht auf Gesundheit gegenüber allen anderen zu priorisieren. Eine realistische Interpretation wird sich auf den zweiten Teilsatz beziehen, der den Zugang zu medizinischen Einrichtungen festlegt. Natürlich beinhaltet aber jede sinnvolle Auslegung eines moralischen Rechts auf Gesundheit für Jugendliche auch die Aspekte der Prävention und der Nichtschädigung sowie des Schutzes davor.

Was lässt sich daraus nun gewinnen? Erstens scheint mir eine an Suffizienz orientierte Interpretation des Rechts auf Gesundheit angebracht zu sein (Fourie und Rid 2017): Alle Jugendlichen haben somit einen Anspruch auf ausreichend gute Gesundheit, in dem Sinne, dass der Staat, seine Institutionen und auch die Eltern verpflichtet sind, diese zu gewährleisten, insofern sie dazu in der Lage sind. Damit wird eine Überforderung vermieden und darauf abgestellt, dass der Wert der Gesundheit darin liegt, ein ausreichend gutes Leben führen zu können. Dafür müssen nicht alle in perfekter Gesundheit sein, gesundheitliche Ungleichheiten sind also tolerierbar. Zweitens lässt sich für die Frage der psychischen Gesundheit argumentieren, dass auch hier nicht vollumfängliches psychisches Wohlbefinden erreicht werden muss, sondern eine ausreichend gute psychische Gesundheit wird angestrebt. Welche psychischen Belastungen und Probleme als so gravierend einzustufen sind, dass sie das Recht auf Gesundheit verletzen, ist eine Frage der Medizin, die sich dabei aber immer auch auf die sozialen Maßstäbe sowie die Normen und Praktiken in einer Gesellschaft bezieht. Das kann durchaus zu medizinischen, psychotherapeutischen, psychologischen oder sozialwissenschaftlichen Kontroversen führen, wie etwa über Definitionen von psychischen Störungen im DSM (Diagnostic and Statistical Manual of Mental Disorders), das von der American Psychiatric Association herausgegeben wird, oder im entsprechenden Kapitel IV des ICD (International Statistical Classification of Diseases and Related Health Problems), welches von der WHO verantwortet wird. Genannt sei hier nur das Beispiel der Videospielsucht. Während die WHO diese Sucht 2018 ins ICD-11 aufgenommen hat, ist sie im DSM noch nicht zu finden, da die APA noch keine ausreichende Evidenz vorliegen sieht, dass diese spezifische Störung als eigenständiges Krankheitsbild existiert. Für die APA ist die Videospielsucht ein Thema, welches noch eingehender erforscht werden muss, um Diagnosekriterien festzulegen. Diese Herausforderung, sinnvolle und valide Kriterien zur Diagnose aufzustellen, ist evident. Drei Kriterien müssen laut ICD-11 vorliegen, um von einer Spielstörung sprechen zu können (Billieux et al. 2021): Entgleitende Kontrolle etwa bei Häufigkeit und Dauer des Spielens, wachsende Priorität des Spielens vor anderen Aktivitäten und Weitermachen auch bei negativen Konsequenzen. Diese Symptome müssen über einen längeren Zeitraum von zwölf Monaten vorliegen. Dass Videospiele potentiell süchtig machen können oder andere schädliche Folgen zeitigen sowie insbesondere bei Jugendlichen durchaus weit verbreitet sind – die etwas ältere Studie von Dominik Batthyány et al. (2009) erhob, dass 12,3 % der Jugendlichen videospielsüchtig sind – ist mittlerweile in einer Reihe von Studien nachgewiesen worden (Breiner und Kolibius 2019). Während viele der oben genannten psychischen Probleme und Störungen (z. B. Depression, Essstörungen, Suizidalität) eindeutig ein Unterschreiten der Schwelle ausreichend guter Gesundheit signalisieren, ist das bei vielen als leichter geltenden psychischen Problemen und Belastungen eine Frage der näheren Abwägung. Der Übergang zwischen als normal, problematisch und krankhaft geltenden Gefühlswelten oder Verhalten ist jedenfalls in vielen Fällen – zum Beispiel eben beim Videospielen (Zastrow 2017) – fließend. Aus Sicht der Prävention ist es jedoch geboten, frühzeitige Diagnosen zu stellen und zu intervenieren, auch, um eine Verschlimmerung oder Verfestigung der Symptome zu verhindern. Wie wichtig eine intensive und wissenschaftlich geführte Debatte über die Definition psychischer Krankheiten ist, lässt sich mit Verweis auf die Gefahren durch die frühere Pathologisierung zum Beispiel von Homosexualität oder Transsexualität eindrücklich zeigen (Mahler et al. 2018). Die Definition als krankhaft kann stigmatisierende Wirkung haben, im schlimmsten Fall sogar zur Rechtfertigung von Zwangsbehandlungen herangezogen werden. Auf der anderen Seite kann auch die Anerkennung als krankhaft für die Betroffenen hilfreich und befreiend wirken, insofern dadurch der Zugang zu ärztlicher oder therapeutischer Behandlung ermöglicht bzw. erleichtert wird.

Das Recht auf ausreichend gute psychische Gesundheit von Jugendlichen bezieht sich also auf die Trias der Prävention, Behandlung und Nichtschädigung. Bei allen drei ist der Status von Jugendlichen als noch nicht vollumfänglich autonome Personen zu berücksichtigen, also Entscheidungen nicht nur für sie, sondern mit ihnen zu treffen. Der soziale Gradient der Verteilung psychischer Belastungen und Störungen zeigt wie bei gesundheitlicher Ungleichheit im Allgemeinen, dass die Einrichtung der Gesellschaft und die öffentliche Infrastruktur sowie Versorgung mit medizinischen und therapeutischen Angeboten dafür eine wichtige Rolle spielt. Ausreichend gute psychische Gesundheit ist also durchaus nicht nur Aufgabe der Psychiatrie und Psychotherapie, die noch dazu in fast allen Ländern strukturell unterversorgt sind und gerade für Jugendliche aus sozioökonomisch schlechter gestellten Familien oft nicht über genügend (rasche) Behandlungsangebote verfügen (Fliedl et al. 2020). Die medizinische Versorgung greift zumeist erst ein, wenn die Probleme bereits vorliegen. Die COVID-19 Pandemie ist dafür ein gutes Beispiel: Anstatt vorausschauend – und den Rechten von Kindern und Jugendlichen gemäß – die Welle der psychischen Belastung einzudämmen, wurden die Bedürfnisse und Interessen von Kindern und Jugendlichen lange Zeit ignoriert und es wurden viel zu wenige präventive Angebote gesetzt, vor allem auch im psychosozialen Unterstützungsbereich (Jesser et al. 2021).

Die Erstellung digitaler Phänotypen ist eine Maßnahme der Gesundheitsversorgung, die durch die nahezu universelle Verbreitung von Smartphones und die (kostengünstige) Verfügbarkeit anderer tragbarer Technologien in breiter Anwendung ermöglicht wird. Das Tracking von bestimmten Aktivitäten und Körperfunktionen zu Zwecken der Gesundheit, Fitness oder Selbstoptimierung ist mittlerweile weit verbreitet, man denke nur an Pulsmesser, Smartwatches oder Apps für Smartphones, die die gelaufene Distanz, verbrannte Kalorien usw. messen und den Nutzer:innen zur Verfügung stellen (Duttweiler und Passoth 2016) – die diese Daten mitunter auch gerne über Webseiten oder soziale Medien teilen. Mit einem digitalen Phänotyp ist also nichts anderes gemeint als dass Smartphones und Wearables als Hilfsmittel zur Vorhersage des psychischen Zustands verwendet werden, indem passive und aktive Daten ausgewertet werden, die durch verschiedene Umgebungssensoren erfasst werden (Huckvale et al. 2019). In einem weiteren Verständnis kann auch die Auswertung anderweitig gespeicherter Informationen über die Person (z. B. die erfasste Krankengeschichte oder auch die von der Person verfassten Einträge in Sozialen Medien) oder die Verknüpfung dieser Informationen gemeinsam mit den durch ein Smartphone oder ein Wearable erhobenen Daten gemeint sein (Liang et al. 2019). Im Kern geht es darum, dass Programme Informationen über die Person dahingehend auswerten, etwas über den psychischen (oder auch physischen) Gesundheitszustand zu erfahren. Die Erhebung der Daten ist also immer nur der erste Schritt, die dann mit unterschiedlichen technischen Methoden ausgewertet werden. Wie gut diese Programme funktionieren zeigen Vergleiche mit herkömmlichen Methoden der klinischen Diagnostik (Huckvale et al. 2019). Mittels Maschinenlernen und der Vernetzung großer Datenmengen vieler Nutzer:innen soll es schließlich gelingen, aufwändige Methoden der Diagnostik (zum Beispiel das Ausfüllen längerer Fragebögen oder Gespräche mit Ärzt:innen oder Therapeut:innen) durch passive Datenerhebung oder kürzere oder nutzerfreundlichere Formen der aktiven Datenerhebung zu ersetzen und im Hintergrund eine automatisierte Diagnose oder Intervention zu ermöglichen.

Je nach Anwendung kann das Ziel die Erstellung einer Diagnose, die Einleitung oder Kontrolle einer Behandlung oder die direkte Intervention sein. Aufgrund der großen Bandbreite an möglichen Anwendungsgebieten sind die Potentiale und Risiken stark differenziert. Zwei Beispiele sollen hier stellvertretend genannt werden. Smartphones erleichtern wesentlich die Erhebungsstratgie EMA (ecological momentary assessment), deren Ziel es ist, dass Teilnehmer:innen ihre Gedanken, Gefühle, Tätigkeiten, Verhaltensweisen oder ihre Umgebung unmittelbar notieren (also in dem Moment und an dem Ort, wo diese auftreten). Vorteil des EMA sind, dass Gefühlslagen und Verhaltensweisen nicht retrospektiv rekonstruiert werden müssen und dass diese in ihrer ,natürlichen' Umgebung aufgezeichnet werden, da gezeigt werden konnte, dass Messungen in klinischen Umgebungen oftmals andere Ergebnisse zeigen als in nicht-klinischen (zu Hause, bei privaten oder beruflichen Aktivitäten usw.). Der Nutzen von EMA ist gut dokumentiert und Smartphones erlauben sowohl eine einfachere und nutzerfreundlichere Durchführung als auch, gekoppelt an entsprechende Programme, die begleitende und unmittelbare Auswertung (Gansner et al. 2020). Welche Daten hier erhoben werden ist sehr unterschiedlich, also ob geschlossene oder offene Fragen gestellt werden oder ob auch nur mittels Emojis der aktuelle Gefühlszustand kurz angegeben werden muss (Van Dam et al. 2019). Ein zweites Beispiel ist die Messung von Schlafstörungen, zum Beispiel durch Messung des Umgebungslichts mittels Smartphone, oder die Erhebung des Gebrauchs des Smartphone oder Internets am Smartphone (Vlisides-Henry et al. 2021). Der Zusammenhang von unregelmäßigem oder gestörtem Schlaf mit psychischen Belastungen wie Stress oder Sorgen ist ebenso gut dokumentiert wie auch, dass zuweilen übermäßiger Internetkonsum (zur Ablenkung) – wobei nicht nur die Dauer des Surfens im Netz, sondern auch die Häufigkeit, die Dauer jeder Sitzung oder die Tageszeit registriert und ausgewertet werden können – damit korreliert (Gansner et al. 2022).

Eine große Herausforderung für solche Programme, die digitale Phänotypen erstellen, liegt im Datenschutz und, bei Jugendlichen (aber bei psychisch kranken Patient:innen im Allgemeinen), bei der Frage der Zustimmung. Die jugendliche Autonomie ist, wie ich oben ausgeführt habe, noch in Entwicklung begriffen, dennoch sind Jugendliche nicht generell paternalistisch zu behandeln wie dies für Kinder gerechtfertigt ist. Dafür ist es weniger relevant, ob Kinder und Jugendliche die richtige Entscheidung treffen würden, sondern ob sie eine autonome, also ausreichend reflektierte und authentische Entscheidung treffen können. Jugendliche sind dazu in der Lage, wenn sie entsprechend unterstützt und begleitet werden. Die Erstellung digitaler Phänotypen hat auch, noch mehr als andere medizinische Maßnahmen, das Potential, ohne Wissen der betroffenen

Jugendlichen eingesetzt zu werden, also dass sie ohne ihre Zustimmung überwacht oder ihre Daten ausgewertet werden. Auch bestimmte Formen der Intervention, die durch Apps gesetzt werden, könnten ohne das Wissen der Jugendlichen erfolgen. Das ist aus ethischer Sicht klar abzulehnen, sofern nicht überwiegende Gründe dafür sprechen, dass die betroffenen Jugendlichen auf Grund ihrer Erkrankung oder einer Behinderung gar nicht mehr zu einer autonomen Entscheidung und Zustimmung fähig wären. Das wird jedoch nur in sehr wenigen Fällen gegeben sein. Vielmehr ist es Aufgabe der Eltern und des medizinischen, therapeutischen oder pädagogischen Personals, gemeinsam mit den Jugendlichen eine Entscheidung für oder gegen die Verwendung der Apps und anderer Technologien zur Erstellung und Auswertung digitaler Phänotypen zu kommen. Das betrifft auch die Art der Informationen, die hier gesammelt und ausgewertet werden. Während die Überwachung der Helligkeit des Umgebungslichts zwar Aufschluss über das Schlafverhalten gibt, ist es dennoch weniger invasiv und betrifft weniger sensible Daten als die Auswertung von Chatnachrichten oder gar das Tracking besuchter Webseiten. Ein weiterer sensibler Aspekt ist die Frage, wer die gesammelten Daten und die damit erstellten Diagnosen oder Interventionen einsehen darf. Dass eine professionelle Begleitung durch Ärzt:innen oder Therapeut:innen sinnvoll und geboten ist, also nicht die Programme alleine diagnostizieren oder intervenieren, liegt auf der Hand, um die Sicherheit und Verantwortlichkeit sicher zu stellen. In welcher Form diese Einbindung zu erfolgen hat, wird auch davon abhängen, wie schwerwiegend die psychischen Probleme oder Störungen, die vermutet, diagnostiziert oder behandelt werden sollen. Das Risiko von Fehldiagnosen und -behandlungen ist zu minimieren. Für betroffene Jugendliche ist sicherlich die Stellung der Eltern und allgemein der Erziehungsberechtigten eine wichtige ethische Frage, also inwieweit diese auf die Daten zugreifen dürfen. Die jugendliche Autonomie gibt hier den Jugendlichen weitreichende moralische Rechte, dass sie nicht nur darüber mitbestimmen dürfen, ob und in welcher Form digitale Phänotypen von ihnen erstellt werden, sondern auch, mit wem diese geteilt werden dürfen. In der Regel wird eine Mitwirkung durch die Eltern förderlich sein, gerade bei sensiblen Daten, die etwa durch EMA erhoben werden und private Eindrücke, Gefühle und Handlungen aufzeichnen – unterliegen diese doch dem Recht auf Privatsphäre der Jugendlichen. Eltern mögen ein Interesse daran haben, gefährdete oder bereits erkrankte Jugendliche zu überwachen und vielleicht gar, sie zu ‚gläsernen Menschen‘ zu machen, das ist jedoch nicht legitimiert. Auch hier ist die Entscheidung gemeinsam mit den Jugendlichen zu treffen und zwar vor allem gemeinsam mit den betreuenden Ärzt:innen und Therapeut:innen, die dem Kindeswohl in allen seinen Facetten, inklusive dem Respekt vor der jugendlichen Autonomie, verpflichtet sind.

Solcherart gemeinsame Entscheidungsfindung respektiert die Autonomie von Jugendlichen nicht nur entsprechend, sondern trägt auch dazu bei, diese zu fördern und einzuüben. Es ist angesichts der technischen Affinität vieler Jugendlichen und deren eigenem Interesse an ihrer Gesundheit und ihrem psychischen Wohlergehen davon auszugehen, dass viele Jugendliche diese neuen technischen Mittel zur Diagnostik, Prävention und Behandlung befürworten, vor allem wenn diese nicht stigmatisiert und im Gegenteil enttabuisiert werden. Gerade der niederschwellige Einsatz von EMA scheint hier sinnvoll, da dies von vielen Jugendlichen angenommen wird und sie sich hier selbst einbringen können und müssen. Durch EMA werden Gefühle und Verhaltensweisen nicht nur aufgezeichnet, sondern der jugendliche Mensch entwickelt ein Bewusstsein für sich selbst, die Veränderungen seiner Gefühle, Erfahrungen und Handlungen und erlebt sich als Akteur:in.

Insofern die Erstellung digitaler Phänotypen Jugendlichen dabei helfen können, psychisch gesund zu bleiben bzw. wieder zu werden, sind sie allen Jugendlichen als Maßnahme anzubieten. Die Verantwortung ihrer Bereitstellung liegt nicht bei den Jugendlichen selbst und auch nicht bei deren Eltern und Erziehungsberechtigten, sondern beim öffentlichen Gesundheitssystem. Alle Jugendlichen haben den gleichen Anspruch auf psychische Gesundheit, weshalb auch alle einen gleichberechtigten Anspruch darauf haben, dass ihnen geholfen wird. Natürlich sind im Falle knapper Ressourcen Entscheidungen der Priorisierung zu treffen, bei denen vor allem die Schwere der Erkrankung das größte Gewicht einnehmen sollte. Die Erstellung digitaler Phänotypen bietet bei der Ausrollung auf große Gruppen Vorteile gegenüber anderen ressourcen- und personalintensiven Alternativen. Insofern durch die Erhebung der Daten und deren Auswertung durch dahinterliegende Programme aufwändige Diagnosen und Interventionen eingespart bzw. reduziert werden können, kann das zu einer Entlastung der in vielen Ländern, unter anderem Österreich – wie schon erwähnt –, angespannten Situation in der Kinder- und Jugendpsychiatrie und bei der Verfügbarkeit psychotherapeutischer Behandlungsplätze führen. Natürlich wird die Erstellung digitaler Phänotypen nicht (schon gar in nächster Zeit) alle Aufgaben von Ärzt:innen, Psycholog:innen oder Psychotherapeut:innen übernehmen können. In vielen Fällen wird es vielmehr zu einem Zusammenspiel menschlicher und technologischer Interaktion mit den jugendlichen Patient:innen kommen.

Jedenfalls kann auch hier der Staat in seiner allgemeinen Verantwortung für das gesellschaftliche und mediale Klima dazu beitragen, dass psychische Erkrankungen und Probleme von Jugendlichen nicht länger stigmatisiert, verschwiegen oder klein geredet werden und dass die Nutzung solcher technischen Möglichkeiten wie jener digitaler Phänotypen Aufmerksamkeit und Akzeptanz erfahren. Damit ist sicherlich die berechtigte Sorge verbunden, dass es potenziell zu einer Überwachung der fraglichen Personen oder auch, dass es zu einer Pathologisierung hinlänglich als normal geltender Sorgen, Ängste und Gefühle kommt. Letzteres einzudämmen ist die Aufgabe der Medizin und Psychologie, die die Validität der Diagnosen und die Angemessenheit der Interventionen laufend überprüfen muss, um eine Verselbstständigung vorzubeugen. Obgleich die psychische Gesundheit von Jugendlichen in der Verantwortung des Staates liegt – er dieses Recht zu schützen und gewährleisten hat –, rechtfertigt das nicht überschießende Eingriffe in die jugendliche Autonomie. Zu bedenken ist hier noch einmal besonders die Möglichkeiten zur Manipulation von Jugendlichen und das Ausnützen ihrer sich erst entwickelnden Autonomiefähigkeit. Jugendliche sind eben noch nicht reife Erwachsene, weshalb sie zwar gemeinsam mit Erwachsenen Entscheidungen über den Einsatz digitaler Phänotypen treffen können, aber auch als besonders vulnerabel für Profit- oder Kontrollinteressen des Staates oder von Unternehmen gelten. Deshalb ist eine Berufung auf die jugendliche Autonomie ausschließlich auch nicht genug, um eine flächendeckende Überwachung aller Jugendlichen zu rechtfertigen – dem können auch Eltern, Erziehungsberechtigte oder andere Institutionen, die dem Kindeswohl verpflichtet sind, nicht zustimmen. Vielmehr gilt es, digitale Phänotypen im geschützten Raum dort anzuwenden, wo sie unter Wahrung der anderen Rechte und der Autonomie der Jugendlichen einen Nutzen für die psychische Gesundheit beitragen können.

4   Schluss

Digitale Phänotypen bergen Chancen als auch Risiken, die auf mehreren Ebenen sorgfältig reflektiert werden müssen. Ein falsch verstandener Primat der Autonomie könnte nahelegen, dass der Einsatz dieser neuen Technologien immer schon dann moralisch unproblematisch ist, wenn die betroffenen Jugendlichen gemeinsam mit ihren Eltern oder Ärzt:innen und Therapeut:innen ihrem Einsatz zustimmen. Diese individuelle Ebene ist jedoch nicht isoliert von den sozialen Praktiken und Normen und auch den politischen oder wirtschaftlichen Interessen, die mitunter hinter der Entwicklung und Verbreitung solcher Technologien stehen. Dazu zählt auch die Gefahr der Pathologisierung von Gefühlen und Verhaltensweisen und eine überschießende Überwachung. Digitale Phänotypen bieten durch die Einfachheit ihrer Erstellung – es braucht oft nicht mehr als ein Smartphone und eine App – ein großes Potential der Kommerzialisierung, gerade vor dem Hintergrund eines berechtigten Interesses von Jugendlichen und Eltern, die psychische Gesundheit zu fördern und zu schützen. Die Monetarisierung von Daten und die scheinbar freiwillige – diese Freiwilligkeit ist zumindest zu problematisieren – Bereitstellung derselben durch die Nutzer:innen ist eine der großen Triebfedern der ökonomischen Veränderungen im 21. Jahrhundert. Digitale Phänotypen erschließen nun auf neue Art und Weise persönliche Daten, im Falle von Jugendlichen einer besonders verletzlichen und schutzbedürftigen Bevölkerungsgruppe. Es braucht eine effektive staatliche und internationale Regulation damit digitale Phänotypen tatsächlich nur den angestrebten Nutzen für die medizinische und therapeutische Diagnostik, Prävention und Versorgung haben und nicht marktbasierten Interessen der Kommerzialisierung folgen.

Literatur

Alvarez Privado, Sabine. 2017. *Aufklärung und Einwilligung von Minderjährigen in medizinische Behandlungen*. Wien: Facultas.
Anderson, Joel, und Rutger Claassen. 2012. Sailing alone: Teenage autonomy and regimes of childhood. *Law and Philosophy* 31(5):495–522. https://doi.org/10.1007/s10982-012-9130-9.
Batthyány, Dominik, Kai W. Müller, Frank Benker, und Klaus Wölfling. 2009. Computerspielverhalten: Klinische Merkmale von Abhängigkeit und Missbrauch bei Jugendlichen. *Wiener klinische Wochenschrift* 121(15–16):502–509. https://doi.org/10.1007/s00508-009-1198-3.

Bauer, Ullrich, Uwe H. Bittlingmayer, und Matthias Richter, Hrsg. 2008. *Health inequalities : Determinanten und Mechanismen gesundheitlicher Ungleichheit. Gesundheit und Gesellschaft.* Wiesbaden: VS Verlag.

Betzler, Monika. 2011. Erziehung zur Autonomie als Elternpflicht. *Deutsche Zeitschrift für Philosophie* 59(6):937–953. https://doi.org/10.1524/dzph.2011.0074.

Betzler, Monika. 2021. The Moral Significance of Adolescence. *Journal of Applied Philosophy*, November, japp.12556. https://doi.org/10.1111/japp.12556.

Billieux, Joël., Dan J. Stein, Jesus Castro-Calvo, Susumu Higushi, und Daniel L. King. 2021. Rationale for and usefulness of the inclusion of gaming disorder in the ICD-11. *World Psychiatry* 20(2):198–199. https://doi.org/10.1002/wps.20848.

Braveman, Paula, und Colleen Barclay. 2009. Health disparities beginning in childhood: A life-course perspective. *Pediatrics* 124(Supplement):163–175. https://doi.org/10.1542/peds.2009-1100D.

Braveman, Paula, Susan Egerter, und David R. Williams. 2011. The social determinants of health: Coming of age. *Annual Review of Public Health* 32(April):381–398. https://doi.org/10.1146/annurev-publhealth-031210-101218.

Breiner, Tobias C., und Luca D. Kolibius. 2019. Computerspielsucht – eine Einführung. In *Computerspiele im Diskurs: Aggression, Amokläufe und Sucht,* Hrsg. Tobias C. Breiner und Luca D. Kolibius, 107–28. Berlin: Springer. https://doi.org/10.1007/978-3-662-57860-5_6.

Cabezas, Mar, Gunter Graf, und Gottfried Schweiger. 2014. Health, justice, and happiness during childhood. *South African Journal of Philosophy* 33(4):501–511. https://doi.org/10.1080/0258 0136.2014.967593.

Cohrdes, Caroline, Kristin Göbel, Robert Schlack, und Heike Hölling. 2019. Essstörungs-symptome bei Kindern und Jugendlichen: Häufigkeiten und Risikofaktoren: Ergebnisse aus KiGGS Welle 2 und Trends. *Bundesgesundheitsblatt – Gesundheitsforschung – Gesundheits-schutz* 62 (10):1195–1204. https://doi.org/10.1007/s00103-019-03005-w.

Conroy, Kathleen, Megan Sandel, und Barry Zuckerman. 2010. Poverty grown up: How childhood socioeconomic status impacts adult health. *Journal of Developmental & Behavioral Pediatrics* 31(2):154–160. https://doi.org/10.1097/DBP.0b013e3181c21a1b.

Duttweiler, Stefanie, und Jan-Hendrik Passoth. 2016. Self-Tracking als Optimierungsprojekt. *Leben nach Zahlen. Self-Tracking als Optimierungsprojekt,* 9–42.

Ereshefsky, Marc. 2009. Defining 'Health' and 'Disease'. *Studies in the History and Philosophy of Biology and Biomedical Sciences* 40:221–227.

Fliedl, Rainer, Berenike Ecker, und A. Karwautz. 2020. Kinder- und jugendpsychiatrische Versorgung 2019 in Österreich – Stufen der Versorgung, Ist-Stand und Ausblick. *neuro-psychiatrie* 34(4):179–188. https://doi.org/10.1007/s40211-020-00374-6.

Fourie, Carina, und Annette Rid, Hrsg. 2017. *What is enough? sufficiency, justice, and health.* Oxford/New York, NY: Oxford University Press.

Franklin-Hall, Andrew. 2013. On becoming an adult: Autonomy and the moral relevance of life's stages. *The Philosophical Quarterly* 63(251):223–247. https://doi.org/10.1111/1467-9213.12014.

Gansner, Meredith, Melanie Nisenson, Nicholas Carson, und John Torous. 2020. A pilot study using ecological momentary assessment via smartphone application to identify adolescent problematic iInternet use. *Psychiatry Research* 293(November):113428. https://doi.org/10.1016/j.psychres.2020.113428.

Gansner, Meredith, Melanie Nisenson, Vanessa Lin, Nicholas Carson, und John Torous. 2022. Piloting smartphone digital phenotyping to understand problematic internet use in an adolescent and young adult sample. *Child Psychiatry & Human Development.* https://doi.org/10.1007/s10578-022-01313-y.

Graf, Gunter, und Gottfried Schweiger. 2017. *Ethics and the endangerment of children's bodies.* Basingstoke: Palgrave Macmillan.

Gunderson, Martin. 2011. Does the human right to health lack content? *Social Philosophy Today* 27:49–62. https://doi.org/10.5840/socphiltoday2011274.

Hanson, Stephen S. 2016. Pediatric euthanasia and palliative care can work together. *American Journal of Hospice and Palliative Medicine* 33(5):421–424. https://doi.org/10.1177/1049909115570999.

Harring, Marius, und Daniela Schenk. 2018. Das Konstrukt ‚Jugend‘: Eine kritische Betrachtung. In *Kindheits- und Jugendforschung in der Kritik*, herausgegeben von Andrea Kleeberg-Niepage und Sandra Rademacher, 1. Aufl., 111–26. Wiesbaden: Springer. https://doi.org/10.1007/978-3-658-17090-5_5.

Helm, Jutta. 2020. Jugend und sozialer Wandel. Zur Geschichte der Jugend. In *Jugend im Blick der erziehungswissenschaftlichen Forschung – Perspektiven, Lebenswelten und soziale Probleme*, Hrsg. Lea Puchert und Anna Schwertfeger, 17–26. Opladen: Budrich.

Huckvale, Kit, Svetha Venkatesh, und Helen Christensen. 2019. Toward clinical digital phenotyping: A timely opportunity to consider purpose, quality, and safety. *Npj Digital Medicine* 2(1):88. https://doi.org/10.1038/s41746-019-0166-1.

Hurrelmann, Klaus, und Gudrun Quenzel. 2013. *Lebensphase Jugend: eine Einführung in die sozialwissenschaftliche Jugendforschung*, 12., korr. Aufl. Grundlagentexte Soziologie. Weinheim Basel: Beltz Juventa.

Jesser, Andrea, Anna-Lena. Mädge, Carina Maier, Jana Hierzer, Sylvia Dörfler, Martha Haslinger, Johanna Muckenhuber, und Beate Schrank. 2021. Arbeit in der psychosozialen Versorgung von Kindern, Jugendlichen und Familien während der Covid-19-Pandemie – Ergebnisse einer qualitativen Interviewstudie in Wien und Niederösterreich. *Österreichische Zeitschrift für Soziologie* 46(4):407–428. https://doi.org/10.1007/s11614-021-00463-y.

King, Vera, Benigna Gerisch, Hartmut Rosa, Julia Schreiber, und Benedikt Salfeld, Hrsg. 2021. *Lost in perfection: Zur Optimierung von Gesellschaft und Psyche. Suhrkamp taschenbuch wissenschaft 2355*. Berlin: Suhrkamp.

Klipker, Kathrin, Franz Baumgarten, Kristin Göbel, Thomas Lampert, und Heike Hölling. 2018. Psychische Auffälligkeiten bei Kindern und Jugendlichen in Deutschland – Querschnittergebnisse aus KiGGS Welle 2 und Trends. *Journal of Health Monitoring* 3 (3):37–45. https://doi.org/10.17886/RKI-GBE-2018-077.

Krell, Claudia. 2021. Zur Situation von LSBT*Q Jugendlichen während der CoronaPandemie. In *Jugend ermöglichen – auch unter den Bedingungen des Pandemieschutzes.*, herausgegeben von Nora Gaupp, Bernd Holthusen, Björn Milbradt, Christian Lüders, und Mike Seckinger, 40–51. München: Deutsches Jugendinstitut. https://doi.org/10.36189/DJI252021.

Lampert, Thomas, Matthias Richter, Sven Schneider, Jacob Spallek, und Nico Dragano. 2016. Soziale Ungleichheit und Gesundheit: Stand und Perspektiven der sozialepidemiologischen Forschung in Deutschland. *Bundesgesundheitsblatt – Gesundheitsforschung – Gesundheitsschutz* 59 (2): 153–65. https://doi.org/10.1007/s00103-015-2275-6.

Liang, Yunji, Xiaolong Zheng, und Daniel D. Zeng. 2019. A Survey on big data-driven digital phenotyping of mental health. *Information Fusion* 52 (Dezember):290–307. https://doi.org/10.1016/j.inffus.2019.04.001.

Mahler, Lieselotte, Götz Mundle, und Martin Plöderl. 2018. Wirkungen und Nebenwirkungen des Krankheitskonzepts ‚Homosexualität‘. *Fortschritte der Neurologie Psychiatrie* 86 (08):469–76. https://doi.org/10.1055/a-0653-7177.

Martinez-Martin, Nicole, Thomas R. Insel, Paul Dagum, Henry T. Greely, und Mildred K. Cho. 2018. Data mining for health: Staking out the ethical territory of digital phenotyping. *Npj Digital Medicine* 1(1):68. https://doi.org/10.1038/s41746-018-0075-8.

Müller, Thomas. 2021. Jeder zweite Minderjährige ist depressiv. *CME* 18(12):22–23. https://doi.org/10.1007/s11298-021-2230-9.

Mulvenna, Maurice D., Raymond Bond, Jack Delaney, Fatema Mustansir Dawoodbhoy, Jennifer Boger, Courtney Potts, und Robin Turkington. 2021. Ethical issues in democratizing digital phenotypes and machine learning in the next generation of digital health technologies. *Philosophy & Technology*. https://doi.org/10.1007/s13347-021-00445-8.

Peets, Kätlin., und Ernest V. E. Hodges. 2018. Authenticity in friendships and well-being in adolescence. *Social Development* 27(1):140–153. https://doi.org/10.1111/sode.12254.

Rathmann, Katharina, und Benjamin Kuntz. 2018. Sozial bedingte Ungleichheiten in der Kinder- und Jugendgesundheit: Empirische Belege und Herausforderungen für Prävention und Gesundheitsförderung. *Public Health Forum* 26(4):328–330. https://doi.org/10.1515/pubhef-2018-0118.

Robert Koch-Institut. 2018. Soziale Unterschiede im Gesundheitsverhalten von Kindern und Jugendlichen in Deutschland – Querschnittergebnisse aus KiGGS Welle 2. https://doi.org/10.17886/RKI-GBE-2018-067.

Schweiger, Gottfried, und Gunter Graf. 2017. Ethics and the dynamic vulnerability of children. *Les Ateliers de l'éthique/The Ethics Forum* 12(2–3):243–261. https://doi.org/10.7202/1051284ar.

Spear, Hila J., und Pamela Kulbok. 2004. Autonomy and adolescence: A concept analysis. *Public Health Nursing* 21(2):144–152. https://doi.org/10.1111/j.0737-1209.2004.021208.x.

Turner, Brianna J., Christina L. Robillard, Megan E. Ames, und Stephanie G. Craig. 2022. Prevalence and correlates of suicidal ideation and deliberate self-harm in canadian adolescents during the coronavirus disease 2019 pandemic. *The Canadian Journal of Psychiatry* 67(5):403–406. https://doi.org/10.1177/07067437211036612.

Dam, Van, Sianne Rietstra Levi, Eva Van der Drift, Jan J. Geert, M. Stams, Rob Van der Mei, Maria Mahfoud, Arne Popma, Eric Schlossberg, Alex Pentland, und Todd G. Reid. 2019. Can an emoji a day keep the doctor away? An explorative mixed-methods feasibility study to develop a self-help app for youth with mental health problems. *Frontiers in Psychiatry* 10(August):593. https://doi.org/10.3389/fpsyt.2019.00593.

Venkatapuram, Sridhar. 2011. *Health justice*. Cambridge: Polity.

Vlisides-Henry, Robert D., Mengyu Gao, Leah Thomas, Parisa R. Kaliush, Elisabeth Conradt, und Sheila E. Crowell. 2021. Digital phenotyping of emotion dysregulation across lifespan transitions to better understand psychopathology Risk. *Frontiers in Psychiatry* 12 (Mai):618442. https://doi.org/10.3389/fpsyt.2021.618442.

Wagner, Gudrun, Michael Zeiler, Karin Waldherr, Julia Philipp, Stefanie Truttmann, Wolfgang Dür, Janet L. Treasure, und Andreas F. K. Karwautz. 2017. Mental health problems in Austrian adolescents: A nationwide, two-stage epidemiological study applying DSM-5 criteria. *European Child & Adolescent Psychiatry* 26(12):1483–1499. https://doi.org/10.1007/s00787-017-0999-6.

Wapler, Sabine, Julia Reim, Annika Schunke, Anne Berngruber, und Philip Alt. 2021. Die Situation Jugendlicher in der Corona-Krise. München: Deutsches Jugendinstitut. https://www.dji.de/veroeffentlichungen/literatursuche/detailansicht/literatur/30354-die-situation-jugendlicher-in-der-corona-krise.html.

White, Lucie. 2018. The need for authenticity-based autonomy in medical ethics. *HEC Forum* 30(3):191–209. https://doi.org/10.1007/s10730-017-9335-2.

Zastrow, Mark. 2017. Is video game addiction really an addiction? *Proceedings of the National Academy of Sciences* 114(17):4268–4272. https://doi.org/10.1073/pnas.1705077114.

Die Pille für den Mann – Wo fängt Sorgearbeit an? Formen technologisierter (Vor-)Sorge

Stefanie Weigold und Lisa Alexandra Henke

1   Einleitung

YCT529 ist der Name der angeblich vielversprechendsten Pille für Männer[1], die jüngst am 23. März 2022 von Forscher*innen aus Minnesota auf einer Tagung der American Chemical Society vorgestellt wurde (American Chemical Society 2022).

[1] Ein Großteil des Artikels befasst sich mit „Männern", die sich als männlich identifizieren, auftreten und wahrgenommen werden. Kontrazeptive Forschung an Männern nahm und nimmt hauptsächlich auf Körper Bezug, die über männliche Fortpflanzungsorgane (Hoden, Samenleiter und Penis) verfügen. Der Großteil der Forschung zu männlichen Verhütungsmitteln fokussiert cis-geschlechtliche Männer. Dennoch könnten „Verhütungsmittel für Männer" auch von anderen Menschen genutzt werden, die Spermien produzieren, darunter einige Transgender-Frauen und geschlechtsunkonforme Menschen. Ähnlich verhält es sich bei „Frauen" und der „Pille für die Frau". Die in unserem Artikel verwendeten traditionellen Geschlechtsbezeichnungen Mann und Frau geben die in der wissenschaftlichen Auseinandersetzung und medialen Rezeption gängige Annahme geschlechtlicher Binarität und damit verbundener Übernahme biologischen Determinismus' wieder. Die meisten Debatten über Verhütungsmittel werden der Vielfalt von Sexualitäten und geschlechtlichen Erfahrungen nicht gerecht. Der vorliegende Artikel versucht, geschlechterideologische

---

Die Originalversion des Kapitels wurde revidiert. Ein Erratum ist verfügbar unter https://doi.org/10.1007/978-3-662-65868-0_17

S. Weigold (✉)
Medizinische Fakultät, Institut für Experimentelle Medizin, Abteilung Medizinethik, Christian-Albrechts-Universität zu Kiel, Kiel, Deutschland
E-Mail: stefanie.weigold@iem.uni-kiel.de

L. A. Henke
Arbeitsbereich Wissens- und Bildungssoziologie, Qualitative Methoden, Johannes Gutenberg-Universität Mainz Institut für Soziologie, Mainz, Deutschland
E-Mail: lihenke@uni-mainz.de

Das Innovative dieser Pille sei ihr nicht-hormoneller Wirkstoff, welcher angeblich ohne erkennbare Nebenwirkungen mit 99 %iger Sicherheit eine Schwangerschaft bei Mäusen verhindern konnte. Noch im Herbst 2022 soll die YCT529 für klinische Studien am Menschen zugelassen werden. Die Forschungsergebnisse wurden euphorisch von verschiedenen Medien rezipiert, es gäbe erneut Hoffnung auf die „perfekte Pille für den Mann" (Focus Online 2022).[2] Seit den 1970er Jahren wird an mehreren Optionen für Männer geforscht, die die Spermienproduktion einschränken oder unterbinden (Wang et al. 2016), bislang allerdings ohne das Ergebnis einer Umsetzung in ein marktfähiges, breit zugängliches medizinisches Produkt.

In diesem Artikel möchten wir Begründungszusammenhänge erörtern, für die ausbleibende Entwicklung der Pille, aber auch anderer Kontrazeptiva für Männer. Unsere Annahme ist, dass trotz anhaltender Transformationsprozesse der Geschlechterverhältnisse ein vorherrschendes Konzept von geschlechtlich konnotierter Natürlichkeit im Bereich der Reproduktion und ihrer Technologien[3] jene Entwicklung hemmt. Mit der divergierenden Bewertung reproduktiver Organismen ‚männlicher' und ‚weiblicher' Körper gehen geschlechterideologische Annahmen einer scheinbar natürlich gewordener Verantwortungsübernahme einher, die sowohl Menschen mit und ohne Uterus in komplexe ethische Lagen zwängt. Zugespitzter formuliert, bedeutet diese Verantwortungsübernahme, konkret beim Pillenehmen zur Funktion der Verhütung, einen nicht unerheblichen Anteil an Sorgearbeit[4], der an der Vergeschlechtlichung der reproduktiven Verantwortung mitwirkt. Dieses ungleiche Verhältnis entbehrt jeglicher Standards sozialer Gerechtigkeit.

Unsere Untersuchung fokussiert zwei Aspekte, die wir in Kap. 1 und 2 untersuchen möchten. Kap. 1 fragt zunächst nach der Entwicklung der biomedizinischen Forschung zur sogenannten Pille für den Mann und analysiert qualitative Ergebnisse hinsichtlich der Einstellungen potenzieller Nutzer*innen. Zentrale Fragen sind hierbei, welche Natürlichkeits- und Körperverständnisse im und um jenen medizinethischen Diskurs um reproduktive Verantwortung

---

Annahmen aufzugreifen und sie sichtbar für Kritik zu machen. Hierfür muss allerdings, in einem ersten Schritt, die gängige binäre Geschlechtermatrix auf einer sprachlich-diskursiven Ebene (durch die Verwendung der Begriffe Mann/Frau, weiblich/männlich) formuliert werden, um diese, in einem zweiten Schritt, analytisch zergliedern und abbauen zu können.

[2] Weitere Beispiele siehe MDR 2022; Siebanand 2022; Der Standard 2022.

[3] Wir möchten einen soziologisch weit gefassten Begriff der Reproduktionstechnologie anwenden, anhand dessen wir sämtliche Technologien, die reproduktive Freiheiten von Menschen rahmen, als solche begreifen. Entsprechend gehören Technologien der Geburtenkontrolle, wie Kontrazeptiva, ebenfalls hinzu.

[4] Im Folgenden werden die Begriffe ‚Sorge(-Arbeit)' und ‚Care(-Arbeit)' meist synonym verwendet, obwohl einige Autor*innen wie z. B. Tronto (1993) den Begriff Care, im Sinne einer allgemeinen Reproduktions- und Reparaturtätigkeit, noch weiter fassen als den Begriff der ‚Sorge(-Arbeit)', um damit auch die Umwelt sowie Dinge und Tiere als mögliche Sorgeobjekte miteinzuschließen. In diesem Artikel wird der Begriff ‚Care(-Arbeit)' allerdings besonders dann verwendet, wenn er in seiner Theorietradition vom angelsächsischen Forschungsdiskurs übernommen ist.

und Verhütungsmittel wiedergegeben werden und was Effekte technischer Innovationen im Bereich der Verhütung bzw. des Ausbleibens solcher sind.

Zum anderen gilt es, ein rein biologisch-diskursiv gefüttertes Verständnis des menschlichen Körpers und seiner Natur in Frage zu stellen. Eine techno-feministische Perspektive nach Donna Haraway sowie eine philosophisch-anthropologische Perspektive nach Helmuth Plessner (Kap. 2) lassen ein solches in Frage stellen bei gleichzeitiger Anerkennung biologischer Beschaffenheiten zu. Es soll schließlich nicht darum gehen, die natürlichen Bedingungen des Menschen zu leugnen, aber sie als gesellschaftlich überformte kenntlich zu machen. Haraways Figur der Cyborg und Plessners anthropologische Grundgesetze bieten hierfür Ansätze, da sie unter anderem die selbst geschaffene Künstlichkeit des Natürlichen betonen.

Im Kontext der reproduktiven Verantwortung offeriert das von Plessner entlehnte Konzept natürlicher Künstlichkeit den in diesem Artikel verfolgten Ansatz, ein essentialistisches, natürlich gewordenes Sorgeverständnis zu irritieren. Sorgearbeit im Rahmen der reproduktiven Verantwortung bedeutet eine Risiko-bewertung, die vorsorglich passiert. Wird diese Vorsorgetätigkeit als individuelle Verantwortung an eine spezifische weibliche Körperlichkeit gekoppelt und primär mit Konzepten des Natürlichen assoziiert, entsteht ein geschlechtlich konnotierter (Vor-)Sorgebegriff. Das Pillenehmen ist als Sorgearbeit zu begreifen und demnach zu diskutieren, ob die Pille für den Mann als eine feministische Technologie zu betrachten sei, die das Potenzial birgt, von solcher einseitigen Sorgetätigkeit zu befreien oder nicht.

2   Die Pille für den Mann – Status quo und die Frage nach gleichberechtigter Verhütung

Dieses Kapitel gibt zunächst einen Überblick über einige Entwicklungen der Forschung um Kontrazeptiva für Männer der letzten Jahrzehnte, speziell zur Möglichkeit einer oralen Einnahme der Pille. Es kann dabei nicht darum gehen, eine vollständige Geschichte der Pille (für Männer oder Frauen) wiederzugeben. Vielmehr sollen die folgenden Seiten die Komplexität und Ambivalenzen verdeutlichen, die sich mit jener Technologieentwicklung und ihrer ausbleibenden Erfolgsgeschichte verdeutlichen lassen. Es wird zu zeigen sein, inwiefern die bereits angeführte Verantwortungsübernahme durch geschlechtliche Normen ausgehandelt wird und welche Rolle die Technologie der Pille dabei spielt.

Forscher*innen wie auch Aktivist*innen beschäftigen sich bereits seit über 50 Jahren mit der Möglichkeit einer Pille für den Mann (Wang et al. 2016; Oudshoorn 2003, S. 21–23). Aktuell gibt es Forschungsprogramme, die an Verhütungsgels zum täglichen Auftragen (NIH 2018) oder monatlichem Injizieren (Contraline 2022) sowie nicht-chirurgischen Vasektomieverfahren (Ansari et al. 2021) arbeiten oder weiterhin die orale Einnahme fokussieren, wie die bereits erwähnten jüngsten Ergebnisse zur Forschung der nicht-hormonellen

Pille YCT529 zeigen.[5] In medizinischen Kreisen ist bezüglich der Erfolgs-
chancen immer wieder eklatante Skepsis zu hören. Die ‚Pille für ihn' bliebe
auch perspektivisch nur „ein frommer Wunsch" (Müller 2015). Es mangele an
Forschungsförderung, Unternehmen sähen sich mit geringen Profiten aufgrund zu
hoher Sicherheitsrisiken konfrontiert, Zulassungskriterien seien unklar und daher
die Chance an behördlichen Auflagen zu scheitern groß. Zudem fehle angeblich
eine breite Akzeptanz in der Bevölkerung (Deutsche Gesellschaft für Endokrinologie 2016). Die Tragweite innovativer Forschung lässt sich tatsächlich erst in der
praktischen Umsetzung in ein marktfähiges, breit zugängliches Produkt bewerten,
welcher umfangreiche Studien an Menschen vorausgehen müssten. Diese Erkenntnis ist ebenfalls aus der Geschichte der bis dato gescheiterten Entwicklung der
Pille für den Mann abzuleiten, mit deren wissenschaftlichem Durchbruch bereits
seit den ersten Forschungsprogrammen in den 1970er Jahren spekuliert wurde
und seither medial wirksam proklamiert wird.[6] Nelly Oudshoorn veröffentlichte
2003 die erste technologie- und kulturwissenschaftliche Wissenschaftsgeschichte
der Pille für den Mann, welche sie prägnant als eine „Technology in the making"
betitelt und damit fast zwanzig Jahre später keiner Aktualität entbehrt. Während
der Term „Die Pille für den Mann" seit mehreren Jahrzehnten existiert und als
zukünftig verfügbare Technologie verhandelt wird, bleibt sie faktisch nur ein
Symbol der Fortschrittsmöglichkeit im kollektiven Gedächtnis.

Die Begründungszusammenhänge für jene offenbar stagnierende Forschung
ohne ‚marktreifes' Ergebnis sind vielschichtig und als Zusammenspiel mehrerer
Akteur*innen zu betrachten. Der Zugriff auf staatliche oder private Förderung,
Regularien der Zulassungsbehörden und Pharmaunternehmen, politische Entscheidungsträger, die zudem gesellschaftliche Akzeptanz fördern, begünstigen
oder behindern können und nicht zuletzt Einstellungen der Kliniker*innen spielen
wichtige Rollen beim langwierigen Prozess von der Idee bis zur Zulassung eines
Medikaments. ChoGlueck (2022) weist zudem auf Doppelstandards in der biomedizinischen Forschung hin, die zu geschlechtsspezifischen Verzerrungen bei der
Risikobewertung führen und dadurch soziale Hierarchien durch unterschiedliche
Behandlungen verstärken. Die Exkludierung von Frauen in Studien zu Therapien
und Medikamenten, welche sich nur an der männlichen Anatomie orientieren,
führten zu erheblichen Forschungslücken und gesundheitlichen Nachteilen in
der Anwendung bei Frauen. Ein Forschungsbereich, der hingegen überwiegend

---

[5]Der Verein BetterBirthControl e. V. informiert zudem über weitere Möglichkeiten, die bislang
an Investor*innen und Zulassungen scheiterten (BetterBirthControl 2022).

[6]Oudshoorn veranschaulicht dies anhand der Schlagzeilen der 90er in U.K. (Oudshoorn 2003,
S. 7). Aktuelle Wiedergaben des Heraufbeschwörens eines wissenschaftlichen Durchbruchs
finden sich zuhauf auch hierzulande, wie bspw. Express.de 2022, deren Schlagzeile untertitelt
„Anti-Baby-Pille für den Mann. Neue Studie. Bald mehr Gleichberechtigung in der Verhütung?"
oder bei Apotheke Adhoc 2019 „Pille für den Mann: Studie schürt Hoffnung".

(cisgender) Frauen fokussiert, ist jener der Reproduktionsmedizin (ChoGlueck 2022, S. 67). Die Konzentration auf die reproduktiven Funktionen des Frauenkörpers bei gleichzeitiger Vernachlässigung bis hin zur Exkludierung desselben bei anderen medizinischen Forschungsbelangen lässt die Interpretation zu, „that White male bodies served as the ‚standard' for biomedical researchers" (Almeling 2020, S. 10), wohingegen der Frauenkörper als reproduktiver Körper klassifiziert wurde. Dies birgt die Gefahr, dass die Verantwortung für all jene Zusammenhänge der Reproduktion entsprechend auf die Körper projiziert werden, die maßgeblich mit Reproduktion assoziiert sind. Entgegen dieser Deutung gab es allerdings auch Einwände von Familienplaner*innen des ausgehenden 20. Jahrhunderts, welche gerade in der einseitigen Verlagerung von Verantwortung auf Frauen eine Ermächtigung und Kontrolle über reproduktive Möglichkeiten und Risiken sehen wollten. In dieser Perspektive ging es darum, die Rolle der Frau im Bereich der Reproduktion, der Sexualität und der Kindererziehung politisch zu stärken und zu erweitern und dahingehend auch im Familienplanungsmanagement mehr Frauen zu etablieren. Gegenüber Investitionen in reproduktive Männergesundheit hegten Familienplaner*innen somit rege Skepsis, da sie befürchteten, diese könnten jene Ziele konterkarieren und entsprechend ungleich verteilte Machtstrukturen zementieren (Helzner 1996 nach ChoGlueck 2022, S. 69). Die gegenwärtige, globale Lage der Verantwortungsübernahme von Verhütung zeichnet hingegen ein anderes Bild, das die Konzentration auf die Erforschung und somit die Möglichkeit des normierten Zugriffs auf den Körper als ermächtigende Handlungsoption radikal in Frage stellt. Weltweit werden vor allem mit irreversiblen Verhütungsmethoden bevölkerungspolitische Maßnahmen durchgesetzt, die häufiger am Körper der Frau ausgeübt werden. Die Sterilisation der Frau ist die meist eingesetzte Methode, wenngleich der Eingriff beim Mann für eine Vasektomie ebenfalls möglich und sogar risikoarmer ist (Müller 2020; Gunda-Werner-Institut 2022; Campo-Engelstein 2012).

Die ausbleibende Entwicklung der Pille, aber auch anderer Kontrazeptiva für Männer wird häufig essentialistisch erklärt. Unterschiedliche biologische Prozesse in Körpern werden auf zwei divergierende reproduktive Körpersysteme reduziert. Bei der Kontrolle des weiblichen Zyklus ginge es nur um eine monatlich singuläre Unterdrückung des Eisprungs, wohingegen beim Mann täglich Millionen Spermien unterdrückt werden müssten (MDR 2022). Der Vergleich ist für Laien kaum adäquat zu bewerten und auch in Fachkreisen wird er unterschiedlich interpretiert. Es gäbe faktisch keine Evidenz, dass die Suppression von Spermien schwieriger wäre, als jene der Eizellenproduktion oder -einnistung, behaupten einige Biolog*innen (Schwartz 1976 nach Oudshoorn 2003, S. 8–9).

Ein Forscher der neuesten Pille, Abdullah Al Noman, gibt in einem Interview der American Chemical Society an, dass Männer weniger gewillt seien, entsprechende Nebenwirkungen wie Gewichtszunahme, Depressionen und ein erhöhtes Risiko für Herzkreislauferkrankungen in Kauf zu nehmen (American Chemical Society 2022, ab 1'35). Dies führte die kontrazeptive Forschung zur Fokussierung auf nicht-hormonelle Mittel, da in der Vergangenheit aufgrund von

Nebenwirkungen mehrere Studien abgebrochen wurden.[7] Gründe dafür können in veränderten, strengeren Zulassungsbedingungen liegen, bemisst man heutige Standards an jenen derer in der zweiten Hälfte des 20. Jahrhunderts zur Zeit der Markteinführung der Pille für die Frau (Redanz 2020). Untersuchungen legen auch nahe, dass dieselben Nebenwirkungen jeweils für Frauen und Männer unterschiedlicher Bewertung unterlägen. Es komme bei wissenschaftlichen Studien um reproduktive Gesundheit oftmals zu einer jeweils unterschiedlichen Abwägung der Risiken und Nutzen für männliche und weibliche Verhütung (Campo-Engelstein 2012; Kammen und Oudshoorn 2002; Shahvisi 2020). ChoGlueck (2022) betont, der Doppelstandard sei hierbei unverkennbar: „While the Pill for cisgender women was well known to reduce libido, the same effect in cisgender men conflicted with dominant ideas about masculinity" (ebd., S. 69). Während die Entwicklung durchaus begrüßenswert ist, dass einschränkende Nebenwirkungen bei Verhütungsmethoden offenbar breiterer Akzeptanz entbehren – dies ist im Übrigen auch anhand der rückläufigen Pilleneinnahme für Frauen in Deutschland zu konstatieren (BZgA 2020, 2019) –, stellt sich dennoch die Frage, inwiefern der Mangel an Forschung, die den männlichen Körper auch als reproduktiv beteiligt begreift, soziale Ungleichheiten und geschlechtliche Normen weiterführt, anstatt sie herauszufordern.

Letztlich wirkt sich der quantitative Unterschied, dass es für Männer prinzipiell nur ein einziges irreversibles Verhütungsmittel gibt – welches zudem mit einem Pearl-Index[8] von 2–12 als vergleichsweise unsicher gilt – und für Frauen elf[9], zwangsläufig auf die Verantwortungsübernahme bei der Verhütung aus. Quantitative und qualitative Studien betonen, dass es offenbar nicht am Interesse bei Männern mangelt, bei der Verhütung mehr Verantwortung zu übernehmen. Es gibt allerdings kulturelle, religiöse und essentialistische Stigmata, die dabei mitgedacht werden müssen. Eine aktuelle Metastudie von 35 wissenschaftlichen Artikeln zu den Einstellungen über Verhütungsmittel für Männer (Reynolds-Wright et al. 2021) gibt Aufschluss über die Vielschichtigkeit der Konzeptualisierungen. Die Studie untersucht die Bereitschaft von Männern, Kontrazeptiva wie die Pille, Gels, Implantate und Injektionen zu nutzen und ebenso jene von Frauen, die Verantwortung abzugeben und der Verhütung der Männer zu vertrauen. Der Anteil männlicher Studienteilnehmer, die bereit waren, ein Verhütungsmittel zu verwenden, reichte von 34,0 % bis zu 82,3 %. Der Anteil

---

[7] Organon und Bayer beendeten 2007 eine Studie, die eine Testosteron-Spritze in Kombination mit einem Gestagen-Implantat erprobte. Die World Health Organization (WHO) brach 2011 eine weit fortgeschrittene, multizentrische Studie in acht Ländern ab (Rupprecht 2018; Stafford 2007).

[8] Der Pearl-Index wird als Beurteilungsmaß für die Sicherheit von Verhütungsmitteln verwendet. Je niedriger der Pearl-Index, desto sicherer die Methode. Bei der Pille beträgt er 0,1-0,9 (ProFamilia 2022).

[9] Diese sind: Frauenkondome, symptothermale Methode, chemische Verhütungsgels, -cremes oder -tabletten, Diaphragma, Implantat, Injektion, Spirale, Pflaster, Pille, Ring, Schwamm, Eileiterunterbindung.

der Frauen, die angaben, eine neue Methode für Männer anwenden zu würden (hypothetisch sowie als Teil einer Arzneimittelstudie), drückt sogar noch mehr Zustimmung aus (42,8 %–94,0 %). Die Analyse qualitativer Daten bildet zudem ab, dass es ein Bedürfnis gibt, Verantwortung für die Verhütung zu teilen (Reynolds-Wright et al. 2021). Andere Quellen suggerieren darüber hinaus, dass eine geteilte Verantwortung bezüglich der Verhütung zu einem besseren Sexleben führen könne (MDR 2022). Diese Annahme veranschaulicht zum einen den möglichen Impetus einer solchen Technologie auf die finanzielle und mentale Belastung der selbstverständlich gewordenen Organisation[10] der Gewährleistung sicherer Verhütung von Frauen. Zum anderen spricht sie auch die reproduktive Autonomie von Männern an, die dadurch erweitert werden kann (Campo-Engelstein 2012).

Mit Blick auf die Faktoren, welche die potenzielle Nutzung neuartiger Kontrazeptiva für Männer beeinflussen, wird beim Überblick der qualitativen Studienlage auch deutlich, dass ‚maskuline Identität‘ eines der persistenten Merkmale ist (Reynolds-Wright et al. 2021, S. 841–842). Die Ergebnisse bilden ein breites Spektrum an Einschätzungen ab. Sie reichen von der Aussage, eine Verhütungspille würde (oder könnte) die Bedeutung des eigenen Verständnisses von Männlichkeit nicht beeinträchtigen (Dismore et al. 2016), über Bedenken bezüglich der skeptisch bis negativen Urteile des je eigenen sozialen Umfeldes, die den Nutzer als feminin betrachten und entsprechend männlichkeitsbedrohend wirkten und folglich in einer Verheimlichung der Nutzung münden könnten (Dismore et al. 2016; Walker 2011; Marcell et al. 2005), hin zu der dezidierten Bestärkung männlichen Verhaltens, zumindest im Falle der Nutzung einer kontrazeptiven Injektionsspritze (Ringheim 1995). Das Konzept der sogenanntcn hegemonialen Maskulinität (Connell 1987) kann bei der Untersuchung tradierter vergeschlechtlichter Verantwortungsübernahme als sinnvoller Analyserahmen herangezogen werden. Es beschreibt eine historisch geformte Wirkweise von Männlichkeitsidealen, die durch An- und Abgrenzung zu einem normierenden Bezugssystem verschiedene Entwürfe von Männlichkeit möglich macht, aber auch subordiniert. Somit ist damit kein starres, prototypisches oder ahistorisches Modell von Männlichkeit proklamiert, das Konzept ermöglicht allerdings zu verstehen, wie bestimmte von einem hegemonial herrschenden Diskurs abweichende Formen des Ausdrucks und der Anerkennung in Bereiche des Privaten, Devianten und Unbewussten verschoben werden (ebd., S. 186). Angewandt auf den Bereich der kontrazeptiven Technologien bedeutet dies, dass die (Un-)Verfügbarkeit an Verhütungsmethoden die Vorstellung, Verhütung sei an den weiblichen Körper und folglich die weibliche Identität gekoppelt, auch zu einem dominanten Männlichkeitsverständnis führte, welches sich an der zur Norm gewordenen reproduktiven Verantwortung von Frauen orientiert.

---

[10] Mental Load ist hierfür ein geläufiger Begriff, der für sämtliche alltägliche, meist vergeschlechtlichte, Verantwortungsübernahmcn und deren Organisation geprägt wurde (siehe dazu Cammarata o. D.).

Zum Verständnis der Auswirkungen kontrazeptiver Technologien auf eine vergeschlechtlichte Verantwortungsübernahme, ist es ebenfalls relevant, die bereits beschriebene divergierende Realisierung reversibler Technologien zur Schwangerschaftsverhütung zu betrachten (Oudshoorn 2003, S. 34). Oudshoorn analysiert, inwiefern sich Technologien und (geschlechtliche) Identitäten wechselseitig beeinflussen und anpassen (ebd., S. 13–15) und betont, „[that] [t]echnologies may play an important role in stabilizing or destabilizing particular conventions of gender, creating new ones, or reinforce or transforming the existing performances of gender" (ebd., S. 13). Erst mit der Einführung neuer, effektiver Verhütungstechnologien, d. h., der Pille, der Intrauterinpessare (umgangsspr. „Spirale") oder dem Levonorgestrel-Implantat (umgangsspr. „Stäbchen") fand, so Oudshoorn, in den 1960ern eine klare Verschiebung der reproduktiven Verantwortung auf Frauen statt. Neben dem Zugewinn an reproduktiven Freiheiten für Frauen und generell Menschen mit Uterus, ist durch diese Entwicklung eine geschlechtlich konnotierte Sozialisation in Bezug auf die reproduktive Gesundheit und Verhütung anzunehmen.

Gegenwärtige Trends der Rückläufigkeit in der Pillennutzung könnten dafürsprechen, dass sich Prämissen einer sexuellen Aufklärung, rund um reproduktive Risiken, Rechte und Gesundheit verbessern und dadurch eine kritische Auseinandersetzung mit hormoneller Verhütung und anderen Möglichkeiten stattfindet. Vor allem junge Menschen verwenden häufiger Kondome und seltener die Pille beim ersten Sex. Für Jugendliche seien das Elternhaus und die Schule die wichtigsten Orte der Sexualaufklärung, sodass Bildung und soziale Lage eine Rolle spielen (BZgA 2019, 2020). Dieser potenzielle soziale Ungleichheitsfaktor sowie der Umstand, dass Verhütung auch im Leben sexuell aktiver Erwachsener ein konsistentes Thema ist, spräche für eine breite gesellschaftliche Debatte. In Deutschland gibt es diese jedoch nicht und damit einhergehende geschlechterdemokratische, bevölkerungs- und gesundheitspolitische Dimensionen werden nicht besprochen (Heinrich-Böll-Stiftung 2022, ab 53'20). Dabei haben Praxis und Einstellung zu der Verhütung weitreichende geschlechterpolitische Konsequenzen. Eine Schwangerschaft bedeutet hierzulande neben körperlichen Veränderungen und gesundheitlichen Risiken eine Umstellung von Lebensverläufen, die zwangsläufig Auswirkungen auf die Erwerbsbiographie haben. Der sogenannte Gender Pension Gap lässt evident werden, dass sich die durchschnittliche Einkommenslücke (Gender Pay Gap) zwischen Männern und Frauen (Flory 2011) auf geschlechtsspezifische Unterschiede in der Höhe der Renten auswirkt. Frauen haben niedrigere Renten und leiden häufiger an Altersarmut (ver.di, Frauen und Gleichstellungspolitik 2022).[11] Während jene strukturellen Missstände und umstrukturierenden Anreize spätestens seit der europaweiten Einführung des Equal Pay Day 2011 (Landeszentrale für

---

[11] Das Deutsche Institut für Wirtschaftsforschung (DIW) in Berlin berichtet im jüngsten Bericht des Jahres 2014 einen geschlechtsspezifischen Rentenunterschied von 42 % in westdeutschen und bei 23 % in ostdeutschen Bundesländern (ver.di, Frauen und Gleichstellungspolitik 2022).

politische Bildung Baden-Württemberg. 2022) Eingang in die gesellschafts-
politische Debatte gefunden haben, werden Diskurse um Verhütung weitestgehend
im Privaten verhandelt. Dabei muss das Thema Verhütung ein Teil von Gleich-
berechtigungsstrategien sein (BetterBirth Control 2022) und reproduktive Rechte
als Menschenrechte ernst genommen werden.

3   2. Natürliche Künstlichkeit – Technofeministische und leibphänomenologische Sorgeverständnisse

Die diskursive Verknüpfung von Sorge und Reproduktion hat ihre historischen
Wurzeln in den sozialwissenschaftlichen Care-Debatten der 1980er Jahre, die
durch das politisch motivierte Postulat geprägt sind, Care als primär von Frauen
ausgeübte Fürsorgetätigkeit als zwar unbezahlte Hausarbeit, aber dennoch
gesellschaftlich notwendige, praktisch vollziehbare Aufgabe, sichtbar zu machen
und als „labour of love" (Graham 1983, S. 29) zu verstehen. Von Marx wurde
diese als Mittel zur Wiederherstellung bzw. Aufrechterhaltung individueller
Arbeitskraft bezeichnet, die sich vorwiegend außerhalb des Sektors formeller
Erwerbsarbeit vollzieht: „[K]eine Gesellschaft kann fortwährend produzieren,
d. h. reproduzieren, ohne fortwährend einen Teil ihrer Produkte in Produktions-
mittel oder Elemente der Neuproduktion rückzuverwandeln" (Marx 1962, S. 591).
Hierzu zählen alle Betätigungen, die zur Subsistenzwirtschaft beitragen und
gesamtgesellschaftlich, immer noch häufig, unter dem Label der Frauenarbeit
in den privaten Bereich ausgelagert werden (Grieß 2014). So knüpft auch Joan
Tronto (1993) mit ihrem Sorgeverständnis an Marx an, der eine anthropologische
Prämisse an die Arbeit in Gestalt reproduktiver Tätigkeiten knüpft (Conradi 2001,
S. 49). In diesem Zusammenhang entstand die umstrittene Forderung nach „Lohn
für Hausarbeit" (Bock und Duden 1977), die mit einer innovativen Gleichsetzung
von Haus- und Erwerbsarbeit einherging, indem die bisher im familiären Intim-
bereich für selbstverständlich gehaltenen fürsorglichen Tätigkeiten nach den
gleichen Kriterien wie die Lohnarbeit des öffentlichen Sektors bewertet werden
sollten. Die theoriegeschichtlichen Verknüpfungen von Reproduktion und Sorge,
die sich in Form zentraler Narrative als diskursive Muster kollektiver Wirklich-
keitserzeugung fortschreibt, sind „[…] mit einem ethischen Auftrag, wenn nicht
sogar mit einer politischen Agenda verbunden" (Dürbeck 2018, S. 6). So entsteht,
in Folge des Care-Diskurses der 1980er Jahre, ein symboltheoretisches Narrativ,
das ein geschlechtlich konnotiertes Idealbild eines (ver-)sorgenden, gebärfähigen,
allgewährenden Körpers einer fürsorglichen Mutter[12] mit dem Phantasma grenzenloser (körperlicher) Verfügbarkeit engführt (Soiland 2014, S. 119). Der Begriff

---

[12] Siehe hierzu bspw. Schuchter, der Florence Nightingale, eine britische Krankenschwester und
Begründerin der Krankenpflege, die während des Krimkrieges die Pflege verwundeter britischer
Soldaten im Militärkrankenhaus organisierte, „ikonografisch als Ideal weiblicher Fürsorglich-
keit" (Schuchter 2016, S. 73) beschreibt.

der Sorgearbeit in diesen Debatten (u. a. Senghaas-Knobloch 2008; Theobald 2008; Ostner 2011) betont demnach u. a. besonders die lebenserhaltenden, pronatalistischen sowie reproduktiven Aspekte von Sorge.

Im Sinne eines Neuen Materialistischen Feminismus[13], der die Rolle des Körpers sowie den Umgang mit seiner (artifiziellen) Materialität in Sorgepraktiken fokussiert, geraten alternative Qualitäten von Sorge in den Blick. Obwohl diese bisher weitgehend vernachlässigt wurden, sind sie dennoch konstitutiv für die Praxis der Sorge; wie etwa die körperliche Dimension von Sorgetätigkeiten: „Care after all is not necessarily verbal. It may involve putting a hand on an arm at just the right moment" (Mol et al. 2010, S. 10). Dieser Perspektivwechsel bietet u. a. die Möglichkeit, ebenso Technologien als an sorgenden Tätigkeiten beteiligte Entitäten zu betrachten sowie z. B. mobile Roboterassistenten. Dieses Bild der (ver-)sorgenden Unterstützungsfunktion fassen Käthe von Bose und Pat Treusch mit der Figur der „„helfenden Hand"" (2013, S. 255), die sich bereits in der Gestalt von Industrieroboterarmen wiederfindet. Die Frage danach, welche Arbeiten in solche Formen der Assistenz delegiert werden, führt zu der These, dass sich dadurch „eine Hierarchisierung zwischen verschiedenen Tätigkeiten und Tätigkeitsfeldern" abzeichne. Diese gehen mit impliziten normativen Unterscheidungen „zwischen ‚eigentlicher' und ‚uneigentlicher' Arbeit" einher, die vor dem Hintergrund einer „Auseinandersetzung mit heteronormativ-vergeschlechtlichenden Konnotationen von Care-Arbeit und deren Bewertung" (Bose und Treusch 2013, S. 258) zu betrachten seien. Durch die Annahme, Sorge sei vor allem durch „Praktiken ‚physischer' Hilfestellung" (Bose und Treusch 2013, S. 262) gekennzeichnet, wird der Blick auf die korporale Dimensionen von Sorgetätigkeiten, hier in Gestalt assistierender Handgriffe, geöffnet, die in Gestalt des Roboterassistenten maschinell implementiert ist. Vor der Kulisse solch fortschreitender Technologisierung entwirft Donna Haraway ihre utopische Figur vom Menschen als *Cyborg*:

> Cyborgs sind kybernetische Organismen, Hybride aus Maschine und Organismus, ebenso Geschöpfe der sozialen Wirklichkeit wie der Fiktion. Gesellschaftliche Wirklichkeit, d.h. gelebte soziale Beziehungen, ist unser wichtigstes politisches Konstrukt, eine weltverändernde Fiktion. Die internationalen Frauenbewegungen haben die ‚Erfahrung der Frauen', dieses zentrale kollektive Objekt nicht nur konstruiert, sie haben sie auch entdeckt und entschleiert. […] aber die Grenze, die gesellschaftliche Realität von Science Fiction trennt, ist eine optische Täuschung. (Haraway 1995, S. 33-34)

---

[13]Als posthumanistische Strömung fokussiert der Neue Materialistische Feminismus die Beschäftigung und Aufwertung des Materiellen, indem es nicht mehr nur als passive Ressource, sondern als aktives und wirkmächtiges „Agens" (Barad 2012, S. 15) begriffen wird. Materialität erscheint in dieser Perspektivierung dynamisch und wandelbar anstatt star und eindeutig – zuweilen sogar essentialistisch. Vielmehr besitze sie eine transformatorische, emanzipatorische Kraft, mit der das Postulat einer Ausweitung von Handlungsfähigkeit auf nicht-menschliche Entitäten sowie eine Irritation traditionsreicher Dichotomien wie Natur/Kultur, Mensch/Maschine oder Geist/Körper verbunden sei (Hoppe und Lemke 2021, S. 10–11).

Ihr konstruktivistisch techno-feministischer Ansatz zeigt einen theoretischen Ausweg aus einem westlich geprägten Denken auf, das in traditionellen Dualismen und starren Kategorisierungen festzustecken scheint. Stattdessen soll durch die *Cyborg* eine scheinbar ‚natürliche' Grenze zwischen Menschen unterschiedlicher Geschlechter, Körper, Klassen oder Ethnien radikal in Frage gestellt sowie transzendiert werden (Haraway 1995, S. 41). Die *Cyborg*-Metapher verweist auf die für das westliche Denken ebenso spezifischen wie reaktionären zwischen dem menschlichen Körper (Organismus) und den von ihm verwendeten Werkzeugen (Maschinen) (Haraway 1995, S. 37). *Cyborgs* seien als brüchige Identitäten zu deuten, die ihrerseits verschiedene Deutungsangebote in Bezug auf das Verhältnis des Menschen zur Technik machen: So kann der Gebrauch technischer Artefakte einerseits „die restlose Aneignung der Körper der Frauen in einer männlichen Orgie des Kriegs" darstellen oder, andererseits, „gelebte soziale und körperliche Wirklichkeiten bedeuten, in der niemand mehr seine Verbundenheit und Nähe zu Tieren und Maschinen fürchten braucht [...]" (Haraway 1995, S. 40). Sie bieten in jedem Fall neben einer herrschaftskritischen Sicht das Potenzial einer kritisch-posthumanistisch inspirierten Essenzialismuskritik an dualistischen Vorstellungen wie Natur/Kultur, Subjekt/Objekt, Frau/Mann. Im Gegensatz dazu gibt es die Darstellung, die, aus einem eher essentialistisch geprägten Feminismus[14] heraus argumentierend, in technischem Fortschritt ein anthropozentrisches Streben nach Macht und Kontrolle sieht: „Der neuzeitliche Wille zum Wissen war seit seinen Anfängen zugleich der Wille zu beherrschen und zu kontrollieren. [...] Der Mann der Wissenschaft kennt die Dinge, sofern er sie machen kann." (List 2008, S. 177). Der Einsatz sogenannter Care-Technologien, z. B. die neuesten Entwicklungen zur Pille für den Mann, könnten mit einer derartigen Perspektive als fortschrittliche und grenzüberschreitende Möglichkeit von Technik gedeutet werden.

Trotz dieser sich vollziehenden Horizonterweiterung im Hinblick auf ein Konzept von Sorge bleibt die Verknüpfung eines weiblichen Körpers mit dem Aspekt der ‚natürlichen' Gebärfähigkeit bestehen, die sich z. B. in Gestalt technischer Artefakte manifestiert statt diese aufzuheben. So sind einige als ursprünglich feministisch angetretene Technologien durch die primäre Ernüchterung darüber geprägt, dass bestehende hierarchische Dualismen scheinbar noch längst nicht „‚technologisch verdaut'" (Haraway 1995, S. 51) zu sein scheinen. So können technische Artefakte „[be] associatedwithwomenbyvir tueoftheirbiology" (Layne et al. 2010, S. 3), wie z. B. die Pille zur hormonellen Empfängnisverhütung sowie Dinge, die für den Umgang mit ‚weiblicher' Menstruation (Tampons, Cups, Binden etc.) entwickelt wurden. Diesen ist ein bestimmtes Reproduktions-Narrativ des weiblichen Körpers eingeschrieben. Es gibt allerdings auch solche Technologien wie die In-vitro-Fertilisation (IVF) oder

---

[14] Technologien werden auch in diesem Verständnis untrennbar mit gesellschaftlichen Strukturen gedacht. Eine essentialistische geprägte Erklärung betont aber zudem die Behauptung, der Technik sei per se ein patriarchaler Charakter eigen. Entsprechend wird Technik als kulturell männlich dominiert gekennzeichnet.

die intrazytoplasmatische Spermieninjektion (ICSI) in Eizellen, die es erlauben, Abstand von seiner eigenen biologischen Beschaffenheit zu nehmen. Fortpflanzung wird dadurch, ganz im Cyborg'schen Sinne Haraways, unabhängig von scheinbar natürlichen Kategorien und dualistischen Vorstellungen vom menschlichen Körper möglich und seine geschlechtlich konnotierte Dichotomie in ‚weibliche' Reproduktions- und ‚männliche' Produktionskörper schließlich prekär. In Bezug auf ein spezifisches, als natürlich gefasstes, weibliches Körperverhältnis besteht allerdings weiterhin in den meisten Fällen eine bedingungslose Vergeschlechtlichung reproduktiver Verantwortungsübernahme.

Wir definieren daher im Folgenden reproduktive Verantwortungsübernahme, die sich u. a. im Pillenehmen ausdrückt, als eine Form der Sorgearbeit. Mit dem Gebrauch von Technologien zur Vorsorge kann sich ein sorgendes Selbst prinzipiell von seiner situativen Gegebenheit, in diesem Fall von seiner biologischen Disposition zur Fortpflanzung, abgrenzen. Technologische Hilfsmittel relativieren unsere Sorge um uns und um andere, indem sie uns vor potenziell eintretenden Szenarien bewahren bzw. deren Eintreten in der Zukunft als weniger wahrscheinlich erscheinen lassen. In Anbetracht einer potenziell zur Gefahr werdenden Zukunft, die sich nicht aus einem unmittelbar erlebbaren Hier- und Jetzt-Bezug ergibt, die in der Sorge aber antizipiert werden kann, werden Technologien entwickelt und verwendet, um diesem Zustand sorgend vorzubeugen: wie z. B. das Pillenehmen zur Empfängnisverhütung oder, im Falle des Mannes, zur Spermienunterdrückung. Genauer handelt es sich dabei um eine Sorgetätigkeit, da eine Risikobewertung vollzogen wird, die vorsorglich passiert. Wird dieses Vorsorgen, wie bislang geschehen, als individuelle Verantwortung an eine spezifische weibliche Körperlichkeit delegiert, die auf ‚natürliche' Art und Weise mit Reproduktion und der Fähigkeit zum Gebären assoziiert sei, entsteht ein geschlechtlich konnotierter (Vor-)Sorgebegriff, den es kritisch zu hinterfragen gilt.

Helmuth Plessners Thesen bieten hierfür einen Fluchtpunkt, der es einerseits erlaubt, das Verhältnis zentrisch positionierter Wesen zu ihrer Umwelt durch einen direkten praktischen, vorwiegend instrumentellen Bezug als sogenanntes „Feldverhalten" (Plessner 2016, S. 340) zu fassen. Andererseits lässt sich dieser Bezug auf der Ebene exzentrischer Positionalität als vermittelter Bruch eines unmittelbaren Verhältnisses zu den praktisch handhabbaren Dingen zum Verschwinden bringen. Im Gegensatz zu zentrisch positionierten Wesen beziehen sich exzentrisch positionierte Selbste entlang einer reflexiven Schleife auf die Umwelt. So erleben exzentrisch positionierte Wesen ihre Umweltbeziehung auf einer Metaebene vermittelt als ihr eigenes Erleben: „Er [der Mensch; S.W./L.H.] lebt und erlebt nicht nur, sondern er erlebt sein Erleben." (Plessner 2016, S. 364). Seine Beziehung zur Umwelt ist ursprünglich durch Kontingenz gekennzeichnet, denn das, was durch die exzentrische Form bedroht wird, ist die eindeutige Fixierung auf einen Standpunkt. „Als exzentrisch organisiertes Wesen muß er [der Mensch; L.H./S.W.] sich zu dem, was er schon ist, erst machen" (Plessner 2016, S. 383). Im Gegensatz zum Tier ist dem Menschen die instinkthafte Natürlichkeit verwehrt, er weiß um seine Mittelbarkeit, seine exzentrische Position. Damit ist der Mensch aufgrund seine exzentrische Positionalität ergänzungsbedürftig und benötigt „[…] ein

Komplement nichtnatürlicher, nichtgewachsener Art. Darum ist er von Natur, aus Gründen seiner Existenz, künstlich" (ebd.). Der Grund oder die Motivation für das Erschaffen von Kultur liegt, nach Plessner, in dem Verlust des instinkthaften und unmittelbaren Weltzugangs anderer Lebewesen begründet.

Um diesen zwar notwendigen, aber dennoch schwer ertragbaren Bruch zu überwinden, ist der Mensch auf künstliche Kompensation angewiesen. Der Mensch erschafft Werkzeuge und Techniken, um sich auch gegen die Natur zu wehren, sich ihr nicht hinzugeben. Er verhungert nicht, er baut sich Fallen, er ertrinkt nicht, baut sich Boote – er erschließt sich somit Lebensräume und Ressourcen. Der Mensch ist bei Plessner von Natur aus Kulturwesen, weil er immer von der Motivation seine Existenzform getrieben ist, durch künstliche Mittel, zu ergänzen und damit seine „konstitutive Gleichgewichtslosigkeit" (Plessner 2016, S. 316) wieder ins Lot zu bringen, was ihm allerdings, aufgrund ihrer „ontischen Notwendigkeit", niemals gelingt:

> „Nur weil der Mensch von Natur aus halb ist und [...] über sich steht, bildet Künstlichkeit das Mittel, mit sich und der Welt ins Gleichgewicht zu kommen. Das bedeutet nicht, daß Kultur eine Überkompensation von Minderwertigkeitskomplexen darstellt, sondern zielt auf eine durchaus vorpsychologische, ontische Notwendigkeit." (Plessner 2016, S. 396).

Das Plessner'sche Konzept der natürlichen Künstlichkeit kann uns dienlich sein, ein essentialistisch verstandenes Sorgekonzept zu irritieren. Dies bietet sich insofern an, als das es ermöglicht, ein (vor-sorgendes) Verhältnis des Menschen zu seiner Umwelt als primär künstlich-kulturell zu fassen und nicht, wie bisher in Care-Debatten oft geschehen ist, als essentialistisches, das – primär – durch lebenserhaltende, reproduktive Tätigkeiten, die qua ‚weiblicher Natürlichkeit' legitimierbar seien. Doch nicht nur das Verhältnis zu seiner Umwelt, auch das Verhältnis zu seinem eigenen Körper ist, folgt man Plessners Auffassung, nicht rein ‚natürlich' beziehungsweise biologisch erklärbar, sondern auch durch die Möglichkeit einer distanziert-vermittelten Leibwahrnehmung gekennzeichnet. Ein exzentrisches Selbst kann sich zu seinen körperlichen Empfindungen und Bedürfnissen auf einer leiblichen Ebene verhalten. Es kann diese als körperliche Bedürfnisse erkennen und, zumindest für eine gewisse Zeit, unterdrücken beziehungsweise diesen nicht sofort nachgehen. So lernen kleine Kinder im Laufe ihrer Sozialisation ihren Harn- oder Stuhldrang zu kontrollieren bzw. diesem an einem dafür vorgesehenen Ort nachzugeben. Trotz allem bleibt der Mensch aber konstitutiv an sein körperliches Sein gebunden, kann aus diesem nicht heraus und sich demnach in diesem auch fremd oder nicht wohl fühlen.

Die instinkthafte Unmittelbarkeit des Leibes verwehrt sich auf der Ebene exzentrischer Positionalität, ist stattdessen geprägt durch das Wissen um die eigene Mittelbarkeit und die „seinsentsprechende Distanz" (Plessner 2016, S. 407), die niemals eingeholt werden kann. So begleitet der Schmerz um die stete Unverwandtheit bzw. Künstlichkeit in Bezug auf das eigene Leibverhältnis treu die personale Lebensform. So liegt denn auch der kulturellen Errungenschaft selbstbestimmter Verhütungsmöglichkeiten ein künstliches bzw. technologisch vermitteltes Verhältnis des Menschen zu seinem Körper zu Grunde. Zum Zweck der Verhütung ist der Mensch auf künstliche Kompensation angewiesen. Hierfür erschafft er, und dadurch kommt Plessners Konzept der natürlichen Künstlichkeit zur Anwendung, (kulturelle) Techniken, die eine, wenn auch sehr begrenzte, Möglichkeit zur situativen Abgrenzung gegenüber einer schicksalshaften Naturkausalität ermöglichen.

Unter Berücksichtigung dieser hier präsentierten leibphänomenologischen Perspektive ist Sorge, unserer Ansicht nach, konstitutiv durch ein „sozio-kulturell gebrochene[s] Verhältnis zur Natur in der Natur" (Fischer 2020, S. 20) gekennzeichnet. Dieses künstlich gebrochene Verhältnis zu seiner scheinbaren Natürlichkeit oder Körperlichkeit des Menschen lässt sich exemplarisch am Gebrauch einer (Vorsorge-)Technologie, konkret, der Pille für den Mann, illustrieren. Technologien, in ihrer Verwendung als Hilfsmittel, erweitern ebenfalls den eigenen Spiel- sowie Möglichkeitsraum, indem sich z. B. durch den Einsatz von Kontrazeptiva, scheinbar ‚natürliche' Zeit- und Gesetzlichkeiten neu bestimmen, verschieben oder umdeuten lassen. Selbstbestimmt über den eigenen Körper, die eigene Fruchtbarkeit, den eigenen Zyklus sowie die eigene Zukunftsplanung zu entscheiden, birgt – zumindest dem ersten Augenschein nach – emanzipatorisches Potenzial – und zwar für alle Geschlechter.

Gleichzeitig bleibt die Frau an ihre biologische, materielle Körperlichkeit gebunden, indem sie diejenige ist, die schwanger wird, sofern der Mann die Pilleneinnahme vergisst oder die Wahrscheinlichkeit der Empfängnis trotz Verhütung eintritt. Durch eine terminologische Spezifizierung zwischen ‚Körper-Haben' und ‚Leib-Sein' stellt Plessner das lebendige Erleben als phänomenale Seinserfahrung einem naturalistischen Zugriff auf den menschlichen (bzw. vergeschlechtlichten) Körper, als dingliches Objekt, gegenüber. Die leiblich spürbaren sowie zu verhandelnden Folgen, die aus einem Pille-Vergessen seitens des Mannes resultieren, bleiben (in den meisten Fällen) an den ‚weiblichen' Körper als Austragungsort gebunden.

4   Diskussion

Plessners anthropologisches Grundgesetz der natürlichen Künstlichkeit stärkt eine leiblich vermittelte, grenzrealisierende Mensch-Umweltbeziehung, aber gibt gleichermaßen die materielle Situiertheit des Menschen als biologische Beschaffenheit zugunsten dieser Fähigkeit zur Grenzziehung auf der Ebene exzentrischer Positionalität nicht preis, sondern beide Zustände brechen sich letztlich dialektisch in einem ‚Sowohl-als-auch'. Demnach lässt sich einerseits für ein emanzipatorisches Potenzial der Pille (für den Mann), andererseits aber auch dagegen votieren. Mit dem Konzept natürlicher Künstlichkeit kann ein (technologisch) vermittelter Bezug als eine Möglichkeit der geschlechtsneutralen Ausgestaltung eines emanzipierten Körperverhältnisses betrachtet werden. So kann sich durch das Pillenehmen prinzipiell von den biologisch festgeschriebenen und geschlechtlich konnotierten Verhältnissen gelöst werden, indem nun auch für den

Mann die Option der Kontrazeption in den Blick gerückt wird und reproduktive Verantwortungsübernahme nicht *per se* an den weiblichen Körper gebunden bleibt. Ob oder inwiefern die Pille für den Mann eine feministische Technologie genannt werden kann, lässt sich entlang der Betrachtung des körperleiblichen Erlebens konkret diskutieren. Mit der Annahme eines technologisch vermittelten Verhältnisses zum menschlichen Körper kann „the so-called thesis of the neutrality of technics" (Loh 2019, S. 16) zurückgewiesen werden. Menschen nutzen Technologien mit und im Verhältnis zu ihren Körpern und tun dies, indem sie sich zu sich und ihrer Umwelt verhalten. Die Anwendung von Kontrazeptiva, hier verstanden als künstlich-kulturelle Technologien, dienen dazu, den Geschlechtsakt zwar zu ermöglichen, aber gleichzeitig eine Schwangerschaft zu vermeiden bzw. das Risiko möglichst gering zu halten. Es ließe sich demnach sagen, dass durch solche Möglichkeiten, neue (Handlungs-)Freiheiten entstehen und Verantwortlichkeiten in Bezug auf Verhütungsfragen geschlechtergerecht(er) aufgeteilt werden können. Dazu muss man aber ebenso anmerken, dass solch eine liberal-feministisch auszulegende Argumentationsweise auch ihre Schwächen hat. So bleibt die materielle, situative Rahmung durch eine solche Akzentuierung der Distanznahme zum Körper-Haben, die durchaus auch ihre (empirisch-praktischen) Grenzen hat, weitgehend unbeachtet. Konkrete Probleme, die sich im Hinblick hierauf ergeben, sind solche, dass die allgemeine Verfügbarkeit solcher Mittel nicht gegeben ist.[15] Stattdessen sollten diese im Hinblick auf ihre Abhängigkeit vom Erreichen eines bestimmten sozialen Status' her beleuchtet werden. So betrachtet ermöglichen diese Optionen der Distanzierung gegenüber einer biologisch gegebenen Gebundenheit zwar neugewonnene Freiheiten, die Betrachtung darf an dieser Stelle allerdings nicht enden, sondern muss in ihrer situativen Anwendbarkeit auf konkrete Lebensweisen und -formen weitergedacht werden. Gleichzeitig ermöglicht die Plessner'sche Perspektive aber eben diese Berücksichtigung einer materiellen Situiertheit, die sich phänomenologisch entlang eines (materiell-sinnlichen) Leibverständnisses ausbuchstabiert. Dieses Verständnis orientiert sich am leiblichen Erleben, seinem eigenen körperlichen (Lebendig-)Sein sowie seiner (Um-)Welt. Dadurch können ebenfalls die leiblichen Folgen, die für die Frau aus einem etwaigen Verhütungs,fehler' seitens des Mannes resultieren, in den Fokus rücken.

Für die Einschätzung, ob sich letztlich die Verhütungspraxis durch eine Pille für den Mann ändern und ob diese sodann als feministisch zu betrachten sein könnte, möchten wir drei Kriterien vorschlagen, anhand derer jene erwähnte materielle Situiertheit maßgeblich bewertet werden könnte. *Erstens* ist entscheidend, ob die Verfügbarkeit der Pille für den Mann zu einer gleichberechtigten Verhütung führt und über Diskussionen der Herausforderung hegemonialer Maskulinität hinaus zu

---

[15] „Rund 190 Millionen gebärfähige Menschen haben einen ungedeckten Bedarf an Verhütungsmitteln. Diese Zahl ist mit der Covid-19 Pandemic noch weiter angestiegen" (Gunda-Werner-Institut 2022).

weisen vermag. Erst wenn durch ihre breite Distribution ein solidarischer Umgang geteilter Verantwortung etabliert wäre, ließe sich von Gleichberechtigung in der Verhütung sprechen. *Zweitens* wäre dies nur zu bewerkstelligen, sofern eine vollständige Kostenübernahme für Verhütungsmittel gewährleistet ist. Nur ohne ökonomische Zwänge ließe sich an der Möglichkeit einer fairen Verhütung für alle arbeiten. *Drittens* läuft die Bewertung zwangsläufig auf die Forderung der Änderung vorherrschender Geschlechternormen hinaus, denn selbst wenn sich das Konzept der Pille für den Mann oder prinzipiell weiterer Optionen der Verhütung für Männer realisiert, ändert dies noch nichts am derzeitigen Verhütungsarrangement. Die Sterilisation verdeutlicht dies, da sie faktisch für alle Geschlechter praktizierbar ist, allerdings am häufigsten an Frauen durchgeführt wird (Gunda-Werner-Institut 2022; Müller 2020). Häufig wird der Zugang zu Verhütung, wie beispielsweise in Polen oder Belarus, mit religiösen und kulturellen Argumenten konterkariert oder mangels Aufklärung über Wirkweisen und Nebenwirkungen erschwert (Müller 2020). Gesundheitsschädliche Nebenwirkungen dürfen auch im Zusammenhang mit der Demokratisierung von Verhütungsstrategien keiner kritischen Betrachtung entbehren. Die Wahlfreiheit sollte nicht nur auf technisierte Möglichkeiten beschränkt gedacht werden, schließlich bedeuten technische Möglichkeiten der Reproduktion immer auch eine Verwaltung des Körpers, welche abhängig vom Gesellschafts- und Rechtssystem nicht nur als Zeichen sexueller Befreiung, sondern auch als bevölkerungspolitische Maßnahme (pro- oder antinatalistisch) zu begreifen ist.

Unter Berücksichtigung der aufgeführten Punkte, ist es zudem lohnenswert, verschiedene feministische Perspektiven auf bestimmte Technologien auszuloten, auch, um besser verstehen zu können, wie es realiter zu An- und Abgrenzungen bestimmter Technologien kommt. Allerdings kann die Betrachtung von über zwanzig verschiedenen Strömungen des Feminismus an dieser Stelle nicht geleistet werden, vielmehr soll es darum gehen, den Diskurs zu erweitern und ein möglichst kritisches Verständnis zu evozieren. Layne et al. (2010) führen in ihrem Sammelband zu feministischen Technologien eine Minimaldefinition ein, die Technik als „tool plus knowledge" (S. 3) versteht und Technologien als feministisch begreift, sofern sie Frauen (und bestenfalls alle Menschen) dazu befähigen, Handlungsspielräume zu entwickeln, zu erweitern und ihnen Ausdruck zu verschaffen (ebd.). Mit dieser Minimaldefinition ist ein materialisiertes Wissen angesprochen, das situativ-historisch formbar ist und Technologien als dynamische Phänomene sichtbar macht. Entwürfe der (reproduktiven) Selbstbestimmung müssen daher immer innerhalb gesellschaftlicher Herrschaftsformen verhandelt werden und nicht zur Loslösung von gesellschaftlicher Verantwortung dienen. Technologien entbinden selbstverständlich nicht von dieser Verantwortung, vielmehr geht von ihnen auch eine starke normative Kraft aus, die eine „Ablehnung der technischen Möglichkeiten, Kontrollverlust und Unwissen" (Schultz 1998) als illegitime oder nicht mögliche Wahl darstellen und auch als Devianzmechanismus fungieren können.

5   Fazit

In diesem Beitrag haben wir, in Anbetracht der jüngsten Entwicklungen zu YCT529, einer Pille für Männer, Begründungsmuster skizziert, die – so unsere Annahme –, trotz ihres transformatorischen Potenzials in Bezug auf tradierte Geschlechterverhältnisse dennoch die Idee einer geschlechtsspezifischen Natürlichkeit und damit verbundenen Verantwortungszuschreibungen im Hinblick auf Reproduktionstechnologien argumentativ stärken. Hierzu haben wir die Entwicklung der biomedizinischen Forschung u. a. anhand qualitativer Studienergebnisse zur Pille für den Mann sowie anderer Kontrazeptiva näher beleuchtet. Erkenntnisleitende Fragen betrafen hierbei die Wirkmacht von Natürlichkeits- und Körperverständnisse im medizinethischen Diskurs um reproduktive Verantwortung.

Mit Rekurs auf die theoriegeschichtlichen Wurzeln des Care-Begriffs, der ursprünglich im Bereich von Reproduktionsarbeit angesiedelt ist, haben wir das Pillenehmen als Sorgearbeit gefasst, da sie zur (Risiko-)Vermeidung einer ungewollten Schwangerschaft vorsorglich geschieht. Durch den Verweis auf die Verknüpfung von Sorge und Reproduktion wurden implizite Annahmen, die einen geschlechtlich konnotierten Konnex von Sorge und reproduktiver Verantwortungsübernahme auf der Grundlage eines essentialistischen Körperverständnisses ebnen, sichtbar und gleichsam vakant. Das philosophisch-anthropologische Konzept der natürlichen Künstlichkeit diente dazu, die Diskussion, ob die Pille für den Mann als eine feministische Technologie zu betrachten sei, neu zu konturieren. Davon ausgehend führte unsere Argumentation schließlich zu dem Postulat, Fragen der situativen Anwendbarkeit in Bezug auf die Pille für den Mann auf konkrete Lebensformen anzuwenden.

Der jahrzehntelang während Diskurs um die Pille für den Mann steht exemplarisch für die Forderungen, (geschlechter)gerechte Standards bei Studien zu etablieren. Ungewollte bzw. unhinterfragte Geschlechter-Biasses in biomedizinischer Forschung führen zu folgenschweren Verzerrungen, die die Gesundheit der jeweils nicht repräsentierten Population betreffen. Dabei könnte bei der Pille für den Mann die Anwendung eines gerechteren Nutzen-Risiken-Modells bedeuten, nicht nur Männer, sondern entsprechend relevante Sexualpartner*innen mit einzubeziehen, das heißt, eine konsequente Verschiebung von einem individuellen zu einem geteilten Risikomodell zu vollziehen (ChoGlueck, S. 71). Es bedürfte ebenfalls des Einbezugs von sozialen Determinanten in die Bewertung des Risikos. Rein biologisch betrachtet fällt die Risikobewertung einer Schwangerschaft für Frauen durch maternale Morbidität, Mortalität sowie physische und psychische Auswirkungen gewichtiger aus und entsprechend gestaltet sich die Risikoakzeptanz höher als jene für Menschen, die diesen Risiken nicht ausgesetzt sind. In der Realität ist Sexualität und Verhütung allerdings nicht nur biologischen Faktoren ausgesetzt, sondern spielt sich innerhalb eines sozialen Gefüges ab. Entsprechend erstrebenswert wäre es, bei der Erforschung von Verhütungsmethoden neben den biologischen Kriterien auch lebensweltnahe

Parameter zu berücksichtigen, damit normative Vorannahmen über geschlechtlich geprägte Verantwortung nicht die Forschungsmethodik verzerren. Um kommerzielle Forschung von Kontrazeptiva für Männer entlang gleichstellungsorientierter Kriterien zu begünstigen, bedarf es der Incentivierung von Seiten politischer Entscheidungsträger*innen.

Letztendlich steht die Pille für den Mann also für eine politische Perspektive, die in ihrer Forderung vermutlich mehr über den gesellschaftlichen Ist-Zustand aussagt, als die Technologie zu leisten vermag.

Literatur

Apotheke Adhoc. 2019. Pille für den Mann: Studie schürt Hoffnung. *Apotheke Adhoc*, 04.04.2019 https://www.apotheke-adhoc.de/nachrichten/detail/pharmazie/pille-fuer-den-mann-studie-schuert-hoffnung-verhuetung/. Zugegriffen: 02. Mai 2022.
Der Standard. 2022. Verhütung. Möglicher Durchbruch bei Pille für den Mann. *Der Standard*, 24.03.2022. https://www.derstandard.de/story/2000134382938/moeglicher-durchbruch-bei-pille-fuer-den-mann. Zugegriffen: 02. Mai 2022.
EXPRESS.de. 2022. Anti-Baby-Pille für den Mann. Neue Studie. Bald mehr Gleichberechtigung in der Verhütung?. *EXPRESS.de*, 04.04.2022. https://www.express.de/ratgeber/gesundheit/anti-baby-pille-fuer-den-mann-neue-studie-macht-hoffnung-92210. Zugegriffen: 02. Mai 2022.
Focus Online. 2022. Mittel auf Proteinbasis. Keine Hormone, ohne Nebenwirkungen: Kommt bald die perfekte Pille für den Mann?. *Focus Online*, 05.04.2022. https://www.focus.de/gesundheit/news/keine-hormone-ohne-nebenwirkungen-kommt-bald-die-perfekte-pille-fuer-den-mann_id_77108497.html. Zugegriffen: 02. Mai 2022.
MDR. 2022. Verhütungsforschung. Keine Hormone, weniger Nebenwirkungen: Kommt jetzt (endlich!) die Pille für den Mann?. MDR. 04.04.2022. https://www.mdr.de/wissen/sex-verhuetung-pille-fuer-den-mann-ohne-hormone-nebenwirkungen100.html. Zugegriffen: 02. Mai 2022.
Almeling, Rene. 2020. *GUYnecology: The missing science of men's reproductive health*. Kalifornien: University of California Press.
American Chemical Society. 2022. A non-hormonal pill could soon expand men's birth control options. https://www.acs.org/content/acs/en/pressroom/newsreleases/2022/march/non-hormonal-pill-could-soon-expand-mens-birth-control-options.html. Zugegriffen: 02. Mai. 2022.
Ansari, Salam Abdul, Kiran Sevliya, Ayesha Badar, und Nirmal Kumar Lohiya. 2021. Reversible inhibition of sperm under guidance as an intratubular and reversible contraception in female rats: An experimental study. *International journal of reproductive biomedicine* 19(1):47–56.
BetterBirthControl. 2022. „...und diese Verhütungsmethoden könnte es geben." https://www.betterbirthcontrol.org/kopie-von-maenner-verh%C3%BCtungsmethode. Zugegriffen: 02. Mai 2022.
Bock, Gisela und Barbara Duden. 1977. Arbeit aus Liebe – Liebe als Arbeit: zur Entstehung der Hausarbeit im Kapitalismus. In *Frauen und Wissenschaft. Beiträge zur Berliner Sommeruniversität für Frauen*. 118–199. Berlin: Courage-Verl.
BZgA, Bundeszentrale für gesundheitliche Aufklärung. 2020. Erste Ergebnisse der neuen Befragungswelle BZgA-Studie ‚Jugendsexualität'. https://www.bzga.de/presse/pressemitteilungen/2020-12-03-erste-ergebnisse-der-neuen-befragungswelle-bzga-studie-jugendsexualitaet/. Zugegriffen: 02. Mai. 2022.
BZgA, Bundeszentrale für gesundheitliche Aufklärung. 2019. Neue BZgA-Studiendaten: Verhütungsverhalten Erwachsener. https://www.bzga.de/aktuelles/2019-09-19-neue-bzga-studiendaten-verhuetungsverhalten-erwachsener/. Zugegriffen: 02. Mai 2022.

Cammarata, Patricia. o. D. Was ist mental load? https://equalcareday.de/was-ist-mental-load/. Zugegriffen: 02. Mai 2022.

Campo-Engelstein, Lisa. 2012. Contraceptive justice: Why we need a male pill. *Virtual Mentor* 14(2):146–151.

ChoGlueck, Christopher. 2022. Still no pill for men? Double standards & demarcating values in biomedical research. *Studies in History and Philosophy of Science* 91:66–76.

Connell, Raewayn. 1987. *Gender and power*. Cambridge: Polity.

Conradi, Elisabeth. 2001. *Take care. Grundlagen einer Ethik der Achtsamkeit*. Frankfurt a. M.: Campus.

Contraline. 2022. How ADAM™ works. http://www.contraline.com/product. Zugegriffen: 02. Mai 2022.

Dismore, Lorelle, Anna Van Wersch, und Katherine Swainston. 2016. Social constructions of the male contraceptionpill: When are we going to break the vicious circle? *Journal of Health Psychology* 21(5):788–797.

Dürbeck, Gabriele. 2018. Narrative des Anthropozän – Systematisierung eines interdisziplinären Diskurses. *Kulturwissenschaftliche Zeitschrift* 3(1):1–20.

Deutsche Gesellschaft für Endokrinologie. 2016. Familienplanung mit der ‚Pille für den Mann'. https://www.endokrinologie.net/pressemitteilung/familienplanung-mit-der-pille-fuer-den-mann.php. Zugegriffen: 02. Mai 2022.

Fischer, Joachim. 2020. Der Anthropos des Anthropozän: Zur positiven und negativen Doppelfunktion der Philosophischen Anthropologie. In *Der Anthropos im Anthropozän*, Hrsg. Hannes Bajohr, 19–40. Berlin/Boston: De Gruyter.

Flory, Judith. 2011. *Gender Pension Gap. Entwicklung eines Indikators für faire Einkommensperspektiven von Frauen und Männern*. Eine Untersuchung des Fraunhofer-Instituts für Angewandte Informationstechnik (FIT) für das Bundesministerium für Familie, Senioren, Frauen und Jugend. https://www.antidiskriminierungsstelle.de/SharedDocs/downloads/DE/Literatur/Literatur_Themenjahr_Geschlecht/Gender%20Pension%20Gap.html. Zugegriffen: 02. Mai 2022.

Graham, Hilary. 1983. Caring: A labour of love. In *A labour of love: Women, work and caring*, Hrsg. Janet Finch, 13–30. London: Routledge.

Grieß, Andreas. 2014. So viele Stunden arbeiten Frauen mehr als Männer. https://de.statista.com/infografik/2529/unterschiede-im-umfang-von-bezahlter-und-unbezahlter-arbeit-in-stunden-pro-woche/. Zugegriffen: 02. Mai. 2022.

Gunda-Werner-Institut, Heinrich-Böll-Stiftung. 2022. Reproduktive Gerechtigkeit weltweit. Focus: Verhütung. (Globale Einheit für Feminismus und Geschlechterdemokratie and Gunda-Werner-Institut der Heinrich-Böll-Stiftung). https://www.boell.de/de/2022/03/03/verhuetung-zwischen-selbstbestimmter-familienplanung-und-zwangsverhuetung. Zugegriffen: 02. Mai 2022.

Haraway, Donna. 1995. *Die Neuerfindung der Natur. Primaten, Cyborgs und Frauen*. Frankfurt a. M. und New York 1995.

Heinrich-Böll-Stiftung. 2022. Selbstbestimmt. Für reproduktive Rechte.YouTube. https://www.youtube.com/watch?v=-2vniANu4-c. Zugegriffen: 02. Mai 2022.

Hoppe, Katharina und Thomas Lemke. 2021. *Neue Materialismen zur Einführung*. Hamburg: Junius.

van Kammen, Jessika, und Nelly Oudshoorn. 2002. Gender and risk assessment in contraceptive technologies. *Sociology of Health&Illness* 24(4):436–461.

Landeszentrale für politische Bildung Baden-Württemberg. 2022. 7. März 2022: Equal Pay Day. Entgeltgleichheit für Männer und Frauen! https://www.lpb-bw.de/equalpayday. Zugegriffen: 02. Mai 2022.

Layne, Linda L., Sharra Louise Vostral, und Kate Boyer. 2010b. *Feminist technology.Women, gender, and technology*. Urbana: University of Illinois Press.

List, Elisabeth. 2008. *Vom Darstellen zum Herstellen. Eine Kulturgeschichte der Naturwissenschaften*. Göttingen: Velbrück Wissenschaft.

Loh, Janina. 2019. What is feminist philosophy of technology? A critical overview and a plea for a feminist technoscientific utopia. In *Techno:Phil – Aktuelle Herausforderungen der Technikphilosophie.Bd. 2: Feminist philosophy of technology*, Hrsg. von Janina Loh und Mark Coeckelbergh, 1–26. Berlin: J.B. Metzler.

Marcell, Arik V., Keith Plowden, und Shameeka M. Bowman. 2005. Exploring older adolescents' and young adults' attitudes regarding male hormonal contraception: Applications for clinical practice. *Human Reproduction* 20(11):3078–3084.

Marx, Karl. 1962. Das Kapital. Kritik der politischen Ökonomie. Der Produktionsprozeß des Kapitals. In *Karl Marx/Friedrich Engels Werke*, Bd. 23, Berlin: Dietz Verlag.

Mol, Annemarie, Ingunn Moser und Jeannette Pols. 2010. *Care in practice. On tinkering in clinics, homes and farms*, vol. 8. Bielefeld: transcript.

Müller, Thomas. 2015. Die „Pille" für ihn bleibt auch auf lange Sicht nur ein frommer Wunsch. *MMW – Fortschritte der Medizin* 157(3):18–18.

Müller, Tobias. 2020. Verhütung. Sterilisation schlägt Kondom. *Katapult*. https://katapult-magazin.de/de/artikel/sterilisation-schlaegt-kondom#diese-organisationen-sind-in-vielen-faellen-auch-in-sachen-aufklaerung-und-der-bereitstellung-von-verhuetungsmitteln-aktiv. Zugegriffen: 02. Mai 2022.

NIH, National Institutes of Health. 2018. NIH to evaluate effectiveness of male contraceptive skin gel. https://www.nih.gov/news-events/news-releases/nih-evaluate-effectiveness-male-contraceptive-skin-gel.

Ostner, Ilona. 2011. Care – eine Schlüsselkategorie sozialwissenschaftlicher Forschung?In *Handbuch Soziale Dienste*, Hrsg. Adalbert Evers, Rolf G. Heinze und Thomas Olk, 461–481. Wiesbaden: VS Verlag für Sozialwissenschaften.

Oudshoorn, Nelly. 2003. *The Male Pill. A Biography of a Technology in the Making*. Durham: Duke University Press.

Plessner, Helmuth. 2016. *Die Stufen des Organischen und der Mensch. Einleitung in die philosophische Anthropologie*, Bd. 1627, 2. Aufl. Frankfurt a. M.: Suhrkamp.

ProFamilia. 2022. Pearl Index. https://www.profamilia.de/themen/verhuetung/pearl-index. Zugegriffen: 02. Mai 2022.

Redanz, Katharina. 2020. Männer haben nicht unbedingt Interesse daran, Hormone einzunehmen. https://www.welt.de/gesundheit/article208905797/Verhuetung-Darum-gibt-es-immer-noch-keine-Pille-fuer-den-Mann.html. Zugegriffen: 02. Mai 2022.

Reynolds-Wright, John J., Nicholas J. Cameron, und Richard A. Anderson. 2021. Will men use novel male contraceptive methods and will women trust them? A Systematic Review. *J Sex Res* 58(7):838–849.

Ringheim, Karin. 1995. Evidence for the acceptability of an injectable hormonal method for men. *Family Planning Perspectives* 27(3):123–128.

Rupprecht, Felix. 2018. Warum es keine ‚Pille für den Mann' gibt. Gleichberechtigung bei Verhütung. https://www.tagesspiegel.de/berlin/gleichberechtigung-bei-verhuetung-warum-es-keine-pille-fuer-den-mann-gibt/23132448.html. Zugegriffen: 02. Mai 2022.

Schuchter, Patrick. 2016. *Sich einen Begriff vom Leiden Anderer machen. Eine praktische Philosophie der Sorge*. Bielefeld: Transcript.

Schultz, Susanne. 1998. Feministische Bevölkerungspolitik? Zur internationalen Debatte um Selbstbestimmung. Gender Killer Texte zu Feminismus und Politik. https://www.nadir.org/nadir/archiv/Feminismus/GenderKiller/gender_2.html. Zugegriffen: 02. Mai 2022.

Senghaas-Knobloch, Eva. 2008. Care-Arbeit und das Ethos fürsorglicher Praxis unter neuen Marktbedingungen am Beispiel der Pflegepraxis. *BJfS* 18(2):221–243.

Shahvisi, Arianne. 2020. Towards responsible ejaculations: The moral imperative for male contraceptive responsibility. *Journal of Medical Ethics* 46(5):328.

Siebenand, Sven. 2022. Ohne Hormone. Neue Antibabypille für den Mann im Gespräch. *Pharmazeutische Zeitung*. https://www.pharmazeutische-zeitung.de/neue-antibabypille-fuer-den-mann-im-gespraech-132548/. Zugegriffen: 02. Mai 2022.

Soiland, Tove. 2014. Jenseits von Sex und Gender: die sexuelle Differenz. Zeitdiagnostische Interventionen von Seiten der Psychoanalyse. In *Die Zukunft von Gender: Begriff und Zeitdiagnose*, Hrgs. Anne Fleig, 97–125. Frankfurt a. M.: Campus.

Stafford, Ned. 2007. Big pharma not interested in ‚male pill'. https://www.chemistryworld.com/news/big-pharma-not-interested-in-male-pill/3000524.article. Zugegriffen: 02. Mai 2022.

Theobald, Hildegard. 2008. Care-Politiken, Care-Arbeitsmarkt und Ungleichheit: Schweden. Deutschland und Italien im Vergleich. *BJfS* 18(2):257–281.

Treusch, Pat und von Käthe Bose. 2013. Von ‚helfenden Händen' in Robotik und Krankenhaus: Zur Bedeutung einzelner Handgriffe in aktuellen Aushandlungen um Pflege. *Feministische Studien* 2:253–266.

Tronto, Joan C. 1993. *Moral boundaries: A political argument for an ethic of care*. New York: Routledge.

ver.di, Frauen und Gleichstellungspolitik. 2022. Frauen haben niedrigere Renten. Rente. ver.di – Vereinte Dienstleistungsgewerkschaft. https://frauen.verdi.de/themen/rente/++co++c0b98e88-edd4-11e6-ab6e-525400423e78. Zugegriffen: 02. Mai 2022.

Walker, Susan. 2011. Attitudes to a male contraceptive pill in a group of contraceptive users in the UK. *Journal of Men's Health* 8(4):267–273.

Wang, Christina, Mario P. R. Festin, und Ronald S. Swerdloff. 2016. Male hormonal contraception: Where are we now? *Current Obstetrics and Gynecology Reports* 5:38–47

Hyperreal Patients. Digital Twins as Simulacra and their impact on clinical heuristics

Giovanni Rubeis

1 Introduction

Digital Twins are seen as the next great step in personalized medicine. This technology is based upon artificial intelligence (AI) applications, mostly machine learning applications, for synthesizing patient data from various sources. The result is a model of an organ, a physiological process, or the whole body. In contrast to common modes of collecting and projecting patient data like in vitro diagnostics or imaging, e.g. computer tomography (CT) scans, digital twins allow for a modelling that is bidirectional and dynamic: The model can be continuously updated by new data and the data derived from the model can be fed back into the diagnostic or treatment process. Instead of telling about the patient's condition at a single moment in time, digital twins can provide real-time data at any given moment. Data from various sources like lab results, electronic health records (EHR), smart wearables, or monitoring devices can be processed to form a digital twin. Molecular and genetic data as well as physical and environmental data can thus be combined to form a model that allows to monitor processes and predict further developments. Digital twins can be used for an *in silico* risk assessment in drug testing (Kamel Boulos und Zhang 2021), for modelling diseases and predicting disease progression (Coorey et al. 2021), or for enabling lifestyle change (Gkouskou et al. 2020, Lehrach et al. 2016). Cardiovascular disease (CVD) could be used as an example here. A digital twin of the cardiovascular system can be designed based on data from smart wearable sensors processed

G. Rubeis (✉)
Division Biomedical and Public Health Ethics, Karl Landsteiner Private University of Health Sciences, Krems, Austria
E-Mail: giovanni.rubeis@kl.ac.at

© Der/die Autor(en), exklusiv lizenziert an Springer-Verlag GmbH, DE, ein Teil von Springer Nature 2023
J. Loh und T. Grote (Hrsg.), *Medizin – Technik – Ethik,* Techno:Phil – Aktuelle Herausforderungen der Technikphilosophie 5,
https://doi.org/10.1007/978-3-662-65868-0_10

by edge computing for detecting dysrhythmias (Coorey et al. 2021; Martinez-Velazquez et al. 2019). The data derived from the virtual model may allow a more precise risk assessment and thus inform clinical decision-making processes. Clinical interventions then generate new data that are fed back into the loop. This bidirectional and dynamic approach allows for a proactive rather than a reactive treatment (Coorey et al. 2021).

Two caveats are necessary at this point. First, digital twin technology is in its exploratory phase. Especially in the healthcare sector, not many applications have been implemented yet. In their review, Voigt and colleagues discuss some of the few existing examples from various medical fields such as oncology, geriatrics, genomic medicine, and cardiovascular medicine (Voight et al. 2021). One example is e HeartFlow FFRCT Analysis (HeartFlow, USA), a system that is used for simulating coronary blood flow and calculating diagnostic indexes. As one of very few digital twin applications, HeartFlow has received clearance from the US-Food and Drug Administration (FDA) (Corral-Acero et al. 2020). It is therefore not surprising that when it comes to digital twins in healthcare, there is no sufficient evidence base for clinical outcomes or other endpoints like acceptability, utility, and usability. Discussing digital twins at this point is therefore mostly a speculative enterprise. However, an early ethical assessment of emerging technologies may, despite its speculative approach, identify certain risks or conflicts in advance, thus providing categories for further technology development. This can be a more fruitful approach than trying to deal with negative outcomes after the technologies have been designed and implemented.

Second, a universally accepted definition of a digital twin does not exist, which will be discussed later on. The term is used for a variety of technologies in different fields (Liu et al. 2021; Wright und Davidson 2020). One aspect that is important in this regard is the role of machine learning technologies usually referred to as AI. Some view AI-technologies as an integral component of digital twins (Fuller et al. 2020; Kamel Boulos und Zhang 2021; Liu et al. 2021) due to the dynamic processing of large amounts of data and predictive analysis that digital twins are supposed to achieve. These aspects are especially relevant when it comes to medical applications of digital twins (Fuller et al. 2020). I will therefore discuss digital twins mostly as AI-based technologies.

Although digital twin technologies are seen as promising new tools for personalizing treatment and enabling precision medicine, several ethical concerns have been raised. Some authors have pointed out issues of inequality of access and discrimination according to gender, age, ethnicity, or other factors (Coorey et al. 2021; De Maeyer und Markopoulos 2020; Krutzinna 2021). Others have discussed the implications of digital twins for patient autonomy (Tretter 2021) and the self-image of patients (Braun 2021; Nyholm 2021). Furthermore, data use and governance have been explored in the context of this technology (Barricelli et al. 2019; Bruynseels et al. 2018).

What is seldom explicitly discussed is the impact of digital twins on the heuristic practices of clinicians and its normative outcomes. Although epistemic factors for clinical decision-making like model reliability and data integrity have been identified as crucial issues (Mittelstadt 2021), heuristic practices themselves have not been the focus of research on digital twins so far. Heuristic practices are strategies clinicians use for dealing with patient data and making evidence-based decisions (Gigerenzer und Gaissmaier 2011; Marewski und Gigerenzer 2012). In diagnostics, clinicians are often faced with a plethora of data. The challenge then is to decide which data is relevant and which can be ignored. Since heuristic practices are inextricably linked to decision-making, normative aspects arise. Clinical decisions are supposed to be based on the best available scientific evidence and at the same time fit the individual patient's characteristics. That implies that clinical decisions and with them the quality of treatment and safety of patients largely depends on two factors, the quality and reliability of data and the clinicians' competence. One of the most promising features of AI-based technology in medicine such as digital twins is that it supports clinicians in this process of obtaining, processing, and interpreting data. Since several AI-applications surpass human practitioners in deriving patterns from large amounts of data and analyzing as well as predicting outcomes, there is a certain hope that these technologies can be used for supporting clinicians in decision-making, thus leading to more objective and evidence-based decisions.

I suggest the concept of simulacra and simulation, which I will call simulacrum theory, as a fitting model for this analysis. This theory, which has mostly been established by Baudrillard (1981, 1994), is used to analyze the ontological status of symbols and copies of real-life entities and explore their societal meaning. A few authors have referred to this theory cursorily in the context of digital twins (Braun 2021; Tretter 2021), but an in-depth investigation is still missing. It is the aim of this paper to investigate the relevance of simulacrum theory for the assessment of heuristic practices related to digital twins in healthcare and their normative implications. As a first step, I shortly outline some considerations on the status and epistemic scope and limits of digital twins. Following this, I explore the shift in heuristic practices enabled by this technology. In a third step, I give a brief synopsis of the basic ideas in simulacrum theory, focusing on the works of Baudrillard. In a further step, I apply simulacrum theory to digital twins in health care and discuss the ethical implications. In a concluding section, I summarize the normative implications of digital twins in regard to the heuristic practices connected to them and their status as simulacrum.

Using simulacrum theory for assessing the change in heuristic practices might help us to better understand several ethical issues that arise in the context of AI-based technologies (Mittelstadt et al. 2016; Morley et al. 2020). One issue concerns the supposed objectivity of data and data processing. The fact that data is obtained and processed by machines does not guarantee objectivity, since several forms of bias may arise. The datasets on which an algorithm is trained might be biased in that it excludes minority groups, which leads to biased algorithms (Challen et al. 2019). Furthermore, the framework for interpreting the data might be biased, e.g. by using a specific definition of health that serves the interest of third parties (Morley et al. 2020). One example in this regard are definitions of healthy and unhealthy behavior tha may be used for nudging the individual towards a lifestyle that is supposed to prevent health costs. Epistemological opacity often occurs when using AI-applications, meaning that the technology is essentially a black box obscuring how and why outcomes occur and decisions are made by the system (Duran and Jongsma 2021). Finally, the so-called automation bias might arise, meaning an over-reliance on automated decisions or treatment suggestions by AI-based systems (Morley et al. 2020).

If we consider these aspects, we find that AI-applications might have a severe impact on heuristic practices, i.e. the way clinicians deal with patient data and make decisions. Heuristic practices depend on the way data is obtained, processed, and presented. The epistemic scope and performance of data-driven technologies thus shapes heuristic practices, which in turn shape decision-making.

When it comes to digital twins, this link between epistemic scope and performance with heuristic practices is sometimes discussed, but it is noteworthy that the normative implications are not fully investigated. One of the crucial open questions is the status of digital twins. Are digital twins simply more sophisticated models or are we dealing with a completely new type of representation? Can digital twins be considered as simulations of physical entities or even, as the term "twin" suggests, as their copies? A model or framework is needed in order to evaluate the status of digital twins as well as their epistemological scope and limits.

1. Digital Twins: More than models?

The concept of a digital twin originates from research on life cycle management and has been used since the early 2000s (Grieves 2014). It was introduced as a virtual product that represents a physical product with a high level of resemblance. At the time of its introduction, the technical means were limited. The rapid progress in information technology in the subsequent decade meant that this conceptual idea could now become an integral part of product design and manufacturing. Nowadays, the digital twin is considered as a key element of Industry 4.0, based on the new possibilities for data analytics and the Internet of Things (IoT) as basic infrastructure (Fuller et al. 2020). Its field of application has expanded to developing designs for smart cities (Batty 2018), the health care sector (Fuller et al. 2020), and engineering science (Wright and Davidson 2020).

Several definitions of what constitutes a digital twin have been attempted (Fuller et al. 2020; Liu et al. 2021). Grieves (2014) identifies three basic elements: 1) a physical product in "real space", 2) a virtual product in "virtual space", and 3) data exchange that connects the two products. Wright and Davidson (2020) state that a digital twin requires a model of an object, an evolving set of data from said object, and a dynamical update process that adjusts the model according to the data. Liu and colleagues (2021) conclude that there is no agreed or unambiguous definition since the concept is used in various contexts involving different perspectives. In a more general approach, Liu and colleagues (2021) define a digital twin as a digital entity that is connected to a physical entity in a bidirectional and dynamic way. That means that the virtual entity is continuously updated by data from the physical entity and in turn provides data that can be used for manipulating the physical entity. In this way, a digital twin may be used to model, test, and optimize a physical object through iterative loops where data flows between the physical and virtual sphere (Boulos et al. 2021).[1]

It is sometimes stated that this bidirectional and dynamic character sets digital twins apart from conventional models (Fuller et al. 2020; Wright and Davison 2020). Whereas some models are rather static and mostly shows the state of an entity at a given moment with only limited possibilities of prediction, a digital twin allows to analyze changes and developments over time. This is due to the constant data update and the feedback of data to the physical entity. Whether this constitutes a new type of representation that goes beyond conventional models (Wright and Davidson, 2020) or whether we are dealing with a more sophisticated type of virtual models (Kamel Boulos and Zhang 2021) is yet unclear. Given the different concepts of models in philosophy, science, or engineering, and their respective ways of shaping epistemic practices, this question needs to be addressed. In our context, it is important to note that some authors interpret digital twins as an advancement when compared with conventional data models in healthcare. The ability for predictive analysis based on large and constantly updated amounts of complex data makes digital twins an ideal tool for precision medicine and the personalization of treatment (Björnsson et al. 2019; Boulos et al. 2021). A digital twin of an organ or a physiological system could be used for *in silico* drug testing in order to select the drug best suited for an individual patient (Björnsson et al. 2019). A digital twin of a diseased organ could be used for modelling disease progression and treatment effects (Boulos et al. 2021). Even a digital twin of the whole body is possible, which combines genetic data, metabolic data, host gut microbial data, and behavioral data for modelling dietary interventions (Gkouskou et al. 2020).

The advantages over existing methods of diagnosis, disease modelling, and treatment planning are apparent. These methods are mostly based on lab results or other physiological data from the patient taken at a certain moment in time. Digital twins allow for a real-time modelling of an entity over time due to the dynamic and bidirectional data exchange and iterative feedback loops involved. The digital twin goes beyond a mere model due to its permanent connection to a physical entity, which it not only represents, but which it also affects by feeding back data that is used for decision-making and actions directed towards said entity. As we have seen, this advantage is mostly discussed in terms of personalized treatment and precision medicine. The crucial benefit of digital twins in health care is thus the possibility to optimize research as well as clinical practice based on a more sophisticated use of

---

[1] It should be noted that the conceptual disctinction between "virtual/digital" and "physical" entities that is prevalent in the literature suggests that the digital sphere is non-physical. This is highly problematic and deserves a deeper philosophical investigation, which cannot be attempted in this paper. For the sake of the argument, I will therefore follow the literature and use this distinction as well.

individual health data. Smart wearables and IoT-applications allow for a permanent und ubiquitous collection of data. Machine learning applications such as predictive analysis enables processing large amounts of data from diverse sources for a better and more precise modelling of processes and testing of interventions. Patients may thus benefit from a treatment tailored specifically to their individual characteristics. This marks a paradigm shift from the dominating cohort medicine that is based on evidence from large cohort studies to a personalized medicine that focusses primarily on individual health data.

2.   A shift in heuristic practices

But this paradigm shift has another implication. It also transforms clinical practice by introducing new methods for gaining and processing information and informing clinical decision-making. Especially the way clinicians encounter patients, handle patient data, and build clinical decisions on this evidence base changes when digital twins are introduced. In order to analyze this impact, I will first outline the shape of heuristic practices in medicine, focusing on clinical heuristics.

Clinical heuristics is often interpreted in terms of making decisions under uncertainty (Marewski und Gigerenzer 2012). The basic assumption is that although large amounts of information might be available in a given case, clinicians can never know for certain whether their diagnosis is correct or the chosen intervention will show the expected results. Clinical heuristics depends on several factors, such as basic cognitive capacities like memory and the ability to process information and social and individual learning processes that are usually shaped by the environment in which a person develops or chooses a specific heuristic (Marewski und Gigerenzer 2012). Inferring from past experience and pattern recognition are crucial elements here, enabling fast decision-making under uncertainty. In this way, clinical heuristics can be seen as a strategy to optimize the decision-making process by purposefully excluding information and focusing on few and simply aspects. Clinicians may for example define relevant predictors and sort them by importance, then stop searching for further information as soon as the most important predictor variable allows it (Mareswki and Gigerenzer 2012). This fast and frugal approach (Gigerenzer und Gaissmaier 2011) may outperform more analytic, more data-intensive, and thus more time-consuming types of reasoning.

Despite these benefits, some authors see clinical heuristics critically, associating it first and foremost with bias and faulty decision-making (Hughes et al. 2020). Many of these approaches are based on dual-process theory (Evans 2003; Kahneman 2011), which defines two ways of reasoning: a fast, more intuitive, and in many ways efficient type of reasoning that relies on context (Type I) and a more analytic, conscious, and slower type (Type II). Type I reasoning, which applies to clinical heuristics, is often interpreted as a source of bias, since it relies on inferring decisions from previous experience (Hughes et al. 2020). These decisional shortcuts, based on personal experiences and shaped by learning environments, may lead to medical errors, especially in situations of uncertainty (Whelehan et al. 2020).

Since a large amount of digital twins mostly rely on Big Data technologies and AI-applications, which depend on large amounts of data and machine
learning approaches for processing them, it is easy to see what an impact these
virtual models may have on clinical heuristics. First, the application of digital
twins requires large amounts of patient data, preferably from diverse sources,
such as genetic information, medical history from the EHR, and environmental
data obtained by sensor or monitoring technologies. Second, machine learning
applications are used to process this data and create a digital twin. This process
implies finding relevant patterns in the data and deriving conclusions. Third, this
information is used for deciding upon further steps within the treatment process.
Subsequent interventions produce new data and the loop starts from anew.
This whole process could be done with minimal face-to-face patient contact.
Furthermore, changes could be detected in real-time, making immediate and more
effective interventions possible.

Digital Twins for dietary interventions, as discussed by Gkouskou et al. (2020),
could serve as an example here. Omics data such as host as well as microbiome
genetic data, could be combined with metabolome data, bioclinical and phenotypic
variables, and behavioral data to create a digital twin of a patient. The data could
be obtained by combining standard procedures such as lab testing with IoT-
technologies and machine learning algorithms. The impact of behavioral aspects,
e.g. sleep patterns, dietary habits, and physical activity, could be modelled *in
silico,* thus providing an evidence base for dietary interventions. The digital twin
could be used for designing dietary strategies and lifestyle change for obesity
management or healthy ageing.

As with most digital twins in healthcare, this is yet a conceptual design without
an evidence base. However, inferring from the potential of the technology, it can
be argued that this could change heuristic practices and the subsequent decision-
making in two ways. First, it may offer the possibility of a highly individualized
treatment since a wide array of an individual patient's health and behavioral data is
involved. Second, it might allow clinicians to model interventions and their impact
as well as effectiveness *in silico* before applying them to the patient. That means
that there could be an evidence base for a specific intervention even before the
intervention is implemented. Clinicians would not have to rely on a trial-and-error
approach any longer, which could optimize treatment in terms of effectiveness
and time efficiency. At the same time, interacting with a digital entity instead of
the patient would become a considerable element of the diagnostical as well as
decision-making process. The stronger focus on individual health data would not
imply a stronger focus on the patient as a person, but rather on their virtual model
in form of the digital twin.

This begs the question how these new heuristic practices can be framed. Are
we simply dealing with digitally enhanced practices or will heuristics change in
a qualitative sense? In order to answer these questions, it is necessary to analyze
the epistemological and heuristic implications of digital twins. In other words,
we have to investigate whether digital twins are to be considered as highly
sophisticated models with some extra features or whether they constitute a new

category of representing information altogether. As outlined above, a possible frame of reference in this regard is simulacrum theory. In the following, this theory will be outlined and subsequently applied to the heuristic practices connected to digital twins.

3. Simulacrum theory

The term simulacrum has a long history dating back to ancient philosophy and theology (Smith 2006). In contemporary debates, it is first and foremost associated with the works of Jean Baudrillard, especially *For a Critique of the Political Economy of the Sign* (1981) and *Simulacrum and Simulation* (1994). Although I speak of simulacrum theory in this paper, this is not be understood in the sense of a coherent set of arguments or theorems. Baudrillard's postmodern stance implies a rather unstructured, associative approach. Therefore, the term theory is only a matter of convenience. Baudrillard's simulacrum theory is mostly read as an analysis of postmodern consumer culture (Wolny 2017). This implies a certain caution when trying to apply this theory to other fields. Nevertheless, Baudrillard's concept addresses several important aspects of modelling and representation, which may be of relevance for analyzing the heuristic practices surrounding digital twins.

The underlying assumption of simulacrum theory is that modern mass media stage the social in a way that excludes all ambivalence (Abbinnett 2008; Baudrillard 1981). This exclusion of ambivalence is due to the operational logic of mass media, which aligns reality with their technological demands. In this process of encoding, the dialectical tension between an entity and its representation is eradicated. That means that in the simulations mass media provide, there is no more room for transcending reality, for addressing the hiatus between a sign and what it represents (Abbinnett 2008). The technological and operational logic of the mass media simulation thus generates the hyperreal, in which all ambiguity is eliminated. The hyperreal is designed from "a radiating synthesis of combinatory models in a hyperspace without atmosphere" (Baudrillard 1994, p. 2), meaning that it does not rely on speculation or discourse, but on concrete data points. The intriguing idea here is that the hyperreal supersedes the real because it eradicates all speculative aspects, or as Baudrillard puts it, all metaphysics (Baudrillard 1994, p. 2). Baudrillard's example of the mirror image may illustrate this aspect (Baudrillard 1994). The mirror image is the appearance of a real object, not the object itself. Here we have the dichotomy between the real and the imaginary. In fact, we can only speak of a real in order to distinguish it from the imaginary. As soon as the imaginary no longer exists, the real loses this dialectic point of reference and becomes more real than real, hyperreal.

In this sense, the entity produced by a simulation, the simulacrum, is a hyper-real and as such is not to be understood as a duplication or an imitation. Rather, the simulacrum is a substitution of the real by its signs. Baudrillard considers this as perfect description, since signs do not refer to a real object any longer, but substitute it, thus generating a new ontological status which shortcuts any processes of reference. The crucial point is that the hyperreal goes beyond the mere image of an object. The imaginary, the mirror image, does not affect reality, since its very existence presupposes the distinction between real and unreal. Thus, the mirror image can only exist as long as there is a real object it refers to. The hyperreal however is not a mirror image, but a simulation and as such blurs the line between the real and the imaginary, or in Baudrillard's words, "threatens the difference between 'the true' and 'the false'" (Baudrillard 1994, p. 3). The hyperreal is identified as simulacrum, an entity whose existence makes referring to real-life object obsolete. The simulacrum is not a model or an image, it cannot be exchanged for the object it refers to. It does not represent a real object, it evades "the equivalence of the sign and of the real" (Baudrillard 1994, p. 6).

Important aspects of how simulations work is the real time feature of virtuality and the operational logic of AI, which Baudrillard describes in *The Virtual Illusion: Or the Automatic Writing of the World* (1995). The concept of real time as used in virtual reality implies that each moment in time is coded and isolated like pixels in a high definition image. But although the totality of information of an event in time is available, there is no continuity. One interpretation of this is that the real time virtual event is an assembly of prior disassembled elements in the form of data packages. AI as Baudrillard describes it, is the "hyperrealization of thinking" (Baudrillard 1995), meaning that thinking is reduced to computing processes that leave no room for any kind of interpretation. Again, by eliminating everything that is not computable, the virtual product of AI is a hyperreal, an entity reduced to pure data. This is the point where the operational logic of AI and the characteristic of the simulacrum as a hyperreal meet. The paradoxical result is that the hyperreal, understood as the highest definition of information can be considered the lowest definition of an event, since it excludes all ambiguities, all contextual factors, and all possibilities of interpretation. That also means that any kind of meaning is excluded, since there is nothing beyond the pure data. Baudrillard's summarizes this in a poignant conclusion:

> The highest definition of the Other (interaction and communication) correspondents to the lowest definition of exchange and alterity. Everywhere high definition corresponds to a world where referential substance is scarcely to be found anymore (Baudrillard 1995, p. 106).

Simulacrum theory tells us that the virtual domain can be considered more than real. Simulacra constitute a hyperreal that strips a real-world entity down to its naked data and presents these data in their purest form, without ambiguity, context, or interpretation. However, in the process, all continuity, coherence, and meaning gets lost. And the hyperreal hides the operational logic of computing that is characteristic for AI, so that it seems that we see a perfect representation of an entity, when in fact what we see has no counterpart in reality. Real-world objects, physical entities or processes, do not exist as discrete, isolated data points in an empty space. There is always context, ambiguity, and meaning, aspects that cannot be quantified or reduced to data packages. If we interpret digital twins as simulacra, as the hyperreal products of simulation, we gain an instrument for analyzing their impact on heuristic practices of clinicians.

4. Heuristic practices and normative implications

If we look at Baudrillard's approach in the light of digital twins, it might not seem as a fitting concept at first. Clearly, digital twins do not make referencing real-life objects obsolete. Since digital twins are virtual models based on data from an organ or a physiological process, their existence cannot be imagined without these entities as an empirical basis in the physical world. However, the very essence of digital twins is that they provide more than simple models of real-life entities. Their focus on individual health data as well as their dynamic and bidirectional character allows not only to simulate entities over time, but also affects decision-making which in turn has an effect on said entities. This is seen as the crucial advantage of digital twins over conventional models in medicine, as various authors have pointed out (Fuller et al. 2020; Wright and Davidson 2020). That means that we can describe two main aspects that set digital twins apart from other forms of representation in medicine and thus call for a definition of their status: 1) the ability to simulate not only organs and physiological processes but also whole patients (personalization), 2) the ability to use data from the digital twin for decision-making and interventions in the physical world (bidirectionality).

1) Personalization
The focus on quantifiable data, possibly from one specific entity, e.g. an organ, implies a disassembling of the patient into discrete data packages. This dis-assembling process implies the quantification and decontextualization of person-related data, a type of reductionism usually referred to as datafication (Mayer-Schönberger and Cukier 2013). That means that often complex aspects associated with a person's health and health-related behavior are reduced to numerical data, guided by prefixed parameters which imply that a decision has been made determining which information is relevant and which is obsolete. This over-reliance on quantifiable data leads to a situation where patients are reduced to their data; they become their genetic profiles, lab results, etc. (Morley et al. 2020). In other words, the simulation of the patient, the digital twin as simulacrum, can be considered as a hyperreal, in which all ambiguity is eliminated. There is no room for speculation or discourse here, since the authority of quantifiable data defies all speculative approaches. There is no room for doubt or misinterpretation, since the digital twin as simulacrum does not *represent* a physical entity, but in a way *is* this entity. The status of the digital twin as a hyperreal means that it is detached from interpretation and meaning beyond quantified health data. Thus, it is also immune against normative evaluation. It cannot be assessed either as good or bad, but simply exists. This means that the scope of clinical heuristics is limited to interpreting the preformed information provided by the virtual model. Clinicians are presented with a representation of a physical entity that relies solely on quantifiable data. This leaves little room for a more holistic view of the patient that contextualizes physiological data with the patient's personal situation, his or her sociodemographic background, and other individual characteristics.

2) Biderectionality

Digital twins and the entities they represent form a permanent feedback loop. Changes in the physical entity are directly communicated to the virtual model in real time, allowing predictive analysis and the development of intervention strategies. These interventions then produce new data that are fed into the virtual model, starting the loop anew. The bidirectionality of digital twins equals the operational character of simulacra that Baudrillard described. In this sense, digital twins are hyperreal, since they do not merely represent the real, but transform it. Baudrillard calls this imperialism (Baudrillard 1994), i.e. the practice of aligning the real with simulations. The crucial point is not that decisions and interventions are based on data from a digital twin. This is the fact with all kinds of representations or models in medicine. What is different here is that the data that form the evidence base of these decisions and interventions have already been processed in a specific way. They result not only from mere measurement or observation (which in themselves are never "neutral"), but from algorithm-based pattern recognition, data mining, or other machine learning techniques. If we understand digital twins in terms of simulacra, we can say that the operational logic of the simulation determines the simulacrum. The simulacrum does not merely represent a physical object, it is in a way more real than said object, since it defies all interpretations or speculation by eradicating ambiguity. The operational logic of the simulation simply does not allow for ambiguity, forcing reality to align with these technological requirements. This imperialism, which Baudrillard ascribes to the inherent logic of mass media, can be applied to the technological prerequisites of digital twins in particular and AI in general. Imperialism occurs in a twofold way in digital twins. First, the whole technology is based on the assumption that complex structures and even whole persons can be reduced to quantifiable data. This reductionism also implies that data that is not quantifiable is simply irrelevant. In this way, reality is aligned with the inherent logic of the simulation, since all non-quantifiable and therefore potentially ambiguous aspects are ignored. Second, the virtual model built from this data informs clinical decisions. The simulation thus not only represents an entity but affects it through the actions taken by clinicians who rely on the data it provides. These actions are built upon the predictive analytics provided by the simulation, thus aligning the physical entity with the virtual model.

2 Conclusion: Digital twin as simulacrum

Interpreting the digital twin in terms of a simulacrum helps us to define the epistemic limits of this virtual model. Thus, it is possible to assess the impact this technology will have on clinical heuristics and what ethical implications are connected to it. Digital twin technology may mark the peak of data-driven medicine, thus enabling clinicians to make better use of individual patient data than ever before. However, there should be an awareness that a digital twin is exactly that, an assembly of data points that were taken out of context and put together following the operational logic of an algorithm. What this technology shows us is a simulacrum, not a mirror image. Its hyperreality hides the fact the data do not speak for themselves. Data need context. In fact, AI technology itself is such a contextual factor that hides itself, since it selects, assembles, and models data according to its inherent operational logic. This imperialism, the process of aligning reality with the technological prerequisites through which we perceive it, has immense ethical implications.

First, it hides the fact that the hyperreal simulacrum we see when dealing with a digital twin is the result of decontextualization of data, cleansing them from ambiguity and thus meaning. This might be a minor issue when we are dealing with the digital twin of an organ as compared to the digital twin of a whole person. But even on this level, data do not speak for themselves or exist in a vacuum. For example, a digital twin of the heart or the cardiovascular system of a patient might seem unproblematic at first. The data needed as well as the relevant parameters can be clearly defined, and genetic data, physiological data, and behavioral data can be combined to tell us all that we need to know about the patient in order to form a diagnosis and decide on an intervention. However, the context, i.e. the personal circumstances of the individual patient makes all the difference. One striking example is hypertension in black people (Eneanya et al. 2021; Thomas et al. 2018). The prevalence of hypertension and health conditions associated with it like diabetes or kidney failure is significantly higher in black people than in the rest of the population. The reason is not a genetic one; rather, the systematic discrimination manifest in poor housing, low socioeconomic standard, denied access to health care and education, and the mental stressors linked to these factors contribute to a lifestyle that causes hypertension (Lukachko et al. 2014). That means that a digital twin could tell us everything about the cardiovascular system of a patient and support us in developing intervention strategies, but without knowledge on the connection between the patient's health and the aforementioned socio-demographic factors and structural discrimination, all this sophisticated data processing and modelling will not benefit the patient much.

Second, the hyperreality of the simulacrum might enforce what is known as automation bias, i.e. the tendency of humans to assess the results of machine data processing or decision-making as more accurate and reliable than human judgement. The heuristic practices of clinicians could be transformed through the use of digital twins, so that they do not see the need for questioning results or contextualizing data. Since digital twins are mostly mistaken for representations or mirror images, which manifests in the very term "twin" itself, clinicians might not feel the need to critically assess their data base or the inherent operative logic of the technology. In this way, the digital twin would replace the patient in the same way the simulacrum replaces the physical entity. When the hyperreality of the digital twin is accepted, clinicians may not think it necessary to include additional aspects of the patient's personal situation in their decision-making process. The result could be the imperialism of the simulacrum, meaning that reality, the patient, has to be aligned with the hyperreal. Thus, the crucial benefit of digital twins, enabling a more personalized medicine, would be undermined.

As implications for clinical practice, we can say that clinicians should be aware of the specific status of digital twins as simulacra. The epistemic limitations of digital twins due to the operational logic of AI implies that contextualizing the data feeding the virtual model with the broader life situation of the patient is a crucial task. Clinical heuristics should not be limited to dealing with simulacra and simulation, but use them as tools. And as with every tool, they should be used with caution.

References

Abbinnett, Ross. 2008. The spectre and the simulacrum: History after Baudrillard. *Theory, Culture & Society* 25(6):69–87.

Barricelli, Barbara Rita, Elena Casiraghi, und Daniela Fogli. 2019. A survey on digital twin: Definitions, characteristics, applications, and design implications. *IEEE Access* 7:167653–167671.

Batty, Michael. 2018. Digital twins. *Environment and planning B: Urban analytics and city science* 45(5):817–820.

Baudrillard, Jean. 1995. The virtual illusion: Or the automatic writing of the world. *Theory, Culture & Society* 12(4):97–107.

Baudrillard, Jean. 1981. *For a critique of the political economy of the sign*. Translated by C. Levin. St Louis: Telos Press.

Baudrillard, Jean. 1994. The precession of simulacra. In *Simulacra and simulation*. Jean Baudrillard, 1–42. Ann Arbor: University of Michigan press.

Björnsson, Bergthor, Carl Borrebaeck, Niels Elander, Thomas Gasslander, Danuta R. Gawel, Mika Gustafsson, et al. 2019. Digital twins to personalize medicine. *Genome Medicine* 12(1):4. https://doi.org/10.1186/s13073-019-0701-3.

Braun, Matthias. 2021. Represent me: please! Towards an ethics of digital twins in medicine. *Journal of Medical Ethics*. https://doi.org/10.1136/medethics-2020-106134.

Bruynseels, Koen, Filippo Santoni de Sio, und Jeroen van den Hoven. 2018. Digital twins in health care: Ethical implications of an emerging engineering paradigm. *Frontiers in Genetics* 9: 31. https://doi.org/10.3389/fgene.2018.00031

Challen, Roberts, Joshua Denny, Martin Pitt, Luke Gompels, Tom Edwards, und Krasimira Tsaneva-Atanasova. 2019. Artificial intelligence, bias and clinical safety. *BMJ Quality & Safety* 28(3):231–237.

Coorey, Genevieve, Gemma A. Figtree, David F. Fletcher, und Julie Redfern. 2021. The health digital twin: Advancing precision cardiovascular medicine. *Nature Reviews Cardiology* 18(12):803–804.

Corral-Acero, J., F. Margara, M. Marciniak, C. Rodero, F. Loncaric, Y. Feng, et al. 2020. The 'Digital Twin' to enable the vision of precision cardiology. *European Heart Journal* 41(48):4556–4564. https://doi.org/10.1093/eurheartj/ehaa159.

De Maeyer, Christel, and Panos Markopoulos. 2020. Are digital twins becoming or personal (predictive) advisors? In *Human aspects of IT for the aged population. Healthy and active aging. HCII 2020. Lecture Notes in Computer Science, vol 12208*. Qin Gao and Jia Zhou. Cham: Springer. https://doi.org/10.1007/978-3-030-50249-2_19.(6).

Duran, Juan Manuel, and Karin Jolanda Jongsma. 2021. Who is afraid of black box algorithms? On the epistemological and ethical basis of trust in medical AI. *Journal of Medical Ethics*. https://doi.org/10.1136/medethics-2020-106820.

Eneanya, Nwmaka D., Sophia Kostelanetz, und Mallika L. Mendu. 2021. Race-free biomarkers to quantify kidney function: Health equity lessons learned from population-based research. *American Journal of Kidney Diseases*. https://doi.org/10.1053/j.ajkd.2020.12.001.

Evans, Jonathan, und St.B.T. 2003. In two minds: Dual-process accounts of reasoning. *Trends in Cognitive Sciences* 7:454–459.

Fuller, Aidan, Zhong Fan, Charles Day, und Chris Barlow. 2020. Digital twin: Enabling technologies, challenges and open research. *IEEE Access* 8:108952–108971.

Gigerenzer, Gerd, und Wolfgang Gaissmaier. 2011. Heuristic decision making. *Annual Review of Psychology* 62:451–482.

Gkouskou, Kalliopi, Ioannis Vlastos, Petros Karkalousos, Dimitrios Chaniotis, Despina Sanoudou, und Aristides G. Eliopoulos. 2020. The "virtual digital twins" concept in precision nutrition. *Advances in Nutrition* 11(6):1405–1413.

Grieves, Michael. 2014. Digital twin: Manufacturing excellence through virtual factory replication. https://www.researchgate.net/publication/275211047_Digital_Twin_Manufacturing_Excellence_through_Virtual_Factory_Replication. Accessed: 27. Jan. 2022.

Hughes, Tasha M., Lesly A. Dossett, Sarah T. Hawley, und Dana A. Telem. 2020. Recognizing heuristics and bias in clinical decision-making. *Annals of Surgery* 271(5):813–814.

Kahneman, Daniel. 2011. *Thinking fast and slow*. New York: Farrar, Straus and Giroux.

Boulos, Kamel, N. Maged, und Peng Zhang. 2021. Digital twins: From personalised medicine to precision public health. *Journal of Personalized Medicine* 11(8):745. https://doi.org/10.3390/jpm11080745.

Krutzinna, Jenny. 2021. Simulating (some) individuals in a connected world. *Journal of Medical Ethics*. https://doi.org/10.1136/medethics-2021-107447.

Lehrach, H., A. Ionescu, und Benhabiles, N. (2016). The future of health care: Deep data, smart sensors, virtual patients and the internet-of-humans (white paper). https://ec.europa.eu/futurium/en/content/future-health-care-deep-data-smart-sensors-virtual-patients-and-internet-humans.html. Accessed: 7 February 2022

Liu, Mengnan, Shuiliang Fang, Huiyue Dong, und Cunzhi Xu. 2021. Review of digital twin about concepts, technologies, and industrial applications. *Journal of Manufacturing Systems* 58:346–361.

Lukachko, Alicia, Mark L. Hatzenbuehler, und Katherine M. Keyes. 2014. Structural racism and myocardial infarction in the United States. *Social Science & Medicine* 103:42–50.

Marewski, Julian N., und Gerd Gigerenzer. 2012. Heuristic decision making in medicine. *Dialogues in Clinical Neuroscience* 14(1):77–89.

Martinez-Velazquez, Roberto, Rogelio Gamez, und Abdulmotaleb El Saddik. 2019. Cardio twin: A digital twin of the human heart running on the edge. *IEEE International Symposium on Medical Measurements and Applications (MeMeA)* 2019:1–6. https://doi.org/10.1109/MeMeA.2019.8802162.

Mayer-Schönberger, Viktor, und Kenneth Cukier. 2013. *Big data: A revolution that will transform how we live, work, and think*. London: John Murray Publishers.

Mittelstadt, Brent. 2021. Near-term ethical challenges of digital twins. *Journal of Medical Ethics*. https://doi.org/10.1136/medethics-2021-107449.

Mittelstadt, Brent D., Patrick Allo, Mariarosaria Taddeo, Sandra Wachter, und Luciano Floridi. 2016. The ethics of algorithms: mapping the debate. *Big Data & Society* 3(2). https://doi.org/10.1177/2053951716679679.

Morley, Jessica, Caio C.V.. Machado, Christopher Burr, Josh Cowls, Indra Joshi, Mariarosaria Taddeo, et al. 2020. The ethics of AI in health care: A mapping review. *Social Science & Medicine* 260:113172. https://doi.org/10.1016/j.socscimed.2020.113172.

Nyholm, Sven. 2021. Should a medical digital twin be viewed as an extension of the patient's body? *Journal of Medical Ethics*. https://doi.org/10.1136/medethics-2021-107448.

Smith, D.W. 2006. The concept of the simulacrum: Deleuze and the overturning of Platonism. *Continental Philosophy Review* 38:89–123.

Thomas, S. Justin., John N. Booth III, Chen Dai, Xuelin Li, Norrina Allen, David Calhoun, et al. 2018. Cumulative Incidence of Hypertension by 55 Years of Age in Blacks and Whites: The CARDIA Study. *Journal of the American Heart Association*. 7(14):e007988. https://doi.org/10.1161/JAHA.117.007988.

Tretter, Max. 2021. Perspectives on digital twins and the (im)possibilities of control. *Journal of Medical Ethics*. https://doi.org/10.1136/medethics-2021-107460.

Voigt, I., H. Inojosa, A. Dillenseger, R. Haase, K. Akgün, und T. Ziemssen. 2021. Digital twins for multiple sclerosis. *Frontiers in Immunology* 12. https://doi.org/10.3389/fimmu.2021.669811.

Whelehan, Dale F., Kevin C. Conlon, und Paul F. Ridgway. 2020. Medicine and heuristics: Cognitive biases and medical decision-making. *Irish Journal of Medical Science* 189(4):1477–1484.

Wolny, Ryszard W. 2017. Hyperreality and Simulacrum: Jean Baudrillard and European Postmodernism. *European Journal of Interdisciplinary Studies* 8:76–80.

Wright, Louise W., and Stuart Davidson. 2020. How to tell the difference between a model and a digital twin. *Advanced Modeling and Simulation in Engineering Sciences* 7(1). https://doi.org/10.1186/s40323-020-00147-4.

KI-basierte Interventionen in Psychiatrie und Psychotherapie

Orsolya Friedrich, Sebastian Schleidgen und Johanna Seifert

1   Einleitung

Künstliche Intelligenz (KI) wird zukünftig nicht nur in der somatischen Medizin zunehmend genutzt werden, sondern auch in psychiatrischen und psycho-therapeutischen Kontexten. Damit verbunden sind einerseits Erwartungen an neuartige Möglichkeiten und Verfahren in präventiven, diagnostischen und therapeutischen Kontexten. Andererseits hat der Einsatz KI-basierter Techno-logien ethisch relevante Implikationen, die es zu reflektieren gilt. Sollten sich die Hoffnungen erfüllen, die mit den hier behandelten Technologien verbunden sind, wären ihre diversen Vorteile in der psychiatrischen Praxis in einer ethischen Analyse zu berücksichtigen und den möglichen Nachteilen bzw. Bedenken und Herausforderungen gegenüberzustellen.

Im Folgenden sollen beide Seiten beleuchtet werden. Dazu werden zunächst mög-liche Vorteile des Einsatzes KI-basierter Technologien in Psychiatrie und Psycho-therapie vorgestellt, um anschließend einige Punkte zu skizzieren, die einer kritischen Reflexion bedürfen. Letztere umfassen insbesondere die Gewinnung von und den Umgang mit Daten sowie Fragen der Selbstwahrnehmung, der Komplexitätsreduktion, der Gerechtigkeit und des Verhältnisses von Therapeut*innen und Patient*innen.

O. Friedrich (✉) · S. Schleidgen · J. Seifert
FernUniversität in Hagen, Hagen, München, Deutschland
E-Mail: orsolya.friedrich@fernuni-hagen.de

S. Schleidgen
E-Mail: sebastian.schleidgen@fernuni-hagen.de

J. Seifert
E-Mail: johanna.seifert@fernuni-hagen.de

© Der/die Autor(en), exklusiv lizenziert an Springer-Verlag GmbH, DE, ein Teil von
Springer Nature 2023
J. Loh und T. Grote (Hrsg.), *Medizin – Technik – Ethik,* Techno:Phil –
Aktuelle Herausforderungen der Technikphilosophie 5,
https://doi.org/10.1007/978-3-662-65868-0_11

2   Technologische Entwicklungen und Erwartungen

KI und maschinelles Lernen (ML)[1] werden in der Medizin bereits für viele
Zwecke eingesetzt, etwa um Krankheiten früher und besser erkennen zu können
oder um Therapien zu individualisieren bzw. zu optimieren (Graham et al.
2019; Topol 2019). Mögliche Effekte des Einsatzes neuer ML-Verfahren in der
Psychiatrie werden bereits diskutiert, ihre Implementierung erfolgt aber lang-
samer als in anderen Bereichen der Medizin (Graham et al. 2019; Luxton 2014;
Shatte et al. 2019). Erwartet wird nichtsdestotrotz, dass die Formulierung von
Risikomodellen, die Früherkennung psychiatrischer Erkrankungen sowie die
Ermöglichung individualisierter Therapieangebote durch den Einsatz von ML
erheblich verbessert werden können (Graham et al. 2019; Shatte et al. 2019).
Da psychiatrische Störungen eine hohe Inzidenz aufweisen, ist die Aussicht auf
eine verbesserte Prävention, Diagnose und Therapie auch mit gesellschaftlichen
Hoffnungen verbunden (Fakhoury 2019; Steel et al. 2014). Im psychiatrischen
Bereich müssen sich Psychiater*innen derzeit weiterhin auf Selbstberichte und
klinische Beobachtung verlassen (Fakhoury 2019). Vor diesem Hintergrund könnte
der Einsatz ML-basierter Technologien die Art und Weise, wie Kliniker*innen
psychiatrische Störungen erkennen, vorhersagen und behandeln, tiefgreifend
beeinflussen (Fakhoury 2019; Krystal und State 2014).

ML-basierte automatisierte Sprachanalysen könnten beispielsweise eingesetzt
werden, um Psychiater*innen bei der Differenzierung von Erkrankungen im
Formenkreis der Schizophrenie zu unterstützen oder Personen mit einem hohen
Risiko für die Entwicklung von Psychosen zu identifizieren (Fakhoury 2019).
Darüber hinaus dürfte der Einsatz von KI die Unterscheidung gesunder Personen
und Personen mit einer Aufmerksamkeitsdefizit-Hyperaktivitätsstörung (ADHS)
erleichtern und könnte dazu beitragen, zukünftige Suizidversuche vorherzu-
sagen (Fakhoury 2019; Walsh et al. 2017). Und schließlich könnte KI im Bereich
psychiatrischer Diagnostik und Prävention zur Erfassung von Alltagsstress,
Stimmungen oder depressiven Episoden eingesetzt werden (Smets et al. 2018;
Rykov et al. 2021).

Neben KI-basierten Technologien sind für Prognosen und Diagnosen im
Bereich des Psychischen auch die rasanten Entwicklungen von Erfassungs-
und Erkennungstechnologien maßgeblich, etwa von (neuro-)physiologischen
und kamera- bzw. sensorbasierten Verfahren, die physiologische Signale (z. B.
Puls, elektrodermale Aktivität, Herzfrequenzvariabilität), Augenbewegungen,

---

[1] Unter KI werden gemeinhin Algorithmen verstanden, die komplexe Probleme selbstständig
bearbeiten und lösen können. ML bezeichnet demgegenüber lernende Algorithmen, die auf Basis
von Trainingsdaten selbstständig Modelle zur Lösung spezifischer Aufgaben entwickeln (Lenzen
2019).

Gesichtsausdrücke oder Sprachinteraktionen erfassen (Torous et al. 2016; Zhang et al. 2019; Ni et al. 2021). Die Verbindung von Daten aus digitalisierten Selbstberichten, Telefonaktivitäten, Stimm- und Sprachanalysen, (neuro-)physiologischen sowie kamera- bzw. sensorbasierten Verfahren in ML-Prozessen könnte in Zukunft differenzierte Rückschlüsse auf emotionale Zustände, Verhaltensweisen, Aufmerksamkeit oder soziale Aktivitäten ermöglichen (Hwang et al. 2018; Roy et al. 2019; Malhi et al. 2017; Torous et al. 2016).

ML kann aber auch im Bereich der psychiatrischen und psychotherapeutischen Therapie zum Tragen kommen, etwa zur Behandlung von Depressionen oder Angstzuständen im Rahmen computergestützter Therapien (Eells et al. 2014). Solche Therapien könnten mithilfe von Videos, Fragebögen oder vordefinierten Handlungsvorschlägen bei der Symptombewältigung helfen oder über E-Mail-Korrespondenz, moderierte Webseiten oder Chatrooms Unterstützung durch soziale Netzwerke bzw. Kliniker*innen ermöglichen (Fakhoury 2019; Eells et al. 2014; Spurgeon und Wright 2010).

Eine besondere Bedeutung im Kontext KI-basierter Interventionen in Psychiatrie und Psychotherapie kommt dem Einsatz von Roboteranwendungen zu. Im Unterschied zu anderen KI-basierten Technologien treten sie dem/der Patient*in als ein haptisch und audiovisuell erfahrbares Gegenüber entgegen, mit dem Patient*innen interagieren und kommunizieren können (Fiske et al. 2019). Intensiv diskutiert wird der Einsatz solcher Roboteranwendungen bislang v. a. in der Demenztherapie und der Therapie von Kindern mit Autismus (Warren et al. 2015; Scassellati et al. 2012; Hirt et al. 2021). Hier soll der Einsatz von KI-basierten Robotern neue Möglichkeiten und Formen der Therapie und Interaktion ermöglichen, wobei Roboter v. a. als Assistenzsysteme (Demenz) und Mediatoren (Autismus) zum Einsatz kommen. So sollen ML-basierte Roboter beispielsweise dazu eingesetzt werden, um negative Affekte abzubauen bzw. zu vermeiden oder soziale Fähigkeiten zu verbessern (Fiske et al. 2019; Friedrich et al. 2021). Bislang ist ihr Einsatz in diesen Bereichen jedoch vorwiegend experimentell und lediglich im Bereich von Forschungs- und Modellprojekten zu beobachten. Ein kennzeichnendes Merkmal robotischer KI-Anwendungen ist ihr verkörperter Charakter, oftmals verbunden mit einem anthropomorphen Design und der Fähigkeit, menschliches Verhalten zu imitieren bzw. zu simulieren. Die Rede ist hier von sogenannten sozialen Robotern (Hild et al. im Erscheinen), die sich – je nach Situation und Kontext – an die Bedürfnislage ihrer Nutzer*innen anpassen.[2] In der Therapie von Menschen mit Demenz bedeutet dies, die kognitiven Fähigkeiten

---

[2] Nach Fong et al. lassen sich soziale Roboter als „embodied agents" beschreiben, „that are part of a heterogeneous group: a society of robots or humans. They are able to recognize each other and engage in social interactions, they possess histories (perceive and interpret the world in terms of their own experience), and they explicitly communicate with and learn from each other" (zitiert nach Hegel et al. 2009).

der Nutzer*innen mittels Ansprache und entsprechender Übungen zu stimulieren und so Emotionen wie Stress, Einsamkeit und Depressionen zu lindern (Robinson et al. 2014). In der Therapie von Kindern mit Autismus zeigt sich dieser Umstand in weniger komplexen Interaktionsformen, durch die Kinder – bei möglichst geringem emotionalem Stress – ihr soziales Kommunikationsverhalten üben sollen (Scassellati et al. 2012). Die Wahl eines humanoiden bzw. anthropomorphen oder auch tierähnlichen Designs[3] hat im therapeutischen Kontext dabei den Zweck, die Interaktion mit Patient*innen zu vereinfachen, positive Emotionen zu wecken und bestenfalls eine emotionale Bindung seitens des/der Patient*in herzustellen. So weckt etwa die Roboterrobbe „Paro" Assoziationen mit dem Ansatz der tiergestützten Therapie, in der psychiatrische, psychische und neurologische Erkrankungen durch die Interaktion mit Tieren gelindert werden sollen. Da der Einsatz von Tieren in Institutionen wie Altersheimen und Pflegeeinrichtungen jedoch aufwendig und nicht immer realisierbar ist, weicht man hier vermehrt auf die formverwandte, aber sterile Variante eines technischen Robotersystems aus. Der Einsatz dieses „niedlichen" Robotermodells zeigt dabei v. a. in der Therapie von Demenzerkrankungen positive Effekte (Banks et al. 2008). Ähnliches gilt für humanoide Robotermodelle, deren Design zu Akzeptanz, einer Intensivierung von Mensch-Technik-Interaktion sowie mehr Vertrauen in die Techniknutzung führen soll. Seitens der Technikgestaltung gilt es hier jedoch, ein Design zu wählen, das den sogenannten „uncanny valley"-Effekt umgeht; d. h. den Punkt, an dem die Menschenähnlichkeit technischer Systeme nicht mehr zur Wahrnehmungsattribuierung und emotionaler Bindung führt, sondern vielmehr Gefühle des Unbehagens und Akzeptanzverlust hervorruft. Die Herausforderung einer anthropomorphen Technikgestaltung ist es daher, einen Grad an Menschenähnlichkeit zu generieren, der Akzeptanz und Vertrauen schafft, ohne in Unbehagen umzuschlagen.

3   Herausforderungen

Neben den skizzierten Hoffnungen gibt es jedoch auch Bedenken gegenüber dem Einsatz KI-basierter Technologien in Psychiatrie und Psychotherapie. Einige dieser Herausforderungen wurden bereits ausführlich im Zusammenhang mit der Verwendung digitaler Daten und ML-Anwendungen (im Allgemeinen wie für den Bereich der somatischen Medizin) diskutiert. Dazu gehören insbesondere Fragen nach einem angemessenen Datenschutz, nach notwendiger Transparenz und Nachvollziehbarkeit von ML-Prozessen und -Ergebnissen sowie nach den Möglichkeiten und Bedingungen einer fairen und nicht-diskriminierenden Anwendung KI-basierter Technologien (Amodei et al. 2016; Mittelstadt et al. 2016; Challen et al. 2019; McDougall 2019; Yu und Kohane 2019). Daneben könnte der Einsatz

---

[3] Auch animaloide Robotermodelle wie „Paro" gelten als soziale Roboter, da sie auf Ansprache reagieren und über ein rudimentäres Interaktionsvermögen verfügen.

von KI und ML in der Psychiatrie dazu führen, dass sich bisher gültige Annahmen hinsichtlich der Konzepte von psychischer Gesundheit und Krankheit ändern und nicht wünschenswerte Reduktionismen Einzug erhalten. Auch die freiwillige Selbstvermessung von psychischen Eigenschaften führt zu Herausforderung auf der Individualebene, die kritisch zu beleuchten sind. Und schließlich dürfte ein zunehmender Einsatz KI-basierter Technologien zu bislang unabsehbaren Veränderungen im Verhältnis von Patient*innen und Therapeut*innen führen und könnte sozialethisch relevante Auswirkungen auf den Bereich der psychosozialen Versorgung haben.

3.1 Daten und Bias

Daten und Informationen, die über die menschliche Psyche und ihre potenziellen Erkrankungen gewonnen werden, sind grundsätzlich sensibel. Schließlich handelt es sich bei Patient*innen mit psychischen Erkrankungen um vulnerable Personen, die vor Schädigung besonders geschützt werden sollten. Zugleich können Informationen über die Psyche intime Details über eine Person preisgeben und ihr nachhaltig (erheblich) schaden. In digitalisierter Form unterliegen Daten anderen Zugangsformen als ihre analogen Pendants, weswegen Datenschutzaspekte hier besonders stark und teilweise neu bedacht werden. Wie in anderen Kontexten des Einsatzes von KI spielt auch im Bereich KI-basierter Interventionen im psychiatrischen und psychotherapeutischen Bereich die Gewinnung und Verarbeitung von Daten eine zentrale Rolle. Damit stellen sich einerseits Fragen der Datensicherheit und des angemessenen Umgangs mit solchen Daten sowie andererseits das Problem sogenannter verzerrter (biased) KIs und der möglichen Folgen ihres Einsatzes, insbesondere für Patient*innen (Yapo und Weiss 2018; Challen et al. 2019; Yu und Kohane 2019; Tsamados et al. 2022).

Vor dem Hintergrund des Missbrauchspotentials solcher Daten ergibt sich eine besondere Notwendigkeit zur Sicherstellung der Datensicherheit von KIs, die persönliche Gesundheitsinformationen verwenden: Notwendig sind klare und eindeutige Standards zur Gewährleistung der Vertraulichkeit, des Datenschutzes und der sicheren Verwaltung von persönlichen, psychotherapeutisch relevanten Daten und Informationen, die von KIs analysiert und etwa zur Überwachung der Gewohnheiten, Bewegungsabläufe oder anderer Interaktionen von Patient*innen verwendet werden (Fiske et al. 2019). Bei der Etablierung solcher Standards ist insbesondere auch das Potential für Hackerangriffe und andere unbefugte Zugriffe auf psychotherapeutische KIs sowie persönliche Daten und Informationen zu berücksichtigen (Nuffield Council on Bioethics 2015; Deutscher Ethikrat 2017).

Im Bereich der klinischen Datennutzung ist die Einhaltung von Datenschutzstandards bereits durch strenge Vorgaben geregelt. Kritisch zu reflektieren und ggf. zu regeln ist daher insbesondere auch der Umgang mit Daten und Informationen über die Psyche von Personen, die jenseits des klinischen Settings gewonnen werden. So werden beispielsweise Nutzerdaten aus dem Internet, mobilen Gesundheitsapps, sozialen Medien und Sprachaufzeichnungen, aber auch aus

Forschungsdatenbanken oder elektronisch gespeicherten medizinischen Daten gesammelt und im Rahmen von ML-Prozessen hinsichtlich psychiatrischer Risiko- und Schutzfaktoren analysiert, um entsprechende psychotherapeutisch einsetzbare Modelle zu entwickeln (Al-Ameery-Brosche und Resch 2021). Dies eröffnet neue Möglichkeiten der Nutzung von Daten auch jenseits klinischer Kontexte. Dabei macht gerade auch die Verwendung solcher Daten durch Unternehmen neue Schutzkonzepte notwendig.

Ein weiteres Problemfeld KI-basierter Interventionen im psychiatrischen sowie psychotherapeutischen Bereich ergibt sich aus dem Umstand, dass die Qualität maschinellen Lernens – und damit der Ergebnisse des Einsatzes solcher KIs – wesentlich von der Menge der zur Verfügung stehenden Daten sowie von der Vorauswahl der einem Algorithmus zugänglich gemachten Daten abhängt. Die Entwicklung zuverlässiger ML-Modelle erfordert gut strukturierte Trainingsdaten hinsichtlich eines spezifischen Phänomens, das über längere Zeit relativ stabil bleibt (Buch et al. 2018). Sind diese Daten mangelhaft, können KIs systematisch verzerrte (biased) Ergebnisse mit ggf. fatalen Konsequenzen für Patient*innen produzieren. Und tatsächlich ist mit Blick auf die Vorauswahl von Trainingsdaten hinlänglich bekannt, dass menschliche Voreingenommenheiten Eingang in ML-basierte KIs finden können, deren Anwendung in der Folge bestehende Formen sozialer Ungleichheit be- oder gar verstärken können (Beck et al. 2019). In der somatischen Medizin etwa ist eine Reihe von Beispielen für Gender-Biases bekannt (Krüger-Brand 2020). Und auch im psychotherapeutischen Kontext besteht die Möglichkeit, dass KI-gestützte Geräte Verzerrungen reproduzieren, die das Potenzial haben, bestimmte Patient*innen auf nicht zu rechtfertigende Weise auszugrenzen oder ihnen anderweitig zu schaden (Hammond 2016; Corea 2019).

Die Ursachen mangelhafter Trainingsdaten (data biases) sind dabei vielgestaltig (McDuff et al. 2019; Mehrabi et al. 2022): So können etwa bestimmte Typen (z. B. Ausprägungen eines Krankheitsbildes) oder Klassen (z. B. Geschlechter) in einem Trainingsdatensatz über- oder unterdurchschnittlich repräsentiert sein (selection bias), was in der Anwendung dazu führen kann, dass ebendiese Typen oder Klassen mit Blick auf die zugrundeliegende Fragestellung (z. B. die Prognose einer Erkrankung) über- oder unterdurchschnittlich zuverlässig erkannt werden. Daneben kann die Datenauswahl bestimmten (bewussten oder unbewussten) Präferenzen folgen (capture bias) sowie Kontrolldaten zur Abgrenzung eines Musters schlecht ausgewählt sein können (negative set bias): Will man etwa eine KI auf die Prognose einer bestimmten Erkrankung trainieren, ist es beispielsweise auch notwendig, Daten in den Trainingsprozess einfließen zu lassen, die diese (zukünftige) Erkrankung *nicht* repräsentieren. Erst durch diese Ausweitung des Datensatzes wird es möglich, ein algorithmisches Modell zu entwickeln, das hinreichend zuverlässig die infragestehende Erkrankung prognostizieren und von anderen Zuständen oder Erkrankungen abgrenzen kann (McDuff et al. 2019; Mehrabi et al. 2022). Sowohl *capture bias* als auch *negative set bias* können – wie auch der genannte *selection bias* – in der Anwendung dazu führen, dass eine KI systematisch unzuverlässig arbeitet.

Neben den Trainingsdaten können aber auch lernende Algorithmen selbst verzerrt sein (Mehrabi et al. 2022). Dies kann direkte Diskriminierung nach sich ziehen, wenn der Einsatz eines Algorithmus mit Blick auf bestimmte geschützte Eigenschaften (protected attributes) von Individuen, etwa ihre Ethnie oder ihr Geschlecht, systematisch zu günstigeren oder ungünstigeren Ergebnissen führt (direkte Diskriminierung). Indirekt diskriminieren verzerrte Algorithmen hingegen dann, wenn sie hinsichtlich bestimmter ungeschützter Eigenschaften (unprotected attributes) von Individuen, etwa ihrem familiären Status oder ihrer beruflichen Erfahrung, systematisch zu günstigeren oder ungünstigeren Ergebnissen gelangen.

3.2 Reduktionismen

Der Einsatz von KI-Anwendungen in der Psychiatrie zielt häufig darauf ab, präzisere sowie schnellere Prognosen und Diagnosen zu ermöglichen. Sollte dies gelingen, worauf etliche Studien hindeuten (Saccaro et al. 2021; Ferreri et al. 2019), wäre dies ein Meilenstein in der psychiatrischen Versorgung. Gleichzeitig finden sich jedoch auch mahnende Stimmen, die beispielsweise die Schattenseiten einer *digitalen Phänotypisierung* beleuchten (Steinert und Thoma 2021). Der Begriff „digitale Phänotypisierung" bezieht sich gemäß Torous et al. (2016) auf die Verwendung von Daten aus Smartphones und anderen persönlichen digitalen Geräten und deren Kombinationsmöglichkeit mit Daten aus elektronischen Krankenakten sowie molekularen und Neuroimaging-Daten, um auf diesem Weg eine „Moment-zu-Moment-Quantifizierung" von individuellen Phänotypen in-situ zu generieren (Torous et al. 2016). Damit weist die *digitale Phänotypisierung* eine starke Ähnlichkeit zur Präzisionsmedizin im Bereich der Psychiatrie auf (Torous et al. 2016).

Neben Privatheit und Datenschutz werden in diesem Zusammenhang insbesondere Vertrauen, Transparenz, Zustimmung, Verantwortlichkeit und Fairness als ethisch relevante Themen genannt (Tomičić et al. 2021; Martinez-Martin et al. 2021). Die mit diesen Aspekten verbundenen Herausforderungen unterscheiden sich für den psychiatrischen Bereich wenig von der (im vorherigen Abschnitt skizzierten) allgemeinen Diskussion um Daten und Bias. Festhalten lässt sich jedoch, dass es für zukünftige Entwicklungen im Sinne der Fairness wesentlich sein wird, dass Methoden entwickelt werden, die zu einer Abschwächung von epistemischen Verzerrungen auf verschiedenen Ebenen der Algorithmenentwicklung führen (Martinez-Martin et al. 2021). Darüber hinaus wird zudem gefordert, dass ein zukünftiger Zustimmungsprozess zur Erhebung digitaler Phänotypisierungsdaten auch Informationen darüber enthalten sollte, welche Datenweitergaben und Rückschlüsse aus den gewonnenen Daten über eine Person möglich sind (Martinez-Martin et al. 2021).

Bislang weniger im Fokus der kritischen Auseinandersetzung mit digitaler Phänotypisierung stehen konzeptionelle Herausforderungen. Um die Erfassung bestimmter affektiver Zustände oder bestimmter Krankheitssymptome technisch angemessen implementieren zu können, bedarf es klarer Konzepte und Kriterien, etwa von Emotionen oder psychischer Störung und Symptomatik. Diese scheinen im Bereich der menschlichen Psyche nicht immer eindeutig gegeben zu sein. Die zunehmende Betonung einer mehrdimensionalen Diagnostik und das Heranziehen außerklinischer Parametern könnte in einer gesteigerten Suche nach Risikoprofilen und einer verstärkten ‚Psychiatrisierung' des Alltags resultieren (Steinert und Thoma 2021). Damit ist die Sorge adressiert, dass es gerade durch die digitale Generierung von Risikoprofilen zu einer vermehrten Pathologisierung und psychiatrisch-medizinischen Behandlung alltäglicher Phänomene kommen könnte, was zu einer Ausweitung der Domäne der Psychiatrie führen würde. Gerade autoritäre Staaten könnten ein großes Interesse an solchen Risikoprofilen haben (Steinert und Thoma 2021).

Daneben könnten Bemühungen um eine technische Erfassung von komplexen psychischen Phänomenen zu einer problematischen Komplexitätsreduktion und damit einhergehend einer Verengung auf bestimmte Konzepte führen. So etwa, wenn Verhaltensweisen, Affekte oder Krankheitsvorstellungen auf bestimmte physiologisch oder technisch messbare Parameter reduziert werden. Oder wenn bisher gängige Therapieansätze durch technisch unterstützte Therapieansätze ersetzt werden. Im Fall der Emotionsmodellierung sieht man sich dabei dem Umstand gegenüber, dass es kein einheitliches Verständnis von Emotionen gibt, wie auch die Frage ungeklärt bleibt, ob diese überhaupt technisch zu erfassen sind. Darüber hinaus herrscht eine anhaltende Debatte darüber, welche Therapieformen zur Behandlung bestimmter psychischer Erkrankungen geeignet(er) sind, wobei manche Therapieansätze technisch kompatibler und manche kaum in technische Anwendungen überführbar scheinen. So etwa unterscheiden sich die Ansätze von Verhaltenstherapie und Psychoanalyse – um nur zwei Beispiele zu nennen – stark in ihren zugrundeliegenden Annahmen, Methoden und Vorgehensweisen und sind nicht im gleichen Maße geeignet, um in technologische Anwendungen übersetzt zu werden. Damit verbunden ist das Risiko einer Abnahme und eines Komplexitätsverlustes von Therapieansätzen zugunsten ihrer technischen Realisierung bzw. Unterstützung.

Eine weitere konzeptionelle Verkürzung bzw. Komplexitätsreduktion ist im Bereich der sozialen Robotik zu befürchten. Verbunden mit verkörperten KI-Angeboten sind die Risiken der Infantilisierung, Entmündigung und der Konsolidierung bestehender stereotyper Rollenbilder. Ein Beispiel dafür ist das Design sogenannter sozialer Roboter. So ähneln sich beispielsweise die in der Therapie von Menschen mit Demenz und Autismus zum Einsatz kommenden robotischen Systeme in ihrem ‚niedlichen' und ‚harmlosen' Aussehen, womit u. a. negative Altersstereotype perpetuiert werden könnten (Bioethikkommission beim Bundeskanzleramt Österreich 2018).

3.3   Verunsicherung

Auf der individuellen Ebene kann der Einsatz von KI-Anwendungen im Bereich der Psychiatrie und Psychotherapie zu Veränderungen der Selbstwahrnehmung und neuen Formen von Selbstver(un)sicherung führen. Manche der oben skizzierten KI-Anwendungen könnten so bewirken, dass Nutzer*innen durch die digitale Erfassung und Analyse psychischer Daten eine verbesserte Selbstkenntnis oder Selbstkontrolle erlangen, was wiederum eine Zunahme an Wohlergehen und Selbstbestimmung zur Folge haben kann (Friedrich et al. 2021; Sharon 2017). Diese positive Erwartung könnte jedoch enttäuscht werden oder gar in gegenteilige Effekte umschlagen, wenn es durch die digitale Erfassung von psychischen Daten zu Verunsicherungen in der Selbstwahrnehmung von Personen kommt. Dies könnte beispielsweise der Fall sein, wenn die eigene Wahrnehmung – gerade bei vulnerablen Personen wie Kindern oder Patient*innen mit einer psychiatrischen Erkrankung – (stark) von dem Ergebnis der KI abweicht, d. h. die KI einen anderen mentalen Zustand diagnostiziert als ihn eine Person empfindet. Darüber hinaus könnte es auch zu einer Selbstverunsicherung kommen, wenn eine Person Handlungen verfolgt, die nicht im Einklang mit den Vorschlägen einer KI-Anwendung stehen, die durch technisch erfasste Daten über das frühere Verhalten oder die Präferenzen der Person erzeugt wurden. Ein erhofftes *Empowerment* (dt. „Befähigung" oder „Ermächtigung"), bei dem die genutzte Technologie dazu führt, dass die Selbstbestimmungsfähigkeit von Personen gefördert wird (Sharon 2017), könnte dann ins Gegenteil umschlagen und Selbstbestimmung verhindern. Eine derartige epistemische Verunsicherung kann aber nicht nur die Person selbst betreffen, sondern auch menschliche Interaktionspartner*innen wie etwa Therapeut*innen, die in der Folge Schwierigkeiten haben könnten zu entscheiden, ob sie eher der Einschätzung ihrer Patient*innen oder den Analyseergebnissen der KI Glauben schenken sollten. Dadurch wäre letztlich nicht nur die Selbstbestimmung einer Person bedroht, sondern auch ihr Wohlergehen und die Möglichkeit einer gelingenden therapeutischen Beziehung. Eine Integration derartiger Sachverhalte in die Ausbildung von Therapeut*innen, sprich: ihre Schulung im Umgang mit neuen Technologien und den damit einhergehenden Herausforderungen, wäre ein erster Schritt, diesen Risiken entgegenzuwirken und die sich in Zukunft noch verschärfenden Veränderungen im Therapeut*innen-Patient*innen-Verhältnis explizit zu adressieren.

3.4   Nudging

Wenn es bei der Nutzung von KI-Technologie nicht nur darum geht, bestimmte affektive Zustände und aktuelle sowie zukünftige Schübe oder Symptome psychischer Erkrankungen zu erkennen, sondern auch darum, solche Zustände bzw. das Verhalten einer Person zu beeinflussen, dann spielen Überlegungen zum sogenannten *Nudging* eine Rolle. Das Phänomen *Nudging* umfasst Versuche, Affekte, Überzeugungen oder das Verhalten von Menschen auf ein bestimmtes Ziel hin zu beeinflussen, ohne dabei Zwang im klassischen Sinn auszuüben (Sunstein 2015). Meist spielen dabei die Kenntnis von vorhergehendem Verhalten oder bisherigen Präferenzen sowie positive oder negative Verstärkung eine zentrale Rolle. Zahlreiche Apps, die für die Erhaltung psychischer Gesundheit entwickelt wurden, nutzen Nudging, indem sie motivierende oder lobende Botschaften senden, um Nutzer*innen zu wohltuenden Aktivitäten oder zuvor identifizierten Zielen zu bewegen. Zudem erinnern sie Nutzer*innen an ihre früheren Entscheidungen und deren Folgen und ermöglichen Vergleiche mit den Daten anderer Nutzer*innen.

Damit können solche Anwendungen zu einer Verbesserung des Wohlergehens und zur Förderung der Selbstbestimmungsfähigkeit beitragen. Da jedoch oft weder die Funktionsweise noch die Ziele der Nudging-Anwendungen von Nutzer*innen nachvollzogen werden können, bleibt ungewiss, inwieweit die im Rahmen des Nudging erfolgende Verhaltensbeeinflussung mit den Zielen und Wünschen der Nutzer*innen übereinstimmen. Die Möglichkeit, technische Einflussnahmen nicht durchschauen und für sich kritisch evaluieren zu können, macht eine neue Aushandlung der Grenzen zwischen positiver Einflussnahme auf menschliches Verhalten einerseits und Manipulation andererseits notwendig. Etliche Autor*innen befassen sich so bereits mit der Befürchtung, dass sich derartige Formen des Nudging nachteilig auf die Realisierung von Fairness und Freiheit auswirken könnten (Goodwin 2012).

3.5   Verhältnis zwischen Patient*in und Therapeut*in

Auch die Qualität des Therapeut*in-Patient*in-Verhältnisses könnte vom zunehmenden Einsatz KI-basierter Interventionen betroffen sein. Ein Vorteil computergestützter Therapien könnte darin bestehen, dass KI-basierte Therapieformen Patient*innen ein größeres Maß an Anonymität vermitteln, wodurch gerade Personen, die mit dem Format der persönlichen Therapie weniger vertraut sind, der Zugang zu Selbstreflexion und therapeutischer Arbeit erleichtert würde (Carroll und Rounsaville 2010). Daneben ließe sich ein standardisiertes, einheitliches Qualitätsniveau einzelner Therapiebausteine im Vergleich zur klinischen Praxis leichter etablieren und klinische Routineaufgaben an bzw. durch Computer delegieren und effektiv bearbeiten, wodurch Fachkräfte zugunsten zwischenmenschlicher Begegnungen entlastet werden könnten (Carroll und Rounsaville 2010).

Demgegenüber mangelt es KI-basierten Anwendungen allerdings an Aspekten, die sowohl für die psychiatrische Diagnosestellung als auch für entsprechende therapeutische Maßnahmen wesentlich sind: ein leiblich verankertes Erfahrungswissen, empathisches Interesse und eine aktive Zuwendung von Therapeut*innen (Carroll und Rounsaville 2010; Fakhoury 2019). Darüber hinaus kann die durch digitale Angebote veränderte Rolle und Funktion von Therapeut*innen zu einer reduzierten Glaubwürdigkeit und einem epistemischen Legitimationsdruck von Therapeut*innen gegenüber Patient*innen führen und damit eine Verunsicherung des Therapeut*in-Patient*in-Verhältnisses bewirken.

Jenseits des engeren psychotherapeutischen Kontextes lassen sich im Bereich von robotischen Anwendungen weitere ethisch sensible Herausforderungen anführen. So konfrontieren uns soziale Roboter im Bereich der Therapie mit dem Risiko der Täuschung, insofern v. a. Nutzer*innen vulnerabler Gruppen darüber getäuscht werden könnten, dass sie mit einem technischen System statt mit einem menschlichen Gegenüber interagieren (Sharkey und Sharkey 2021; s. zu einer anderen Perspektive Misselhorn et al. 2013). Hier ist zu befürchten, dass manche Nutzer*innen nicht erkennen, dass die Interaktion mit Robotersystemen algorithmisch vorprogrammiert ist, d. h. dass Roboter nicht im eigentlichen Sinn auf ihr Gegenüber „antworten" (Waldenfels 2006), sondern lediglich vorgegebenen Programmen folgen. Auch wenn dieses Argument bereits mehrfach kritisiert wurde (Coeckelbergh 2016), ist es im Bereich der Psychiatrie und Psychotherapie, wo robotische Systeme auf besonders schutzbedürftige Menschen mit psychischen oder sozialen Beeinträchtigungen treffen, weiterhin von verstärkter Bedeutung.

3.6 Verteilungsgerechtigkeit

Der Einsatz KI-basierter Technologien im Bereich von Psychiatrie und Psycho-therapie wirft schließlich sozialethische Fragen der Gerechtigkeit auf. So hat ein möglicherweise zunehmender Einsatz von KI-Anwendungen die Hoffnung befördert, dass auch Personen in therapeutisch schlecht erschlossenen Gegenden Zugang zu entsprechenden Angeboten und letztlich zu einer besseren Versorgung erhalten könnten. Technische Assistenzsysteme für die Heimanwendung könnten beispielsweise deutliche Vorteile für Patient*innen mit sich bringen, deren Mobili-tät eingeschränkt ist oder deren Symptomatik persönliche Begegnungen erschwert (Carroll und Rounsaville 2010). Gleichzeitig wächst aber auch die Sorge, dass solche neuartigen technischen Möglichkeiten zu einer weiteren Verknappung therapeutischer Stellen und persönlicher Therapieangebote führen könnten. Damit verbunden sind weitere Fragen der Verteilungsgerechtigkeit. Zum einen könnte der Zugang zu KI-basierten therapeutischen Unterstützungssystemen eine Frage des *Know-How* und der technischen Ressourcen werden. Zum anderen könnte die Möglichkeit, zwischen technologischer und persönlicher Therapie zu wählen, erheblich von den zur Verfügung stehenden finanziellen Ressourcen abhängen, v. a. dann, wenn persönliche Therapieangebote weiter verknappt würden. Besonders der Einsatz „sozialer Roboter" könnte dabei zu erheblichen Ein-sparungen an persönlichen therapeutischen Angeboten führen (Becker 2018).

4 Fazit

Mit der zunehmenden Nutzung von KI-Anwendungen im psychiatrischen und psychotherapeutischen Kontext sind diverse Hoffnungen und Erwartungen ver-bunden, die sowohl die Prävention, Diagnostik und Therapie betreffen. Zukünftig gilt es, zum einen empirisch zu validieren, inwieweit diese Erwartungen erfüllt werden können, und zum anderen im Rahmen konzeptueller und ethischer Reflexion die potenziellen Herausforderungen dieser neuen Technologien gegen-über ihren erwartbaren Vorteilen abzuwägen. Damit soll eine Weiterentwicklung der Technik gewährleistet werden, die dem Wohlergehen Einzelner dient und zugleich soziale Effekte berücksichtigt, die mit der Implementation von KI-Anwendungen in der Psychiatrie und Psychotherapie verbunden sind. Eine entscheidende Bedeutung kommt dabei zweifellos der Gewinnung von und dem Umgang mit (neuen) Daten zu, allerdings dürften die beobachtbaren Folgen weit darüber hinausreichen. Die Fragen, wie sich konzeptionelle Annahmen im Bereich des Psychischen durch den Einsatz von KI-Anwendungen ändern oder welche Auswirkungen solche technischen Interventionen langfristig auf das Verhältnis von Therapeut*innen und Patient*innen haben, sollten trotz der Schwierigkeit der konkreten Erfassbarkeit im wissenschaftlichen sowie klinischen Diskurs nicht zu kurz kommen.

Literatur

Al-Ameery-Brosche, Ines, und Franz Resch. 2021. Emotionale Robotik – Fluch oder Segen in der psychiatrischen Versorgung? *Heidelberger Jahrbücher Online* 6:363–378. https://doi.org/10.17885/heiup.hdjbo.2021.1.24393.

Amodei, Dario, Olah, Chris, Steinhardt, Jacob, Christiano, Paul, Schulman, und John, Mané, Dan. 2016. Concrete Problems in AI Safety. *arXiv:* 1606.06565. https://doi.org/10.48550/arXiv.1606.06565.

Banks, Marian, Lisa Willoughby, und William Banks. 2008. Animal-assisted therapy and loneliness in nursing homes: Use of robotic versus living dogs. *Journal of the American Medical Directors Association* 9(3):173–177. https://doi.org/10.1016/j.jamda.2007.11.007.

Beck, Susanne, Armin Grunwald, Kai Jacob, und Tobias Matzner. 2019. *Künstliche Intelligenz und Diskriminierung*. München: Plattform Lernende Systeme.

Becker, Heidrun. 2018. Robotik in der Gesundheitsversorgung: Hoffnungen, Befürchtungen und Akzeptanz aus Sicht der Nutzerinnen und Nutzer. In *Pflegeroboter*, Hrsg. Oliver Bendel, 229–248. Wiesbaden: Springer.

Bioethikkommission beim Bundeskanzleramt Österreich. 2018. *Roboter in der Betreuung alter Menschen. Stellungnahme der Bioethikkommission*. Wien: Geschäftsstelle der Bioethikkommission. https://www.bundeskanzleramt.gv.at/dam/jcr:4f5000de-5d0f-457b-ba32-2621d1c7c2ae/Pflegeroboter.pdf.

Buch, Varun H., Irfan Ahmed, und Mahiben Maruthappu. 2018. Artificial intelligence in medicine: Current trends and future possibilities. *British Journal of General Practice* 68(668):143–144. https://doi.org/10.3399/bjgp18X695213.

Carroll, Kathleen M., und Bruce J. Rounsaville. 2010. Computer-assisted therapy in psychiatry: Be brave-it's a new world. *Current psychiatry reports* 12(5):426–432. https://doi.org/10.1007/s11920-010-0146-2.

Challen, Robert, Joshua Denny, Martin Pitt, Luke Gompels, Tom Edwards, und Krasimira Tsaneva-Atanasova. 2019. Artificial intelligence, bias and clinical safety. *BMJ Quality & Safety* 28:231–237. https://doi.org/10.1136/bmjqs-2018-008551.

Coeckelbergh, Mark. 2016. Care robots and the future of ICT-mediated elderly care: A response to doom scenarios. *AI&SOCIETY* 4:455–462. https://doi.org/10.1007/s00146-015-0626-3.

Corea, Francesco. 2019. Machine Ethics and Artificial Moral Agents. In *Applied Artificial Intelligence: Where AI Can Be Used In Business*, Hrsg. Francesco Corea, 33–41. Cham: Springer.

Deutscher Ethikrat. 2017. Big Data und Gesundheit – Datensouveränität als informationelle Freiheitsgestaltung. https://www.ethikrat.org/fileadmin/Publikationen/Stellungnahmen/deutsch/stellungnahme-big-data-und-gesundheit.pdf. Zugegriffen: 24. Mai 2022.

Eells, Tracy D., Marna S. Barrett, Jesse H. Wright, und Michael Thase. 2014. Computer-assisted cognitive-behavior therapy for depression. *Psychotherapy (Chicago, Ill.)* 51(2):191–197. https://doi.org/10.1037/a0032406.

Fakhoury, Marc. 2019. Artificial Intelligence in Psychiatry. In *Frontiers in Psychiatry*, Hrsg. Yong-Ku. Kim, 119–125. Singapore: Springer.

Ferreri, Florian, Alexis Bourla, Charles-Siegfried. Peretti, Tomoyuki Segawa, Nemat Jaafari, und Stéphane. Mouchabac. 2019. How New Technologies Can Improve Prediction, Assessment, and Intervention in Obsessive-Compulsive Disorder (e-OCD): Review. *JMIR mental health* 6(12):e11643. https://doi.org/10.2196/11643.

Fiske, Amelia, Peter Henningsen, und Alena Buyx. 2019. Your Robot Therapist Will See You Now: Ethical Implications of Embodied Artificial Intelligence in Psychiatry, Psychology, and Psychotherapy. *Journal of medical Internet research* 21(5):e13216. https://doi.org/10.2196/13216.

Friedrich, Orsolya, Johanna Seifert, und Sebastian Schleidgen. 2021. KI-gestützte Selbstvermessung der Psyche: Philosophisch-ethische Implikationen. *Psychiatrische Praxis* 48(S 01):S42–S47. https://doi.org/10.1055/a-1364-5068.

Goodwin, Tom. 2012. Why we should reject 'nudge'. *Politics* 32(2):85–92. https://doi.org/10.1111/j.1467-9256.2012.01430.x.

Graham, Sarah, Colin Depp, Ellen E. Lee, Camille Nebeker, Tu., Xin, Ho., -Cheol Kim, und Dilip V. Jeste. 2019. Artificial Intelligence for Mental Health and Mental Illnesses: An Overview. *Current psychiatry reports* 21(11):116. https://doi.org/10.1007/s11920-019-1094-0.

Hammond, K. 2016. Unexpected sources of bias in Artificial Intelligence. https://techcrunch.com/2016/12/10/5-unexpected-sources-of-bias-in-artificial-intelligence/?guccounter=1&guce_referrer_us=aHR0cHM6Ly93d3cuZ29vZ2xlLmNvbS88&guce_referrer_cs=oDTg6AcZIiq57jAEze2jlw.

Hegel, Frank, Claudia Muhl, Britta Wrede, Martina Hielscher-Fastabend, und Gerhard Sagerer. 2009. Understanding Social Robots. *IEEE Computer Society, ed. The Second International Conferences on Advances in Computer-Human Interactions (ACHI). Cancun, Mexico: IEEE*: 169–174.

Hild, Manfred, und Simon Untergasser. Soziale Roboter. In *Mensch-Maschine-Interaktion – Konzeptionelle, soziale und ethische Implikationen neuer Mensch-Technik-Verhältnisse*, Hrsg. Orsolya Friedrich, Johanna Seifert, und Sebastian Schleidgen. Paderborn: Brill mentis (im Erscheinen).

Hirt, Julian, et al. 2021. Social Robot Interventions for People with Dementia: A Systematic Review on Effects and Quality of Reporting. *Journal of Alzheimer's disease: JAD* 79(2):773–792. https://doi.org/10.3233/JAD-200347.

Hwang, Bosun, Jiwoo You, Thomas Vaessen, Inez Myin-Germeys, Cheolsoo Park, und Byoung-Tak. Zhang. 2018. Deep ECGNet: An Optimal Deep Learning Framework for Monitoring Mental Stress Using Ultra Short-Term ECG Signals. *Telemedicine journal and e-health : The official journal of the American Telemedicine Association* 24(10):753–772. https://doi.org/10.1089/tmj.2017.0250.

Krüger-Brand, Heike E. 2020. E-Health: den Gender-Bias vermeiden. *Deutsches Ärzteblatt* 117(10):A-478/B-416.

Krystal, John H., und Matthew W. State. 2014. Psychiatric Disorders: Diagnosis to Therapy. *Cell* 157(1):201–214. https://doi.org/10.1016/j.cell.2014.02.042.

Lenzen, Manuela. 2019. *Künstliche Intelligenz. Was sie kann & was uns erwartet*. München: C.H. Beck.

Luxton, David D. 2014. Artificial intelligence in psychological practice: Current and future applications and implications. *Professional Psychology: Research and Practice* 45(5):332–339. https://doi.org/10.1037/a0034559.

Malhi, Gin S., Amber Hamilton, Grace Morris, Zola Mannie, Pritha Das, und Tim Outhred. 2017. The promise of digital mood tracking technologies: Are we heading on the right track? *Evidence-based mental health* 20(4):102–107. https://doi.org/10.1136/eb-2017-102757.

Martinez-Martin, Nicole, Henry T. Greely, und Mildred K. Cho. 2021. Ethical Development of Digital Phenotyping Tools for Mental Health Applications: Delphi Study. *JMIR mHealth and uHealth* 9(7):e27343. https://doi.org/10.2196/27343.

McDuff, Daniel, Roger Cheng, und Ashish Kapoor. 2019. Identifying Bias in AI using Simulation. *arXiv* 1810.00471. https://doi.org/10.48550/arXiv.1810.00471.

McDougall, Rosalind J. 2019. Computer knows best? The need for value-flexibility in medical AI. *Journal of Medical Ethics* 45:156–160. https://doi.org/10.1136/medethics-2018-105118.

Mehrabi, Ninareh, Fred Morstatter, Nripsuta Saxena, Kristina Lerman, und Aramn Galstyan. 2022. A Survey on Bias and Fairness in Machine Learning. *ACM Computing Surveys* 54(6):1–35. https://doi.org/10.1145/3457607.

Misselhorn, Catrin, Ulrike Pompe, und Mog Stapleton. 2013. Ethical considerations regarding the use of social robots in the fourth age. *GeroPsych – The Journal of Gerontopsychology and Geriatric Psychiatry* 26:121–133. https://doi.org/10.1024/1662-9647/a000088.

Mittelstadt, Brent Daniel, Patrick Allo, Mariarosaria Taddeo, Sandra Wachter, und Luciano Floridi. 2016. The ethics of algorithms: Mapping the debate. *Big Data & Society* 3(2):1–21. https://doi.org/10.1177/2053951716679679.

Ni, Aoxin, Arian Azarang, und Nasser Kehtarnavaz. 2021. A Review of Deep Learning-Based Contactless Heart Rate Measurement Methods. *Sensors (Basel, Switzerland)* 21(11). https://doi.org/10.3390/s21113719.

Nuffield Council on Bioethics. 2015. The collection, linking and use of data in biomedical research and health care: ethical issues. https://www.nuffieldbioethics.org/assets/pdfs/Bio-data-a-guide-to-the-report.pdf. Zugegriffen: 24. Mai 2022.

Robinson, Hayley, Bruce MacDonald, und Elizabeth Broadbent. 2014. The Role of Healthcare Robots for Older People at Home: A Review. *International Journal of Social Robotics* 6(4):575–591. https://doi.org/10.1007/s12369-014-0242-2.

Roy, Yannick, Hubert Banville, Isabela Albuquerque, Alexandre Gramfort, Tiago H. Falk, und Jocelyn Faubert. 2019. Deep learning-based electroencephalography analysis: A systematic review. *Journal of neural engineering* 16(5):51001. https://doi.org/10.1088/1741-2552/ab260c.

Rykov, Yuri, Thuan-Quoc. Thach, Iva Bojic, George Christopoulos, und Josip Car. 2021. Digital Biomarkers for Depression Screening With Wearable Devices: Cross-sectional Study With Machine Learning Modeling. *JMIR mHealth and uHealth* 9(10):e24872. https://doi.org/10.2196/24872.

Saccaro, Luigi F., Giulia Amatori, Andrea Cappelli, Raffaele Mazziotti, und Liliana Dell'Osso, und Grazia Rutigliano. 2021. Portable technologies for digital phenotyping of bipolar disorder: A systematic review. *Journal of affective disorders* 295:323–338. https://doi.org/10.1016/j.jad.2021.08.052.

Scassellati, Brian, Henny Admoni, Maja Matarić, und Maja. 2012. Robots for use in autism research. *Annual Review of Biomedical Engineering* 14:275–294. https://doi.org/10.1146/annurev-bioeng-071811-150036.

Sharkey, Amanda, und Noel Sharkey. 2021. We need to talk about deception in social robotics! *Ethics and Information Technology* 23:309–316. https://doi.org/10.1007/s10676-020-09573-9.

Sharon, Tamar. 2017. Self-tracking for health and the quantified self: Re-articulating autonomy, solidarity, and authenticity in an age of personalized healthcare. *Philosophy & Technology* 30(1):93–121. https://doi.org/10.1007/s13347-016-0215-5.

Shatte, Adrian B. R., Delyse M. Hutchinson, und Samantha J. Teague. 2019. Machine learning in mental health: A scoping review of methods and applications. *Psychological medicine* 49(9):1426–1448. https://doi.org/10.1017/S0033291719000151.

Smets, Elena, Emmanuel Rios Velazquez, Giuseppina Schiavone, Imen Chakroun, und Ellie D'Hondt, Walter de Raedt, Jan Cornelis, Olivier Janssens, Sofie van Hoecke, Stephan Claes, Ilse van Diest, und Chris van Hoof. 2018. Large-scale wearable data reveal digital phenotypes for daily-life stress detection. *NPJ digital medicine* 1:67. https://doi.org/10.1038/s41746-018-0074-9.

Spurgeon, Joyce A., und Jesse H. Wright. 2010. Computer-assisted cognitive-behavioral therapy. *Current psychiatry reports* 12(6):547–552. https://doi.org/10.1007/s11920-010-0152-4.

Steel, Zachary, Claire Marnane, Changiz Iranpour, Tien Chey, John W. Jackson, Vikram Patel, und Derrick Silove. 2014. The global prevalence of common mental disorders: A systematic review and meta-analysis 1980–2013. *International journal of epidemiology* 43(2):476–493. https://doi.org/10.1093/ije/dyu038.

Steinert, Tilman, und Samuel Thoma. 2021. Digitale Phänotypisierung: Segen oder Fluch? *Psychiatrische Praxis* 48(2):59–61. https://doi.org/10.1055/a-1347-3349.

Sunstein, Cass R. 2015. The ethics of nudging. *Yale J. on Reg.* 32:413.

Tomičić, Ana, Anamaria Malešević, und Anto Čartolovni. 2021. Ethical, Legal and Social Issues of Digital Phenotyping as a Future Solution for Present-Day Challenges: A Scoping Review. *Science and engineering ethics* 28(1):1. https://doi.org/10.1007/s11948-021-00354-1.

Topol, Eric J. 2019. High-performance medicine: The convergence of human and artificial intelligence. *Nature medicine* 25(1):44–56. https://doi.org/10.1038/s41591-018-0300-7.

Torous, John, Mathew V. Kiang, Jeanette Lorme, und Jukka-Pekka. Onnela. 2016. New Tools for New Research in Psychiatry: A Scalable and Customizable Platform to Empower Data Driven Smartphone Research. *JMIR mental health* 3(2):e16. https://doi.org/10.2196/mental.5165.

Tsamados, Andreas, Nikita Aggarwal, Josh Cowls, Jessica Morley, Huw Roberts, Mariarosaria Taddeo, und Luciano Floridi. 2022. The ethics of algorithms: Key problems and solutions. *AI & Society* 37:215–230. https://doi.org/10.1007/s00146-021-01154-8.

Waldenfels, Bernhard. 2006. *Schattenrisse der Moral*. Frankfurt a. M.: Suhrkamp.

Walsh, Colin G., Jessica D. Ribeiro, und Joseph C. Franklin. 2017. Predicting Risk of Suicide Attempts Over Time Through Machine Learning. *Clinical Psychological Science* 5(3):457–469. https://doi.org/10.1177/2167702617691560.

Warren, Zachary E., et al. 2015. Can Robotic Interaction Improve Joint Attention Skills? *Journal of Autism and Developmental Disorders* 45:3726–3734. https://doi.org/10.1007/s10803-013-1918-4.

Yapo, Adrienne, und Weiss, Joseph. 2018. Ethical implications of bias in Machine Learning. *Proceedings of the 51st Hawaii International Conference on System Sciences*: 5365–5372. https://doi.org/10.24251/HICSS.2018.668.

Yu, Kun-Hsing., und Isaac S. Kohane. 2019. Framing the challenges of artificial intelligence in medicine. *BMJ Quality & Safety* 28:238–241. https://doi.org/10.1136/bmjqs-2018-008551.

Zhang, Shiqing, Xianzhang Pan, Yueli Cui, Xiaoming Zhao, und Limei Liu. 2019. Learning Affective Video Features for Facial Expression Recognition via Hybrid Deep Learning. *IEEE Access* 7:32297–32304. https://doi.org/10.1109/ACCESS.2019.2901521.

Demokratisierung: der gleiche Zugang zu Informationen für wirklich alle Mitarbeitenden – Martin Engelbrecht über die *Mein Liebenau* App der Stiftung Liebenau

Martin Engelbrecht

1 Erzählen Sie von sich selbst: Welchen Beruf, Hintergrund bzw. welche Funktion haben Sie inne?

Als Leiter der Zentralen IT der Stiftung Liebenau liegt bei mir die Verantwortung für ein breites Spektrum aus Netzwerk (gewissermaßen den ‚Adern‘ des Datenverkehrs), Rechenzentrum (so gesehen das ‚Herz‘, das den Betrieb sicherstellt) und den Anwendungen (zu vergleichen mit dem ‚Gehirn‘) sowie den damit verbundenen Themen von Datensicherheit und Servicemanagement. Bei den Anwendungen unterscheiden wir zwischen den klassischen Arbeitsplatztools, Kommunikations- und Kollaborationsanwendungen – die während der Corona-Krise ja einen rasanten Aufschwung erlebt haben -, den klassischen Unternehmensanwendungen, bei uns für die Bereiche Finanzen und Personal sowie den Anwendungen zur Unterstützung unserer eigentlichen operativen Tätigkeit, hier also vor allem Pflegeplanung und -dokumentation.

Ich selbst komme ursprünglich nicht aus dem technischen, sondern aus dem inhaltlichen Bereich mit einem Studium der Betriebswirtschaftslehre. Dort – und das macht den Umfang der technologischen Entwicklung deutlich, die wir im IT-Bereich erleben – gehörte ich zu dem ersten Studienjahrgang, der seine Seminararbeiten nicht mehr mit der Schreibmaschine, sondern mit dem PC verfassen durfte. Nach dem Berufseinstieg übernahm ich schnell Verantwortung im Management einer sanierungsbedürftigen Klinik, und in dieser Verantwortung erfolgte der Schritt in die IT: Ein Teil der Sanierung war, dass erstmal eine

M. Engelbrecht (✉)
Liebenau Beratung und Unternehmensdienste GmbH, Meckenbeuren, Deutschland
E-Mail: martin.engelbrecht@stiftung-liebenau.de

J. Loh und T. Grote (Hrsg.), *Medizin – Technik – Ethik*, Techno:Phil –
Aktuelle Herausforderungen der Technikphilosophie 5,
https://doi.org/10.1007/978-3-662-65868-0_12

vernünftige EDV hermusste, und das erste Erfolgserlebnis dann, dass diese Klinik Ende der Neunziger Jahre eines der ersten Häuser in Deutschland war, die ihre Kalkulation nach den neuen Fallpauschalen-Vorschriften (heute DRG) erstellen konnten.

Nach mehreren beruflichen Stationen erfolgte eine 15-jährige Tätigkeit in der SAP-Beratung, mit inhaltlichen Schwerpunkten in Finanz- und Controlling-anwendungen, Business Process Management und der Tätigkeit als Projektleiter, bevor ich zum 01.01.2020 die heutige Tätigkeit übernahm.

2   Erzählen Sie von der Technologie, um die es geht: Um was für ein Projekt handelt es sich, was ist sein Zweck bzw. seine Funktion?

Unser Projekt trägt den schönen Namen *Mein Liebenau*. Dieser soll den Blick des einzelnen Mitarbeitenden auf die Stiftung Liebenau symbolisieren. *Mein Liebenau* ist eine App, die sich alle Mitarbeitenden auf das private Smartphone laden können. Die App umfasst drei wesentliche Funktionsbereiche:

1. Den Mitarbeitenden steht ein breites Angebot an Informationen zur Ver-fügung,

Nachrichten aus der Stiftung Liebenau und dem jeweiligen Geschäftsbereich, aktuelle Termine, aber auch der aktuelle Speiseplan, Fortbildungs- oder Gesund-heitsangebote, offene Stellen und sonstige Leistungen des Unternehmens.

2. Prozesse rund um das Dienstverhältnis können von den Mitarbeitenden angestoßen werden: Urlaubsantrag, Krankmeldung (einschließlich AU-Über-mittlung), Änderung von Adresse und Bankverbindung, allgemeine Anfragen beim Personalservice oder auch der Mitarbeitervertretung. Außerdem erhalten die Mit-arbeitenden in der App ihre monatliche Gehaltsabrechnung.
3. Über eine Chatfunktion können Mitarbeitende untereinander, mit ihren Vor-gesetzten und im gesamten Team miteinander kommunizieren.

Technisch gesehen reden wir über zwei Apps (der Chat ist eine eigene App, die sowohl getrennt als auch aus *Mein Liebenau* heraus geöffnet werden kann), die jeweils für die beiden Betriebssystemplattformen iOS und Android über die jeweiligen App-Stores zur Verfügung gestellt werden, eine Administrations-plattform im Hintergrund (über Pimcore) für die Benutzerverwaltung, Rechte-zuweisung, die Gestaltung der genannten Prozesse und die Einstellung des Content, sowie einen zusätzlichen individuellen Cloudspeicher, den alle Mit-arbeitenden zur physischen Ablage der Dokumente, die ihnen über die App zur Verfügung gestellt werden, erhalten. Dieser Cloudspeicher ist völlig getrennt von der Unternehmensanwendung der App und ausschließlich im Verfügungsbereich des Mitarbeitenden. Auf diese Weise bleibt auch z. B. nach einem Ausscheiden der Zugriff auf die Dokumente erhalten. Die Anlage – und beim Ausscheiden auch Sperre – der App-Zugänge erfolgt automatisiert aus dem HCM-System heraus. Die Technologie wie auch der private Cloudspeicher wird von unserem DMS-Anbieter, der Firma d.velop aus Gescher, zur Verfügung gestellt.

Um was geht es uns mit diesem Projekt? Im Kern steht die Wahrnehmung, wie sich mit der fortschreitenden Digitalisierung der Welt, konkret mit dem Siegeszug des Smartphones, Kommunikationsgewohnheiten der Menschen geändert haben, und in der Folge, wie wir als Organisation auf diese Veränderung reagieren können und auch müssen, wenn wir auch in Zukunft unsere Mitarbeitenden erreichen wollen. Gleichzeitig bieten uns App und Smartphone eine Riesenchance: Denn die Tools, die wir in der IT bisher auf der kommunikativen Ebene verwendet haben – Intranet und Infomails – erreichen ja nur die Mitarbeitenden mit eigenem IT-Arbeitsplatz, also im Wesentlichen Führungs-, Spezial- und Verwaltungskräfte mit Büroarbeitsplatz, aber nicht die Pflege-, Betreuungs- und Hauswirtschafts-kräfte an der Basis, um die es in unserem Unternehmen eigentlich geht. Natür-lich ist auch dort heute die IT aus der täglichen Arbeit nicht mehr wegzudenken, etwa in der Pflegeplanung und -dokumentation, aber die typische Arbeitssituation im Schichtdienst ist eben nicht geeignet für die oben angesprochenen Funktionen. Und Prozesse wie eine Krankmeldung oder der – heute bereits in WhatsApp ver-breitete – Gruppenchat zur Findung eines Ersatzes für ausgefallene Kolleginnen und Kollegen können ja per definitionem gar nicht in der (Schicht-) Dienstzeit stattfinden.

Diese Überlegungen führen zu einem weiteren wichtigen Punkt für die Umsetzung: Es geht nicht nur um die Technologie App und Smartphone, sondern organisatorisch auch darum, dass die Lösung nicht nur innerhalb des klassischen Unternehmensnetzwerks zur Verfügung steht, sondern von den Mitarbeitenden einfach und barrierefrei auf dem eigenen Smartphone genutzt werden kann. Statistisch gesehen können wir bei der hier in Betracht kommenden Altersgruppe von einer Smartphone-Verbreitung von knapp 95 % ausgehen, so dass die Voraussetzung, alle, die Interesse haben, mitnehmen zu können, als erfüllt angesehen werden kann. Da die genannten Funktionen ja keinen permanenten Zugriff auf die App erfordern, reicht eine ggf. temporäre Verbindung über WLAN aus; außerdem sollte das hier in Betracht kommende Datenvolumen bei den heute üblichen Datentarifen kaum ins Gewicht fallen. Somit kann auf eine bestehende Infrastruktur, ohne Zusatzkosten zu ver-ursachen, zurückgegriffen werden.

Technologisch konnten wir im Grundsatz auf vorhandene Entwicklungen und Produkte der Firma d.velop zurückgreifen. Insgesamt war das Projekt aber sowohl technologisch als auch organisatorisch echte Entwicklungsarbeit. Nach den ersten konzeptionellen Überlegungen wurde diese in einem zweistufigen Proof-of-Concept-Verfahren erarbeitet: In Schritt 1 erfolgte die Entwicklung der Beta-Version durch das Projektteam gemeinsam mit 20 Mitarbeitenden aus 2 Bereichen; in Schritt 2 erfolgte ein breit angelegter Test mit 130 Mitarbeitenden einer Tochter-gesellschaft über 3 Monate und 2 Evaluierungsphasen. Die Stichprobengröße betrug somit 25 % der Gesamtbelegschaft dieser Tochtergesellschaft oder 2 %

der Gesamtbelegschaft der Stiftung Liebenau als Gruppe. In der Evaluation gaben 85 % der Teilnehmenden an, die App Kolleginnen und Kollegen weiterzu-empfehlen und ebenso votierten 85 % für eine unternehmensweite Einführung.

3   In welcher Weise verändert die Technologie, um die es hier geht, Ihre Tätigkeit, Ihren Arbeitsalltag?

Ganz spontan fällt mir dazu eine wahrscheinlich völlig unerwartete Antwort ein: Gar nicht. Das ist ja durchaus das Gefühl, wenn wir daran denken, dass die große Zahl von Pflege- und Betreuungskräften während ihres Schichtdienstes in der Pflege sich wohl weniger mit den Kommunikationsmöglichkeiten der App beschäftigen wird. Diese Themen finden in den Randzeiten des Dienstes oder gar außerhalb statt; mit den Implikationen beschäftigen wir uns bei der nächsten Frage. Tatsächlich gibt es daneben auch Bereiche, die mit der App ihren Arbeits-alltag organisieren, etwa dezentral eingesetzte Reinigungsteams oder die Haus-meisterinnen bzw. Hausmeister in einem Geschäftsbereich, die über eine zusätzliche Funktion Schadensmeldungen aufnehmen und die Reparaturaufträge organisieren. Andererseits merken wir im Hintergrund eine deutliche Effizienz-steigerung aus einer Vielzahl von Einzelthemen: Die digitale Zustellung der Gehaltsabrechnung spart Papier (Umweltaspekt!) und Versandkosten; die Arbeits-unfähigkeitsbescheinigung gelangt gleichzeitig zu den jeweiligen Vorgesetzten und zur Personalabteilung, anstatt dass wie bisher Leitungskräfte das mühsam wieder eintüten und per Hauspost weitergeben müssen; dazu kommt der Zeit-gewinn gegenüber dem Papierprozess und die Vermeidung von Missverständ-nissen (ging sie vielleicht doch zuerst an das Personalservice), und schließlich gelangt die mit der App abfotografierte AU bereits digital beim Personalservice ein und kann von diesem einfach der elektronischen Akte hinzugefügt werden.

Mit dieser Reflexion können wir uns der Frage etwas anders nähern: Die App verändert weniger den konkreten Arbeitsalltag der Mitarbeitenden, als vielmehr das Verhältnis zum Unternehmen. Wir hoffen zumindest, dass Informationen – und die damit verbundene Wertschätzung -, die Unterstützung von moderner Kommunikation und die Vereinfachung von Personalprozessen einen Bei-trag zur Identifikation mit dem Unternehmen leisten. Die Stiftung Liebenau ist inzwischen auch in Österreich, der Schweiz und Italien tätig. Mit Blick auf diese internationalen Aktivitäten einerseits, und andererseits auf die Notwendigkeit, aufgrund der unterschiedlichen Regelungen in den leistungs- und sozialrecht-lichen Bereichen landesindividuelle operative Softwaresysteme zu betreiben, soll die App als gemeinsame Plattform länderübergreifend die Identifikation und Kommunikation stärken.

Das größte Veränderungspotential kommt tatsächlich auf die Führungskräfte zu. Zum einen ist das eine Personengruppe, die über einen IT-Arbeitsplatz verfügt und gewohnt ist, die hier vorhandenen Tools zu nutzen. Für diese Gruppe verlagert sich ein Teil der Arbeit auf einen neuen Kanal. Zum zweiten wird, während die oben beschriebenen Prozesse für die Mitarbeitenden als Angebot zur freiwilligen Nutzung zur Verfügung stehen, auf die Führungskräfte viel eher ein Druck zukommen, diese umzusetzen, wenn die Mitarbeitenden sie in Anspruch nehmen. Und schließlich denken wir daran, wie sich etwa die Nachrichtenkommunikation in der digitalen Welt unterscheidet gegenüber den althergebrachten Printmedien, dann entsteht daraus letztlich auch eine Erwartungshaltung der Nutzerinnen und Nutzer an den Inhalt der Kommunikation. Und genau diesem Anspruch müssen wir uns in der App ja stellen. In einer Schulung für die obere Führungsebene haben wir diesen Anspruch mit der Formel „kurz, authentisch, zeitnah" umschrieben.

4   Welche ethischen Herausforderungen – positive (etwa als Chancen) wie negative (etwa als Risiken) – sehen Sie mit der fraglichen Technologie einhergehen?

Die Themen Datensicherheit und Datenschutz haben wir oben bereits angesprochen, deshalb möchte ich mich an dieser Stelle auf die Bereiche Kommunikation und Unternehmenskultur konzentrieren.

Im allgemeinen Kontext werden die hier zugrunde liegenden Entwicklungen wie Smartphone, Internet und Social Media oft mit dem Thema Demokratisierung in Verbindung gebracht. Im App Store ist die *Mein Liebenau* App auch tatsächlich als „Soziales Netz" gelabelt. Die große Chance sehe ich in unserer Organisation – personalstark, dezentral verteilt, mit differenziertem Leistungsspektrum – tatsächlich in einer gewissen Demokratisierung: der gleiche Zugang zu Informationen für wirklich alle Mitarbeitenden, unabhängig, wo, in welcher Funktion und wann sie arbeiten (sozusagen die Überwindung der *white collar/blue collar*-Trennung aus dem angelsächsischen Organisationsschema, auch wenn die Farbenlehre bei uns nicht ganz passt). Und darin kommt meines Erachtens auch eine Wertschätzung zum Ausdruck. Das größte Risiko liegt sicher darin, dass mit solchen Tools die Grenzen zwischen Arbeit und Freizeit, zwischen dienstlich und privat verschwimmen. Das beginnt ja schon damit, dass die App auf dem privaten Smartphone installiert wird.

Letzteres ist aber nicht als Einbahnstraße zu verstehen, sondern muss differenziert betrachtet werden. So soll die Chat-Funktion von *Mein Liebenau* gerade helfen, eben diese Trennung aufrecht zu erhalten: In der Pflege ist es beispielsweise längst eine weitverbreitete Praxis, dass sich die einzelnen Teams in (privaten) WhatsApp-Gruppen organisieren, um darüber den Tausch von Diensten oder die Suche nach einem kurzfristigen Ersatz für einen Krankheitsausfall zu klären. Und vor WhatsApp erfolgte das übers private Telefon, natürlich mit deutlich schlechterer Erreichbarkeit. Ein Chat ist weniger störend als ein Telefonanruf. Und mit dem Chat von *Mein Liebenau* ermöglichen wir den Mitarbeitenden, die dienst- oder arbeitsplatzbezogene Kommunikation komplett von der rein privaten

Kommunikation in WhatsApp zu trennen und geben damit den Mitarbeitenden sozusagen WhatsApp für den Freundeskreis zurück – einschließlich der Themen, dass dann vielleicht ein anderes Profilbild genehm ist oder eben auf WhatsApp-Nachrichten sofort reagiert wird. In dem Chat von *Mein Liebenau* haben wir die Lesebestätigung deaktiviert, um damit einen Erwartungsdruck an eine mögliche oder gar zeitnahe Rückmeldung auszuschließen.

Ebenso war uns wichtig, dass für die eben beschriebenen Prozesse, die für das Funktionieren unserer Organisation wichtig sind, von den Mitarbeitenden nicht auf allgemein verfügbare, gemeinhin als kostenfrei angesehene Kommunikations-mittel zurückgegriffen werden muss. Denn die ‚Bezahlung' der Dienste erfolgt in Form von Daten – Standort, Kontakte, Aktivitäten usw. Der Chat von *Mein Liebenau* als vom Unternehmen finanzierter Kommunikationskanal ist frei von solchen Nebeneffekten.

Andererseits lehren die Erfahrungen mit Social Media auch, dass Gruppen-druck zu unerwünschten Entwicklungen führen kann. Bezüglich der oben genannten Deaktivierung der Lesebestätigung ist zu beachten, dass neben dieser technischen Einstellung sich auch das Verhalten daran orientiert, sprich nicht über die Kolleginnen und Kollegen der Erwartungsdruck aufgebaut wird, warum man das noch nicht gelesen hätte. Und wenn ein Team sich wie beschrieben über eine Chatgruppe in der App organisiert, dann funktioniert das natürlich nur, wenn auch alle im Team mitmachen. Insofern verschwimmen auch die Grenzen zur Frei-willigkeit der Nutzung – allerdings waren solche Themen bei einer ungeregelten WhatsApp-Nutzung oder der Preisgabe der privaten Telefonnummer bisher auch nicht anders. Eine besondere Rolle haben hier die Führungskräfte auf der operativen Ebene, also insbesondere die Gruppenleitungen inne.

Ein, wie ich finde, schönes Beispiel für das soziale Miteinander im Team sind auch Fotos urlaubender Kolleginnen und Kollegen, die über den Gruppenchat geteilt werden, bis zu einer daraus etwa entstehenden Diskussion über die aktuellen Pistenverhältnisse. Aber auch hier ist die unsichtbare Grenze zwischen Kolleginnen und Kollegen, die das nicht machen, und eventuell einer Erwartungs-haltung im Team, die sich mit der Zeit bilden kann, zu berücksichtigen. Diesen Winter konnte ich während einer Liftfahrt eine Unterhaltung verfolgen, wo sich jemand genau über solche Erwartungshaltungen in einer WhatsApp-Gruppe mokiert hatte. Diese Themen sind nicht organisatorisch lösbar, zeigen aber, dass sich eine Organisation wie die Stiftung Liebenau im Rahmen der gelebten Kommunikationskultur und auch im Führungsverhalten mit solchen Fragen aus-einandersetzen muss.

Der Betrieb der App ist über eine Dienstvereinbarung geregelt, so dass es tat-sächlich eine institutionalisierte Draufsicht auf diese Themen und eine Begleitung der Entwicklung gibt.

5   Wie stellen Sie sich eine Zukunft mit dieser Technologie (wenn diese einmal vollständig entwickelt und etabliert ist) vor? Welche ethischen Herausforderungen (Chancen und Risiken) sehen Sie zukünftig mit Blick auf die fragliche Technologie?

App und Chat bieten bereits einen erheblichen Funktionsumfang. Der Roll-Out im Verbund der Stiftung Liebenau erfolgt schrittweise nach den einzelnen Gesellschaften. Wir haben bisher die Erfahrung gemacht, dass sich nach den initialen Auftaktveranstaltungen und Informationen in den einzelnen Gesellschaften relativ schnell rund 25 % der Mitarbeitenden die App herunterladen. Dieser Wert lässt sich über einen Zeitraum von zwei bis drei Monaten auf etwa 50 % steigern. Damit erreichen wir auf der Informationsebene bereits eine erhebliche Zahl von Mitarbeitenden, die bisher keinen oder nur eingeschränkten Zugang zu digitalen Informationskanälen hatten. Auf der Ebene der in der App abgebildeten Prozesse können wir somit auf die gewohnten (papierbasierten) Prozesse noch nicht verzichten; der Umfang ist aber groß genug, einen spürbaren Digitalisierungs- und Entlastungsschub zu bewirken. Damit App und Chat die Rolle als echte Plattform für geänderte Kommunikationsgewohnheiten und -strukturen einnehmen, gehe ich davon aus, dass wir einen Durchdringungsgrad von 75–80 % brauchen. Hier rechne ich mit einem Zeitraum von 2–3 Jahren und hoffe sehr auf die Mundpropaganda unter den Mitarbeitenden als treibende Kraft.

Was wir heute noch nicht haben, ist die aus Social Media bekannte Funktion des Folgens, also quasi eines firmeninternen Twitter. Heute gilt in der unternehmensinternen Kommunikation immer noch das Prinzip, dass der Sender entscheidet, wer der Empfängerkreis einer Information sein soll. Klassischerweise orientieren wir uns dabei an den vorgegebenen Organisationsstrukturen des Unternehmens. Konkret bedeutet das, dass eine Geschäftsführung die Mitarbeitenden ihrer Gesellschaft anspricht (was in der App auch technisch abgebildet ist, denn die Gesellschaft ist die Berechtigungsebene), oder eine Heimleitung die Mitarbeitenden ihrer Einrichtung (was möglich ist über einen entsprechenden Gruppenchat, der aber selbst organisiert werden muss). Das Prinzip von Twitter wäre ja, dass eine Einrichtungsleitungen Nachrichten postet und damit nicht gezielt die ihr organisatorisch zugeordneten Mitarbeitenden anspricht, sondern diejenigen, die sich entschieden haben, ihr zu folgen. Mit anderen Worten: Es kann Mitarbeitende aus der eigenen Einrichtung, also beispielsweise dem Pflegeheim geben, die das nicht tun, und dafür aber beispielsweise Mitarbeitende einer Einrichtung aus einem anderen Geschäftsbereich, die sich aber in derselben Stadt befindet und sich daher auch für die Nachbareinrichtung interessieren – beispielsweise könnten Mitarbeitende aus dem Berufsbildungswerk in Ravensburg auch der Leitung des dortigen Pflegeheims folgen wollen. In diesem Sinn ist das nochmal ein anderer Zugang zu dem eingangs genannten Thema der Demokratisierung von Information durch die neuen Medien. Technisch hätten wir diese Funktion sogar in Grundzügen bereits verfügbar, über einen öffentlichen Chat, dem Mitarbeitende frei beitreten können. Sie ist derzeit deaktiviert, weil dieser Schritt noch als zu großes Changepotential gegenüber der gelebten Kommunikationskultur angesehen wird.

Aus den Erfahrungen mit Social Media, die wir heute haben, sind auch Gefahren dieser Kommunikationsformen hinlänglich bekannt. Die Zustimmung mit Likes kann bei einzelnen Senderinnen und Sendern zu einem Rausch nach Likes und in der Folge zu einem dysfunktionalen Informationsverhalten führen, das nur noch nach dem Wunsch hoher Zustimmungsraten geprägt ist. Auf der anderen Seite steht die Problematik von Ablehnungspostings, die im öffentlichen Bereich ja bis zu Hasspostings gehen. Aus ethischer Sicht ist also durchaus die Frage zu stellen, ob wir die Mitarbeitenden und insbesondere die Führungskräfte (als potentielle Senderinnen und Sender in den oben angesprochenen öffentlichen Räumen) solchen Belastungen aussetzen wollen. Andererseits spielt sich unser Chat ja nur innerhalb unserer Organisation und damit im Rahmen einer gemeinsamen Kommunikationskultur ab; und alle Teilnehmenden sind namentlich bekannt. Wichtig ist, dass sich die Organisation über die damit einhergehenden Veränderungen klar ist und diesen Prozess auch auf der kulturellen Ebene aktiv gestaltet.

Therapie, Assistenz, Pflege

Robotik in der Neurorehabilitation

Claudia Müller-Eising

1 Einführung

Der Nobelpreisträger Sir Francis Crick (1916–2004), der in den 1950er Jahren die DNA entschlüsselt und sich später in seinem Leben den Neurowissenschaften zugewandt hat, wird mit dem Satz zitiert: „Es gibt keine wissenschaftliche Arbeit, die für den Menschen wichtiger ist als die Untersuchung seines Gehirns" (Justen 2017).

Weltweit leiden mehr als eine Milliarde Menschen an neurologischen Erkrankungen mit steigender Tendenz (Stump 2007). Schlaganfall und Schädelhirnverletzungen sind die dominierenden Diagnosen. Laut einer Global Burden of Diseases (GBD) Studie aus dem Jahr 2019 stieg die Zahl akuter Schlaganfälle seit 1990 weltweit um ungefähr 70 %, die Zahl Schlaganfall-bedingter Todesfälle um 43 % (Feigin et al. 2021). Statistische Erhebungen für Deutschland zeigen, dass bis zum Jahr 2040 ein Anstieg der jährlichen Schlaganfälle um 30 % zu erwarten ist (Luengo-Fernandez et al. 2020). In absoluten Zahlen ausgedrückt, muss sich das Gesundheitssystem in Deutschland auf knapp 750.000 neue Patienten mit Schlaganfall oder Schädelhirnverletzungen pro Jahr einstellen. Durch eine sich

---

In der deutschen Grammatik sind Substantive im generischen Femininum („die Person") ebenso wie im generischen Maskulinum („der Patient") und im generischen Neutrum („das Mitglied") sexusneutral. Daher verzichte ich auf das sogenannte „Gendern", sämtliche Bezeichnungen beziehen sich gleichermaßen auf alle Geschlechter. Es sollen eine bessere sprachliche Lesbarkeit und ein höheres Textverständnis gewahrt bleiben.

C. Müller-Eising (✉)
neuroneum, Bad Homburg, Deutschland
E-Mail: claudia.mueller-eising@neuroneum.de

© Der/die Autor(en), exklusiv lizenziert an Springer-Verlag GmbH, DE, ein Teil von Springer Nature 2023
J. Loh und T. Grote (Hrsg.), *Medizin – Technik – Ethik,* Techno:Phil – Aktuelle Herausforderungen der Technikphilosophie 5,
https://doi.org/10.1007/978-3-662-65868-0_13

stetig verbessernde Intensivmedizin konnte die Überlebenschance bei schwerwiegenden Hirnschädigungen in den letzten Jahren deutlich verbessert werden (Knecht et al. 2011). Als Folge sehen wir in der Praxis zunehmend schwer- und schwerstbetroffene Patienten, die einer Rehabilitation bedürfen – eine ganz neue Herausforderung für die Neurorehabilitation.

Verletzungen des zentralen Nervensystems, ganz gleich ob sie durch einen Unfall oder eine Krankheit verursacht sind, ob es sich um eine Schädigung des Gehirns oder des Rückenmarks handelt, verändern das Leben der Betroffenen und ihres sozialen Umfeldes grundlegend. Häufig führen sie zu schweren Beeinträchtigungen wie Lähmungen, Spastiken, Sprach- und Bewegungsstörungen, Gedächtnisverlust und allgemeinen kognitiven Defiziten (Esquenazi et al. 2016). Dies hat weitreichende Folgen für die Lebensqualität der betroffenen Menschen. Ob und in welchem Ausmaß die Beeinträchtigungen von Dauer sind, ob sie umgekehrt oder abgemildert werden können, bestimmen Zeitpunkt und Qualität der Neurorehabilitation.

(Neuro)-Rehabilitation ist ein komplexer und interdisziplinärer Behandlungsansatz, der zwei Ziele verfolgt (Ringleb et al. 2021). Zum einen das medizinisch-therapeutische Ziel der Beseitigung oder Abmilderung von Funktionsdefiziten. Zum anderen das Ziel der größtmöglichen gesellschaftlichen Teilhabe. Diese doppelte Funktion der Rehabilitation basiert auf dem 2001 von der WHO etablierten ICF-Modell (Internationalen Classification of Functioning, Disability and Health), das heute den Standard jeder modernen Neurorehabilitation bildet und auch Eingang in das Sozialrecht gefunden hat (Schädler et al. 2020).

Im Gegensatz zur Krankenbehandlung (klassische Heilmittelversorgung) umfasst die Rehabilitation den koordinierten Einsatz medizinischer, sozialer, beruflicher, pädagogischer und technischer Maßnahmen sowie Einflussnahmen auf das physische und soziale Umfeld zur Funktionsverbesserung. Dabei wird das Erreichen einer größtmöglichen Eigenaktivität zur Partizipation in allen Lebensbereichen angestrebt (World Health Organization 2021) die notwendig sind, um eine Behinderung oder Pflegebedürftigkeit der behandelten Personen abzuwenden, zu beseitigen, zu mindern, auszugleichen oder ihre Verschlimmerung zu verhüten, beziehungsweise ihre Folgen zu mildern (§ 11 Absatz 2 SGB V). Um dieses Ziel zu erreichen, ist es essentiell, die Patienten frühzeitig mit geeigneten Mitteln und Methoden zu behandeln. Je stärker sich Pathologien z. B. in Form von Spastiken, Kontrakturen oder unphysiologischen Bewegungsmustern manifestieren, desto schwieriger gestaltet sich die Rehabilitation. Ohne den Einsatz von robotischen Systemen ist eine moderne Neurorehabilitation heute nicht mehr denkbar (Stoller und Zutter 2017). Patienten, die unter schweren motorischen Bewegungsstörungen leiden, kann nur mit Hilfe der Robotik ein hochfrequentes physiologisches Training ermöglicht werden, das die Voraussetzung für das Wiedererlernen von motorischen Bewegungsabläufen ist. Nach einer Cochrane Review von Mehrholz et al. aus dem Jahr 2020 könnte jede achte Gehbehinderung nach einem Schlaganfall durch ein roboterassistiertes Gehtraining abgewendet werden (Mehrholz et al. 2020).

2 Definition, Abgrenzung und Einsatzmöglichkeiten der Robotik in der Neurorehabilitation

2.1 Anwendung robotischer Systeme in der Neurorehabilitation

Robotische Systeme[1] dürfen in der Neurorehabilitation nicht isoliert betrachtet werden. Ihre Wirkungsweise und ihr Nutzen hängen ganz entscheidend davon ab, ob zur Erreichung eines definierten Ziels das geeignete System in der richtigen Frequenz, Einstellung und Dauer eingesetzt wird. Diese Parameter sind vorab anhand von standardisierten Assessments für jeden Patienten individuell zu definieren. Werden robotische Systeme in der Neurorehabilitation ohne Definition dieser Parameter -also quasi erratisch- eingesetzt, ist auch das Outcome zufällig (Pfaff 2003). Dieses wird entscheidend durch das Rehabilitationskonzept beeinflusst, das interdisziplinär festlegt, mit welchen Therapiemethoden unter Anwendung welcher Therapiegeräte und welcher Hilfsmittel für welchen Zeitraum gearbeitet wird. Am Ende eines jeweiligen Behandlungszeitraums muss evaluiert werden, ob und in welchem Grad die jeweiligen festgelegten Ziele erreicht wurden. Das Rehabilitationskonzept wird von Therapeuten verschiedener Disziplinen erstellt und von einem behandelnden Arzt auf seine medizinische Notwendigkeit hin überprüft. Es bildet die Grundlage für Entscheidungen der Kostenträger.

Die neurologische Rehabilitation unterscheidet sich deutlich von anderen Rehabilitationsformen, wie beispielsweise der orthopädischen oder kardiologischen Rehabilitation. Die individuelle Abstimmung des jeweiligen Rehabilitationskonzepts auf den einzelnen Patienten ist gerade im Hinblick auf den Einsatz der Robotik eine Besonderheit in der Neurorehabilitation. Wenn das Gehirn verletzt ist, lassen sich Läsionen bildgebend darstellen. Diese Diagnostik kann jedoch nur einen ersten Hinweis geben, welche Funktionen betroffen sein können. In der Praxis zeigt sich, dass bei vergleichbarer Diagnose unterschiedliche Funktionsausfälle auftreten und vergleichbare Funktionsausfälle unterschiedliche Diagnosen haben können. Die bildgebende Diagnostik allein liefert noch keine ausreichende Grundlage für ein zielführendes Rehabilitationskonzept. Dazu ist immer eine umfassende medizinisch-therapeutische Diagnostik erforderlich, die sowohl die Funktions- als auch die Partizipationsebene betrachtet und der standardisierte Therapie-Assessments zugrunde liegen (Biefang et al. 1999). Erst diese medizinische und therapeutische Befundung gibt den konkreten Aufschluss über die bestehenden Ressourcen und Defizite nach einer Hirnschädigung. Davon ausgehend können mit dem Patienten und/oder seinen Angehörigen die Therapieziele

---

[1]Robotische Systeme in der Neurorehabilitation ermöglichen ein längeres und intensiveres Bewegungstraining, als es mit konventionellen Behandlungen erreicht werden kann (Riener 2016).

bestimmt werden. Sind sie richtig nach dem SMART-Modell (**S**pezifisch, **M**essbar, **A**ttraktiv, **R**ealistisch, **T**erminiert) definiert, bilden sie die Grundlage für das Rehabilitationskonzept (McGrath und Kischka 2010).

Robotische Systeme können den Therapeuten in der jeweils angewendeten Therapiemethode entscheidend unterstützen. Vorrangig wird häufig das selbständige Gehen angestrebt. Das selbständige Gehen, auch mit Hilfsmitteln, ist ein entscheidender Parameter für ein selbstbestimmtes Leben. Deshalb hat es einen hohen Stellenwert in der medizinischen Behandlung. Um die verloren gegangene Gehfähigkeit wieder erlangen zu können, muss das physiologische Gehen neu erlernt werden. Es gilt das Motto: Wer gehen will, muss gehen. Dieser Prozess kann durch robotergestützte Assistenzbehandlungen unterstützt werden, sodass gewünschte motorische Abläufe wieder möglich und kontrollierbar werden. Ohne den Einsatz moderner robotischer Systeme bleibt einer großen Gruppe von nichtgehfähigen und schwerer betroffenen Patienten die Therapieform der Gangschule verwehrt (Riener et al. 2005).

In der klassischen Therapie müssen vier Therapeuten eingesetzt werden, wenn jemand im Rollstuhl sitzt, nicht gehfähig ist und das Gehen wieder trainiert werden soll: Einen, der den Patienten vorne stabilisiert, einen, der ihn hinten stabilisiert und jeweils einen, der die Bewegungen des Beins in einem physiologisch korrekten Muster ausführt. Optimalerweise muss dieses Training, damit ein neuronales Lernen erfolgen kann, hochrepetitiv erfolgen. Es liegt auf der Hand, dass ein solches klassisches Therapieverfahren mithilfe von vier Therapeuten in der Praxis nicht umsetzbar ist. Wenn diese Therapie „overground" oder auf einem klassischen Laufband durchgeführt wird, sind die Therapeuten nach wenigen Metern an ihrer Leistungsgrenze angelangt. Auch der wirtschaftliche Faktor für diesen Ansatz ist nicht leistbar. Hinzu kommt, dass gerade unter den Schlaganfallpatienten Übergewicht ein bedeutendes Thema ist. In der Praxis sind Patienten mit einem Körpergewicht von mehr als 120 kg keine Ausnahme. Bereits der Transfer eines übergewichtigen Patienten aus dem Rollstuhl wird für einen Therapeuten zur Herausforderung. Ohne Unterstützung von robotischen Systemen unterbleibt aus all diesen Gründen eine motorische Gangtherapie für viele Patienten. Bei der Frage des Einsatzes robotischer Systeme für die Gruppe nicht gehfähigen Patienten geht es primär nicht darum, ob diese Therapie einer anderen überlegen ist, sondern darum, ob sie überhaupt therapiert werden können.

Als weiteren hocheffektiven Anreiz für den Lernprozess von Patienten können technologische Systeme wie Augmented- oder Virtual-Reality in der Neurorehabilitation eingesetzt werden, um die durch Robotik assistierten Bewegungsabläufe der Patienten noch besser ansteuern zu können. Durch die individuell auf den Patienten abgestimmte, virtuelle Umgebung und durch eine ständige Übungswiederholung, die der Roboter veranlasst, werden Prozesse der Neuroplastizität angeregt. Es entstehen neue neuronale Verschaltungen bzw. werden bereits vorhandene, bisher nicht aktivierte Potentiale ausgenutzt und erweitert (Dunn et al. 2017). Das Ergebnis ist in vielen Fällen die deutliche und schnelle Verbesserung von motorischen Einschränkungen.

2.2 Begrifflichkeiten: Robotische Systeme in der Neurorehabilitation

In der Neurorehabilitation kommen neben klassischen Therapiegräten verschiedene nicht-robotische Therapiegeräte, exoskelettale Systeme und Endeffektoren sowie Biofeedback-Systeme sowie Hilfsmittel zum Einsatz.

2.2.1 Exoskelett

Exoskelette sind an den Körper angebrachte Orthesen, die computergesteuert sind. Die ergonomisch angepassten, tragfähigen Roboter kommen bei Lähmungen an Beinen und/oder Armen zum Einsatz und führen die Extremitäten per Robotik-System. Sie werden individuell gesteuert.

2.2.2 Endeffektor

Ein Endeffektor ist das letzte Element einer kinematischen Kette. Beim Einsatz als Roboter-gestütztes Therapiegerät werden hier (nur) die Füße bzw. Hände geführt.

2.2.3 Nicht-robotische Therapiegeräte

Schon lange kommen in der Neurorehabilitation die verschiedensten Therapie-geräte zur Steigerung der Trainingsintensität zum Einsatz. Hierzu zählen z. B. Laufband mit Gewichtsentlastung, Stehtrainer und medizinische Trainingsgeräte. All diese Geräte können erweitert werden durch den Einsatz von Biofeedback und dem Training im virtuellen Raum:

2.2.4 Biofeedback

Beim Biofeedback-Verfahren erhalten Patienten gezielt Rückmeldung zu bestimmten Parametern ihres Körpers in Ruhe oder in Bewegung und lernen darauf zu achten und diese Parameter zu kontrollieren. Langfristig wird durch Bio-feedback die Selbstkontrolle über Körperfunktionen trainiert.

2.2.5 Augmented und virtuelle Realität

Augmented Reality bedeutet die Ergänzung der Realität z. B. auf einem Bild-schirm durch virtuelle Elemente. Mit dem Verfahren von Virtual Reality begeben sich Patienten in eine virtuelle Welt, die von Therapeuten gezielt für den jeweiligen Patienten und seine Beschwerden gesteuert werden kann. Die Behandlungserfolge sind durch die Erschaffung von virtuellen Realitäten enorm. Das Gehirn kann nicht unterscheiden, ob etwas real stattfindet oder in einer vorgestellten oder virtuellen Welt stattfindet. Der Patient erfährt mithilfe von Virtual Reality-Methoden, dass beispielsweise seine Extremitäten wieder „richtig" funktionieren.

2.3 Abgrenzung Therapiegerät zu Hilfsmittel

Es gibt heutzutage eine Vielzahl robotischer Systeme mit ganz unterschiedlichen Anwendungsmöglichkeiten. Einerseits gibt es Geräte, die nur in der Therapie ein-gesetzt werden, d. h. unter Anleitung eines ausgebildeten Therapeuten. Und es gibt robotische Systeme für den eigenständigen Gebrauch. Letzteres sind Hilfsmittel, die ein Mensch ohne Anleitung selbständig einsetzen kann. Roboterassistierte Therapiegeräte sind hingegen Systeme, die lediglich unter Anleitung von speziell hierfür ausgebildeten Therapeuten einsetzbar sind.

3 Methodische Grundlagen des Einsatzes der Robotik in der Neurorehabilitation

3.1 Sind robotische Systeme eine eigenständige Therapiemethode?

Robotische Systeme unterstützen Patienten und Therapeuten, indem sie einen stabilen, physiologisch korrekten Bewegungsablauf über einen langen Zeitraum ermöglichen (Riener et al. 2005). Je nach Einstellung der Geräte können unterschiedliche Ziele verfolgt und unterschiedliche Beeinträchtigungen behandelt werden. Wie ein robotisches System eingesetzt und welches Behandlungsziel verfolgt wird, bestimmt nicht das das Gerät, sondern das therapeutische Konzept. Robotische Systeme in der Neurorehabilitation sind somit keine Therapiemethoden.

Eine medizinische oder therapeutische „Methode" ist eine Vorgehensweise zur Untersuchung oder Behandlung von bestimmten Erkrankungen. Eine Methode wiederum ist gekennzeichnet durch ein theoretisch-wissenschaftliche Konzept, welches eine klare Abgrenzung zu anderen Methoden sicherstellen muss (Gemeinsamer Bundesausschuss (G-BA) 2019). Das Bundessozialgericht hat zuletzt 2017 klargestellt, dass eine Methode nur dann vorliegt, wenn ihr ein „eigenes theoretisch-wissenschaftlichen Konzept" zugrunde liegt. Robotischen Systemen liegt kein eigenes theoretisch-wissenschaftliches Behandlungskonzept zugrunde. Ihre Wirkungsweise hängt davon ab, welche Schädigungsbilder in welchem Modus und in welcher Frequenz behandelt werden. Demzufolge sind robotische Systeme Therapiegeräte, wenn sie zur Wiederherstellung einer Funktion in der Rehabilitation eingesetzt werden oder Hilfsmittel, wenn es um die Kompensation von Funktionsausfällen im Alltag ohne therapeutische Intervention geht.

Die angewandte Therapiemethode, die auf einem Therapiekonzept basiert und aufgrund welcher festgelegt wird, welche Geräte und Hilfsmittel für welchen Zeitraum und mit welchem Ziel einzusetzen sind, wird immer vom Therapeuten bestimmt (Nef 2017). Die Vorstellung, dass man einen Menschen in ein Gerät einspannt, den Startknopf drückt und am Ende ein neuer Mensch mit neuen motorischen Fähigkeiten herauskommt, mag in Science Fiction spannend wirken, hat jedoch nichts mit der Realität zu tun. Robotische Systeme werden auch künftig den Therapeuten nicht ersetzen. Vielmehr sind roboterassistierte Geräte systemische Geräte für die Therapeuten, um die Patienten effektiv durch technologiebasiertes Training in ihrem Genesungsfortschritt zu unterstützen. Robotische Systeme können nur so gut sein, wie das therapeutische Behandlungskonzept, auf dessen Grundlage sie zum Einsatz kommen.

3.2 Entwicklung von Auswahlkriterien: Vom maschinellen Lernen und Therapieansätzen

Der konsequente und zielgerichtete Einsatz robotischer Systeme in der Neurorehabilitation liefert uns neben dem therapeutischen Ergebnis auch eine Unmenge an Daten. Diese Daten geben uns Aufschluss über die Gehgeschwindigkeit, die Gehstrecke, das Bewegungsausmaß, das Level an Eigenaktivität, etc. Daher liegt die Frage nahe, ob diese Daten mit Hilfe künstlicher Intelligenz ausgewertet werden können, um vorhersagen zu können, bei welchem Schädigungsbild welcher therapeutische Ansatz in welcher Kombination und unter Einbeziehung von welchen robotischen Systemen zu dem bestmöglichen Outcome für den Patienten führt.

Hierzu hat *Neuroneum*[2] im vergangenen Jahr eine Machbarkeitsstudie durchgeführt (Berger und Müller-Eising 2022). Ziel war die wissenschaftliche Begleitung des transdisziplinären Behandlungskonzepts. Als Assessment-Instrument wurde der „Selbstständigkeitsindex für neurologische und geriatrische Rehabilitation" (SINGER) als standardisiertes, validiertes, sensitives und ICF-basiertes Einstufungsverfahren herangezogen und über sechs Messzeitpunkte erhoben (siehe Abb. 1). Für die Datenanalyse wurden 60 Patienten (männlich = 38, weiblich = 22; MW = 49 ± 24 Jahre) mit neurologischen Erkrankungen inkludiert. Alle Patienten erhielten mit Krankheitsbeginn eine stationäre Akut-Versorgung. Zum Zeitpunkt des Studienbeginns waren sechs Patienten subakut und 54 Patienten chronisch[3].

In Abb. 2 ist der Zusammenhang des Fortschritts und der Therapiezeit dargestellt. Bei den subakuten Patienten liegt ein signifikant positiver Zusammenhang zwischen dem Fortschritt und der Therapiezeit vor (r = 0.892; p = 0.017). Demnach verbessern sich die subakuten Patienten in Abhängigkeit zur Therapiezeit, die chronischen Patienten können ihren Status stabilisieren.

Zusammenfassend zeigt sich, dass die subakuten Patienten Verbesserungen im Laufe der Rehabilitation aufweisen, chronische Patienten, die in der Vergangenheit bereits mit klassischer und robotergestützter Therapie auf Basis eines transdisziplinären Behandlungskonzepts bei *Neuroneum* therapiert wurden, können ihren Status halten und somit weitergehenden Pflegebedarf verhindern.

Zusätzlich gibt es bei den subakuten Patienten einen signifikanten, stark positiven Zusammenhang zwischen dem Fortschritt und der gesamten Therapiezeit. Je höher die Therapiezeit, desto stärker sind die Verbesserungen. Die Ergebnisse bekräftigen vergangene wissenschaftliche Untersuchungen, die

---

[2]Neuroneum ist ein ambulantes neurologisches Rehabilitationszentrum für Kinder und Erwachsene mit Schädigungen des Zentralen Nervensystems, das auf die Kombination klassischer Therapieverfahren mit modernster Robotik spezialisiert ist. Neben der Rehabilitation werden wissenschaftliche Studien durchgeführt.

[3]Subakut = 7 Tage bis 6 Monate nach Krankheitsbeginn; chronisch −> 6 Monate nach Krankheitsbeginn.

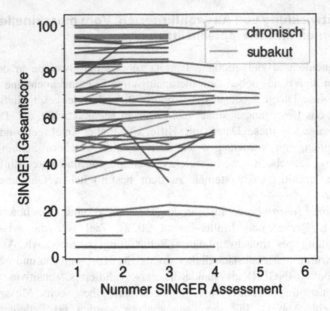

Abb. 1 Verlauf der SINGER Gesamtscores aller Patienten gruppiert in chronisch (rot) und subakut (grün) über ihre Erhebungszeitpunkte

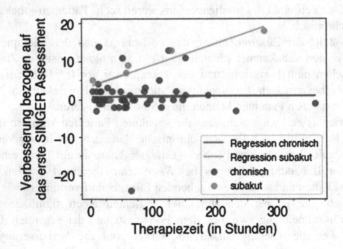

Abb. 2 Zusammenhang des SINGER Fortschritts und der gesamten Therapiezeit von allen Patienten gruppiert in chronisch (rot) und subakut (gün) mit Regressionsgerade

die Wichtigkeit einer frühzeitigen, intensiven und qualitativ hochwertigen Rehabilitation im Anschluss an die Akutversorgung aufzeigen, um pathologische Muster und Chronifizierungen der Schädigungsbilder zu verhindern. Obwohl jüngste klinische Studien gezeigt haben, dass sich Funktionen auch noch nach mehreren Jahren verbessern können, existiert ein kritisches Fenster von ca. sechs Monaten nach der Gehirnschädigung, in dem die Regeneration und Reorganisation aufgrund höherer neuroplastischer Prozesse optimal stattfinden kann (Berger und Müller-Eising 2022). Oftmals wird in der Praxis zu spät mit einer zielgerichteten Rehabilitation begonnen.

4 Wirtschaftliche und ethische Parameter des Einsatzes der Robotik in der Neurorehabilitation

4.1 Kostenübernahme

Der Einsatz robotischer Systeme in der Neurorehabilitation wird nicht durch das Kriterium der medizinischen Notwendigkeit bestimmt und folgt auch keinem wissenschaftlichen Konzept. Vielmehr bestimmen wirtschaftliche Parameter die Anwendung.

4.2 Stationäre Rehabilitation

Bereits in der stationären Rehabilitation kommt es darauf an, in welcher Klinik ein Patient behandelt wird. Denn nicht jede stationäre Einrichtung für Neurorehabilitation verfügt beispielsweise über einen Gangroboter. Eine Auswahl unterschiedlicher robotischer Systeme, wie mobile oder stationäre exoskelettale Systeme oder Endeffektoren für obere und untere Extremitäten sind in der Fläche nicht ausreichend vorhanden. Ob und in welchem Umfang Robotik in einer Behandlung eingesetzt wird, hängt davon ab, ob der mit den Kostenträgern vereinbarte Tagessatz dies rechtfertigt. Die Höhe des Tagessatzes handelt jeder Leistungserbringer individuell mit den Rentenversicherungen und den Krankenkassen aus. Für die Phase B der neurologischen Frührehabilitation liegt er aktuell zwischen Euro 500 und Euro 600 und für die Phase C zwischen Euro 250 und Euro 300. Der diesen Verhandlungen, die einem Basar gleichen, zugrunde liegende Markt ist intransparent. Die vereinbarte Höhe der jeweiligen Tagessätze wird nicht veröffentlicht (Baldauf und Vitols 2019). Dieses Verfahren ist angesichts einer immer größer werdenden Gruppe von neurologischen Patienten, die zu Lasten der Solidargemeinschaft der Versicherten in der Neurorehabilitation angemessen zu versorgen ist, nicht zeitgemäß. Intransparente Vergütungsstrukturen im Gesundheitswesen bergen ein hohes Risiko für Fehlanreize und Qualitätsmängel. Enthält ein Gesundheitssystem nur geringe private Finanzierungsanteile und ist es wie das deutsche zum überwiegenden Teil beitrags- und steuerfinanziert, so ist es unerlässlich, dass der Gesetzgeber für eine Transparenz im Bereich der Vergütungsstruktur sorgt. Dies muss nicht zwingend zu gesetzlichen Gebühren führen, da selektive Kontrahierungsmöglichkeiten zu einem Wettbewerb unter den Kostenträgern beitragen, der sich positiv für Patienten auswirken kann.

Allerdings bietet das auf einem Tagessatz basierende Vergütungssystem in der neurologischen Rehabilitation keine sachgerechte Basis. Ein Tagessatz kann nur dann zu einer angemessenen Vergütung einer bestimmten Leistung führen, wenn die Leistung im Allgemeinen gleich ist, d. h. die überwiegende Anzahl der zu versorgenden Menschen den gleichen oder einen ähnlichen Bedarf haben. In diesem Fall können einheitliche Therapiepläne entwickelt und umgesetzt werden, die mit einem Tagessatz angemessen vergütet werden können. Neurologische Patienten erfüllen diese Voraussetzungen nicht. Wenn das Gehirn verletzt ist, so zeigt sich bei jedem Patienten ein individuelles Schädigungsbild. Manch ein Schlaganfallpatient leidet „nur" unter motorischen Einschränkungen einer Seite, manch einer nur unter sprachlichen Beeinträchtigungen, manch einer nur unter kognitiven und manch einer unter Beeinträchtigungen in allen Bereichen. Einige Patienten haben einen Bedarf von drei Stunden Therapie in der Woche, manche von vier bis fünf Stunden am Tag. Es liegt auf der Hand, dass diesem individuellen Bedarf, der die Besonderheit der neurologischen Rehabilitation darstellt, durch ein für alle geltendes Therapiesetting und durch Tagessatzvergütung nicht angemessen Rechnung getragen werden kann. So kritisiert die Arbeitsgemeinschaft Medizinische Rehabilitation, dass die Tagessätze nicht auskömmlich sind und die gesetzlichen Krankenkassen für die medizinische Rehabilitation weniger zahlen, als für die von ihnen selbst geforderten Anforderungen notwendig ist (aerzteblatt de 2018).

In Deutschland erlaubt die Höhe des Tagessatzes in der stationären Rehabilitation keinen hochfrequenten Einsatz robotischer Systeme. Das wäre aber notwendig, da nur durch hochrepetitives Training auf physiologischer Basis definierte Genesungsziele erreicht werden können. Der Tagessatz decktbloßlediglich die ärztliche Behandlung, die Pflege, die Unterkunft und das Essen sowie die therapeutische Behandlung ab. In der Phase C führt der niedrige Tagessatz dazu, dass die therapeutische Behandlung sich im Wesentlichen auf Gruppentherapien und zwei bis drei Einzeltherapien unter Zuhilfenahme der Robotik von jeweils 30 Minuten beschränkt. Dies ist für einen neurologischen Patienten, der nicht gehfähig ist und gegebenenfalls noch unter Sprachstörungen und kognitiven Einschränkungen leidet, nicht ausreichend. Bestehendes Rehabilitationspotenzial kann dadurch nicht angemessen gehoben werden. Der Einsatz von robotischen Systemen ist in einem solchen Setting allenfalls kosmetischer Natur.

## 4.3	Ambulante Rehabilitation

In der ambulanten Neurorehabilitation finden sich robotische Systeme ausschließlich in privaten Einrichtungen oder in einzelnen Heilmittelpraxen. In von den gesetzlichen Kostenträgern zugelassenen ambulanten neurologischen Rehabilitationseinrichtungen sucht man sie vergebens. Auch hier wird die Vergütung im Wege eines Tagessatzes abgebildet, der ebenso wie in der stationären Rehabilitation mit den gesetzlichen Krankenkassen und der Rentenversicherung individuell ausgehandelt wird. Die Höhe ist auch hier nicht veröffentlicht, sie liegt aktuell bei Euro 120 bis Euro 150 pro Tag (Gruthölter et al. 2016). Der Tagessatz inkludiert den Transport des Patienten, die Essensverpflegung und die therapeutische Behandlung. Zulassungsvoraussetzung der ambulanten neurologischen Rehabilitationseinrichtungen sind die von der Bundesarbeitsgemeinschaft für Rehabilitation (BAR) erarbeiteten und bindenden Rahmenempfehlungen aus dem Jahr 2005. Diese schreiben unter Ziffer II.4. eine tägliche Therapiezeit von mindestens vier bis maximal sechs Stunden an fünf bis sechs Wochentagen vor (Steinke und Vömel 2005). Es ist offensichtlich, dass diese Leistung zu dem gewährten Tagessatz nicht individuell und schon gar nicht mit dem Einsatz moderner robotischer Systeme erbracht werden kann. Die Patienten, die in diesen Einrichtungen versorgt werden, werden zum ganz überwiegenden Teil auf Gruppentherapien und Eigentraining verwiesen. Nach fast 20 Jahren ist dringend eine Neufassung dieser Rahmenempfehlungen geboten. Diese bedürfen auch geeigneter Bewertungs- und Kostenwirksamkeitsverfahren für den Einsatz robotischer Systeme (Turchetti et al. 2014).

Ernsthaft betroffene neurologische Patienten können in den derzeitigen, von den gesetzlichen Kostenträgern zugelassenen, ambulanten neurologischen Rehabilitationseinrichtungen, faktisch nicht versorgt werden. Deren Versorgung in einer ambulanten Rehabilitationseinrichtung ist im Gesundheitssystem im Grunde nicht vorgesehen. Dies verwundert, werden doch die Grundsätze „Rehabilitation vor Pflege" und „ambulant vor stationär" in den Gesetzesbegründungen verschiedener Reformen des SGB V mündlich wie schriftlich immer wieder bemüht (Deutscher Bundestag 2020).

Der Gesetzgeber hat bereits 2007 die notwendige Grundlage mit dem GKV Wettbewerbsstärkungsgesetz (GKV-WSG) geschaffen (Bundesgesetzblatt 2007). Damit hat der Gesetzgeber einen Anspruch auf Leistungen zur ambulanten medizinischen Rehabilitation zu Lasten der gesetzlichen Krankenkassen in § 40 SGB V normiert. Bis dahin standen Leistungen zur ambulanten Rehabilitation im Ermessen der Krankenkassen. In der Gesetzesbegründung des GKV-WSG hebt der Gesetzgeber ausdrücklich hervor, dass Deutschland ein modernes und leistungsfähiges Gesundheitswesen habe, das allen Bürgern Zugang zu einer hochwertigen Gesundheitsversorgung und eine Patientenversorgung auf hohem Niveau biete. Ziel des Gesetzes sei der Zugang der Versicherten zu allen medizinisch notwendigen Leistungen unter Einbeziehung des medizinischen Fortschritts, unabhängig von der Höhe der jeweils eingezahlten Beiträge. Mit der Änderung in § 40 SGB V werde sichergestellt, dass Patienten notwendige Rehabilitationsleistungen zur Vermeidung von Pflegebedürftigkeit oder einer Verschlechterung bei bestehender Pflegebedürftigkeit tatsächlich erhalten. „Prävention vor Behandlung" und „Rehabilitation vor Pflege" ziehen sich konsequent durch die gesamte Versorgung", so hat es die damalige Gesundheitsministerin Ulla Schmidt in der Gesetzesberatung im deutschen Bundestag erklärt (Deutscher Bundestag 2007).

15 Jahre später muss festgestellt werden, dass diese Sicherstellung nicht erfolgt ist. Nicht jeder Versicherte erhält heute die notwendigen ambulanten Rehabilitationsleistungen und schon gar nicht auf einem modernen und hochwertigen Niveau, das auch die Behandlung mit robotischen Systemen beinhaltet.

Der Grund hierfür liegt darin, dass der Gesetzgeber die inhaltliche Konkretisierung des Anspruchs, wer wann welche Leistungen wie lange erhält, den Spitzenverbänden der Rehabilitationsträger im Rahmen der Bundesarbeitsgemeinschaft für Rehabilitation (BAR) überlassen hat. Maßgebend für die Entscheidung, unter welchen Voraussetzungen neurologische Patienten Leistungen zur ambulanten neurologischen Rehabilitation erhalten, sind die Rahmenempfehlungen der BAR zur ambulanten neurologischen Rehabilitation. Nach diesen erhält diese Leistungen nur derjenige, der auch rehabilitationsfähig ist. Dies sind nach Definition der BAR nur solche Patienten, die über Selbständigkeit im Bereich der Selbstversorgung und des aktiven Fortbewegens und durchgängiger Kooperationsfähigkeit und -bereitschaft, Handlungs- und Lernfähigkeit sowie hinreichende Orientierung verfügen (Steinke und Vömel 2005).

Entsprechend sind in Deutschland auch nur solche Einrichtungen für ambulante neurologische Rehabilitation zugelassen, deren Rehabilitationskonzept auf die Behandlung dieser eher schwach betroffenen Patienten, die sich selbständig versorgen und fortbewegen können, zugeschnitten. Der Großteil der Patienten mit einem Schlaganfall oder einem Schädelhirntrauma ist bei Entlassung aus der stationären Rehabilitation hierzu nicht in der Lage. Genau aus diesem Grund bedürfen sie einer Fortsetzung der Rehabilitation im ambulanten Bereich. Wenn sie sich selbständig versorgen könnten, wäre möglicherweise der Bedarf für eine Rehabilitationsleistung gar nicht gegeben, die im Gegensatz zur klassischen Einzeltherapie (Heilmittelversorgung) eine komplexe Maßnahme ist. Das Fazit: Die große Gruppe der ernsthaft betroffenen neurologischen Patienten erhält qua definitionem keinen Zugang zu moderner, effizienter Neurorehabilitation (Calabrò et al. 2020).

Für eine erfolgreiche Neurorehabilitation haben sich Faktoren wie Trainingsintensität, Trainingsdauer und Trainingswiederholung als relevante Faktoren erwiesen. Ein hoch-intensives und aufgabenspezifisches Training mit aktiven und hoch-repetitiven Bewegungen bewies sich als einer der effektivsten Therapieansätze zur Bewegungswiederherstellung. Eine frühzeitige und spezialisierte Rehabilitation, die die Behandlung mit modernen robotischen Systemen einschließt, ist für Menschen mit einer Hirnschädigung die einzige Chance, ihre Selbständigkeit wiederzuerlangen und langfristig ihre Pflegebedürftigkeit zu verhindern oder deren Grad zu verringern. Da die Rehabilitation meist ein langwieriger Prozess ist und die Patienten nicht dauerhaft stationär versorgt werden können, kommt der ambulanten neurologischen Rehabilitation eine zentrale Bedeutung zu.

4.4 Heilmittelversorgung

Auch in der klassischen Heilmittelversorgung therapeutischer Praxen wird die Behandlung mit robotischen Systemen von den gesetzlichen Krankenkassen derzeit nicht bezahlt. Und dies, obwohl es wissenschaftlich erwiesen ist, dass jede achte Gehbehinderung nach einem Schlaganfall durch den Einsatz roboter-assistierter Systeme vermieden werden könnte (Mehrholz et al. 2020). Als Standardbegründung heben die Kostenträger hervor, es handele sich bei der Behandlung mit robotischen Systemen um eine neue Therapiemethode, die vom Gemeinsamen Bundesausschuss noch nicht anerkannt worden sei. Daher sei ihnen eine Kostenübernahme zu Lasten der Solidargemeinschaft der Versicherten verwehrt.

Dies ist ein Scheinargument. Robotische Systeme sind keine Therapiemethode, wie bereits erläutert. Der Gemeinsame Bundesausschuss ist nur zur Beurteilung einer neuen Behandlungsmethode zuständig. Neu ist eine Behandlungsmethode, wenn sie bislang nicht als abrechnungsfähige ärztliche Leistung im einheitlichen Bewertungsmaßstab für vertragsärztliche Leistungen (EBM-Ä) enthalten ist. Im Falle des Einsatzes von Gangrobotern kommt die Therapiemethode der Gangschule zur Anwendung. Diese ist seit Jahren in der Wissenschaft und auch als abrechnungsfähige Leistung anerkannt (Cluitmans 1997). Ein Antrag beim G-BA auf Zulassung eines Gangrobotors als Therapiemethode wäre daher mangels Zulässigkeit zurückzuweisen.

Weder medizinische noch methodische Zweifel an der Wirksamkeit der Behandlung mit robotischen Systemen sind in der Praxis der Grund, dass Roboter-assistierte Behandlungen von gesetzlichen Krankenkassen nicht bezahlt werden. Tatsächlicher Grund sind die Kosten: Im Bereich der Heilmittelversorgung richtet sich die Behandlung und auch die Vergütung nach der Heilmittelrichtlinie. Danach kann ein Patient selbstverständlich zu Lasten der gesetzlichen Kostenträger mit einem robotischen System, wie beispielsweise einem Gangroboter behandelt werden. Die zugrunde liegende Methode ist die Gangschule, die anerkannt und etabliert ist. In der Wahl des Therapiegerätes ist der Therapeut frei. In der Praxis kommt es in der Heilmittelversorgung gleichwohl nicht zum Einsatz von Robotik, weil die Erstattungssätze hierfür nicht auskömmlich sind. Diese gehen bis auf Ausnahmen von einer Behandlung im Verhältnis 1:1 (Therapeut/Patient) und dem Einsatz einfacher und üblicher Therapiegeräte aus. Da die Anschaffung moderner Robotik in der Neurorehabilitation den Kostenrahmen einfacher Therapiegeräte deutlich übersteigt, ist eine Behandlung zu den Erstattungssätzen des Heilmittelkatalogs betriebswirtschaftlich nicht möglich. Dies ist der Grund, warum in der Praxis den gesetzlich Versicherten Behandlungen mit modernen robotischen Systemen faktisch verwehrt bleiben.

Zur Lösung des Problems wir immer wieder die Frage diskutiert, ob ein Teil der Leistung über eine ärztliche Verordnung abgerechnet werden kann und der Patient die Differenz zum Marktpreis privat trägt. Dies wäre eine für alle Beteiligten vertretbare Lösung. Sie würde eine hochwertige Therapie mit dem zu erwartenden Fortschritt ermöglichen und die wirtschaftliche Belastung der Versicherten, die derzeit die Kosten in voller Höhe tragen müssen, mindern. Aktuell ist ein solcher Lösungsweg vom Gesetzgeber ausdrücklich verboten, da Zuzahlungen zu Rezepten nur in den gesetzlich vorgeschriebenen Fällen erhoben werden dürfen.

4.5 Werteverständnis und Neuroethik

Deutschland ist bei der Akutversorgung neurologischer Patienten inzwischen hervorragend aufgestellt. Ein hochmodernes Rettungswesen, kompetente neurochirurgische Unfallzentren und der flächendeckende Ausbau von zertifizierten Stroke-Units sind die entscheidenden Parameter. Geht es um das Überleben eines Patienten, werden keine medizinische Intervention und keine Kosten gescheut. Dies ist der immer wieder beschworene politische Wille, wenn das Loblied auf die Qualität des deutschen Gesundheitssystems gesungen wird. Die durch Schlaganfälle verursachten Gesamtkosten betragen in Deutschland Euro 17 Milliarden jährlich (Luengo-Fernandez et al. 2020). Schwere neurologische Schädigungen erfordern regelmäßig eine aufwendige und länger dauernde Akutbehandlung. Ist der Patient medizinisch stabil und benötigt keine hochmoderne Intensiv- oder Akutbehandlung mehr, so kann er häufig dennoch nicht als gesundet nach Hause entlassen werden. Eine neurologische Rehabilitation, ganz gleich ob stationär oder ambulant, ist in den meisten Fällen dringend indiziert, wenn eine möglichst weitgehende Gesundung, Verhinderung der Pflegebedürftigkeit und eine Teilhabe am sozialen und beruflichen Leben das Ziel sind.

In der Praxis sinkt die Qualität der postakuten Versorgung gegenüber der Initialbehandlung deutlich ab. Individuelle Einzeltherapien sind die Ausnahme, Gruppentherapien die Regel. Behandlungen mit robotischen Systemen erfolgen häufig nicht oder nicht in der notwendigen Frequenz. Stellen sich Fortschritte nicht hinreichend oder zeitnah ein, was bei dem Umfang und der Art der Behandlung in vielen Fällen zu erwarten ist, werden Betroffene als „austherapiert" entlassen. Dies ist bei Schlaganfallpatienten im Schnitt nach 28,2 Tagen der Fall (Destatis).

Gemessen an der Schwere einer Beeinträchtigung und der Komplexität einer neurologischen Schädigung ist dies sehr kurz und für das Wiedererlernen motorischer Funktionen, insbesondere des Gehens, selten ausreichend. Die Gründe hierfür liegen weder in der Kompetenz oder dem Willen der Ärzte und Therapeuten noch in der Frage der medizinischen Notwendigkeit (Calabrò et al. 2020). Sie liegen in der Höhe der Kostenerstattung, für die als Ausfluss des Prinzips der Selbstverwaltung gesetzliche Kostenträger die Verantwortung tragen. Das gilt auch für dem Bereich der ambulanten neurologischen Rehabilitation. Hier findet nur die kleine Gruppe der leicht Betroffenen eine Rehabilitationsmöglichkeit.

Zusammengefasst lässt sich feststellen, dass Deutschland ein schnelles und kompetentes Rettungswesen sowie eine hochmoderner Akutversorgung vorhält, die zunehmend das Überleben auch mit schweren Hirnschädigung ermöglichen. Damit wird in Kauf genommen, dass diese Menschen auch gravierende Behinderungen behalten, die ein Anknüpfen an den bisher gewohnten Alltag unmöglich machen. Nach einem kurzen Aufenthalt in einer stationären Rehabilitation, die die Möglichkeiten einer modernen und innovativen Neurorehabilitation nicht ausschöpft, werden diese Menschen mit einem hohen pflegerischen Bedarf nach Hause oder in eine Pflegeeinrichtung entlassen. Auch für neurologisch Schwerstverletzte wird mit einem hohen Aufwand in der Akut-versorgung alles getan, um ihr Überleben zu sichern, um sie dann dem ohnehin notleidenden Bereich der Pflege zu überlassen. Damit klaffen Wille des Gesetz-gebers und Realität weit auseinander.

In Deutschland ist es anerkannt, dass ein Grundbedürfnis eines Menschen auf Mobilität besteht (Hessisches Landessozialgericht Darmstadt, 2021). Wird dieses Grundbedürfnis ausreichend befriedigt, wenn ein Rollstuhl zur Ver-fügung gestellt wird oder besteht auch ein Anspruch auf intensive Behandlungen mit robotischen Systemen, um das selbständige Gehen wieder zu erlernen? Die Antwort ist im Gesundheitssystem eines Staates zu suchen. Welches Level an gesundheitlicher Versorgung ist eine Gesellschaft bereit vorzuhalten und auch zu finanzieren. Deutschland erkennt das Recht eines jeden auf das für ihn erreich-bare Höchstmaß an körperlicher und geistiger Gesundheit an (k.A.). Dies bedeutet, dass funktionierende Versorgungsstrukturen in einer Qualität und Ausstattung vorgehalten werden müssen, die für jeden Bürger zugänglich sind und ihm die Chance eröffnen, ein Höchstmaß an körperlicher und geistiger Gesundheit zu erreichen.

Was bedeutet das für die Neurorehabilitation? Muss allen Patienten eine end-lose Behandlung auf höchstem Niveau gewährt werden? Der Grad und der Umfang der Leistungen in der Neurorehabilitation werden durch die voran-gegangene Initialversorgung bestimmt. Für die Akutbehandlung wurde die Grenze, die für einen Patienten erreicht werden kann, immer weiter nach vorne ver-schoben. Heute halten wir schwere Hirnschäden am Leben, ohne einen Blick auf die Kosten zu richten. In Deutschland spielen wirtschaftliche Erwägungen keine Rolle, wenn es um zum Lebenserhalt notwendige intensivmedizinische Leistungen geht. Wenn eine Gesellschaft bereit ist, dafür Mittel einzusetzen und damit auf der Patientenseite Erwartungen weckt, darf sie in der Rehabilitationsphase nicht aufhören, eine adäquate Versorgung zu leisten. Hier muss sie das gleiche Maß an Nachsorge und Rehabilitation ermöglichen. Dies schließt die Versorgung mit modernen robotischen Systemen zwingend ein. Wenn es technisch möglich ist, dass mithilfe von Roboter-assistierten Systemen eine Gehbehinderung zu ver-meiden ist oder das selbständige Gehen wieder erlernt werden kann, dann sind die Kosten hierfür ebenfalls zu tragen. Dies ist rechtlich und medizinethisch geboten. Das deutsche Gesundheitssystem muss ausreichende Rehabilitationsleistungen bereitstellen und den Patienten Zugang gewähren.

5   Fazit

Der folgende Lösungsvorschlag unterstellt zum einen die Erkenntnis eines dringenden Handlungsbedarfs und zum anderen den politischen Willen, dass eine Verbesserung der Versorgung neurologischer Patienten in der Praxis umgesetzt wird. Da die Kostenfrage in der Gesundheitsversorgung eine zentrale Rolle spielt, könnte man meinen, dass die Bereitstellung ausreichender finanzieller Mittel genügt, um das Problem des Versorgungslecks zu lösen. Dies allein wird jedoch nicht ausreichen. Notwendig sind Leitlinien, die bestimmen, wer in welchem Umfang und wie lange berechtigt ist, Leistungen zur neurologischen Rehabilitation zu Lasten gesetzlicher Kostenträger zu erhalten. Dies ist erforderlich, damit der konkrete Umfang des Leistungsanspruchs bestimmt werden kann und die Entscheidung einer gerichtlichen Nachprüfung auch Stand hält. Die entscheidende Frage ist, woran sich das Maß der Versorgung orientiert. Der Gesetzgeber ist gemeinsam mit den Kostenträgern verpflichtet, moderne Kriterien des Zugangs und der Art und des Umfangs der Leistungen zur neurologischen Rehabilitation sowie deren Ende angemessen zu definieren. Kommt man zu dem Ergebnis, dass diese finanziellen Mittel hierzu nicht ausreichend sind, so muss der Gesetzgeber transparent und ehrlich handeln und den Versicherten erklären, dass diese Leistungen nicht mehr von der Solidargemeinschaft getragen werden können und jeder Versicherte privat Vorsorge treffen muss. Hierzu müssten dann auch entsprechende Strukturen geschaffen werden. Das Thema ist hoch komplex und die Interessen der verschiedenen Stakeholder sind so unterschiedlich, dass die politische Diskussion dringend geführt werden muss, um eine adäquate Versorgung zeitnah zu erreichen.

Literatur

aerzteblatt. 2018. https://www.aerzteblatt.de/nachrichten/95390/Tagessaetze-fuer-medizinische-Rehabilitation-nicht-kostendeckend.

Baldauf, S., und Vitols, K. 2019. Branchenanalyse medizinische Rehabilitation [Online]. https://www.boeckler.de/pdf/p_fofoe_WP_160_2019.pdf.

Berger, A. und Müller-Eising, C. 2022. Einsatz von maschinellem Lernen zur Vorhersage von Therapieverläufen bei Patienten mit einer Schädigung des Gehirns: eine explorative Datenanalyse zur Prüfung der Machbarkeit [Online], neuroneum GmbH. https://www.neuroneum.de/academy/machbarkeitsstudie/.

Biefang, S., Potthoff, P., und Schliehe, F. 1999. Assessmentverfahren für die Rehabilitation. Hogrefe Verl. für Psychologie.

Bundesgesetzblatt 2007, https://www.bgbl.de/xaver/bgbl/start.xav?startbk=Bundesanzeiger_BGBl&start=//*%255B@attr_id=%2527bgbl107s0378.pdf%2527%255D#__bgbl__%2F%2F*%5B%40attr_id%3D%27bgbl107s0378.pdf%27%5D__1664878111353.

Bundessozialgericht, Urteil vom 11. Juli 2017 – B 1 KR 30/16 R.

Calabrò, R.S., C. Müller-Eising, M.L. Diliberti, A. Manuli, F. Parrinello, G. Rao, V. Barone, und T. Civello. 2020. Who will pay for robotic rehabilitation? The growing need for a cost-effectiveness analysis. *Innovations in Clinical Neuroscience* 17(10–12):14–16.

Cluitmans, J. 1997. Ganganalyse und Gangschulung: Therapeutische Strategien Für Die Praxis [Online], Berlin, Heidelberg, Springer Berlin/Heidelberg. https://ebookcentral.proquest.com/lib/kxp/detail.action?docID=6491976. Destatis Statistisches Bundesamt [Online]. https://www.destatis.de/DE/Home/_inhalt.html.

Deutscher Bundestag. 2007. Plenarprotokoll 16/80.

Deutscher Bundestag. 2020. Entwurf eines Gesetzes zur Stärkung von intensivpflegerischer Versorgung. Destatis Statistisches Bundesamt [Online]. https://www.destatis.de/DE/Home/_inhalt.html.

Dunn, J., E. Yeo, P. Moghaddampour, B. Chau, und S. Humbert. 2017. Virtual and augmented reality in the treatment of phantom limb pain: A literature review. *NeuroRehabilitation* 40(4):595–601. https://doi.org/10.3233/NRE-171447.

Esquenazi, A., I.C. Maier, T.A. Schuler, S.M. Beer, I. Borggrafe, K. Campen, A.R. Luft, D. Manoglou, A. Meyer-Heim, M.R. Spiess, und M. Wirz. 2016. Clinical application of robotics and technology in the restoration of walking. In *Neurorehabilitation technology*, 2. Aufl., Hrsg. D.J. Reinkensmeyer und V. Dietz, 223–248. Cham: s.l., Springer International Publishing.

Feigin, V. L., Stark, B. A., Johnson, C. O., Roth, G. A., Bisignano, C., Abady, G. G., Abbasifard, M., Abbasi-Kangevari, M., Abd-Allah, F., Abedi, V., Abualhasan, A., Abu-Rmeileh, N. M. E., Abushouk, A. I., Adebayo, O. M., Agarwal, G., Agasthi, P., Ahinkorah, B. O., Ahmad, S., Ahmadi, S., Ahmed Salih, Y., Aji, B., Akbarpour, S., Akinyemi, R. O., Al Hamad, H., Alahdab, F., Alif, S. M., Alipour, V., Aljunid, S. M., Almustanyir, S., Al-Raddadi, R. M., Al-Shahi Salman, R., Alvis-Guzman, N., Ancuceanu, R., Anderlini, D., Anderson, J. A., Ansar, A., Antonazzo, I. C., Arabloo, J., Ärnlöv, J., Artanti, K. D., Aryan, Z., Asgari, S., Ashraf, T., Athar, M., Atreya, A., Ausloos, M., Baig, A. A., Baltatu, O. C., Banach, M., Barboza, M. A., Barker-Collo, S. L., Bärnighausen, T. W., Barone, M. T. U., Basu, S., Bazmandegan, G., Beghi, E., Beheshti, M., Béjot, Y., Bell, A. W., Bennett, D. A., Bensenor, I. M., Bezabhe, W. M., Bezabih, Y. M., Bhagavathula, A. S., Bhardwaj, P., Bhattacharyya, K., Bijani, A., Bikbov, B., Birhanu, M. M., Boloor, A., Bonny, A., Brauer, M., Brenner, H., Bryazka, D., Butt, Z. A., Caetano dos Santos, F. L., Campos-Nonato, I. R., Cantu-Brito, C., Carrero, J. J., Castañeda-Orjuela, C. A., Catapano, A. L., Chakraborty, P. A., Charan, J., Choudhari, S. G., Chowdhury, E. K., Chu, D.-T., Chung, S.-C., Colozza, D., Costa, V. M., Costanzo, S., Criqui, M. H., Dadras, O., Dagnew, B., Dai, X., Dalal, K., Damasceno, A. A. M., D'Amico, E., Dandona, L., Dandona, R., Darega Gela, J., Davletov, K., La Cruz-Góngora, V. de, Desai, R., Dhamnetiya, D., Dharmaratne, S. D., Dhimal, M. L., Dhimal, M., Diaz, D., Dichgans, M., Dokova, K., Doshi, R., Douiri, A., Duncan, B. B., Eftekharzadeh, S., Ekholuenetale, M., El Nahas, N., Elgendy, I. Y., Elhadi, M., El-Jaafary, S. I., Endres, M., Endries, A. Y., Erku, D. A., Faraon, E. J. A., Farooque, U., Farzadfar, F., Feroze, A. H., Filip, I., Fischer, F., Flood, D., Gad, M. M., Gaidhane, S., Ghanei Gheshlagh, R., Ghashghaee, A., Ghith, N., Ghozali, G., Ghozy, S., Gialluisi, A., Giampaoli, S., Gilani, S. A., Gill, P. S., Gnedovskaya, E. V., Golechha, M., Goulart, A. C., Guo, Y., Gupta, R., Gupta, V. B., Gupta, V. K., Gyanwali, P., Hafezi-Nejad, N., Hamidi, S., Hanif, A., Hankey, G. J., Hargono, A., Hashi, A., Hassan, T. S., Hassen, H. Y., Havmoeller, R. J., Hay, S. I., Hayat, K., Hegazy, M. I., Herteliu, C., Holla, R., Hostiuc, S., Househ, M., Huang, J., Humayun, A., Hwang, B.-F., Iacoviello, L., Iavicoli, I., Ibitoye, S. E., Ilesanmi, O. S., Ilic, I. M., Ilic, M. D., Iqbal, U., Irvani, S. S. N., Islam, S. M. S., Ismail, N. E., Iso, H., Isola, G., Iwagami, M., Jacob, L., Jain, V., Jang, S.-I., Jayapal, S. K., Jayaram, S., Jayawardena, R., Jeemon, P., Jha, R. P., Johnson, W. D., Jonas, J. B., Joseph, N., Jozwiak, J. J., Jürisson, M., Kalani, R., Kalhor, R., Kalkonde, Y., Kamath, A., Kamiab, Z., Kanchan, T., Kandel, H., Karch, A., Katoto, P. D., Kayode, G. A., Keshavarz, P., Khader, Y. S., Khan, E. A., Khan, I. A., Khan, M., Khan, M. A. B., Khatib, M. N., Khubchandani, J., Kim, G. R., Kim, M. S., Kim, Y. J., Kisa, A., Kisa, S., Kivimäki, M., Kolte, D., Koolivand, A., Koulmane Laxminarayana, S. L., Koyanagi, A., Krishan, K., Krishnamoorthy, V., Krishnamurthi, R. V., Kumar, G. A., Kusuma, D., La Vecchia, C., Lacey, B., Lak, H. M., Lallukka, T., Lasrado, S., Lavados, P. M., Leonardi, M., Li, B., Li, S., Lin, H., Lin, R.-T., Liu, X., Lo, W. D., Lorkowski, S., Lucchetti, G., Lutzky Saute, R., Magdy Abd El Razek, H., Magnani, F. G., Mahajan, P. B., Majeed, A., Makki, A., Malekzadeh, R., Malik, A. A., Manafi, N., Mansournia, M. A., Mantovani, L. G., Martini, S., Mazzaglia, G., Mehndiratta, M. M., Menezes, R. G., Meretoja, A., Mersha, A. G., Miao Jonasson, J., Miazgowski, B., Miazgowski, T., Michalek, I. M., Mirrakhimov, E. M., Mohammad, Y., Mohammadian-Hafshejani, A., Mohammed, S., Mokdad, A. H., Mokhayeri, Y., Molokhia, M., Moni, M. A., Montasir, A. A., Moradzadeh, R., Morawska, L., Morze, J., Muruet, W., Musa, K. I., Nagarajan, A. J., Naghavi, M., Narasimha Swamy, S., Nascimento, B. R., Negoi, R. I., Neupane Kandel, S., Nguyen, T. H., Norrving, B., Noubiap, J. J., Nwatah, V. E., Oancea, B., Odukoya, O. O., Olagunju, A. T., Orru, H., Owolabi, M. O., Padubidri, J. R., Pana, A., Parekh, T., Park, E.-C., Pashazadeh Kan, F., Pathak, M., Peres, M. F. P., Perianayagam, A., Pham, T.-M., Piradov, M. A., Podder, V., Polinder, S., Postma, M. J., Pourshams, A., Radfar, A., Rafiei, A., Raggi, A., Rahim, F., Rahimi-Movaghar, V., Rahman, M., Rahman, M. A., Rahmani, A. M., Rajai, N., Ranasinghe, P., Rao, C. R., Rao, S. J., Rathi,

P., Rawaf, D. L., Rawaf, S., Reitsma, M. B., Renjith, V., Renzaho, A. M. N., Rezapour, A.,
Rodriguez, J. A. B., Roever, L., Romoli, M., Rynkiewicz, A., Sacco, S., Sadeghi, M., Saeedi
Moghaddam, S., Sahebkar, A., Saif-Ur-Rahman, K. M., Salah, R., Samaei, M., Samy, A. M.,
Santos, I. S., Santric-Milicevic, M. M., Sarrafzadegan, N., Sathian, B., Sattin, D., Schiavolin,
S., Schlaich, M. P., Schmidt, M. I., Schutte, A. E., Sepanlou, S. G., Seylani, A., Sha, F.,
Shahabi, S., Shaikh, M. A., Shannawaz, M., Shawon, M. S. R., Sheikh, A., Sheikhbahaei, S.,
Shibuya, K., Siabani, S., Silva, D. A. S., Singh, J. A., Singh, J. K., Skryabin, V. Y., Skryabina,
A. A., Sobaih, B. H., Stortecky, S., Stranges, S., Tadesse, E. G., Tarigan, I. U., Temsah,
M.-H., Teuschl, Y., Thrift, A. G., Tonelli, M., Tovani-Palone, M. R., Tran, B. X., Tripathi,
M., Tsegaye, G. W., Ullah, A., Unim, B., Unnikrishnan, B., Vakilian, A., Valadan Tahbaz,
S., Vasankari, T. J., Venketasubramanian, N., Vervoort, D., Vo, B., Volovici, V., Vosoughi,
K., Vu, G. T., Vu, L. G., Wafa, H. A., Waheed, Y., Wang, Y., Wijeratne, T., Winkler, A. S.,
Wolfe, C. D. A., Woodward, M., Wu, J. H., Wulf Hanson, S., Xu, X., Yadav, L., Yadollahpour,
A., Yahyazadeh Jabbari, S. H., Yamagishi, K., Yatsuya, H., Yonemoto, N., Yu, C., Yunusa,
I., Zaman, M. S., Zaman, S. B., Zamanian, M., Zand, R., Zandifar, A., Zastrozhin, M. S.,
Zastrozhina, A., Zhang, Y., Zhang, Z.-J., Zhong, C., Zuniga, Y. M. H. & Murray, C. J. L.
(2021) 2021. Global, regional, and national burden of stroke and its risk factors, 1990–2019:
A systematic analysis for the Global Burden of Disease Study 2019. *The Lancet Neurology*
20(10):795–820.

Gruthölter, R., M. Jungblut, und C. Mais. 2016. *Warum ambulante neurologische
Rehabilitation?: Rehabilitationsmedizinische und kaufmännische Grundlagen zur Errichtung
eines Rehabilitationszentrums.* Stuttgart: Steinbeis-Edition.

Hessisches Landessozialgericht Darmstadt, Urteil vom 12. Oktober 2021, Az.: L 1 KR 65/2.

Justen, C. 2017. *Untersuchung der grundlegenden neurophysiologischen Prozesse der Verarbeitung einfacher und komplexer akustischer Reize durch Integration elektrophysio-
logischer und elektrotomographischer Methoden.* Tübingen: Eberhard Karls Universität
Tübingen.

Knecht, S., S. Hesse, und P. Oster. 2011. Rehabilitation after stroke. *Deutsches Ärzteblatt international* 108(36):600–606.

Luengo-Fernandez, R., Candio, P., und Violato Mara. 2020. „At what cost: The economic impact
of stroke in europe" [Online]. https://www.safestroke.eu/economic-impact-of-stroke/.

McGrath, J. C., und Kischka, U. 2010. „Interdisziplinäre Teamarbeit und Zielsetzung in der
Rehabilitation", in Frommelt, P. und Lösslein, H. (Hrsg.) NeuroRehabilitation, Berlin,
Heidelberg, Springer Berlin Heidelberg, S. 107–113.

Mehrholz, J., Thomas, S., Kugler, J., Pohl, M., und Elsner, B. 2020. „Electromechanical-assisted
training for walking after stroke", The Cochrane database of systematic reviews, Vol. 10,
CD006185.

Miranda, L. de (Hrsg.). 2019. Karel Čapek & die ersten <Roboter>, Niederlande, Kerkdriel.

Nef, T. 2017. Roboter in der Neurorehabilitation: Trend oder Hype [Online]. https://www.
rosenfluh.ch/psychiatrie-neurologie-2017-03/roboter-in-der-neurorehabilitation-trend-oder-
hype.

Pfaff, H. (Hrsg.). 2003. Versorgungsforschung – Begriffsbestimmung, Gegenstand und Aufgaben: Gesundheitsversorgung und Disease Management. Grundlagen und Anwendungen der
Versorgungsforschung, Bern, Hans Huber.

Ringleb P., Hametner C., Köhrmann M., Frank B., Jansen O., Berlis A., Fischer U., Laufs U.,
Mordasini P., Schellinger P., Schubert G., Sonnberger M., Urbach H., Wachter R., Wagner
M., Weiller C., Co-Autoren: Harloff A., Langguth P. 2021. Leitlinien für Diagnostik
und Therapie in der Neurologie – Kurzfassung, (AWMF Register Nummer 030–046),
Akuttherapie des ischämischen Schlaganfalls, Entwicklungsstufe: S2e.

Riener, R. 2016. „Technology of the Robotic Gait Orthosis Lokomat", in Reinkesmeyer, D., und
Dietz, V. (Hrsg.) Neurorehabilitation Technology, Springer.

Riener, R., T. Nef, und G. Colombo. 2005. Robot-aided neurorehabilitation of the upper
extremities. *Medical & biological engineering & computing* 43(1):2–10.

Schädler, S., J. Kool, H. Lüthi, D. Marks, P. Oesch, und A. Pfeffer, Hrsg. 2020. *Assessments in der Rehabilitation*, 4. Aufl. Bern: Hogrefe.

Steinke, B, und Vömel, U (Hrsg.). 2005. Rahmenempfehlung zur ambulanten neurologischen Rehabilitation.

Stoller, O., und D. Zutter. 2017. Roboter-assistierte Neurorehabilitation. *Therapeutische Umschau. Revue therapeutique* 74(9):517–523.

Stump, E. 2007. WHO report. *Neurology Today* 7(7):25.

Turchetti, G., N. Vitiello, L. Trieste, S. Romiti, E. Geisler, und S. Micera. 2014. Why effectiveness of robot-mediated neurorehabilitation does not necessarily influence its adoption. *IEEE reviews in biomedical engineering* 7:143–153.

World Health Organization. 2021. Rehabilitation [Online], World Health Organization. https://www.who.int/news-room/fact-sheets/detail/rehabilitation.

Mensch-Roboter-Interaktion im Gesundheitswesen. Robotische Assistenzsysteme für die Pflegesituation

Felix Tirschmann und Kirsten Brukamp

1 A Robot in Every Home?

Der Einsatz von robotischen Assistenzsystemen im Gesundheitswesen gewinnt vor dem Hintergrund eines technologiegetriebenen Innovationssprungs historisch an Kontur. In einem Beitrag für die populärwissenschaftliche Zeitschrift *Scientific American* vergleicht der damalige Chief Executive Officer (CEO) des Technologieunternehmens Microsoft, Bill Gates, den Wandlungsimpuls, welcher nach seiner Meinung in naher Zukunft von robotischen Technologien als Weiterentwicklungen aus Computern heraus hervorgehen soll, bereits mit dem Beginn eines neuen Zeitalters: „We may be on the verge of a new era, when the PC will get up off the desktop and allow us to see, hear, touch and manipulate objects in places where we are not physically present" (Gates 2008, S. 4).

Global betrachtet ist diese Zukunftsvision eines Technikers, in welcher der Personal Computer (PC) – metaphorisch gesprochen – flügge werden und seine Anwendungsmöglichkeiten expandieren soll, noch weit von der Alltagsrealität entfernt. Ausgeschlossen ist es jedoch nicht, dass in naher Zukunft robotische Technologien das Leben der Menschen auf eine vergleichbare Weise verändern könnten, wie es die Einführung des Personal Computer (PC) seit Mitte der 1980er Jahren getan hat. Wie im folgenden Beitrag diskutiert werden soll, könnten insbesondere pflegebedürftige Personen und Mitarbeitende im Gesundheitswesen von dieser Technologieentwicklung profitieren.

F. Tirschmann (✉) · K. Brukamp
Evangelische Hochschule Ludwigsburg, Ludwigsburg, Deutschland
E-Mail: f.tirschmann@eh-ludwigsburg.de

K. Brukamp
E-Mail: k.brukamp@eh-ludwigsburg.de

J. Loh und T. Grote (Hrsg.), *Medizin – Technik – Ethik,* Techno:Phil –
Aktuelle Herausforderungen der Technikphilosophie 5,
https://doi.org/10.1007/978-3-662-65868-0_14

In der technischen Kommunikation werden robotische Technologien standardmäßig in drei Produktklassen unterteilt (International Organisation for Standardisation 2021, S. 2). Diese Produktklassen umfassen Industrieroboter, Serviceroboter und Medizinroboter. Wo in der industriellen Produktion klassischerweise der sechsachsige Gelenkarmroboter mit Elektroantrieb eingesetzt wird und Roboter mindestens über drei Achsen verfügen müssen, um überhaupt als Industrieroboter zu gelten, gibt es im expandierenden Feld der dienstleistungsorientierten Robotik keinen vergleichbaren produktklassenspezifischen Standard. Klassifikatorisch wird diese Produktklasse deshalb zweckbezogen in Medizinroboter und Serviceroboter für den persönlichen (nicht-kommerziellen) oder beruflichen (kommerziellen) Gebrauch unterteilt (ebd.).

Zukunftsforscher sprechen von einem „Megatrend" (Opaschowski 2015), wenn von einer absehbaren Entwicklungstendenz alle gesellschaftlichen Bereiche mit einer sehr hohen Wahrscheinlichkeit erfasst und nachhaltig verändert werden könnten. Auf Robotik trifft diese Bezeichnung als Diagnose insofern zu, als zukünftig alle Gesellschaftsbereiche entsprechend der robotischen Produktklassen von einem Trend zur computergesteuerten Automatisierung betroffen sein könnten. In den Privathaushalten könnten Serviceroboter bei Haushaltstätigkeiten und bei der Kinderbetreuung behilflich sein; am Arbeitsplatz könnten Industrieroboter zu verlässlichen Partnern werden oder riskante Tätigkeiten übernehmen, die für Menschen zu gefährlich sind. Spezielle „Operationsroboter", „Therapieroboter" und „Pflegeroboter" könnten im Gesundheitswesen wichtige Teilaufgaben übernehmen (Bendel 2018); im Bildungswesen könnten Roboter zusammen mit intelligenten Lernplattformen kognitions- und diversitätssensible Bildungsangebote realisieren (Selwyn 2019) oder als Bindeglieder zwischen Lehrenden und Lernenden fungieren (Lehmann und Rossi 2019). Nicht zuletzt könnten im Einzelhandel „Empfangs-, Beratungs- und Verkaufsroboter" (Bendel 2021) konsumorientierte Informationen an Verbraucherinnen und Verbraucher weiterleiten und Kaufentscheidungen beeinflussen.

Angesichts der Fülle an Anwendungsfeldern scheinen die Anwendungsmöglichkeiten für robotische Technologien nur durch die Tätigkeiten eingeschränkt zu sein, die mit diesen technisch ausgeführt werden können. Roboter sind nicht auf bestimmte Anwendungsgebiete begrenzt. Sie können, entsprechend ihren technologischen Fähigkeiten und technischen Ausstattungen, an lokale Anforderungen und verschiedenste Aufgaben angepasst werden. Im Wesentlichen ist es diese Eigenschaft der Multimodalität, welche das hohe gestalterische Potenzial robotischer Technologien begünstigt und in den wechselseitigen Prozessen der Technologieentwicklung und Anpassung von Technologien an die Praxis fortlaufend optimiert wird.

Aus dieser Dynamik heraus ergeben sich vielfältige Anwendungsmöglichkeiten, die von der Robotikforschung mit einem Schwerpunkt im Gesundheitswesen vorbereitet und hinsichtlich ihrer Gebrauchstauglichkeit unter Einbeziehung potenzieller Nutzerinnen und Nutzer erprobt werden (vgl. die Überblicksdarstellung in Brukamp 2020). Für Gesellschaften würde der Wandlungsprozess, welcher von der Verbreitung und den vielseitigen Nutzungsmöglichkeiten robotischer Technologien vorangetrieben wird, bedeuten, dass sich diese noch stärker als bisher auf die „Kommunikation mit Maschinen" (Baecker 2018, S. 14) einstellen müssten. Die damit verbundene gesellschaftliche Aufgabe einer Repertoireerweiterung der kommunikativen Formen, Kompetenzen und Regularien setzt jedoch voraus, dass sich innerhalb von Gesellschaften überhaupt erst einmal Orte für die kommunikative Vermittlung und den Austausch von Wissen über den Einfluss von Maschinen auf Kommunikation etablieren können.

Es sind insbesondere die Geistes- und Sozialwissenschaften, welche Kommunikationsräume für Reflexion und Kritik eröffnen und deshalb für einen gesellschaftlichen Lernprozess genutzt werden können, bei welchem die multiplen Effekte einer „Technisierung des Sozialen" (Reckwitz 2017, S. 225–229) untersucht und in Orientierungswissen für Individuum und Gesellschaft übersetzt werden.

Soziale Phänomene, wie die Standardisierung oder Rationalisierung vieler Lebensbereiche oder die Freisetzung kreativer Potenziale, ließen sich in ihren Ursachen und Folgen noch besser verstehen, wenn Technologien und Technologieentwicklungen als Movens des Wandels erfasst oder als technologische Lösungen für gesellschaftliche Herausforderungen begriffen werden könnten. Innerhalb des wissenschaftlichen Diskurses werden spezielle, mit der Technisierung des Alters verbundene Anforderungen im interdisziplinären Arbeitsgebiet der „Socio-Gerontechnology" (Peine et al. 2021) thematisiert und erforscht. Die wissenschaftlichen Ergebnisse dieses Arbeitsfeldes werden bereits bei der Produktentwicklung von Alterstechnologien berücksichtigt.

Die intendierten und nicht-intendierten Technikfolgen sowie Bedingungen und Hemmnisse für Technikakzeptanz werden von der Technikfolgenabschätzung analysiert (Grunwald 2018). Handlungsempfehlungen in der Form von Richtlinien übersetzen die Forschungsergebnisse dieser techniksoziologischen und technikphilosophischen Fachrichtung in Handlungsgrundlagen für politische Maßnahmen zur gesellschaftsrelevanten Risikoabwägung. In der Maschinenethik werden konkrete Regeln für den verantwortlichen Umgang mit Technologien entwickelt (Anderson und Anderson 2011; Bendel 2019). Die Roboterethik, als Teilbereichsethik der Maschinenethik, ist auf den Zusammenhang zwischen menschlichem und maschinellem Handeln konzentriert und rückt damit die zentrale Frage nach den Verantwortungspotenzialen von robotischen Technologien ins Zentrum ethischer Überlegungen (Loh 2019a).

Anwendungsfelder für die Teilergebnisse dieser Diskurssegmente finden sich in der Begutachtung von Technologien, wie beispielsweise autonomer Waffensysteme oder autonomen Fahrens, hinsichtlich der Gefährdung ethisch und sozial relevanter Werte und Normen. Schließlich trägt auch die wissenschaftspolitische Akzentuierung der ethischen, rechtlichen und sozialen Implikationen (ELSI) von Technologien bei der Ausschreibung von Forschungs- und Entwicklungsprogrammen zu einer reflektierten und gesellschaftlich verantwortlichen Technologieentwicklung bei, indem Schnittstellen und Kooperationen zwischen den Geistes- und Sozialwissenschaften sowie den technischen Wissenschaften bei der Durchführung von Forschungs- und Entwicklungsprojekten gefördert werden (von Schomberg 2013).

Aller Voraussicht nach wird sich das gesellschaftlich brisante Veränderungspotenzial von robotischen Technologien zuerst in der Arbeitswelt und dort insbesondere beim Abbau von Arbeitsplätzen in der Industrie bemerkbar machen (Oppenheimer 2019). Betroffen wären davon vor allem die traditionellen Berufe für ungelernte und niedrigqualifizierte Arbeiterinnen und Arbeiter (Ford 2016). Gleichzeitig entstehen außerhalb der Industrie neue Arbeitsplätze in der Dienstleistungsbranche, so dass, beispielsweise in Europa für den Zeitraum zwischen 1999 und 2010, ein kompensatorisches Wachstum bei den Arbeitsplätzen verzeichnet werden kann (Gregory et al. 2018).

Für Höherqualifizierte könnten Roboter als personalisierte Werkzeuge das Leben auf vielfältige Weise simplifizieren (Woopen und Jannes 2019). Darüber hinaus könnte mit einer Neugestaltung des Bildungswesens, dem Wandel von Kooperationsformen in der Arbeitswelt sowie einer Flexibilisierung von politischen Rahmenbedingungen ein Strukturwandel auf den Weg gebracht werden, bei welchem das utopische Potenzial von Robotik gefördert und das dystopische Potenzial dieser Technologie verhindert wird (Brynjolfsson und McAfee 2016). Ein neuer Gesellschaftsvertrag für Menschen und Maschinen wäre indes nicht notwendig, um das Ausmaß und die Folgen einer robotisierten Gesellschaft auszugleichen, obzwar das Thema der moralischen Rechte für Roboter in Teilen der Philosophie durchaus ernsthaft diskutiert wird (Gunkel 2018). Aus politischer Perspektive ist es jedoch nur konsequent, dass auch in robotisierten Gesellschaften die für den modernen Verfassungsstaat qua Grundgesetz geltende Fundamentalorientierung an „der Unantastbarkeit der Menschenwürde, dem Freiheitsanspruch des Menschen und seinem Recht auf Selbstbestimmung" (Lammert 2019, S. 114) aufrechterhalten und bei der Regulierung von robotischen Technologien berücksichtigt werden sollte.

2   Formen und Klassifikationen der Mensch-Roboter-Interaktion (MRI)

2.1   Koexistenz – Kooperation – Kollaboration

Für das Jahr 2020 wird der weltweite Jahresumsatz mit industriellen und serviceorientierten Robotersystemen inklusive Steuerungssoftware und Peripheriegeräte auf 50 Milliarden US-Dollar taxiert (International Federation of Robotics 2021b). Der internationale Robotikverband (IFR) erwartet ein durchschnittliches Wachstum von 12 % für die Jahre 2020 bis 2022. Das Branchenwachstum ist unter anderem darauf zurückzuführen, dass mit intelligenter Sensorik und Aktorik neue Anwendungen und damit zusätzliche Märkte außerhalb der industriellen Produktion erschlossen werden konnten. Neben den vielseitigen Angeboten für Verbraucherinnen und Verbraucher entstanden innovative Einsatzgebiete insbesondere im Bereich der Gesundheitswirtschaft (Klein et al. 2018).

Die ersten flächendeckenden Einsätze von Robotik begannen in den 1970er Jahren, als Industrieroboter in der Automobilbranche eingesetzt wurden, um die

Belegschaft bei körperlich anstrengenden Schweiß- und Lackierarbeiten zu entlasten (Buxbaum und Kleutges 2020). Binnen eines Jahrzehnts konnte der Automatisierungsgrad mit dem Einsatz robotischer Technologie von 5 % auf 25 % erhöht werden (Jürgens et al. 1993). Bald darauf wurden die Grenzen der Automatisierung in technischer wie arbeitspsychologischer Hinsicht am Anstieg der Fehler, die von Robotern verursacht wurden, als auch bei den registrierten Krankheitstagen, die seit Beginn der Automatisierung eingetreten waren, deutlich (Heßler 2014). Daraufhin korrigierte das Management in der Automobilindustrie den Kurs und setzte statt auf die Vollautomatisierung von Arbeitsabläufe vermehrt auf den Einsatz von „collaborative robotics" (Vicentini 2021) und den Aufbau von betrieblichen Mensch-Roboter-Kollaborationen (MRK).

Mit der Förderung von Mensch-Roboter-Kollaborationen (MRK) entstand neben der Koexistenz (ohne direkten physischen Kontakt zwischen Mensch und Roboter) und der Kooperation (i. d. R. ohne synchronen physischen Kontakt zwischen Mensch und Roboter) eine Sonderform der Mensch-Roboter-Interaktion (MRI), die einen direkten physischen Kontakt zwischen Mensch und Roboter (beispielsweise bei der Handführung) ermöglicht (s. Tab. 1).

Die aus Erfahrungswerten und Lerneffekten resultierenden Weichenstellungen bei der Mensch-Roboter-Interaktion (MRI) – von der Koexistenz zur Kooperation und Kollaboration – initiierten den Beginn einer gesellschaftlichen Transformation, welche mit hohen Erwartungen weit über die Technisierung und Automatisierung industrieller Tätigkeiten hinaus verbunden ist. Mit der Entgrenzung der von Sicherheitsvorkehrungen und Schutzumhausungen begrenzten Kontaktzonen haben auch die Kontaktmöglichkeiten zwischen Menschen und Maschinen zugenommen. Es entstand das Aktionsfeld einer dienstleistungsorientierten Mensch-Roboter-Interaktion (MRI).

In komplexen Mensch-Roboter-Interaktionen (MRI) können Roboter zu Partnern mit menschenähnlichen Eigenschaften werden (vgl. Remmers 2018).

Tab. 1 Drei Formen der Mensch-Roboter-Interaktion (MRI) mit verschiedenen Interaktionsgraden (in Anlehnung an Kopp et al. 2020, S. 21)

INTERAKTIONSGRADE	Mensch-Roboter-Interaktion (MRI)
GERINGE INTERAKTION	**Koexistenz**
	• Ohne gemeinsamen Arbeitsraum
	• Kein physischer Kontakt (außer bei Betriebsstopp)
	• Keine gemeinsame Arbeitstätigkeit
MITTLERE INTERAKTION	**Kooperation**
	• Mit gemeinsamem Arbeitsraum
	• Kein physischer Kontakt (bei nicht zeitgleichen Tätigkeiten)
	• Gemeinsame Arbeitstätigkeit möglich, aber nicht notwendig
HOHE INTERAKTION	**Kollaboration**
	• Mit gemeinsamem Arbeitsraum
	• Physischer Kontakt (bei zeitgleichen Tätigkeiten)
	• Gemeinsame Arbeitstätigkeit möglich und häufig erwünscht

Roboter erhalten dann soziale Eigenschaften und nähern sich ihren menschlichen Vorbildern hinsichtlich des Aussehens, aber auch des Verhaltens und der Simulation von Emotionen an. Nicht mehr übermenschliche Kräfte oder eine unermüdliche Ausdauer, sondern dem Menschen nachempfundene Reaktionsweisen und natürliche Bewegungsabläufe zählen jetzt zu den erwünschten Fähigkeiten robotischer Technologien dazu. Sprachliche Ausdrucksformen, simulierte Emotionen oder soziale Verhaltensweisen gewinnen damit eine zusätzliche Relevanz für die Technologieentwicklung. Dabei führt die Erkenntnis über die aus psychologischen Experimenten bekannte Akzeptanzlücke des „uncanny valley" (Mori et al. 2012) dazu, dass Roboter äußerlich nicht zu sehr an menschliche Vorbilder angepasst werden sollten, weil diese Form von Anthropomorphisierung sowohl die Vorstellungskraft irritieren würde (Misselhorn 2019) als auch die emotionale Wahrnehmung von Robotern bei der Mensch-Roboter-Interaktion (MRI) negativ beeinflussen könnte (Roesler et al. 2021).

2.2   Rechtliche Kontexte und Normen

Die Komplexitätssteigerung bei der Mensch-Roboter-Interaktion (MRI) wird von einer Distanzreduzierung zwischen Menschen und Robotern begünstigt. Zugleich führt die Aufhebung von Distanz innerhalb von Interaktionen zu einer Erhöhung von Sicherheitsrisiken. Harmonisierende Normen sollen den Umgang mit robotischen Technologien auf einer internationalen Ebene vereinheitlichen und präzisieren dafür die Anforderungen an Sicherheit und Gesundheitsschutz für den europäischen Raum. Sie beinhalten einen strukturierten Überblick über Funktionsweisen und Anwendungsgebiete von Robotik außerhalb der industriellen Fertigung.

Mit der DIN EN ISO-Norm 8373 „Robotics – Vocabulary" (International Organisation for Standardisation 2021) werden robotische Technologien im Rahmen einer konsistenten Sprachregelung spezifiziert. Die technische Kommunikation soll damit standardisiert und die Verständigung über Anforderungen, Sicherheitsrisiken und Haftungsfragen erleichtert werden. Die Norm unterscheidet zunächst zwischen persönlichem (nicht-kommerziellem) und beruflichem (kommerziellem) Gebrauch. Die Aufgaben für den persönlichen Gebrauch ohne kommerzielle Absichten werden in der Produktklasse der Serviceroboter als Bedienen oder Bereitstellen von Gegenständen, Hol- und Bringdienste, Unterstützung bei körperlichen Tätigkeiten oder der Körperpflege, Informationsvermittlung und Handlungsanleitung, Kochen, Umgang mit Lebensmitteln und als Reinigungsaufgaben festgelegt. Die beruflichen Aufgabengebiete beinhalten zusätzlich zu den bereits erwähnten Anwendungen die Inspektion, die Überwachung und den Personentransport zu kommerziellen Zwecken, schließen aber die körperbezogenen Tätigkeiten und die Körperpflege aus. Eine weitere, in der Norm aufgeführte Produktklasse besteht aus Medizinrobotern, welche entweder für den Einsatz als elektrisches medizinisches Gerät (im Sinne von Einzelgerät) oder als elektrische medizinische Systeme (im Sinne einer Kombination mehrerer Geräte) bestimmt sein können.

Der internationale Robotikverband (IFR) plädiert für eine zusätzliche Differenzierung robotischer Technologien (International Federation of Robotics 2021a, S. 16–18). Der Vorschlag des Verbandes beinhaltet, dass in der Gruppe der Serviceroboter nicht nur, wie bis zum Jahr 2020 üblich, zwischen konsumorientierten und professionellen Anwendungen unterschieden werden soll, sondern auch hinsichtlich der verschiedenen Bewegungsarten. Die zusätzliche Klassifikation soll auf der ISO-Norm 8373 aufbauen und diese weiter spezifizieren. Sie verdeutlicht die Einsatzgebiete von Robotik und gibt zugleich Hinweise über den potenziellen Nutzwert dieser Technologien für die verschiedenen Anwendungsgebiete (s. Tab. 2).

Ein Klassifikationssystem für den empirischen Vergleich verschiedener Formen der Mensch-Roboter-Zusammenarbeit wurde von einer Arbeitsgruppe der Bundesanstalt für Arbeitsschutz und Arbeitsmedizin (BAuA) vorgelegt (Onnasch et al. 2016). Mithilfe einer generischen Taxonomie sollen kollaborative Arbeitssysteme unter dynamischen Bedingungen methodisch kontrolliert analysiert werden. Die Taxonomie führt bestehende Strukturierungsversuche fort, die Schwerpunkte bei der Interaktion (Scholtz 2002), der Spezifikation von Robotern (Yanco und Drury 2002, 2004) oder der Einteilung von Autonomiegraden (Beer et al. 2014) gesetzt haben, und ergänzt diese zu einem einheitlichen Klassifikationssystem, welches den Anspruch erhebt, alle wesentlichen Aspekte der Mensch-Roboter-Zusammenarbeit abzubilden. Dafür wird das Definiendum in die Bestandteile Interaktion, Roboter und Team zerlegt, die daraufhin noch einmal weiter spezifiziert werden, so dass im Ergebnis bei der Anwendung eine hohe empirische Sättigung hinsichtlich der Interaktionsspezifika erzielt werden kann (s. Tab. 3).

Tab. 2 Klassifizierung von Servicerobotern nach Bewegungsarten und Anwendungsgebieten (in Anlehnung an International Federation of Robotics 2021a, S. 16–18)

SERVICEROBOTIK	
Bewegungsarten	
• Bewegungen auf dem Boden • Bewegungen im Wasser • Bewegungen in der Luft	• Tragbare Roboter • Sonstige Bewegungsarten (z. B. im Weltraum)
Anwendungen für nicht-kommerzielle Zwecke	**Anwendungen für kommerzielle Zwecke**
• Haushaltstätigkeiten • Soziale Interaktionen und Bildung • Ambulante und stationäre Pflege • Sonstige Anwendungsgebiete	• Landwirtschaft • Gebäudereinigung • Inspektion und Wartung • Bau- und Abbrucharbeiten • Transport und Logistik • Medizinische Anwendungen • Notfallsituationen, Katastrophenhilfe • Gastwirtschaft, Umgang mit Gästen • Sonstige Anwendungsgebiete

Tab. 3 Schema für eine Klassifizierung der Mensch-Roboter-Zusammenarbeit (in Anlehnung an Onnasch et al. 2016, S. 10)

MENSCH-ROBOTER-ZUSAMMENARBEIT		
Interaktionsklassifikation		
Interaktionsform	Interaktionsrolle des Menschen	
Kollaboration	*Supervisor:in*	*Kooperateur:in*
Kooperation	*Operateur:in*	*Nicht-Beteiligte:r*
Koexistenz	*Kollaborateur:in*	
Roboterklassifikation		
Einsatzgebiet des Roboters	Aufgabe des Roboters	
Industrie	*Informationsaus-*	*Transport*
Kommerzieller Service	*tausch*	*Manipulation*
Persönlicher Service	*Präzision*	
	Entlastung	
Autonomiegrad des Roboters	Morphologie des Roboters	
Informationsaufnahme (gering – hoch)	*Humanoid*	
Informationsverarbeitung (gering – hoch)	*Zoomorph*	
Entscheidungsfähigkeiten (gering – hoch)	*Funktional*	
Handlungsfähigkeiten (gering – hoch)		
Teamklassifikation		
Räumliche Nähe		Teamzusammensetzung
Berührend	*Vorbeigehend*	*Anzahl der Menschen = Anzahl der Roboter*
Annähernd	*Vermeidend*	*Anzahl der Menschen > Anzahl der Roboter*
Führend	*Ferngesteuert*	*Anzahl der Menschen < Anzahl der Roboter*
Zeitliche Nähe		Kommunikationskanal
Synchron		*Mensch → Roboter:*	*Roboter → Mensch:*
Asynchron		*Elektrisch*	*Mechanisch*
		Mechanisch	*Akustisch*
		Akustisch	*Visuell*
		Optisch	

3 Robotische Assistenzsysteme als Pflegetechnologien für das Gesundheitswesen

Das Gesundheitswesen ist zu einem wichtigen Absatzmarkt für Spitzentechnologien geworden, und die Einsatzpotenziale insbesondere in der Pflegesituation scheinen die Forschung und Entwicklung an intelligenten Technologien weltweit voranzutreiben (Kyrarini et al. 2021). Digitale Technologien sollen die Pflegekräfte bei anstrengenden Tätigkeiten unterstützen und von pflegefremden Tätigkeiten entlasten (Berufsgenossenschaft für Gesundheitsdienste und

Wohlfahrtspflege [BGW] 2017, S. 17). Mithilfe robotischer Technologien könnte bei den Pflegebedürftigen die Selbstständigkeit bis ins hohe Alter erhalten bleiben, Kostenersparnisse im Gesundheitswesen erzielt und der steigende Pflegebedarf unter den Bedingungen einer alternden Gesellschaft ausgeglichen werden (vgl. Hülsken-Giesler und Daxberger 2018).

Die spezifischen Herausforderungen für den Einsatz von robotischen Assistenzsystemen in der Pflegesituation werden vor dem Hintergrund einer demografiegetriebenen Transformation des Gesundheitswesens deutlich. Der von der Bertelsmann-Stiftung in Auftrag gegebene „Themenreport Pflege 2030" (Rothgang et al. 2012) nimmt die Folgen des demografischen Wandels in den Blick und warnt vor drastischen Versorgungslücken, die aus der Arbeitsmarktsituation im Gesundheitswesen resultieren und mit einer hohen Wahrscheinlichkeit zu einem „drohenden Pflegenotstand" (ebd., S. 6) führen könnten. Bis zum Jahr 2030 prognostizieren die Verfasserinnen und Verfasser des Berichts eine Verdopplung der Zahl der Pflegebedürftigen für das Bundesgebiet und beziffern den daraus resultierenden Arbeitskräftemangel auf 260.000 bis 490.000 Vollzeitstellen (ebd.).

Mit einem Maßnahmenpaket, welches den Ausbau ambulanter Versorgung und einer Förderung informeller Pflegestrukturen beinhaltet, könnten die prognostizierten Versorgungsengpässe abgewendet werden. Gesundheitspolitische Interventionen, wie Bürokratieabbau und Gesetzesänderungen zur Stärkung von Pflegebedürftigen, pflegenden Angehörigen und Mitarbeitenden im Gesundheitswesen, könnten eine stabilisierende Wirkung entfalten (ebd., S. 8–9). In Anbetracht der Selbstpflegepotenziale, welche mit dem Gebrauch robotischer Technologien verbunden sind, könnte mit dieser Technologie zukünftig ein entscheidender Einfluss auf die ambulante Versorgungssituation von Pflegebedürftigen ausgeübt werden. Die Verkürzung von Aufenthaltsdauern in Pflegeeinrichtungen wegen eines längeren Verbleibs von Pflegebedürftigen im häuslichen Umfeld könnte dazu die Kosten im Gesundheitswesen senken.

Der ökonomische Nutzenaspekt und das Akzeptanzverhalten in der Gruppe der Nutzerinnen und Nutzer sind zentrale Voraussetzungen für eine erfolgreiche Implementierung robotischer Assistenzsysteme in der Pflegesituation. In einer vom Bundesministerium für Gesundheit (BMG) geförderten Studie zum Thema „ePflege" wurden die Optimierungspotenziale von Informations- und Kommunikationstechnologien (IKT) evaluiert (Hülsken-Geisler et al. 2017). Es konnte gezeigt werden, dass in der Gruppe der professionell Pflegenden die Potenziale von Informations- und Kommunikationstechnologien (IKT) erkannt werden, aber nicht ausreichend genutzt würden. Als Hemmnisse konnten die Technikkompetenz und eine zurückhaltende Technikakzeptanz bei den Pflegekräften sowie ein Mangel an nützlichen und nutzungsfreundlichen IKT-Lösungen auf dem Pflegemarkt identifiziert werden (ebd., S. 24). Ökonomische Anreize für Pflegeeinrichtungen und niederschwellige Beratungsangebote für Beschäftigte könnten die Optimierungspotenziale von Informations- und Kommunikationstechnologien (IKT) hinsichtlich einer Steigerung von Qualität und Effizienz in der Pflegesituation aktivieren (ebd., S. 27).

Robotische Technologien integrieren bereits typische IKT-Aufgaben, wie die Berechnung, Speicherung und Weitergabe von Gesundheitsdaten von Patientinnen und Patienten. Über die Ergebnisse des Berichts hinaus darf also erwartet werden, dass die Implementierung robotischer Technologien in Pflegeeinrichtungen mit ähnlichen Hemmnissen konfrontiert werden könnte, wie sie beim potenziellen Umgang mit IKT bereits identifiziert worden sind. Somit könnte davon ausgegangen werden, dass auch ähnliche Lösungen helfen würden, um vergleichbare Hemmnisse bei der Einführung von Robotik in der Pflegesituation zu überwinden.

Neben den sozial- und infrastrukturellen Herausforderungen sowie den Optimierungspotenzialen bei der Technologiekompetenz und Technologieakzeptanz sind die konkreten Einflüsse auf die Pflegesituation weitere wichtige Faktoren, die für eine Einschätzung von Implementierungschancen bei Pflegetechnologien berücksichtigt werden sollten. Der „Pflege-Report 2021" (Jacobs et al. 2021) des wissenschaftlichen Instituts der AOK (WIdO) liefert Hinweise, dass im Pflegebereich nicht die eigentlichen Technologien für eine erfolgreiche Implementierung verantwortlich seien, sondern individuelle, organisationsspezifische und insbesondere finanzielle Aspekte.

Aus pflegeökonomischer Perspektive kann zwischen Pflegetechnologien, die Veränderungen bei der Pflegearbeit herbeiführen, und solchen, die ausschließlich zur Pflegeorganisation eingesetzt werden, unterschieden werden. Empfohlen wird, dass dieses Unterscheidungskriterium methodisch reflektiert und für den „Abbau von Implementierungshürden" (Zerth et al. 2021, S. 170) genutzt werden sollte. Eine Typisierung von Implementierungsaspekten, geordnet nach Pflegetechnologien und ihrem potenziellen Einfluss auf die Pflegearbeit und Pflegeorganisation, könnte für den Wissenstransfer zwischen Nutzungsgruppen, Pflegeeinrichtungen und Herstellenden sowie für die Generierung von Lerneffekten genutzt werden (s. Tab. 4). Aufgrund empirischer Untersuchungen der gruppen-, organisations- und herstellungsspezifischen Anforderungen an die Implementierung von Pflegetechnologien könnten so „Best Cases" induktiv rekonstruiert und für eine Abschätzung der „Transferierbarkeit von erfolgreichen Adoptionen" und der „Diffusionswirkung auf den Pflegemarkt" evaluiert werden (ebd., S. 167–170).

Funktional besteht ein gemeinsamer Bezugspunkt von Pflegetechnologien in der Erbringung und Unterstützung von Assistenzleistungen. Assistierende Pflegetechnologien sollen im Privatleben wie in der Arbeitswelt für Erleichterungen sorgen, indem sie Aufgaben verlässlich übernehmen, die an sie zuvor delegiert worden sind. Robotische Assistenzsysteme könnten bei der Delegation von Assistenzaufgaben eine besondere Stellung einnehmen, wenn sie als multimodale Hilfsmittel verschiedene Assistenzfunktionen abdecken und ein hohes Entlastungspotenzial in die Pflegesituation integrieren.

In einer „assistiven Gesellschaft" (Biniok und Lettkemann 2017) könnten robotische Technologieprodukte zu unverzichtbaren Partnerinnen und Partnern für Lebensphasen und Lebenssituationen werden, die von einem steigenden Unterstützungsbedarf gekennzeichnet sind und welche ohne die Inanspruchnahme von Assistenzleistungen nicht eigenständig bewältigt werden könnten. Davon würden insbesondere ältere Menschen profitieren, wenn Roboter diese Personen bei

Tab. 4 Positive Einflusspotenziale für den Einsatz von Pflegetechnologien auf die Pflegearbeit und Pflegeorganisation (in Anlehnung an Zerth et al. 2021, S. 160)

POSITIVE EINFLUSSPOTENZIALE FÜR DEN EINSATZ VON PFLEGETECHNOLOGIEN IN DER PFLEGESITUATION		
PFLEGETECHNOLOGIE	EINFLUSS AUF DIE PFLEGEARBEIT	EINFLUSS AUF DIE PFLEGEORGANISATION
Elektronische Dokumentationssysteme	• Bessere Information, Kommunikation und Vernetzung für professionell Pflegende	• Bessere Pflegeplanung und Pflegekoordination • Bessere Informationsverarbeitung
Technische Assistenzsysteme	• Unterstützung und Entlastung bei der Pflegearbeit und bei pflegefremden Tätigkeiten • Gesundheitsschutzförderung	• Bessere Arbeitsorganisation • Bessere Informationsverarbeitung
Telecare	• Ermöglichung von ortsunabhängigen Pflegeangeboten • Unterstützung und Entlastung von informell Pflegenden	• Einfluss auf die Planung und Koordination von Pflegeleistungen
Robotische Assistenzsysteme	• Unterstützung bei Routinetätigkeiten im Alltag • Förderung von Selbstpflege • Physische und psychische Entlastungen bei den professionell Pflegenden	• Einfluss auf die Planung und Organisation von Pflegeleistungen

Routineaktivitäten unterstützen, an wichtige Termine erinnern, Vorschläge zur Verbesserung des Gesundheitsverhalten unterbreiten, die Sicherheit im Wohnumfeld erhöhen oder als soziale Interaktionspartnerinnen und -partner in Erscheinung treten und damit die Selbstbestimmtheit im häuslichen Umfeld für eine längere Zeit ermöglichen, als dieses mit konventionellen Technologien geleistet werden könnte (Vercelli et al. 2018).

Gesundheitsbezogene Einsatzmöglichkeiten für robotische Technologien können in die Anwendungsfelder „Rehabilitation", „Unterstützung des (Pflege-) Personals" und „Unterstützung zu Hause" unterteilt werden (Klein et al. 2018). Ein evidenzbasierter Wirksamkeitsnachweis, wie er für klinische Studien in der Medizin üblich ist, konnte für den Einsatz von robotischen Systemen für die Unterstützung von professionell Pflegenden wie für den Einsatz im häuslichen Umfeld noch nicht zufriedenstellend erbracht werden (Robinson et al. 2014). Systematische Reviews kritisieren regelmäßig die methodische Qualität diesbezüglicher Studien (Broekens et al. 2009; Bemelmans et al. 2012). Bemängelt werden fehlende Vergleichsgruppen und Ausgangswerte sowie kleine Stichprobengrößen (Padadopoulos et al. 2020). Als Hemmnisse für die Implementierung von Robotik im Pflegesektor konnten in einem integrativen Literaturüberblick ökonomische und ethische vor kulturellen Aspekten priorisiert werden (Servaty et al. 2020). Die Forschungslage hinsichtlich der Wirksamkeit von robotischen Systemen für die Rehabilitation wird indes als aussagekräftiger eingestuft (Weber und Stein 2018). Die Anwendung von Industrierobotern für Therapie und Training bei neurologischen Erkrankungen mit eingeschränkter Bewegungsfähigkeit scheint technisch möglich und medizinisch sinnvoll zu sein (Kolditz 2020). Nach wie vor können aber das Fehlen von Therapiestandards und tragfähige Kostenmodellen kritisiert werden (Maciejasz et al. 2014).

Aufgrund der empirischen Tatsache, dass es sich bei den meisten robotischen Technologien, welche in wissenschaftlichen Studien beschrieben werden, in der Regel um einzelne Demonstratoren und bei den Testungen um Modellerprobungen handelt, können die zurecht genannten methodischen Mängel mit dem Ruf nach evidenzbasierten Wirkungsnachweisen nur unzureichend behoben werden. Es bleibt zu erwarten, dass nicht bei allen Technologien und Anwendungen hohe Fallzahlen generiert werden können. Erschwerend kommt hinzu, dass der Einfluss von robotischen Assistenzsystemen auf die soziale Pflegesituation, anders als es beim Nachweis individueller Gesundungseffekte der Fall ist, mit den üblichen standardisierten Erhebungsinstrumenten nicht sinnadäquat abgebildet werden kann. Aus pflegewissenschaftlicher Perspektive wird deshalb eine Ergänzung der funktionalistischen Analyse von Kompensationspotenzialen menschlicher Bedürfnisse durch eine hermeneutische Rekonstruktion des Einflusses von robotischen Assistenzsystemen auf die „Situationsdefinition und Entscheidungsfindung im Arbeitsbündnis zwischen Hilfeempfänger und professionellem Helfer" (Hülsken-Giesler und Remmers 2020, S. 116) gefordert.

4   Ethische Evaluation von robotischen Assistenzsystemen für die Pflegesituation

Pflegesituationen sind durch eine existenzielle Schutzbedürftigkeit der Pflegebedürftigen charakterisiert, welche in daraus resultierenden Machtasymmetrien zwischen Pflegenden und Gepflegten potenziert werden kann und im pflegerischen Handeln idealerweise reflektiert und professionell ausgeglichen werden sollte. Wie empirische Studien zeigen, ist die Anwendung von Gewalt in pflegerischen Settings keine Seltenheit, sondern kann in ebendiesem asymmetrischen Verhältnis zwischen Pflegenden und Gepflegten machttheoretisch verortet werden (Lindemann 2020, S. 271). Im Umfeld von Pflegebedürftigkeit erfordert die Komplexität der Situation deshalb eine hohe ethische Sensibilität bei den an einem Pflegegeschehen beteiligten Personen. Ethisch hochbrisante Fragen, wie die nach der Würde und Autonomie des Menschen, erhalten unter den Aspekten von Verletzbarkeit und Vulnerabilität eine leiblich konfundierte Bedeutsamkeit, die vom pflegebedürftigen Gegenüber zugleich verkörpert und eingefordert wird. Im konkreten Vollzug pflegerischen Handels führt dieses dazu, dass die fürsorgliche Haltung des „caring" nicht mehr von der versorgenden Praxis des „caregiving" unterschieden werden kann, was den interpersonalen Charakter von Pflege als ethisch relevante „caring relation" verfestigt und gegenüber vielen Formen technischer Substituierbarkeit immunisiert (Held 2007, S. 36). Strukturlogisch kann eine ethische Evaluation von robotischen Assistenzsystemen also nicht auf diese Technologien als Ersatzhandlungen oder Substitute für pflegerisches Handeln referieren, sondern sollte an einem anderen Punkt ansetzen.

In der Forschungsliteratur herrscht eine weitgehende Einigkeit darüber, dass eine ethische Evaluation von robotischen Technologien noch vor dem realen Einsatz in der Pflegesituation ansetzen sollte. Ethische Evaluationen sollten kritische Effekte, die beim Gebrauch dieser Technologien entstehen könnten, rechtzeitig erkennen, bevor diese Technologien in der Versorgung von Pflegebedürftigen eingesetzt werden. Dabei sollte die Identifizierung von ethischen Herausforderungen sowohl bei der Strukturierung des Entwicklungsprozesses hinsichtlich der Herstellung und Design-Gestaltung der resultierenden Entwürfe als auch bei der Steuerung des Implementierungsprozesses ansetzen beziehungsweise fortgesetzt werden (van Wynsberghe 2016, S. 70–77).

Im Forschungszusammenhang können hypothetische Zukunftsszenarien ethische Herausforderungen und Risiken illustrieren und einen exemplarischen Ethikdiskurs über das Sein und Sollen, zum Beispiel von robotischen Technologieeinsätzen in der Pflegesituation, anstoßen. In einem solchen vorgestellten Szenario könnte beispielsweise die pflegerische Beziehungsarbeit durch technische Assistenzleistungen theoretisch vollständig ersetzt worden sein. Mögliche Folgen dieser Situation könnten dann an diesem Szenario abgelesen werden und als dystopisch zugespitzte Vision einer entmenschlichten Pflegesituation, bei der letztlich überhaupt keine zwischenmenschlichen Kontakte mehr zwischen Pflegenden und Gepflegten stattfänden, hypothetisch zum Erscheinen gebracht werden (Sparrow und Sparrow 2006). Schon heute ist der reale Einsatz von robotischen Assistenzsystemen bei vulnerablen Gruppen, die aufgrund ihres Gesundheitszustandes keine informierte Einwilligung zum Einsatz dieser Technologien geben können beziehungsweise kognitiv nicht in der Lage sind, den Einsatz robotischer Technologien abzulehnen, mit einem hohen ethischen Risiko verbunden, weil dadurch das Selbstbestimmungsrecht verletzt werden könnte (Misselhorn 2018). In naher Zukunft könnten Wertkonflikte auch beim Gebrauch von robotischen Assistenzsystemen in der ambulanten Pflegesituation entstehen, wenn maschinelle Intelligenz in eine Lage geraten würde, auf Algorithmen basiert und in Relation zu einem vorab definierten moralischen Wert moralische Entscheidungen beispielsweise über das Ausmaß, die Intensität und Frequenz oder den zeitlichen Umfang von Assistenzhandlungen treffen zu sollen, ohne dabei die individuellen Bedürfnisse und Wertvorstellungen von Pflegebedürftigen sowie informell oder professionell Pflegenden angemessen zu berücksichtigen (Misselhorn 2019).

Praktikable Lösungen für ethische Herausforderungen bei robotischen Assistenzsystemen werden insbesondere dort greifbar, wo erwünschte Autonomiegewinne gegenüber unerwünschten Fürsorgeverlusten sorgsam und spezifisch abgewogen werden. Ethische Spannungsverhältnisse entstehen aber auch an der Berührungsfläche zwischen gefühlter (subjektiver) und tatsächlicher (objektiver) Sicherheit. Weitere Wertkonflikte sind denkbar. Für einen sozial nachhaltigen Robotereinsatz in der Pflegesituation sollten ethisch motivierte Abwägungen bereits während der Forschung und Entwicklung an robotischen Technologien stattfinden und die intendierten und nicht-intendierten Folgen einer robotisierten Pflegesituation proaktiv und unter besonderer Beachtung der Nutzungsperspektive zu einem frühen Zeitpunkt der Technologieentwicklung identifizieren. Dafür empfiehlt sich als kommunikatives Format ein ethischer Diskurs, bei welchem anwendungsbezogen die Interessen von Wissenschaft, Pflegepraxis, Herstellenden und Betroffenen zunächst ermittelt werden, um diese dann entlang eines Kriterienkataloges ethisch zu prüfen. Die daraus resultierenden Ergebnisse können in die Prozesse der Technologieentwicklung und -vorbereitung für den Einsatz in der Pflegesituation eingebunden werden und zu einer Steigerung von Technikakzeptanz in der Gruppe der Nutzenden bei möglichst geringen ethischen Risiken beitragen (Stahl und Coeckelbergh 2016).

Jeder ethische Diskurs über einen angemessenen Einsatz von Robotik für die Pflege wird von der grundlegenden Frage nach dem Verhältnis zwischen der technologischen Machbarkeit und der moralischen Wünschbarkeit von robotischen Technologien strukturiert (Loh 2019b). Innerhalb dieses Diskurses besteht eine hohe argumentative Übereinkunft darüber, dass die ethische Wünschbarkeit gegenüber der technologischen Machbarkeit priorisiert werden sollte. Nicht alles, was technisch machbar ist, sollte auch technisch umgesetzt werden; erst über das Primat des Ethischen kann der wünschenswerte vom technisch machbaren Einsatz sinnvoll unterschieden werden. Mit dieser Formel kann auch das für das Anwendungsgebiet der robotischen Assistenzsysteme virulente Spannungsverhältnis aufgelöst werden, welches entsteht, wenn die Technisierung der Pflege als innovative Antwort auf gesellschaftliche und ökonomische Herausforderungen zwar erkannt und gefördert wird, aber zeitgleich die Befürchtungen darüber wachsen, dass eine Zunahme bei der Automatisierung von Pflegeleistungen zu einer Abnahme bei der Beziehungsarbeit in der Pflegesituation oder einer Abwertung pflegerischen Handelns und pflegerischer Werte führen könnte (vgl. Deutscher Ethikrat 2020).

An erster Stelle sind es zuerst die Sicherheitsaspekte, welche bei einer ethischen Priorisierung als Nutzungsabwägung besonders beachtet und auf der Ebene von Studienprotokollen noch vor der Inverkehrbringung von robotischen Technologien von Forschungsethikkommissionen obligatorisch geprüft werden. Trotzdem sollten Ethikfragen nicht auf Sicherheitsaspekte reduziert werden. Gerade beim Einsatz von Robotik für das Gesundheitswesen wird deutlich, dass hier differenziert beurteilt werden sollte, damit wichtige Fragen, die sich beispielsweise auf die Auswirkungen des Einsatzes von robotischen Assistenzsystemen auf die Lebensqualität von Patientinnen und Patienten oder den Behandlungsstandard und die Arbeitsabläufe in der Pflegesituation beziehen, nicht unberücksichtigt bleiben. Möglicherweise wäre es auch für eine solche Angemessenheitsbeurteilung von robotischen Pflegetechnologien ratsam, aus den fehlgeleiteten Annahmen über das (vermeintliche) Entlastungspotenzial robotischer Kooperationstechnologien, welche zuerst in der Automobilbranche aufgekommen waren (siehe Abschn. 2.1 oben), zu lernen, um vorausschauend dafür zu sorgen, dass sich vergleichbare Fehlentwicklungen im Gesundheitswesen nicht wiederholen können. Kurzum: Auch beim Einsatz von Pflegetechnologien im Gesundheitswesen könnte über die jeweiligen Vorzüge von koexistierenden, kooperierenden und kollaborativen Ansätzen nachgedacht werden, um eine best-mögliche Implementierung interaktionsintensiver Technologien vorzubereiten.

Mit einem sozial nachhaltigen Ansatz, der nicht einseitig nach dem Top-down-Prinzip operiert und schlichte Implementierungsvorgaben umsetzt, sondern ethisch komplexe Aspekte innerhalb der projektspezifischen Kontexte erschließt und damit die Perspektiven potenzieller Nutzerinnen und Nutzer gezielt berücksichtigt, könnte eine praxisnahe und ethisch verantwortbare Einbettung von robotischen Technologien in das pflegerische Setting gelingen.

Das Forschungsparadigma „Integrierte Forschung" (Gransche und Manzeschke 2020) fokussiert auf eine ethisch sensible Technologieentwicklung mit einem Schwerpunkt im Gesundheitswesen. Als Forschungsprogramm soll „Integrierte Forschung" (BMBF 2018) in konzertierten Verbundprojekten spezifische Nutzen und Risiken von Gesundheitstechnologien identifizieren und gegenüber den Projektbeteiligten sowie den Gruppen der Pflegebedürftigen, Angehörigen und Mitarbeitenden im Gesundheitswesen kommunizieren. Mit einem ergebnis-offenen Verfahren nach dem Bottom-up-Prinzip sollen alle Projektpartnerinnen und Projektpartner einer thematischen Förderlinie an projektinternen Grund-satzdiskussionen und Ethik-Workshops beteiligt werden und im Rahmen von Hospitationen die jeweiligen Perspektiven gegenseitig kennenlernen (Stubbe 2020, S. 202 ff.). Verbundübergreifend soll die interdisziplinäre und multiprofessionelle Auseinandersetzung mit den ethischen, rechtlichen und sozialen Implikationen (ELSI) von Gesundheitstechnologien zu nutzungsbezogenen Innovationen im Gesundheitswesen beitragen, die auch außerhalb der Förderlinie wahrgenommen werden (ebd.).

Integrierte Forschung soll forschungspolitische und forschungspraktische Elemente zusammenführen und mit normativen Implikationen sowie gesellschafts-politischen Aspekten verbinden. Bei der akademischen Projektförderung durch BMBF-Drittmittel werden ethische Evaluationen von Gesundheitstechnologien deshalb oft mit der Vergabe von Fördergeldern verbunden. Ethische Evaluationen sollen für die Formulierung von projektspezifischen ethischen Risiken und praktikablen Handlungsempfehlungen eine normative und empirische Grundlage bereitstellen (vgl. Tirschmann und Brukamp 2021a). Mit dem Einsatz empirischer Methoden der Sozialforschung können die ethischen und sozialen Aspekte von Gesundheitstechnologien erhoben und spezifisches Wissen über das Passungs-verhältnis von Technologieentwicklung, Anforderungen im pflegerischen Setting und den Bedürfnissen vulnerabler Gruppen generiert werden (Tirschmann und Brukamp 2019).

Im internationalen Kontext europäischer Forschungsinitiativen hat sich ein thematisch verwandter Forschungsansatz als Kombination aus normativer und empirischer Methodik unter dem Begriff „Responsible Research and Innovation (RRI)" (Owen et al. 2012) etabliert. In der Zielperspektive verbindet dieser wertbasierte Ansatz die Realisierung von Forschungsinteressen mit der Über-nahme von Verantwortung für die Folgen technologischer Innovation. Zu diesem

Zweck werden Forschungs- und Entwicklungsprojekte als offene und transparente Prozesse konzipiert. Partnerinnen und Partner im Projekt sollen aufeinander eingehen, um sich der gesellschaftlichen Verantwortung von Projektresultaten bewusst zu werden. Im Austausch mit Akteurinnen und Akteuren aus Politik, Wirtschaft, Wissenschaft und Zivilgesellschaft werden differenzierte Perspektiven gebildet und in den Projektzusammenhang integriert. Damit sollen Akzeptabilität (engl. „acceptability"), Nachhaltigkeit (engl. „sustainability") und soziale Erwünschtheit (engl. „societal desirability") im Hinblick auf den Einsatz von innovativen Technologien gefördert werden. Mittlerweile wird der RRI-Ansatz, welcher forschungspraktisch breiter aufgestellt ist als der ELSI-Ansatz (Timmermans 2017), auch in der Unternehmensberatung angewandt, beispielsweise um Leitbilder für Unternehmen zu formulieren, die Beziehungen zu Kundinnen und Kunden zu stärken oder die Arbeitszufriedenheit in Organisationen zu erhöhen (Stahl et al. 2017).

Der Ruf nach einer Verbindung von Ethik und Technologieentwicklung ist nicht neu. Sie wurde bereits in den 1990er Jahre als Synthese von Ingenieursethik und politischer Technologiebewertung vorgelegt (vgl. Ropohl 1996). Schon damals wurde darauf hingewiesen, dass eine solche Verbindung nur gelingen kann, wenn die Industrie partnerschaftlich miteingebunden wird. Gleichzeitig wurde insistiert, dass dieses Vorhaben auch auf der Ebene der gesellschaftlichen Rahmenbedingungen ansetzten sollte, um nachhaltig erfolgreich zu sein. Bis heute ist es eine offene Frage, wie diese geforderte Einbettung auf den verschiedenen Ebenen zwischen Selbst- und Fremdregulierung gelingen soll. Die konsequente Berücksichtigung von „Responsible Research and Innovation (RRI)" bei der forschungs- und technologiegetriebenen Innovationspolitik erscheint theoretisch als Königsweg; praktisch scheitert dieses Programm jedoch nach wie vor an vielen Stellen, so zum Beispiel bei der Umsetzung konkreter Maßnahmen oder einer fehlenden Kohärenz bei den verschiedenen Ansätzen zur Technologiebewertung (Lindner et al. 2016, S. 141–147).

Fest steht, dass in Forschungs- und Entwicklungsprojekten strukturbedingt nicht alle Ebenen anvisiert werden können, die für eine ethisch verantwortbare Technologieentwicklung berücksichtigt werden sollten. Das führt zu Einschränkungen und rückt die „Sensibilisierung des Entwicklers für ethische Problemfälle und Anforderungen" (Kuhnert und Grimm 2020, S. 242–243) als Ansatzpunkt für eine ethisch verantwortbare Technologieentwicklung an der Schnittstelle von Industrie und Wissenschaft in den Vordergrund. Die angewandte Ethik sollte auf diese Strukturbedingungen reagieren und den Werkzeugkasten ihrer Instrumentarien an diese Veränderungen anpassen, um ethische Belange bei der Forschung und Entwicklung von innovativen Technologien noch gezielter und vor allem zeitgemäßer zu integrieren. Zu denken wäre hier beispielsweise an eine Diffusion der Ansatzpunkte für die Vermittlung ethischer Kompetenz etwa bei der curricularen Verankerung an Schulen und (technischen) Hochschulen sowie einem verstärkten Engagement bei den beruflichen Weiterbildungen in Unternehmen (Loh 2019b, S. 206).

Mit einem „Design Turn in Applied Ethics" (van den Hoven 2017) könnten neben den Ingenieurinnen und Ingenieuren zusätzlich auch die Gruppe der Produktdesignerinnen und Produktdesigner an der Entwicklung und Produktion ökonomisch, ökologisch und sozial nachhaltiger Technologien beteiligt werden. Ethische Normen und Wertvorstellungen könnten in eine positive ökologische Bilanz bei der Fertigung und beim Vertrieb, in Funktionen, Formsprachen und in eine nutzungsfreundliche Gebrauchstauglichkeit übersetzt werden. Zusätzliche Mehrwerte für die Verbraucherinnen und Verbraucher könnten generiert und für nutzungsgruppenspezifische Marketingzwecke eingesetzt werden. Ein weiterer Effekt dieser multizentrischen Wende könnte darin bestehen, dass sich die angewandte Ethik von einer ihr seitens der Wirtschaft oft zugeschriebenen und aus der Binnensicht fälschlicherweise unterstellten Rolle als Mahnerin und Warnerin emanzipiert und in Gestalt eines kreativ-intellektuellen Reflexionsunternehmens bei der Forschung und Entwicklung an innovativen Technologien zusätzliche „Innovationsimpulse" (Stubbe 2018) erzeugt.

5 Projekt ROBINA: Zur ethischen und sozialen Evaluation stationärer Assistenzrobotik

Das erste Fallbeispiel für eine ethisch sensible Technologieentwicklung ist das Forschungs- und Entwicklungsprojekt „Robotische Systeme zur Unterstützung hochgradig motorisch eingeschränkter Pflegebedürftiger (ROBINA)" (Bundesministerium für Bildung und Forschung 2022a). In dem Projekt ROBINA wurde ein Leichtbauroboterarm auf seine Gebrauchstauglichkeit als Medizinprodukt für den Einsatz in der Pflegesituation getestet (Tirschmann und Brukamp 2021b). Als potenzielle Nutzungsgruppe wurden Patientinnen und Patienten mit neuromuskulären Erkrankungen (NME) identifiziert.

Patientinnen und Patienten mit neuromuskulären Erkrankungen (NME), wie beispielsweise der amyotrophen Lateralsklerose (ALS), leiden unter einem fortschreitenden Schwund der Skelettmuskulatur. Diese neurologischen Erkrankungen des für die Steuerung der Skelettmuskulatur zuständigen Teils des zentralen Nervensystems, welche auch als Motoneuronerkrankungen (Petri und Meyer 2011) bezeichnet werden, führen zu einem vollständigen Verlust der Willkürmotorik. Mit der Versorgung von robotischen Assistenzsystemen sollen die Folgen dieser Erkrankungen ausgeglichen werden. Assistenzleistungen, wie beispielsweise das Greifen und Anreichen von Objekten, sollen mit Hilfe von Robotik unterstützt und teilweise automatisiert werden.

Im Projekt ROBINA wurde der Roboterarm Panda des Münchner Herstellers FRANKA EMIKA (Franka Emika 2022) für den Einsatz in der Pflegesituation vorbereitet (Bundesministerium für Bildung und Forschung 2022a). Dieser Greifroboter ist ein Produkt, welches zum Projektstart bereits auf dem Markt für Industrierobotik verfügbar war. Eine Besonderheit des Roboters besteht darin, dass dieser an einem festen Ort fixiert werden kann. Der robotische Greifarm zeichnet sich zudem durch eine hohe Flexibilität bei den Anwendungen aus und ist deutlich günstiger als vergleichbare mobile Lösungen, die beispielsweise an einen Elektro-rollstuhl montiert werden können.

Für die Gebrauchstauglichkeitstestungen des Assistenzroboters Panda wurden Patientinnen und Patienten aus der identifizierten Nutzungsgruppe rekrutiert. Im Ergebnis zeigten die Testungen ein hohes Potenzial bei der getesteten Robotik für die Unterstützung bei wiederkehrenden Handlungen. Für die ethische Evaluation der potenziellen Nutzungssituation wurden qualitative Interviews mit Studien-teilnehmenden vor und nach den Testungen geführt. Den theoretischen Bezugs-punkt bildete dabei die biomedizinische Ethik von Tom L. Beauchamp und James F. Childress mit den vier ethischen Prinzipien Respekt von der Auto-nomie (engl. „respect for autonomy"), Nicht-Schaden (engl. „non-maleficence"), Wohltun (engl. „beneficence") und Gerechtigkeit (engl. „justice") (Beauchamp und Childress 2019). Berücksichtigt für die Durchführung der ethischen Evaluation wurden schließlich insgesamt sieben ethische Dimensionen, welche auf den konzeptionellen Überlegungen von Beauchamp und Childress auf-bauen und im „Modell zur ethischen Evaluation soziotechnischer Arrangements (MEESTAR)" (Manzeschke 2015, S. 274) für die Bewertung von Gesundheits-technologien spezifiziert und erweitert wurden. Somit zeigt die Auswertung ein differenziertes Bild hinsichtlich der ethischen Dimensionen Fürsorge, Selbst-bestimmung, Sicherheit, Gerechtigkeit, Privatheit, Teilhabe und Selbstverständ-nis. Eine ausführliche Darstellung der in den nächsten Absätzen angeführten Ergebnisse über die empirischen Ausprägungen der MEESTAR-Dimensionen aus der Perspektive potenzieller Nutzerinnen und Nutzer von Assistenzrobotik findet sich im Projekt-Abschlussbericht mit dem Titel „Ethische und soziale Aspekte der Robotikassistenz bei Amyotropher Lateralsklerose (ALS)" (Tirschmann und Brukamp 2021b).

Im Folgenden werden die für den Einsatz von Robotik für die Pflege von Patientinnen und Patienten mit neuromuskulären Erkrankungen spezifischen Ausprägungen der MEESTAR-Dimensionen aus der Perspektive potenzieller Nutzerinnen und Nutzer im Überblick exemplarisch dargestellt (vgl. ebd.).

Fürsorge: Pflegebedürftige Patientinnen und Patienten mit neuromuskulären Erkrankungen empfinden körpernahe Tätigkeiten manchmal als Belastungen. Gründe für ein solches Belastungsempfinden resultieren meistens aus den individuellen Schamgrenzen oder aus Empathie und Rücksichtnahme auf andere Personen. Mit einem robotischen Assistenzsystem könnten einige ausgewählte Tätigkeiten ohne die Hilfe von anderen Personen ausgeführt werden. Belastungen in der Pflegesituation würden dadurch reduziert.

Selbstbestimmung: Patientinnen und Patienten mit ALS verlieren im pro-gredienten Verlauf ihrer Erkrankung ihre Selbstständigkeit. Der fortschreitende und unaufhaltsame Verlust motorischer Funktionen könnte mit dem Einsatz eines robotischen Assistenzsystem bei einfachen Tätigkeiten zeitweise ausgeglichen werden. Tägliche Handlungen würden dann über einen längeren Zeitraum selbst-ständig ausgeführt werden, und Selbstbestimmung im Alltag würde für einen ent-sprechend langen Zeitraum erhalten bleiben.

Sicherheit: Der Sicherheitsaspekt bei der getesteten Assistenzrobotik wurde von den teilnehmenden Patientinnen und Patienten unterschiedlich bewertet. Das Fehlen eines Notausschalters wurde als Sicherheitsrisiko empfunden. Die langsamen Bewegungen des Roboters aufgrund einer voreingestellten Geschwindigkeitsregulierung sowie die permanente Begleitung durch das Studienpersonal erzeugten bei allen Studienteilnehmenden ein sehr hohes Sicherheitsgefühl.

Gerechtigkeit: Die bedarfsgerechte Versorgung mit robotischer Assistenz wird von Patientinnen und Patienten mit neuromuskulären Erkrankungen als Beitrag der Solidargemeinschaft für mehr soziale Gerechtigkeit in der Gesellschaft empfunden. Alle Patientinnen und Patienten, die einen Roboterarm benötigen, sollten nach der Einschätzung von potenziellen Nutzerinnen und Nutzer mit diesem Hilfsmittel versorgt werden.

Privatheit: Robotische Assistenzsysteme besitzen ein Potenzial, um die gefährdete Privatheit in der Pflegesituation zu schützen und zu bewahren. Patientinnen und Patienten mit Assistenzrobotik behielten ihre Entscheidungsfreiheit unter Einschränkungen und nützten Rückzugsmöglichkeiten eigenständig. Die Aufzeichnung von Nutzungsdaten könnte die Privatheit von Nutzerinnen und Nutzern gefährden. Sparsamkeit bei der Datenspeicherung und Transparenz bei der Datenverarbeitung sollten deshalb auch beim Einsatz robotischer Assistenzsysteme in der Pflegesituation umfassend berücksichtigt werden.

Teilhabe: Assistenzrobotik beinhaltet ein Potenzial zum selbstständigen Handeln, welches für die Teilhabe an Lebenssituationen genutzt werden kann. Patientinnen und Patienten antizipieren eine Erweiterung ihres Aktionsradius und eine Erhöhung von Teilhabe an Lebenssituationen innerhalb des häuslichen Umfeldes.

Selbstverständnis: Die Versorgung mit Assistenzrobotik kann auf das Selbstbild von Patientinnen und Patienten einen positiven Effekt ausüben. Patientinnen und Patienten stellten sich mehrheitlich vor, dass eine Erhöhung bei der Selbstständigkeit wahrscheinlich auch zu einer Steigerung des Unabhängigkeitsgefühls beitragen würde.

Die Ergebnisse der ethischen Evaluation für das Projekt ROBINA (Tirschmann und Brukamp 2021b) sind kein empirischer Nachweis für die Wirksamkeit dieser Technologie für die Pflege von Patientinnen und Patienten mit neuromuskulären Erkrankungen. Sie ordnen aber Tendenzen und Potenziale von Techniknutzung relational zu ethischen Prinzipien. Die damit gewonnenen Perspektiven von potenziellen Nutzerinnen und Nutzern verdeutlichen, dass Assistenzrobotik ein hohes Potenzial für den Abbau von Belastungen in der Pflegesituation freisetzen kann. Assistenzrobotik kann Entlastungssituationen für Pflegebedürftige und Pflegende herbeiführen, indem die Selbstständigkeit bei den Nutzerinnen und Nutzern erhalten wird und Pflegende bei wiederkehrenden Tätigkeiten entlastet werden. Verbesserungsmöglichkeiten wurden von den Studienteilnehmenden hinsichtlich der stationären Anwendung des robotischen Systems formuliert. Erwünscht wurde eine Überwindung von als Nachteil empfundenen Einschränkungen beim Handlungsradius durch eine Erweiterung von robotischen Assistenzsystemen auf mobile Lösungen.

6 Projekt ArNe: Zur ethischen und sozialen Evaluation mobiler Assistenzrobotik

Das zweite Fallbeispiel schließt thematisch an das erste Fallbeispiel an und versucht die dort errungenen Erkenntnisse für eine Optimierung der Versorgungssituation von Patientinnen und Patienten mit neuromuskulären Erkrankungen zu nutzen. Im Projekt „Assistenzrobotik für den pflegerischen Einsatz bei Menschen mit neuromuskulären Erkrankungen (ArNe)" (Bundesministerium für Bildung und Forschung 2022b) wird an einer von den herstellenden Unternehmen unabhängigen Software geforscht, mit welcher verschiedene Assistenzrobotiken angesteuert werden sollen. Die meisten dieser robotischen Assistenzsysteme sind bereits als Medizinprodukte klassifiziert und werden für den sogenannten Behinderungsausgleich, zum Beispiel bei Lähmungserkrankungen, in der Pflegesituation eingesetzt. Die Geräte können an Elektrorollstühle montiert und über die Rollstuhlsteuerung angesteuert werden. Als mobile Lösungen erweitern sie den ambulanten Handlungsradius von Betroffenen und werden als nützliche Ergänzung des motorisierten Rollstuhls wahrgenommen (Beaudoin et al. 2018).

Im Rahmen der Anforderungsanalyse für Projekt ArNe wurden Patientinnen und Patienten mit neuromuskulären Erkrankungen, welche in der Vergangenheit bereits mit robotischen Assistenzsystemen versorgt worden waren, zu ihren aktuellen Einstellungen zu robotischen Technologien befragt. Bei der genutzten Robotik handelte es sich in allen Fällen um das Model Jaco des kanadischen Herstellers Kinova. Dieses Modell kann seitlich an den Elektrorollstuhl montiert werden und wird als Greifhilfe von Menschen mit Tetraplegie genutzt, um die Lähmungen von Extremitäten auszugleichen (Beaudoin et al. 2019).

Insgesamt wurden Personen befragt, welche die Einschlusskriterien von Indikationsstellung und Versorgungssituation erfüllten. Die Antworten sind wegen der geringen Fallzahl nicht repräsentativ für die Gruppe der Erkrankten, aber sie können als eine erste Einschätzung hinsichtlich potenzieller ethischer Herausforderungen in einem hochspezifischen Feld interpretiert werden. Um die Aussagekraft hinsichtlich der nutzungsgruppenspezifischen Einordnung ethischer Herausforderung beim ambulanten Einsatz von Assistenzrobotik zu erhöhen, wurden die quantitativen Bewertungen der ethischen Dimensionen zu hohen (mehr als 50 % positive Antworten bei den Antwortvorgaben „ziemlich wahrscheinlich" und „ganz sicher"), mittleren (mehr als 50 % positive Antworten bei der Antwortvorgabe „vielleicht") und geringen (mehr als 50 % positive Antworten bei den Antwortvorgaben „wahrscheinlich nicht" und „keinesfalls") Potenzialen kumuliert und hinsichtlich ethischer Implikationen über den verantwortlichen Einsatz von Assistenzrobotik interpretiert (s. Tab. 4).

Die Interpretation der Auswertung der Ethikbefragung zeigt, dass in der realen Nutzungsgruppe bereits ein hohes Potenzial für die Förderung von Selbstbestimmung beim täglichen Routineeinsatz erlebt wird. Daraus darf geschlossen werden, dass Assistenzrobotik die Selbstständigkeit fördern und unabhängiger von der Unterstützung durch andere machen kann. Entlastungen können sowohl vom Pflegepersonal als von den informell Pflegenden erfahren werden. Ein unerwünschter Abbau von Pflegeleistungen und Pflegezeiten wird zusammen mit diesen Entlastungen nicht herbeigeführt. Der Gewinn an Selbstbestimmung wird in der Nutzungsgruppe nicht als Verlust sozialer Kontakte wahrgenommen. Beim täglichen Gebrauch wird Assistenzrobotik weder als Gefahrenquelle noch als Gesundheitsrisiko erlebt. Die körperliche Nähe zu dem Gerät wird nicht als unangenehm empfunden. Im Hinblick auf die Versorgungssituation wird der Beitrag von Assistenzsystemen zu einer bedarfsgerechten Versorgung als hoch und zu den Einsparungspotenzialen im Gesundheitswesen als gering eingeschätzt. Alle Befragten haben sich freiwillig, also ohne Zwang von außen, für die Nutzung von Assistenzrobotik entschieden. Sie sehen in dieser Technologie ein hohes Potenzial für die Optimierung der Pflegesituation. Zukunftssorgen im Hinblick auf eine mögliche Zunahme bei den robotischen Assistenzsystemen in der Versorgung von Pflegebedürftigen werden von den Befragten auf globaler Ebene nicht wahrgenommen.

Perspektivisch zeigen die Interpretationen der Ergebnisse der Fragebogenuntersuchung für das Projekt ArNe trotz der geringen Fallzahlen ein deutliches Bild: Die schwerwiegende ethische Herausforderung hinsichtlich einer Gefährdung pflegerischer Beziehungen durch die technische Substitution zwischenmenschlicher Interaktionen kann im Anwendungsgebiet von robotischen Assistenzsystemen für Lähmungserkrankungen nicht nachgewiesen werden. Die Aufsummierung der gegebenen Antworten zu hohen und geringen Potenzialen sowie deren qualitative Auswertung verdeutlichen, dass der Einsatz von Assistenzrobotik keinen ungewollten Ersatz bei den Interaktionen in der Pflegesituation herbeiführt, sondern einen wünschenswerten Erhalt von Selbstständigkeit und Selbstbestimmung im pflegerischen Setting ermöglicht (Tab. 5).

7 Ethische und soziale Evaluationen im Vergleich: Ergebnisse aus den Projekten ROBINA und ArNe

Die Ergebnisse der ethischen und sozialen Evaluationen für die Projekte ROBINA und ArNe zeigen, dass von motorischen Funktionsverlusten Betroffene robotischen Assistenzsystemen ein hohes Potenzial zuschreiben, um Selbstständigkeit bei einfachen Tätigkeiten für Patientinnen und Patienten unter den Bedingungen fortschreitender Lähmungserkrankungen zu unterstützen und zeitweise zu erhalten. Die Untersuchungen verdeutlichen, dass robotische Assistenzsysteme auf die Optimierung von Lebensqualität bei Patientinnen und Patienten, die wegen ihrer körperlichen Einschränkungen auf robotische Assistenzsysteme angewiesen sind, einen positiven Einfluss ausüben könnten. Pflegebedürftige Patientinnen und Patienten erhalten mit Assistenzrobotik ein vielseitig einsetzbares Hilfsmittel, welches die Verwirklichung eines selbstbestimmten Lebens begünstigt und die Selbstpflege, die Produktivität und die Teilnahme an Freizeitaktivitäten unterstützt.

Tab. 5 Potenziale von Assistenzrobotik aus der Nutzungsperspektive hinsichtlich ethischer Kategorien

ETHISCHE DIMENSION	ETHISCHE KATEGORIEN	POTENZIALE AUS DER NUTZUNGS-PERSPEKTIVE
Fürsorge	• Entlastung von Pflegepersonal • Entlastung informell Pflegender • Reduktion von Pflege-leistungen • Kürzung von Pflegezeiten	• Hohes Potenzial • Hohes Potenzial • Geringes Potenzial • Geringes Potenzial
Selbstbestimmung	• Selbstbestimmung ermög-lichen • Selbstständigkeit fördern • Unabhängig von anderen werden	• Hohes Potenzial • Hohes Potenzial • Hohes Potenzial
Sicherheit	• Robotik als Gefahrenquelle • Robotik als Gesundheitsrisiko	• Geringes Potenzial • Geringes Potenzial
Gerechtigkeit	• Einsparung im Gesundheits-wesen • Bedarfsgerechte Versorgung	• Geringes Potenzial • Hohes Potenzial
Privatheit	• Unangenehme Körpernähe	• Geringes Potenzial
Teilhabe	• Kontaktverlust zu Mit-menschen • Reduzierung sozialer Kontakte	• Geringes Potenzial • Geringes Potenzial
Selbstverständnis	• Entscheidung für Robotik • Nutzen von Robotik • Sorgen wegen Zukunft von Robotik	• Hohes Potenzial • Hohes Potenzial • Geringes Potenzial

Aus einer ethischen Perspektive besteht das wichtigste Ergebnis der Evaluationen darin, dass einige der zentralen Argumente, die im Ethikdiskurs gegen den Einsatz von Robotik im Gesundheitswesen vorgebracht werden, aufgrund der wahrgenommenen Potenziale beim Einsatz von robotischen Assistenzsystemen, wie sie in den Projekte ROBINA und ArNe eingesetzt wurden, entkräftet werden können (s. Tab. 6). Eine generelle Ablehnung der angeführten Argumente kann damit jedoch nicht geleistet werden. Ethische Evaluationen bleiben in ihrer Aussagekraft zumindest in den Dimensionen Technologie, Anwendungsbezug und Nutzungsgruppen an den jeweiligen Projektzusammenhang gebunden. Wegen ihres situativen Charakters sollte die ethische Evaluation deshalb als ein festes Strukturmerkmal im Fundament der Technologieentwicklung verankert werden.

Die ethischen Evaluationen für die Forschungs- und Entwicklungsprojekte ROBINA und ArNe haben gezeigt, dass eine Gefährdung von Fürsorgebeziehungen durch eine technische Substitution zwischenmenschlicher Interaktionen in

Tab. 6 Diskurspositionen zu ethischen Risiken, empirische Evaluationsergebnisse und ethisch relevante Potenziale von robotischen Assistenzsystemen für die Pflegesituation im Gesundheitswesen aus der Perspektive von Betroffenen

Diskurspositionen zu ethischen Risiken beim Einsatz von robotischen Assistenzsystemen in der Pflegesituation	Empirische Ergebnisse aus ethischen und sozialen Evaluationen von robotischen Assistenzsystemen für die Pflegesituation im Gesundheitswesen	Empirische Belege für ethische Potenziale von robotischen Assistenzsystemen für die Pflegesituation im Gesundheitswesen
Der Einsatz von robotischen Assistenzsystemen in der Pflegesituation könnte zu einer ungewollten Substitution von zwischenmenschlichen Interaktionen und Beziehungen beitragen (Sparrow und Sparrow 2006).	Keine empirischen Hinweise auf die Gefahr einer ungewollten Substitution zwischenmenschlicher Beziehungen bei der realen oder hypothetischen Nutzung von Assistenzrobotik in der Pflegesituation.	Assistenzrobotik könnte vielfältige Entlastungen bei repetitiven und wiederkehrenden Tätigkeiten herbeiführen.
Der unfreiwillige Einsatz von robotischen Assistenzsystemen in der Pflegesituation könnte zu einer Verletzung des Respekts vor der Autonomie bei den Patientinnen und Patienten führen (Misselhorn 2018).	Keine empirischen Hinweise auf eine Unfreiwilligkeit oder einen sozialen Druck bei der realen oder hypothetischen Nutzung von robotischen Assistenzsystemen in der Pflegesituation.	Assistenzrobotik könnte den Erhalt von Selbstständigkeit in der Lebenssituation von pflegebedürftigen Patientinnen und Patienten mit neuromuskulären Erkrankungen unterstützen.
Der Einsatz von robotischen Assistenzsystemen in der Pflegesituation könnte eine Gefährdung der Entscheidungsfreiheit bei den Patientinnen und Patienten herbeiführen (Misselhorn 2019).	Keine empirischen Hinweise auf eine Gefährdung individueller Entscheidungsfreiheit in der Pflegesituationen wegen der realen oder hypothetischen Nutzung von robotischen Assistenzsystemen.	Assistenzrobotik könnte zum Erhalt von Selbstbestimmung bei pflegebedürftigen Patientinnen und Patienten mit neuromuskulären Erkrankungen beitragen.

der Pflegesituation nicht befürchtet werden muss. Weder aus der Perspektive von realen noch von potenziellen Nutzerinnen und Nutzern führt der Einsatz von Assistenzrobotik zu einem unerwünschten Ersatz bei den pflegerischen Leistungen und Tätigkeiten. Ein weiteres Argument, welches auf die Gefahren einer unfreiwilligen Nutzung und damit auf die Gefährdung von Autonomie in der Pflegesituation aufmerksam machen will, konnte ebenfalls am Beispiel von Assistenzrobotik für die Pflege von Motoneuronerkrankungen nicht bestätigt werden. Alle befragten Patientinnen und Patienten, die bereits Assistenzrobotik als Leistungsmaßnahme in der Gesundheitsversorgung erhielten, haben sich freiwillig für die Nutzung dieses Hilfsmittel entschieden. Ein sozialer Druck von außen, welcher extrinsisch auf die Nutzung des Hilfsmittels einwirkt, darf somit ausgeschlossen werden. Hinzu kommt, dass der Aufwand für die Beantragung von robotischen Assistenzsystemen hoch ist und deshalb nur von Personen betrieben wird, welche die Technologie auch tatsächlich nutzen wollen. Ein drittes Gegenargument, nämlich die Gefährdung individueller Entscheidungen durch Einschränkung und Verformung von Entscheidungsspielräumen, konnte empirisch ebenfalls nicht nachgewiesen werden. Die robotischen Assistenzsysteme, welche bei neuromuskulären Erkrankungen eingesetzt werden, übernehmen weder Entscheidungen noch beeinflussen sie diese direkt. Robotische Assistenzsysteme ermöglichen Entscheidungen unter den Bedingungen eines fortschreitenden Unselbstständigwerdens infolge chronischer Erkrankung. Darin liegt der Beitrag dieser Technologien für den Erhalt von Selbstbestimmung und Selbstständigkeit in der Pflegesituation für die Pflegebedürftigen bei der Unterstützung von einfachen Tätigkeiten.

8 Fazit: Pflegerobotik oder Robotik für die Pflege?

Die Erwartungen an robotische Technologien für das Gesundheitswesen sind hoch. Der Anforderungskatalog umfasst Herkulesaufgaben wie die Verbesserung der Lebensqualität bei den Patientinnen und Patienten, die Unterstützung durch Entlastung im Alltag der professionell und informell Pflegenden, die Erhöhung von Arbeitszufriedenheit durch Arbeitserleichterung in der ambulanten und stationären Pflege, schließlich nennenswerte Kostensenkungen im Gesundheitswesen und deutliche Entspannungen auf dem Arbeitsmarkt.

Den Hoffnungen auf eine umfassende Optimierung der Versorgungssituation von Pflegebedürftigen stehen methodische und reelle Hemmnisse beim evidenzbasierten Wirkungsnachweis sowie bei den Finanzierungsmodellen gegenüber (s. Kap. 2). Um Zielkonflikte zu vermeiden, liegt eine zentrale Zukunftsaufgabe darin, solche technologischen Lösungen zu entwickeln, die zu einer Effizienzsteigerung in der Pflegesituation beitragen könnten, ohne dass dafür Pflegeleistungen gekürzt werden müssten. Insbesondere bei der Altenpflege scheint dieses Vorhaben aus heutiger Sicht einlösbar zu sein (Hülsken-Giesler und Krings 2015). In diesem Segment soll der Weg zum Ziel über die Delegation von repetitiven und unattraktiven Tätigkeiten an robotische Technologien erfolgen, wodurch Pflegekräfte nicht nur von lästigen Arbeiten und körperlichen Belastungen entlastet würden, sondern deren Arbeitskraft auch wesentlich sinnvoller eingesetzt werden könnte (Giesinger 2018, S. 114–115).

Assistenzrobotik für neuromuskuläre Erkrankungen, wie sie in den Projekten ROBINA und ArNe experimentell erprobt worden ist, zählt zu den Nischenprodukten auf dem Hilfsmittelmarkt und wird aller Voraussicht nach kurzfristig wahrscheinlich keinen nennenswerten Beitrag zu Kostensenkungen im Gesundheitswesen beitragen. Aufgrund ihres seltenen Einsatzes bleiben die Produkte teuer. Wegen des zahlenmäßig geringen Umfangs der Nutzungsgruppe führt die Versorgung mit Assistenzrobotik aber auch nicht zu einer übermäßigen Belastung des Gesundheitswesens. Aktuell wird Assistenzrobotik nur in seltenen Fällen in der Pflegesituation eingesetzt. In Zukunft könnten die Häufigkeit und die Bedeutsamkeit dieses Hilfsmittels jedoch bei der Hilfsmittelversorgung von Motoneuronerkrankungen zunehmen.

Wie die Untersuchungen für die Projekte ROBINA und ArNe gezeigt haben, ist mit diesen robotischen Technologien ein sehr hohes Potenzial für die Förderung von Selbstständigkeit und Selbstbestimmung in der Pflegesituation von Patientinnen und Patienten, die unter einer stark eingeschränkten Motorik bis hin zur Immobilität leiden, verbunden. Für diese Patientinnen und Patienten bietet Assistenzrobotik ein vielseitiges Hilfsmittel für die Bewältigung einfacher Aufgaben im Alltag, wie beispielsweise das Öffnen und Schließen von Türen, Fenstern und Schubladen oder das Anreichen von Objekten und Nahrungsmitteln. Damit diese innovative Technologie bestmöglich in der Pflegesituation eingesetzt werden kann, ist eine umfassende Vorbereitung und Begleitung vor und während des Einschlusses von Patientinnen und Patienten in die Versorgung erforderlich, woraus sich spezifische Aufgaben für das Erwartungsmanagement ergeben. Vor der Versorgung mit einem robotischen Assistenzsystem ist die zielgruppengerechte Information und Aufklärung über die Funktionalität und Bedienbarkeit des Hilfsmittels geboten, damit der Einsatz von Assistenzrobotik in der Pflegesituation nicht von der Entstehung falscher Vorstellungen und fehlgeleiteter Erwartungshaltungen flankiert wird. Es sollte also sehr darauf geachtet werden, potenzielle und reale Enttäuschungen über die tatsächliche Funktionalität und Gebrauchstauglichkeit robotischer Hilfsmittel zu vermeiden. Dafür könnten bereits vor der Versorgung mit robotischen Systemen realistische Vorstellungen über die Einsatzmöglichkeiten und Grenzen der Assistenzrobotik adressiertenspezifisch vermittelt werden. Während der Erprobung könnte das Training mit der Steuerung des Geräts an die individuellen Lernkurven von Patientinnen und Patienten angepasst werden. Ebenfalls sollten alters-, geschlechts-, diversitäts- und disabilitätsspezifische Aspekte in der Gruppe der Nutzerinnen und Nutzer bei Schulungen und Trainings stärker berücksichtigt werden.

Für Auswahlentscheidungen für oder gegen ein robotisches Hilfsmittel kann der direkte Vergleich von realweltlichen und testgenerierten Nutzungserfahrungen bei den eingesetzten stationären und mobilen Roboterarmen aufschlussreich sein. Alle Studienteilnehmenden sprachen sich für die Nutzung von mobilen Roboterarmen für den Behinderungsausgleich aus. Zukünftig könnte diese starke Präferenz für mobile Lösungen zu Hemmnissen bei der Begründung der Vorteile von stationären Lösungen führen oder den Einzug dieser Technologie in die Regelversorgung gänzlich verhindern. Manche Studienteilnehmende machten Aussagen darüber, dass mit der Installation des robotischen Assistenzsystems an einem festen Ort auch die Handlungsmöglichkeiten eingeschränkt werden würden. Hinzu kommt, dass Standardanwendungen, die im Rahmen der Testungen für den Einsatz von stationären Lösungen erprobt wurden, wie beispielsweise die Nahrungsaufnahme am Esstisch, mittlerweile von den günstigeren „Essapparaten" (Klein und Baumeister 2020) zuverlässig und aufgabenspezifisch ausgeführt werden. Auf dem Hilfsmittelmarkt sind bereits verschiedene Ausführung dieser Apparate erhältlich und werden bei neuromuskulären Erkrankungen, Lähmungen oder Amputationen vermittelt. Fest installierte Roboterarme, wie sie im Projekt ROBINA getestet wurden, könnten zukünftig im Badezimmer beim Kämmen, Rasieren oder Zähneputzen assistieren, wobei sich sicherheitsrelevante Einwände durch geeignete Zusatzgerätschaften, wie spezielle Rasier- oder Zahnreinigungsapparate, kompensieren ließen. Im Schlafzimmer könnten stationäre Roboterarme beim Auf- und Zudecken behilflich sein oder bettlägerigen Patientinnen und Patienten am Pflegebett assistieren. Bei sinkenden Anschaffungskosten der stationären Modelle wäre auch die private Zusatzversorgung mit einem oder mehreren dieser Roboterarme als Ergänzungen zu mobilen Lösungen denkbar. Das eingangs erwähnte Zukunftsszenario „A Robot in Every Home" könnte für das Gesundheitswesen möglicherweise schon bald umformuliert werden in „A Robot for Every Task".

Anmerkungen und Danksagungen

Die Forschungs- und Entwicklungsprojekte ROBINA (Förderkennzeichen 524-4013-16SV7794) und ArNe (Förderkennzeichen 524-4013-16SV8411) sowie die für diese Projekte durchgeführten ethischen und sozialen Evaluationen wurden durch Mittel des Bundesministeriums für Bildung und Forschung (BMBF) gefördert. K.B. entwickelte das Studienkonzept für die ethischen Evaluationen. F.T. und K.B. erstellten die Fragebögen und die Leitfäden für die Interviews mit Patientinnen, Patienten, pflegenden Angehörigen und Pflegekräften. F.T. führte die Interviews und übernahm die Auswertung der erhobenen Daten. F.T. fungierte als Hauptautor des vorliegenden Artikels. Das Manuskript wurde auf der Grundlage einer Literaturanalyse sowie der gemeinsam verfassten Evaluation für das Projekt ROBINA (Tirschmann und Brukamp 2021b) und der Anforderungsanalyse für das Projekt ArNe erstellt. Im Zusammenhang mit der Anfertigung von Evaluation, Anforderungsanalyse und dem vorliegenden Text besteht seitens F.T. und K.B. kein Interessenkonflikt.

Unser Dank richtet sich an Dr. Corinna Eicher und Robert Klebbe (Forschungsgruppe Geriatrie, Charité – Universitätsmedizin Berlin), Dr. André Meier und Prof. Dr. Thomas Meyer (ALS-Ambulanz, Charité – Universitätsmedizin Berlin), Susanne Spittel (Ambulanzpartner Soziotechnologie APST, Berlin), Stefan Scherzinger, Marc Schroth und Christoph Zimmermann (Forschungszentrum Informatik FZI, Karlsruhe), Frank Leder (Talk Tools) sowie Marius Greuèl (Pflegewerk Berlin) für die interdisziplinäre Zusammenarbeit bei der Forschung und Entwicklung von Assistenzrobotik für neuromuskuläre Erkrankungen (NME). Ein besonderer Dank gilt den ehemaligen Mitarbeiterinnen und Mitarbeitern der Forschungsgruppe Gesundheit – Technik – Ethik an der Evangelischen Hochschule Ludwigsburg für Beiträge und Diskussionen im Team. Nicht zuletzt möchten wir den Patientinnen, Patienten, Pflegekräften und pflegenden Angehörigen für ihre Beteiligung an den Studien und Testungen in den Projekten ROBINA und ArNe danken. Ohne ihre Bereitschaft zur Studienteilnahme und ihre wertvollen Auskünfte zur Technikerfahrung hätten wir den Anspruch auf Integration von Nutzerinnen und Nutzern bei der Technologieentwicklung nicht einlösen können.

Literatur

Anderson, Michael, und Susan L. Anderson, Hrsg. 2011. *Machine Ethics*. Cambridge: Cambridge University Press.
Baecker, Dirk. 2018. *4.0 oder Die Lücke die der Rechner lässt*. Leipzig: Merve.

Beauchamp, Tom L., und James F. Childress. 2019. *Principles of Biomedical Ethics*, 8. Aufl. Oxford: Oxford University Press.

Beaudoin, Maude, Josiane Lettre, François Routhier, Philippe S. Archambault, Martin Lemay und Isabelle Gélinas. 2018. Impacts of robotic arm use on individuals with upper extremity disabilities: A scoping review. *Canadian Journal of Occupational Therapy* 85(5):397–407.

Beaudoin, Maude, Josiane Lettre, François Routhier, Philippe S. Archambault, Martin Lemay und Isabelle Gélinas. 2019. Long-term use of the JACO robotic arm: A case series. *Disability and Rehabilitation: Assistive Technology* 14(3):267–275.

Beer, Jenay M., Arthur D. Fisk und Wendy A. Rogers. 2014. Toward a framework for levels of robot autonomy in human-robot interaction. *Journal of Human-Robot Interaction* 3:74–99.

Bemelmans, Roger, Gert J. Gelderblom, Pieter Jonker und Luc de Witte. 2012. Socially assistive robots in elderly care: A systematic review into effects and effectiveness. *Journal of the American Medical Directors Association* 13(2):114–120.

Bendel, Oliver. 2018. Roboter im Gesundheitsbereich. In *Pflegeroboter*, Hrsg. Oliver Bendel, 114–120. Wiesbaden: Springer Gabler.

Bendel, Oliver, Hrsg. 2019. *Handbuch Maschinenethik*. Wiesbaden: Springer VS.

Bendel, Oliver. 2021. Das steht Ihnen aber gut! Empfangs-, Beratungs-, Betreuungs- und Verkaufsroboter im Detailhandel. In *Soziale Roboter*, Hrsg. Oliver Bendel, 494–516. Wiesbaden: Springer Gabler.

Berufsgenossenschaft für Gesundheitsdienste und Wohlfahrtspflege (BGW), Hrsg. 2017. Pflege 4.0 – Einsatz moderner Technologien aus der Sicht professionell Pflegender. Forschungsbericht. https://www.bgw-online.de/digitalisierung-pflege. Zugegriffen: 30. Apr. 2022.

Biniok, Peter, und Eric Lettkemann. 2017. *Assistive Gesellschaft. Multidisziplinäre Erkundungen zur Sozialform „Assistenz"*. Wiesbaden: Springer VS.

Broekens, Joost, Marcel Heerink und Henk Rosendal. 2009. Assistive social robots in elderly care: A review. *Gerontechnology* 8(2):94–103.

Brukamp, Kirsten. 2020. Robotik im Gesundheitswesen und integrierte Forschung für Gesundheitstechnologien. In *Genese und Folge der Pflegerobotik*, Hrsg. Jannis Hergesell, Arne Maibaum und Martin Meister, 198–220. Weinheim: Beltz Juventa.

Brynjolfsson, Eric, und Andrew McAfee. 2016. *The second machine age. Work, progress, and prosperity in a time of brilliant technologies*. New York und London: Norton & Company.

Bundesministerium für Bildung und Forschung (BMBF), Hrsg. 2018. Technik zum Menschen bringen. Forschungsprogramm zur Mensch-Technik-Interaktion. https://www.bmbf.de/SharedDocs/Publikationen/de/bmbf/pdf/technik-zum-menschen-bringen-broschuere.pdf?__blob=publicationFile&amp%3Bv=2. Zugegriffen: 30. Apr. 2022.

Bundesministerium für Bildung und Forschung (BMBF). 2022a. ROBINA. Robotische Systeme zur Unterstützung hochgradig motorisch eingeschränkter Pflegebedürftiger. https://www.interaktive-technologien.de/projekte/robina. Zugegriffen: 30. Apr. 2022.

Bundesministerium für Bildung und Forschung (BMBF). 2022b. ArNe. Assistenzrobotik für den pflegerischen Einsatz bei Menschen mit neuromuskulären Erkrankungen. https://www.interaktive-technologien.de/projekte/arne. Zugegriffen: 30. Apr. 2022.

Buxbaum, Hans-Jürgen, und Markus Kleutges. 2020. Evolution oder Revolution? Die Mensch-Roboter-Kollaboration. In *Mensch-Roboter-Kollaboration*, Hrsg. Hans-Jürgen Buxbaum und Martin Kleutges, 15–34. Wiesbaden: Springer Gabler.

Deutscher Ethikrat. 2020. *Robotik für gute Pflege – Stellungnahme*. Berlin: Deutscher Ethikrat. https://www.ethikrat.org/fileadmin/Publikationen/Stellungnahmen/deutsch/stellungnahme-robotik-fuer-gute-pflege.pdf. Zugegriffen: 30. Apr. 2022.

Ford, Martin. 2016. *The rise of the robots. Technology and the threats of mass unemployment*. New York: Basic Books.

Franka Emika GmbH. 2022. Das Robotersystem. Lernen Sie Ihren Franka Emika-Roboter kennen. Entworfen, entwickelt und gefertigt in Deutschland. https://www.franka.de/de/robot-system. Zugegriffen: 30. Apr. 2022.

Gates, Bill. 2008. A Robot in Every Home. *Scientific American Special Edition* 18(1s):4–11.

Giesinger, Christoph. 2018. Pflegeroboter aus Sicht der Geriatrie. In *Pflegeroboter*, Hrsg. Oliver Bendel, 113–124. Wiesbaden: Springer Gabler.

Gransche, Bruno, und Arne Manzeschke, Hrsg. 2020. *Das geteilte Ganze. Horizonte Integrierter Forschung für künftige Mensch-Technik-Verhältnisse*. Wiesbaden: Springer VS.

Gregory, Terry, Anna Salomons und Ulrich Zierahn. 2018. *Racing with or against the machine? Evidence from Europe*. CESifo working paper 7247.

Grunwald, Armin. 2018. *Technology assessment in practice and theory*. London: Routledge.

Gunkel, David J. 2018. *Robot Rights*. Cambridge, MA: The MIT Press.

Held, Virginia. 2007. *The ethics of care: Personal, political, and global*. Oxford: Oxford University Press.

Heßler, Martina. 2014. Die Halle 54 bei Volkswagen und die Grenzen der Automatisierung. Überlegungen zum Mensch-Maschine-Verhältnis in der industriellen Produktion der 1980er Jahre. *Zeithistorische Forschungen/Studies in Contemporary History* 11:56–76.

Hülsken-Giesler, Manfred, und Bettina-Johanna Krings. 2015. Technik und Pflege in einer Gesellschaft des langen Lebens. *Technikfolgenabschätzung* 24(2):4–11.

Hülsken-Giesler, Manfred, Thilo Zelt und Frank Weidner, Hrsg. 2017. *ePflege. Informations- und Kommunikationstechnologie für die Pflege. Studie*. Berlin: Bundesministerium für Gesundheit.

Hülsken-Giesler, Manfred, und Sabine Daxberger. 2018. Robotik in der Pflege aus pflegewissenschaftlicher Perspektive. In *Pflegeroboter*, Hrsg. Oliver Bendel, 125–140. Wiesbaden: Springer Gabler.

Hülsken-Giesler, Manfred, und Hartmut Remmers. 2020. *Robotische Systeme für die Pflege. Potenziale und Grenzen autonomer Assistenzsysteme für die Pflege*. Osnabrück: V&R unipress.

International Federation of Robotics, Hrsg. 2021a. WR 2021a Service Robots – Sources & Methods. https://ifr.org/img/worldrobotics/WR_Service_Robots_2021a_Chapter_1.pdf. Zugegriffen: 30. Apr. 2022.

International Federation of Robotics, Hrsg. 2021b. Presentation World Robotics press conference extended version. https://ifr.org/downloads/press2018/2021b_10_28_WR_PK_Presentation_long_version.pdf. Zugegriffen: 30. Apr. 2022.

International Organisation for Standardisation (IOS), Hrsg. 2021. *ISO-Norm 8373:2021–11, Robotics – Vocabulary*. Berlin: Beuth.

Jacobs, Klaus, Adelheid Kuhlmey, Stefan Greß, Jürgen Klauber und Antje Schwinger, Hrsg. 2021. *Pflege-Report 2021*. Berlin und Heidelberg: Springer.

Jürgens, Ulrich, Thomas Malsch und Knuth Dohse. 1993. *Breaking from taylorism. Changing forms of work in the automobile industry*. Cambridge: Cambridge University Press.

Klein, Barbara, Birgit Graf, Inga F. Schlömer, Holger Roßberg, Karin Röhricht und Simon Baumgarten. 2018. *Robotik in der Gesundheitswirtschaft. Einsatzfelder und Potenziale*. Heidelberg: medhochzwei.

Klein, Barbara, und Annalies Baumeister. 2020. Robotische Assistenz bei den Aktivitäten des täglichen Lebens am Beispiel der Nahrungsaufnahme. *Zeitschrift für Gerontologie und Geriatrie* 53:615–619.

Kolditz, Melanie. 2020. Roboterassistierte Rehabilitation und Muskelaufbautraining. Dissertation, Rheinisch-Westfälische Technische Hochschule Aachen. https://www.irt.rwth-aachen.de/go/id/iupf/file/788761. Zugegriffen: 30. Apr. 2022.

Kopp, Tobias, Arndt Schäfer und Steffen Kinkel. 2020. Kollaborierende oder kollaborationsfähige Roboter? Welche Rolle spielt die Mensch-Roboter-Kollaboration in der Praxis? *Industrie und Management* 36:2. https://doi.org/10.30844/I40M_20-2_S19-23.

Kuhnert, Susanne, und Petra Grimm. 2020. Die Zusammenarbeit von Industrie, Ethik und Wissenschaft im Forschungsverbund. Kommunikation – Integration – Innovation. In *Das geteilte Ganze. Horizonte Integrierter Forschung für künftige Mensch-Technik-Verhältnisse*, Bruno Gransche und Arne Manzeschke, Hrsg., 241–262. Wiesbaden: Springer VS.

Kyrarini, Maria, Fotios Lygerakis, Akilesh Rajavenkatanarayanan, Christos Sevastopoulos, Harish R. Nambiappan, Kodur K. Chaitanya, Ashwin R. Babu, Joanne Mathew und Fillia Makedon. 2021. A survey of robots in healthcare. *Technologies* 9(1):8. https://doi.org/10.3390/technologies9010008.

Lammert, Norbert. 2019. Roboterethik. Zur Rolle der Politik. In *Roboter in der Gesellschaft. Technische Möglichkeiten und menschliche Verantwortung*, Christiane Woopen und Marc Jannes, Hrsg., 111–114. Heidelberg: Springer.

Lehmann, Hagen, und Pier Rossi. 2019. Social robots in educational contexts: Developing an application in enactive didactics. *Journal of e-Learning and Knowledge Society* 15(2):27–41.

Lindemann, Gesa, und Jonas Barth. 2020. Gewalt in der stationären Pflege. Zum Akteursstatus von Menschen mit Demenz. In *Grenzen der Kommunikation – Kommunikation an den Grenzen*, Jo Reichertz, Hrsg., 271–286. Weilerswist: Velbrück Wissenschaft.

Lindner, Ralf, Kerstin Goos, Sandra Güth, Oliver Som und Thomas Schröder. 2016. *„Responsible Research and Innovation" als Ansatz für die Forschungs-, Technologie- und Innovationspolitik – Hintergründe und Entwicklungen*. Berlin: Büro für Technikfolgen-Abschätzung beim Deutschen Bundestag (TAB).

Loh, Janina. 2019a. Responsibility and robot ethics: a critical overview. *Philosophies* 4(4):58. https://www.mdpi.com/2409-9287/4/4/58.

Loh, Janina. 2019b. *Roboterethik. Eine Einführung*. Berlin: Suhrkamp.

Maciejasz, Paweł, Jörg Eschweiler, Kurt Gerlach-Hahn, Arne Jansen-Troy und Steffen Leonhardt. 2014. A survey on robotic devices for upper limb rehabilitation. *Journal of NeuroEngineering and Rehabilitation* 11(3). https://doi.org/10.1186/1743-0003-11-3.

Manzeschke, Arne. 2015. MEESTAR: Ein Modell angewandter Ethik im Bereich assistiver Technologien. In *Technisierung des Alltags. Beitrag für ein gutes Leben?*, Arne Manzeschke, Karsten Weber, Debora Frommeld und Heiner Fangerau, Hrsg., 263–285, Stuttgart: Franz Steiner Verlag.

Misselhorn, Catrin. 2018. *Grundfragen der Maschinenethik*. Stuttgart: Reclam.

Misselhorn, Catrin. 2019. Moralische Maschinen in der Pflege? Grundlagen und eine Roadmap für ein moralisch lernfähiges Altenpflegesystem. In *Roboter in der Gesellschaft. Technische Möglichkeiten und menschliche Verantwortung*, Christiane Woopen und Marc Jannes, Hrsg., 53–69. Heidelberg: Springer.

Mori, Masahiro, Karl F. MacDorman und Norri Kageki. 2012. The Uncanny Valley. *IEEE Robotics & Automation Magazine* 19(2): 98–100. https://doi.org/10.1109/MRA.2012.2192811.

Onnasch, Linda, Xenia Maier und Thomas Jürgensohn. 2016. *Mensch-Roboter-Interaktion. Eine Taxonomie für alle Anwendungsfälle*. Dortmund: Bundesanstalt für Arbeitsschutz und Arbeitsmedizin.

Opaschowski, Horst. 2015. Mode, Hype, Megatrend? Vom Nutzen wissenschaftlicher Zukunftsforschung – Essay. *Aus Politik und Zeitgeschehen* 31–32(65):40–45.

Oppenheimer, Andreas. 2019. *The robots are coming! The future of jobs in the age of automation*. New York: Vintage Books.

Owen, Richard, Phil Macnaghten und Jack Stilgoe. 2012. Responsible research and innovation: From science in society to science for society, with society. *Science and Public Policy* 39(6):751–760.

Papadopoulos, Irena, Christina Koulouglioti, Runa Lazzarino und Sheila Ali. 2020. Enablers and barriers to the implementation of socially assistive humanoid robots in health and social care: A systematic review. *British Medical Journal Open* 10:e033096. https://doi.org/10.1136/bmjopen-2019-033096.

Peine, Alexander, Barbara L. Marshall, Wendy Martin und Louis Neven, Hrsg. 2021. *Socio-gerontechnology: Interdisciplinary Critical Studies of Ageing and Technology*. London: Routledge.

Petri, Susanne, und Thomas Meyer. 2011. Motoneuronerkrankungen. *Der Nervenarzt* 82:697–706.

Reckwitz, Andreas. 2017. *Die Gesellschaft der Singularitäten. Zum Strukturwandel der Moderne*. Berlin: Suhrkamp.

Remmers, Peter. 2018. *Mensch-Roboter-Interaktion. Philosophische und ethische Perspektiven*. Berlin: Logos.

Robinson, Hayley, Bruce MacDonald und Elizabeth Broadbent. 2014. The role of healthcare robots for older people at home: A review. *International Journal of Social Robotics* 6:575–591.

Roesler, Eileen, Dietrich Manzey und Linda Onnasch. 2021. A meta-analysis on the effectiveness of anthropomorphism in human-robot interaction. *ScienceRobotics* 6(58). https://doi. org/10.1126/scirobotics.abj5425.

Ropohl, Günter. 1996. *Ethik und Technikbewertung*. Frankfurt a. M.: Suhrkamp.

Rothgang, Heinz, Rolf Müller und Rainer Unger. 2012. *Themenreport „Pflege 2030 ". Was ist zu erwarten – was ist zu tun*. Gütersloh: Bertelsmann.

Scholtz, Jean C. 2002. Human-robot interactions: Creating synergistic cyber forces. In *Multi-Robot systems: From swarms to intelligent automata*, Hrsg. C. Alan Schultz und Lynne E. Parker, 177–184. Netherlands: Springer.

Selwyn, Neil. 2019. *Should robots replace teachers? AI and the future of education*. Cambridge (UK) und Medford, MA (USA): Polity.

Servaty, Ricarda, Annalena Kersten, Kirsten Brukamp, Ralph Möhler und Martin Müller. 2020. Implementation of robotic devices in nursing care. Barriers and facilitators: an integrative review. *BMJ Open* 10:e038650. https://doi.org/10.1136/bmjopen-2020-038650.

Sparrow, Robert, und Linda Sparrow. 2006. In the hands of machines? The future of aged care. *Minds and Machines* 16:141–161.

Stahl, Bernd C., und Mark Coeckelbergh. 2016. Ethics of healthcare robotics: Towards responsible research and innovation. *Robotics and autonomous systems* 86:152–161. https:// doi.org/10.1016/j.robot.2016.08.018.

Stahl, Bernd C., Michael Obach, Emad Yaghmaei, Veikko Ikonen, Kate Chatfield und Alexander Brem. 2017. The responsible research and innovation (RRI) maturity model: Linking theory and practice. *Sustainability* 9(6):1036. https://doi.org/10.3390/su9061036.

Stubbe, Julian. 2018. Innovationsimpuls „Integrierte Forschung". Diskussionspapier des BMBF-Forschungsprogramms „Technik zum Menschen bringen". Vorgelegt vom Projektträger VDI/ VDE Innovation + Technik. https://www.interaktive-technologien.de/dateien/service/ver-anstaltungen/diskussionspapier-integrierte-forschung-2018-05-25.pdf. Zugegriffen: 25. Mai 2022.

Stubbe, Julian. 2020. Sechs Thesen für gelingende Integrierte Forschung. In *Das geteilte Ganze. Horizonte Integrierter Forschung für künftige Mensch-Technik-Verhältnisse*, Bruno Gransche und Arne Manzeschke, Hrsg., 197–212. Wiesbaden: Springer VS.

Timmermans, Job. 2017. Mapping the RRI landscape: an overview of organisations, projects, persons, areas and topics. *Responsible Innovation 3*, L. Asveld, R. van Dam-Mieras, T. Swierstra, S. Lavrijssen, K. Linse und J. van den Hoven, Hrsg., 21–47. Cham: Springer. https://doi.org/10.1007/978-3-319-64834-7_3.

Tirschmann, Felix, und Kirsten Brukamp. 2019. Forschung an Neurotechnologien für erworbene Hirnschädigungen: Empirische Belege für die sozialen und ethischen Implikationen in der Pflegesituation. *Pflege & Gesellschaft: Zeitschrift für Pflegewissenschaft* 24(3):218–236.

Tirschmann, Felix, und Kirsten Brukamp. 2021a. Technologieentwicklung für neurologische Anwendungsgebiete: Ethische und soziale Implikationen im Projektvergleich. *PP Pflege Professionell. Die Open Source Zeitschrift für den Gesundheitsbereich* 10:14–18.

Tirschmann, Felix, und Kirsten Brukamp. 2021b. Ethische und soziale Aspekte der Robotikassistenz bei Amyotropher Lateralsklerose (ALS): Ergebnisse aus dem Forschungs-und Entwicklungsprojekt ROBINA-ELSA. Abschlussbericht. Ludwigsburg: Evangelische Hochschule Ludwigsburg.

van den Hoven, Jeroen. 2017. The Design Turn in Applied Ethics. In *Designing in Ethics*, Hrsg. Jeron van den Hoven, Seumas Miller und Thomas Pogge, 11–32. Cambridge: Cambridge University Press.

van Wynsberghe, Aimee. 2016. *Healthcare robots: Ethics, design and implementation.* London: Routledge.

Vercelli, Alessandro, Innocenzo Rainero, Ludovico Ciferri, Marina Boido und Fabrizio Pirri. 2018. Robots in elderly care. *DigitCult – Scientific Journal on Digital Cultures* 2(2): 37–50.

Vicentini, Federico. 2021. Collaborative robotics: A survey. *Journal of Mechanical Design* 143(4):040802. https://doi.org/10.1115/1.4046238.

von Schomberg, René. 2013. A vision of responsible innovation. In *Responsible Innovation,* Hrsg. Richard Owen, Maggy Heintz und John R. Bessant, 51–74. London: Wiley.

Weber, Lynne M., und Joel Stein. 2018. The use of robots in stroke rehabilitation: A narrative review. *NeuroRehabilitation* 43(1):99–110. https://doi.org/10.3233/NRE-172408.

Woopen, Christiane, und Marc Jannes, Hrsg. 2019. *Roboter in der Gesellschaft. Technische Möglichkeiten und menschliche Verantwortung.* Heidelberg: Springer.

Yanco, Holly A., und Jill L. Drury. 2002. A taxonomy for human-robot interaction. *Proceedings of the AAAI Fall Symposium on Human-Robot Interaction, AAAI Technical Report FS-02–03:* 111–119.

Yanco, Holly A., und Jill L. Drury. 2004. Classifying human-robot interaction: An updated taxonomy. *SMC* 3:2841–2846.

Zerth, Jürgen, Peter Jaensch und Sebastian Müller. 2021. Technik, Pflegeinnovation und Implementierungsbedingungen. In *Pflege-Report 2021,* Hrsg. Klaus Jacobs, Adelheid Kuhlmey, Stefan Greß, Jürgen Klauber und Antje Schwinger, 158–170. Heidelberg: Springer.

Eine Stimme gegen die Einsamkeit – Julian Krüger über den Serviceroboter *Pepper* im Haus der Pflege Magdalena in Ehningen

Julian Krüger

1 Erzählen Sie von sich selbst: Welchen Beruf, Hintergrund bzw. welche Funktion haben Sie inne?

Mein Name ist Julian Krüger. Ich bin Einrichtungs- und Pflegedienstleitung in Personalunion bei der Stiftung Liebenau – Leben im Alter gGmbH.

Im Jahr 2006 habe ich die Ausbildung zum Altenpfleger begonnen und 2009 erfolgreich abgeschlossen. Von 2013 bis 2015 habe ich die Weiterbildung zur verantwortlichen Pflegefachkraft § 87 erfolgreich absolviert. 2017 ist dann die Qualifizierung zum Einrichtungsleiter bzw. Heimleiter hinzugekommen.

Seit 01.01.2018 bin ich im Haus der Pflege (HdP) Magdalena in Ehningen als Einrichtungs- und Pflegedienstleitung tätig.

2 Erzählen Sie von der Technologie, um die es geht: Um was für ein Projekt handelt es sich, was ist sein Zweck bzw. seine Funktion?

Die Stiftung Liebenau hat, unterstützt durch eine Spende der BGW, einen *Pepper – Serviceroboter* gekauft. Pepper besticht durch seine großen und tiefen Augen, wenn er Sie mit diesen tiefen und entzückenden Augen anschaut, sind Sie in seinem Bann und wollen nicht mehr wegschauen. Er ist 120 cm hoch, die Silhouette ist vollständig in weiß gehalten. Auf seiner Brust ist ein Tablet, welches zur Bedienung und auch Anzeige von verschiedenen Informationen zur Verfügung

J. Krüger (✉)
Stiftung Liebenau – Haus der Pflege Magdalena, Ehningen, Deutschland
E-Mail: julian.krueger@stiftung-liebenau.de

© Der/die Autor(en), exklusiv lizenziert an Springer-Verlag GmbH, DE, ein Teil von
Springer Nature 2023
J. Loh und T. Grote (Hrsg.), *Medizin – Technik – Ethik,* Techno:Phil –
Aktuelle Herausforderungen der Technikphilosophie 5,
https://doi.org/10.1007/978-3-662-65868-0_15

steht. Seine Arme, der Kopf und das Becken sind beweglich. Der Bein- und Fußbereich ist nicht mit Füßen ausgestattet, sondern mit einem Dreieck, welches im 360° Radius durch Rollen beweglich ist. Er wiegt 28kg.

Eines der Ziele des Pepper ist, in Interaktion mit Menschen zu gehen. Er soll Menschen ermutigen, sich psychisch und oder physisch zu beschäftigen bzw. auch als Erinnerungsfunktion Menschen unterstützen, die kognitive Einschränkungen haben. Beispiele hierfür sind: im Psychischen Bereich ist gemeint, ein Quiz zu spielen, hierbei Fragen zu stellen oder auch auf dem Tablet ein *Memory* abspielen. Es sollen von *Pepper* Lieder vorgespielt werden, die der Mensch dann mitsingen kann.

Im physischen Bereich ist gemeint, Gymnastikübungen vorzumachen, anzuleiten durch Erklärungen dazu, was gemacht werden soll. Hier ist die Schwierigkeit im Moment leider noch, das *Pepper* hier keine körperliche Fehlhaltung oder Durchführung erkennt.

Bei kognitiven Einschränkungen ist gemeint, einen Menschen daran zu erinnern, zu trinken oder essen. Hierbei ist leider auch noch nicht die Nachvollziehbarkeit gewährleistet, dass also *Pepper* erkennt, ob jemand seinen Teller aufgegessen oder das Glas leer getrunken hat.

Es wird das Konzept verfolgt, das Tun und Handeln des *Pepper* individuell und passend auf eine jeweilige Einrichtung zu gestalten und zu installieren. Gemeint ist hier, dass das im HdP Magdalena aktuell verfügbare Betreuungsangebot durch das Personal durchgeführt werden und dann auf dem Speicher des Pepper installiert wird. Wir haben uns gefragt, wie die Vorgaben in einer Software konfiguriert werden können, damit *Pepper* in der Interaktion mit den Menschen im HdP Magdalena die Dinge vorführt bzw. durchführt, die derzeit das Personal übernimmt. Durch *Pepper* sollen die älteren, hilfsbedürftigen Menschen angesprochen, angeregt und aktiviert werden.

Als Beispiel: *Pepper* soll eine Gymnastikrunde leiten bzw. gymnastische Übungen vormachen. Hierfür muss die Gymnastikrunde einen genauen Ablauf, eine Art Drehbuch, haben. *Pepper* muss wissen, welche Übungen wann und wie oft durchgeführt werden sollen. Dafür muss klar sein, in welcher Geschwindigkeit *Pepper* redet und sich bewegt.

Ist dies alles mit der bestehenden Software des *Pepper* machbar bzw. umsetzbar?

Da Pepper keine Füße hat, sondern Rollen, kam bisher nur eine Interaktion mit dem Oberkörper (Arme, Rumpf, Kopf und Augen) in Frage. Sein Sprachmodul ist auch (noch) nicht ausgereift, somit ist Singen momentan nur monoton möglich.

Der Zweck des *Pepper* als ein Serviceroboter liegt darin, Menschen zu beschäftigen, zu erkennen, wie ihr Gemütszustand ist und auch das Gefühl zu vermitteln, dass er für jemanden da ist. Ein weiter Nutzen liegt in der Überwachung und Kontrolle der Medikamenteneinnahme. *Pepper* kann im Alltag Menschen daran erinnern, Alltagsabfolgen zu erledigen, z. B. indem er sagt „Trinken Sie doch bitte Ihr Glas leer, dafür nehmen Sie es in die Hand und führen es zum Mund."

Peppers Funktion ist im Moment insbesondere die Durchführung einer Gymnastikrunde. In einem weiteren Entwicklungsschritt soll er dann auch Geschichten und Gedichte erzählen können. Ein Roboter ist stets in dauerhafter Entwicklung und es ist natürlich immer die Frage, für welche Angebote und auf welche Nachfragen man reagiert. Somit ist die Entwicklung von neuen Angeboten dauerhaft gegeben. Ein Ziel wäre die Begleitung von Menschen, die sich selbständig von A nach B bewegen und dabei Begleitung wünschen. Hier wäre die Vorstellung, dass *Pepper* die Person begleitet und währenddessen spricht und auch Hindernisse oder Gefahren erkennt und vor diesen Dingen warnt.

3   In welcher Weise verändert die Technologie, um die es hier geht, Ihre Tätigkeit, Ihren Arbeitsalltag?

Stand heute ist *Pepper* eine Ergänzung und bindet die Ressource Mensch, da eine dauerhafte Begleitung und Überwachung stattfinden muss.

Pepper wird aktiv von einem Menschen von einem Ort zum anderen gebracht, wo er dann über den Startknopf gestartet wird.

Seine Aktivitäten und Vorführungen werden nur Schritt für Schritt durchgeführt, wenn ein Mensch „weiter" drückt oder sagt.

Falls *Pepper* von den Damen und Herren nicht verstanden wird, muss die Betreuungskraft den Text wiederholen bzw. auch noch einmal erklären, was gerade gemacht oder gesagt wurde.

Als Beispiel: *Pepper* sagt: „Jetzt Heben und senken wir die Arme" dies wurde nicht verstanden von allen Teilnehmenden der Gymnastikrunde, die Betreuungskraft wiederholt die Aussage. *Pepper* hat zu diesem Zeitpunkt schon angefangen, die Übung mit seinen Armen vorzumachen. Hierdurch kommt es zu Verunsicherung, jedoch wird dies immer gekonnt von den Betreuungskräften kompensiert.

4   Welche ethischen Herausforderungen – positive (etwa als Chancen) wie negative (etwa als Risiken) – sehen Sie mit der fraglichen Technologie einhergehen?

Positiv ist, dass es Menschen gibt, die technisch versiert sind und ein hohes Maß an Interesse gegenüber neuer Technik zeigen. Immer mehr Menschen kommen mit ihren Smartphones, Tablets und Laptops in eine Pflegeeinrichtung. Die Menschen sind offen für Innovationen und Veränderungen, wenn ein Roboter mit ihnen in Interaktion geht, ist dies für Sie spannend und auch etwas Besonderes. Ein Punkt hierbei ist natürlich auch, das Berufsfeld Pflegeheim zukunftsorientiert aufzustellen. Denn wer verbindet denn schon neue Technologien mit einem Pflegeheim. Dies ist eine Verknüpfung, die ganz neue Denkweisen hervorbringt. Für mich persönlich ist es ein sehr positiver Ansatz.

Ein Roboter, eine Maschine wie *Pepper,* hat immer die gleiche Stimmungslage bzw. Laune und Art und Weise, wie diese sich äußert. Ein Mensch wird von verschiedenen Eindrücken, Vorkommnissen und Gefühlen beeinflusst und verspürt in Situationen manchmal Sympathie, manchmal Antipathie.

Negativ ist, dass sensible Daten eventuell gespeichert bzw. mitgehört werden können. Sobald der Roboter mit dem Internet verbunden ist, kann man hier nicht für eine absolute Sicherheit sorgen, bzw. diese gewährleisten.

5   Wie stellen Sie sich eine Zukunft mit dieser Technologie (wenn diese einmal vollständig entwickelt und etabliert ist) vor? Welche ethischen Herausforderungen (Chancen und Risiken) sehen Sie zukünftig mit Blick auf die fragliche Technologie?

Pepper wird nie ein Pflegeroboter, dafür ist er weder in seiner Funktionsfähigkeit, noch in seiner Mechanik oder seiner Größe geeignet. Er kann nichts heben und halten (Stand heute).

Ich persönlich denke aber, dass ein Roboter wie *Pepper* Aufgaben und Handlungen übernimmt, die heutzutage noch von Menschen durchgeführt werden, z. B. Gymnastikrunden, Spaziergänge begleiten, Vorlesen und Spiele spielen.

Der Grund hierfür liegt meiner Meinung nach im gesellschaftlichen und demografischen Wandel.

Es wird immer weniger Menschen in Deutschland (Europa) geben, die pflegerische bzw. unterstützende Tätigkeiten durchführen werden, können oder wollen. Somit sind wir von der Unterstützung durch Roboter über kurz oder lang abhängig.

Ein Roboter, eine Maschine, vergisst Aufgaben nicht, z. B. ist die Medikamentenverteilung eingespeichert und die Maschine (sofern Sie immer Strom hat und geladen ist) vergisst diese Tätigkeit nicht und führt sie durch – Tag für Tag zur selben Uhrzeit.

Chancen sehe ich darin, dass Menschen weiterhin Unterstützung bei Handlungen bekommen können, die ihnen aufgrund von Krankheit nicht mehr selbständig gelingen. Gemeint ist, dass ihnen die Medikation angereicht wird und sie daran erinnert werden, diese zu nehmen, obwohl kein anderer Mensch vor Ort ist. Die (hoffentlich) noch vorhandenen Pflege(fach)personen können dann bestimmte grundpflegerische Unterstützung bieten wie etwa Waschen bzw. Toilettengänge, können Medikamente richten, Wundversorgung, seelsorgerische Begleitung, Beratungsgespräche.

Ein Risiko, finde ich, liegt darin, dass die Gespräche von Mensch zu Mensch weniger werden, die Vereinsamung wird meines Erachtens noch zunehmen. Eine Interaktion durch ein Gespräch ist durch *Pepper* ja trotzdem gewährleistet und dies ist ein sehr positiver Effekt des *Pepper.* Es ist vielleicht nicht die Wichtigkeit des menschlichen Gesprächs, sondern die Tatsache, dass es überhaupt ein Gespräch gibt, was das Wertvolle an einer Stimme ist. Was ich damit meine, ist, dass die

Stille durch Töne, Laute und Äußerungen durchbrochen werden kann, und dies gibt Sicherheit. Stellen Sie sich vor, sie rufen in ihrem Zimmer nach Hilfe, kein Mensch ist vor Ort, da ist das erste Bedürfnis, dass jemand ihnen eine Antwort gibt. Das kann *Pepper,* wenn dieser richtig und sensibel programmiert ist.

Es gibt heutzutage schon Hilfsmittel im Gesundheitswesen, die bestimmte Tätigkeiten erleichtern bzw. abnehmen. Als Beispiel kann ein Stehlifter dienen: Hier muss das Pflegepersonal noch die Verbindungen korrekt anlegen, jedoch übernimmt die Mechanik die früheren körperlich anstrengenden Tätigkeiten. Die Person wird von A nach B transferiert, ohne körperliche Anstrengung des Pflegepersonals.

So eine Art von Robotik wünsche ich mir verstärkt, da diese die körperlichen Belastungen verringern würde.

Zwischen ständiger Überwachung und der Wahrung von Lebensqualität im hohen Alter – Alexandra Retschitzegger über das *Service Wohnen* im Dr. Albert Moll Haus in Tettnang

Alexandra Retschitzegger

1 Erzählen Sie von sich selbst: Welchen Beruf, Hintergrund bzw. welche Funktion haben Sie inne?

Mein Name ist Alexandra Retschitzegger. Ich bin examinierte Gesundheits- und Krankenpflegerin und habe einen Bachelor in Pflege an der Fachhochschule Ravensburg-Weingarten (jetzt RWU) absolviert. Bereits meine Bachelorarbeit befasste sich im weitesten Sinne mit dem Thema *Technologie in der Pflege*. Ich habe auf Basis einer Literaturrecherche versucht zu klären, ob die Einführung eines Early-Warning-Scores, also die Einstufung der gemessenen Vitalwerte in ein vorgegebenes Schema, Pflegekräfte entlasten und mehr Sicherheit bieten kann. Aktuell betreue ich zehn Mietwohnungen des Konzepts *Service Wohnen* im Dr. Albert Moll Haus in Tettnang. Hier bin ich für die Vermietung der Apartments, das Case- und Caremanagement, das Schnittstellenmanagement sowie die Pflege und Betreuung der Mieter*innen zuständig.

2 Erzählen Sie von der Technologie, um die es geht: Um was für ein Projekt handelt es sich, was ist sein Zweck bzw. seine Funktion?

Die Mietwohnungen im *Service Wohnen* sind mit einem *ambient assisted living* System (kurz AAL-System) ausgestattet. Das System soll Leben in einer durch Technik unterstützten Umgebung ermöglich. Hierdurch sollen die Autonomie und

A. Retschitzegger (✉)
Stiftung Liebenau – Dr. Albert Moll Haus Tettnang, Tettnang, Deutschland

J. Loh und T. Grote (Hrsg.), *Medizin – Technik – Ethik,* Techno:Phil – Aktuelle Herausforderungen der Technikphilosophie 5,
https://doi.org/10.1007/978-3-662-65868-0_16

Selbstbestimmtheit der Klient*innen erhöht und ihre Selbstständigkeit so lange wie möglich erhalten bleiben. Auch soll das System Pflegekräfte entlasten und ihnen für ihre Arbeit relevante Informationen liefern.

Das System besteht aus verschiedenen Komponenten. Zum einen verfügt es über Sensoren, die in den Wohnbereichen wie im Schlaf- und Wohnzimmer oder der Küche des Appartements angebracht sind. Die Funktionsweise der Sensoren ist mit einem herkömmlichen Bewegungsmelder vergleichbar. Der Sensor löst aus, sobald eine Bewegung im Erfassungsradius des Sensors stattfindet. Wo genau die Bewegung im Raum ausgelöst wird, lässt sich nicht differenziert sagen. Die Sensoren sind meist unauffällig an der Decke montiert. Sie erfassen die Bewegungen in der Wohnung und übermittelt diese an eine im Hintergrund laufende Software. Durch die Software und eine künstliche Intelligenz (KI) soll es den Sensoren möglich sein, untereinander zu kommunizieren. So soll die Software beispielsweise erkennen, wenn ein*e Mieter*in vom nächtlichem Toilettengang nicht mehr ins Bett zurückkehrt. In diesem System hat die KI jedoch keine Autonomie. Zum aktuellen Zeitpunkt dient die KI lediglich dazu, die Kommunikation unter den Sensoren zu ermöglich und im Notfall einen Alarm zu generieren. Die Einstellung der Alarmgrenzen und die Auswertung der Bewegungen liegt jedoch weiterhin im Aufgabenbereich der Pflegekräfte. Das System löst also nur einen Alarm aus, wenn dieser vorher vom Pflegepersonal definiert wurde.

Alle Aufzeichnungen können jederzeit von den Pflegekräften eingesehen werden. So ist es möglich, gewisse Alltagsroutinen zu erkennen, und entsprechende Alarmgrenzen zu definieren. Beispielsweise kann festgelegt werden, ab welchem Zeitraum das Fehlen von Bewegungen in der Wohnung kritisch wird. So soll es möglich gemacht werden, vor allem nachts Sturzereignisse zu erkennen. Die KI lernt, dass ein*e Mieter*in nach dem nächtlichem Besuch im Bad normalerweise wieder ins Bett geht. Hier ist also der übliche Ablauf, dass der Bettsensor ausgelöst wird, bevor es keine weitere Bewegung in der Wohnung gibt. Ist dies nicht der Fall, kommunizieren die Sensoren untereinander und versuchen festzustellen, ob es in einem anderen Bereich der Wohnung eine Bewegung gibt. Kann keine Bewegung mehr festgestellt werden, und vom System wurde auch keine Bewegung im Bereich des Bettsensors registriert, wird nach einer von der Pflegekraft definierten Zeitspanne ein automatischer Alarm generiert. Der generierte Alarm löst eine automatische Bandansage auf dem Telefon der Pflegekraft aus. Auf dem Display erscheint gleichzeitig als Information die Wohnung, in der der Alarm ausgelöst wurde, damit die Pflegekraft schnell reagieren kann. Durch das Erkennen von Stürzen durch das System soll ein klassischer Notrufknopf, den die fragliche Person selbst betätigen müsste, überflüssig werden.

Das System soll auch präventiv genutzt werden. Es soll ermöglichen, Veränderungen wie etwa Schlaflosigkeit oder nächtliche Unruhe frühzeitig zu erkennen, Maßnahmen zu ergreifen, und die Lebensqualität für die Mieter*innen zu erhalten.

Eine weitere Komponente ist die automatische Herdabschaltung. Sie soll die Gefahr von Bränden beim Kochen durch eine vergessene eingeschaltete Herdplatte verringern. Ähnlich wie bei einer Zeitschaltuhr wird nach Ablauf der Zeit der Strom vom Gerät genommen. Sollte ein*e Mieter*in länger als 120 Minuten kochen, kann die Abschaltung jederzeit nachgestellt, also das Zeitintervall verlängert werden.

3   In welcher Weise verändert die Technologie, um die es hier geht, Ihre Tätigkeit, Ihren Arbeitsalltag?

Da die Wohnungen ambulant betreut werden, hilft das System uns Pflegekräften, die Tagesstruktur der Mieter*innen zu erkennen. Dadurch können beispielsweise Pflegemaßnahmen oder der Besuchsdienst zeitlich an ihre Gewohnheiten angepasst werden.

Auch unterstützt es bei der Erkennung von Veränderungen. Klient*innen vergessen im Gespräch manchmal, Alltagsprobleme anzusprechen oder sehen Pflegeprobleme nicht als solche. Gerade diese, wie etwa nächtliche Unruhe, können zunächst vom System und darüber von uns Pflegekräften erkannt und angesprochen werden. Hier kann dann in Rücksprache mit der* Hausärztin* schnell reagiert werden, um für die fragliche Person wieder eine ausreichende Nachtruhe zu gewährleisten.

Das System vermittelt durchaus eine gewisse Sicherheit. Gerade weil wir als Mitarbeiter*innen des Pflegedienstes nur kurze Zeit in der Wohnung der Mieter*innen verbringen, hat man manchmal Bedenken etwas zu ‚verpassen'. Stürzt beispielsweise ein*e Klient*in kurz nach dem Besuchsdienst, kann dies im schlimmsten Fall bis zum nächsten Tag unerkannt bleiben. Man fühlt sich als Pflegekraft dadurch etwas beruhigt, dass Stürze durch das System erkannt werden können, wenn ein*e Mieter*in selbst nicht mehr in der Lage ist, aktiv Hilfe zu rufen. Wobei das glücklicherweise sehr selten vorkommt.

Bei einigen Mieter*innen machen sich mit zunehmendem Alter auch kognitive Defizite bemerkbar. Diese reichen von geringer Alltagsvergesslichkeit bis zur diagnostizierten Demenz. Gerade bei demenziellen Erkrankungen kommt es vor, dass Betroffene einen stark erhöhten Bewegungsdrang zeigen, was vor allem in kalten Winternächten ein großes Risiko darstellt, da sie oftmals auch den geschützten Innenraum ohne adäquate Kleidung verlassen. Hier gibt das System ebenfalls eine gewisse Sicherheit, da bei diesen Klient*innen ein Alarm definiert werden kann, der Nachts bei Verlassen der Wohnung aktiviert wird.

Die Mieter*innen erzählen auf Rückfrage, dass sie das System nur wenig wahrnehmen. Es vermittelt ihnen zwar eine gewisse Sicherheit bei Sturzereignissen, diese sind jedoch wenig präsent. Einzig die Herdabschaltung, die sie aktiv bedienen müssen, und das nächtliche Wegelicht erinnern Sie an das System.

4   Welche ethischen Herausforderungen – positive (etwa als Chancen) wie negative (etwa als Risiken) – sehen Sie mit der fraglichen Technologie einhergehen?

Die größte ethische Herausforderung sehe ich persönlich in der offensichtlichsten, der dauerhaften Überwachung. Mieter*innen, die ein gewisses Maß an Unterstützung benötigen und in eine Wohnung im *Service Wohnen* ziehen, müssen sich bewusst darüber sein, dass das System in der Wohnung verbaut ist und nicht deaktiviert werden kann. Zwar kann nicht festgestellt werden, ob es sich bei der Bewohner*in um eine Einzelperson oder um ein Ehepaar handelt und es gibt weder Bild- noch Tonaufzeichnung, dennoch findet eine dauerhafte Überwachung statt. Auch wenn der Sicherheitsaspekt klar im Vordergrund steht, werden Daten, die den gewohnten Tagesablauf der Mieter*innen widerspiegeln, erfasst und gespeichert, obwohl ich nicht weiß, wie lang die Daten gespeichert werden. Darüber hinaus sind manche der Klient*innen nur wenig technikaffin und sind sich nicht darüber bewusst, was es bedeutet, dass ihre Daten gesammelt werden. Sie kennen oft das Risiko des Datenmissbrauchs nicht oder können es nicht einschätzen. Auch wenn man natürlich versucht, die Daten so sicher wie möglich zu speichern und nur intern, wie in Pflegeeinrichtungen oder Krankenhäusern üblich, auf die Daten zugegriffen werden kann.

Chancen sehe ich klar in der Prävention. Veränderungen können durch die Aufzeichnungen durch das System frühzeitig erkannt und es kann darauf entsprechend früh reagiert werden. Im besten Fall kann so die Lebensqualität trotz hohem Alter und gewissen Vorerkrankungen erhalten werden. Wenn das System reibungslos funktioniert, bietet es den Mieter*innen ein hohes Maß an Sicherheit, da schwerwiegende Stürze, bei denen sie nicht mehr in der Lage sind, Hilfe zu holen, erkannt werden, ohne, dass dauerhaft eine Pflegekraft vor Ort sein muss.

Da auch hier Daten gesammelt werden, besteht das Risiko des Missbrauchs. Da die Daten den typischen Tagesablauf einer Person preisgeben, könnten diese beispielsweise dafür missbraucht werden, um ihre regelmäßigen Abwesenheitszeiten zu filtern.

---

5   Wie stellen Sie sich eine Zukunft mit dieser Technologie (wenn diese einmal vollständig entwickelt und etabliert ist) vor? Welche ethischen Herausforderungen (Chancen und Risiken) sehen Sie zukünftig mit Blick auf die fragliche Technologie?

Wie in vielen technischen Bereichen, in denen eine KI unterstützt, sollte auch hier darauf geachtet werden, dass die Menschlichkeit nicht zu kurz kommt. Die Technologie könnte dazu verleiten, weniger mit den Mieter*innen zu agieren, da die Software mir sagt, dass es keine Veränderungen oder Auffälligkeiten in der Alltagsroutine der Mieter*innen gibt. Die Technologie sollte klar als Unterstützung gesehen werden, sollte jedoch die Glaubwürdigkeit der Mieter*innen nicht infrage stellen. Sie kann zwar Hinweise auf potenzielle Veränderungen geben, ist aber auch nicht unfehlbar. Ein Gespräch mit den Klient*innen ist oftmals viel aufschlussreicher als Informationen, die mir eine Software bietet. Gerade die zwischenmenschliche Kommunikation bietet Pflegekräften ein großes Spektrum an Informationen. So ist es essenziell, die Mimik, Gestik und das Verhalten einer Person im Gespräch zu sehen. Die Körperhaltung einer Person oder ihre Stimmung können durch das Sensorsystem nicht wiedergegeben werden. Es ist gut, dass die Technologie eine gewisse Sicherheit sowohl für die Mieter*innen als auch für das Pflegepersonal bietet, den Mensch-zu-Mensch-Kontakt sollte die Software aber keinesfalls ersetzten.

Erratum zu: Die Pille für den Mann – Wo fängt Sorgearbeit an? Formen technologisierter (Vor-)Sorge

Stefanie Weigold und Lisa Alexandra Henke

Erratum zu:
Kapitel „Die Pille für den Mann – Wo fängt Sorgearbeit an? Formen technologisierter (Vor-)Sorge" in: J. Loh und T. Grote (Hrsg.), *Medizin – Technik – Ethik*, Techno:Phil – Aktuelle Herausforderungen der Technikphilosophie 5, https://doi.org/10.1007/978-3-662-65868-0_9

Aufgrund eines bedauerlichen Versehens seitens der Produktion wurde der Name der Autorin Stefanie Weigold zusätzlich bei der Adresse der Autorin Lisa Alexandra Henke aufgeführt. Es wurde in dieser korrigierten Version entfernt.

Die korrigierte Version des Kapitels ist verfügbar unter
https://doi.org/10.1007/978-3-662-65868-0_9

© Der/die Autor(en), exklusiv lizenziert an Springer-Verlag GmbH, DE, ein Teil von
Springer Nature 2023
J. Loh und T. Grote (Hrsg.), *Medizin – Technik – Ethik,* Techno:Phil –
Aktuelle Herausforderungen der Technikphilosophie 5,
https://doi.org/10.1007/978-3-662-65868-0_17

Printed in the United States
by Baker & Taylor Publisher Services

Printed in the United States
by Baker & Taylor Publisher Services